高等医药院校人文医学教育课程系列教材

医学心理学

主　　编　余毅震

副主编　静　进　宋然然　韩　娟

编　　者　(以姓氏笔画为序)

马存根　山西中医药大学
王　枫　上海健康医学院
王　娟　湖北医药学院
李秀红　中山大学
余毅震　华中科技大学
宋然然　华中科技大学
陈端颖　湖北医药学院
荆　雷　山西医科大学
胡乐炜　江汉大学
韩　娟　华中科技大学
程　坤　长江大学
蒙　衡　华中科技大学
静　进　中山大学
谭成万　湖北民族大学

编写秘书　蒙　衡

華中科技大學出版社
http://www.hustp.com
中国·武汉

内 容 简 介

本书是高等医药院校人文医学教育课程系列教材。

本书共 15 章，内容包括绪论、心理的生理基础、心理过程、人格、心理应激、心理危机、心身疾病、心理健康、心理障碍、心理评估、心理咨询与心理治疗、心理卫生服务、病人心理、医患关系及心理护理。

本书可供高等院校的本科生使用，也适合相关专业的研究生及各类医护人员、公共卫生及医院管理人员学习和使用。

图书在版编目(CIP)数据

医学心理学/余毅震主编. —武汉：华中科技大学出版社，2020.7(2023.6重印)
ISBN 978-7-5680-6331-9

Ⅰ.①医…　Ⅱ.①余…　Ⅲ.①医学心理学　Ⅳ.①R395.1

中国版本图书馆 CIP 数据核字(2020)第 129137 号

医学心理学　　余毅震　主编
Yixue Xinlixue

策划编辑：史燕丽
责任编辑：张　琳
封面设计：原色设计
责任校对：刘　竣
责任监印：周治超
出版发行：华中科技大学出版社(中国·武汉)　　电话：(027)81321913
　　　　　武汉市东湖新技术开发区华工科技园　　邮编：430223
录　　排：华中科技大学惠友文印中心
印　　刷：武汉中科兴业印务有限公司
开　　本：787mm×1092mm　1/16
印　　张：19.75
字　　数：487 千字
版　　次：2023 年 6 月第 1 版第 2 次印刷
定　　价：59.80 元

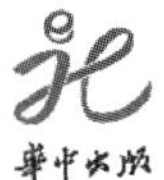

本书若有印装质量问题，请向出版社营销中心调换
全国免费服务热线：400-6679-118　竭诚为您服务
版权所有　侵权必究

前 言

党的十九大报告明确提出实施健康中国战略,《"健康中国 2030"规划纲要》提出"把健康融入所有政策"。心理健康是整体健康的重要组成部分,医学心理学作为心理学的一个分支学科,是医学生的专业课和必修课,学习医学心理学相关知识、技术和技能,并应用于医疗卫生服务实践,对于促进健康具有十分重要的意义。

本书是根据全国高等医学院校医学专业培养目标及大纲的要求,本着思想性、科学性、先进性、发展性和实用性原则,并参照国内外相关研究最新成果,组织部分院校长期从事医学心理学教学、科研一线的专家编写。全书体现结构的系统性、概念的准确性、知识的科学性、语言的通俗性和理论联系实际的协调性,以适应预防、临床和康复医学发展和教学需要。

本书共十五章,第一章至第四章介绍医学心理学的基本理论和方法,第五章至第七章主要介绍心理行为与疾病发生的相关机制,第八章、第九章介绍心理健康与心理障碍的表现及判断,第十章至第十二章介绍心理卫生服务(评估、干预)的方法和原则,第十三章至第十五章介绍病人心理、医患关系及心理护理。本书的编写充分凸显医学心理学中心理卫生的多维性、心理因素的特殊性、心理障碍的普遍性、心理服务的迫切性和心理健康的重要性,延展理论思维和实践应用的广度,从而促进和提高医学生应用心理知识思考、分析和解决医疗实践问题的实际能力。

本书各章节以本章要点和案例为起点,引申章节内容,同时每章后附有复习思考题,以利于学生掌握相关章节内容。

由于编者水平有限,加之编写时间紧,书中难免有不足之处,敬请同行和同学们不吝指正,以期不断提高教材质量。

本书在出版过程中得到参编院校各位专家的大力支持,以及华中科技大学出版社的鼎力相助,在此表示衷心感谢。

余毅震

目　录

第一章 绪 论

本章要点

(1) 医学心理学的基本概念、性质、特点、应用范围。

(2) 医学心理学产生的历史背景及其发展简史。

(3) 医学心理学主要学术流派的理论观点。

(4) 医学心理学研究方法。

中华医学会健康管理学分会牵头发布的《中国城镇居民心理健康白皮书》(2018 年 4 月)表明,通过对历时五年超过 100 万的大数据分析,当前中国城镇居民心理健康状况堪忧,73.6%的人处于心理亚健康状态,存在不同程度心理问题的人占 16.1%,而心理健康的人仅为 10.3%,心理因素是导致亚健康状态及慢性疾病发生的重要风险因子,并且躯体状态和心理状态相互影响,加强心理健康管理具有重要的医学意义与医疗价值。

第一节 医学心理学概述

医学心理学(medical psychology)是一门既古老又年轻的科学,是心理学和医学相结合的学科。早在中国先秦儒家和古希腊哲学家的著作中,已有丰富的医学心理学思想,医学心理学思想源远流长。现代医学心理学作为一门独立科学,是近代心理学与医学结合发展的产物,是心理学发展的一个分支。1852 年,德国的赫尔曼·陆宰(1817—1881 年)出版了第一本《医学心理学》著作,成为医学心理学诞生的标志。

医学心理学致力于从心理学角度去了解健康与疾病的原因和规律,主要研究人的心理对身体健康的影响和致病的心理因素,引导人们改变不良行为及生活方式,通过心理干预防病、治病,促进健康。因此,医学心理学是以普通心理学为基础、健康心理学为核心,并且与医学相结合的学科。

一、医学心理学的概念

一般认为,医学心理学是运用心理学的原理和方法,研究心理因素在人体健康与疾病及其相互转化过程中的作用规律,并研究如何防治心理危险因素导致疾病及利用心理保护因素促进健康的策略和措施的科学。

医学是研究疾病的发生、发展、预防、治疗及其转归的学科,而心理学是研究人的心理活动规律的科学。很多疾病的发生、发展与心理、社会因素关系密切。因此,医学与心理学结合,研究解决医学领域中的有关健康和疾病的心理行为问题,以及心理因素在疾病发生、发展中的作用规律。

医学心理学的研究范围包括:①研究心理行为的生物学和社会学基础及其在健康和疾病中的意义;②研究心身相互作用的规律和机制;③研究健康与疾病相互转化过程中心理、社会因素的作用规律;④研究如何应用心理学理论知识和技术,预防和控制心理危险因素对健康的影响;⑤研究医疗服务过程中医患关系的特征及增进医患关系的途径和方法;⑥研究如何利用心理保护因素保护和促进人体健康。

二、医学心理学关于健康和疾病的观点

医学心理学致力于研究心理与健康之间的关系,在人类健康和疾病的认识方面,医学心理学建立了自身的理论体系,主要体现在以下 6 个方面。

1. 强调心身统一的观点 一个完整的个体包括心、身两个部分,两者相互统一,相互影响。对外界环境的刺激,心身是作为一个整体来反应的。

2. 个体与社会保持和谐的观点 人不仅具有生物属性,而且具有社会属性。人生活在特定社会环境及复杂社会系统中,需要同外界保持和谐统一,才能维护身心健康。

3. 认知与评价的观点 心理、社会因素能否影响健康或导致疾病,不仅取决于该因素的性质和强度,还取决于个体对外界刺激的认知和评价,有时后者甚至占主导地位。

4. 主动适应与自我调节的观点 个体在与外界环境接触中,心理的主动适应和自我调节是个体与环境保持相对和谐一致的主要因素,也是个体抵御疾病、保护健康的重要力量。

5. 情绪因素作用的观点 情绪是人的精神活动的重要组成部分,对人类心理活动和社会实践有着极其重要的影响,其作用主要通过情绪对行为的调节和对外界环境的适应来实现。

6. 个性特征作用的观点 个体在成长发育的过程中,逐渐对外界形成一个特定的反应模式,构成相对稳定的个性特点,使个体在与外界交往中,保持着动态平衡,这种动态平衡对维持心理健康作用重大。

三、医学心理学的学科性质

医学心理学是医学与心理学相结合的一门交叉学科,是研究疾病的诊断、治疗和预防中的心理规律的科学。医学心理学在现代医学模式转变过程中占有重要的地位。医学心理学所研究的内容,是现代医学实践中的心理学问题,其研究范围非常广泛,几乎涉及医学所有领域,随着医学模式的转变,医学心理学逐渐受到广大医务工作者、医学科研及医学教育人员的重视和关注。

医学心理学学科性质归纳起来,包括以下 3 个方面。

(一) 交叉学科

首先,医学心理学是自然科学和社会科学相结合的交叉学科。其次,医学心理学是医学与心理或行为科学的交叉学科。医学心理学涉及基础医学(如神经生物学、病理学等)、临床医学(如内科、外科、妇科、儿科、神经精神科等)、预防医学和康复医学等学科知识。

医学心理学研究范围介于医学与心理学之间,其研究范围非常广泛。因此,它既是心理学的分支学科,也是医学的分支学科。从医学的分支学科来看,医学心理学研究医学中的心

理或行为问题，包括各种患者的心理或行为特点、各种疾病或不同疾病阶段的心理或行为变化等；从心理学的分支学科来看，医学心理学研究如何把心理学的系统知识和技术应用于医学各个方面，包括在疾病过程中如何应用有关心理学的知识和技术来解决医学问题。

（二）基础学科

医学心理学研究心理行为的生物学和社会学基础及其在健康和疾病中的作用，探讨不同的遗传素质、个性特征和各种社会因素导致的个体心理行为变化及其对健康和疾病的影响；研究心身相互作用的规律和机制，探讨人的高级心理活动与生理机能相互之间的联系和作用；研究、预防和控制对健康造成危害的心理危险因素，寻求对人体健康和疾病康复有利的心理保护因素，扩大对心理障碍实施预防和干预的范围，提高社会大众的整体健康水平。

（三）应用学科

运用医学心理学理论指导医学实践，研究各种疾病过程中的心理变化及干预方法，将医学心理学理论和技术介入临床疾病的治疗和康复活动中，增加临床治疗和康复手段，提高临床疾病的治疗和康复效果；研究将医学心理学的知识和技术应用于医学其他领域，如临床心理学、心理诊断学、康复心理学、护理心理学、心理咨询和治疗学、心理卫生学等；研究新型医患关系，建立适应生物-心理-社会模式的医学、科研和医疗卫生服务制度。医学心理学相关知识和技术在医院、疗养康复机构、健康服务中心、各种保健部门等领域中得到广泛应用。

四、医学心理学在现代医学中的地位

随着疾病谱的变化，人们越来越关注心理、社会因素与健康和疾病的关系，越来越凸显医学心理学在现代医学中的重要地位。其在促进医学模式、疾病预防战略转变等方面发挥了重要作用。

（一）促进医学模式转变

医学模式（medical model），是指一定时期内人们对疾病和健康的总体认识，也可以说是一种哲学观在医学上的反映，并成为医学发展的指导思想。人类对健康需求的不断变化与提高，促使医学模式不断发展和完善，其终极目标是运用医学模式思想，不断充实、发展、深化和完善医学理论与实践，以满足人类对健康的追求。近代的两种主要医学模式是生物医学模式和生物-心理-社会医学模式。

生物医学模式（biological medical model）是指仅从生物学角度看待健康和疾病及其相互转化关系，基本上不考虑社会、心理行为因素对健康和疾病的影响。生物医学模式认为，健康就是各器官生理功能正常和生物细胞没有损伤；疾病就是微生物侵入人体或组织细胞受到损伤产生病变，可通过测定偏离正常的生物学变量加以诊断；心身是二元的。

与生物医学模式不同，生物-心理-社会医学模式（biopsychosocial medical model）是一种系统论和整体观的医学模式，是指从生物、心理、社会三维系统综合看待健康与疾病的相互转化过程。生物-心理-社会医学模式认为健康是躯体（生物）、心理、社会适应和道德品质都处于良好状态；疾病的发生与上述因素偏离良好状态有关；心身是统一的、相互影响的。生物-心理-社会医学模式是生物医学模式的发展，医学心理学在这个发展过程中具有重要的促进作用。

世界卫生组织(WHO)于 1948 年在宪章中给健康下了定义:健康不仅仅是没有疾病和虚弱;健康是指在躯体、精神及社会适应方面都处于良好状态(well-being)。现代医学认为,人的疾病和健康不仅与生物因素关系密切,还与心理因素和社会因素密切相关。在医学模式正在由生物医学模式向生物-心理-社会医学模式转变的今天,心理因素对健康和疾病的重要作用越来越明显。

(二) 促进疾病预防战略转变

全球疾病预防战略大体可划分为 3 个发展阶段:第一阶段是环境卫生,即改善环境、发现和消灭传染源,以预防传染性疾病的发生与流行;第二阶段是个人卫生,即通过基础免疫、母婴保健及围生检查等提高个体体质,预防疾病;第三阶段是行为卫生,即通过改变不良行为习惯和矫正不良的生活方式以达到预防疾病的目的。

人类疾病和死亡谱提示,全球绝大多数国家疾病负担已由以传染性疾病为主转向以慢性非传染性疾病为主。2008 年 WHO 指出,目前绝大多数国家的预防疾病战略,已转变到行为卫生阶段,与不良生活方式、不良行为习惯等关系密切的慢性非传染性疾病(如糖尿病、心血管疾病和肿瘤等)逐渐成为影响人类健康的主要疾病。人类疾病谱的改变,使得人们越来越深刻认识到心理行为因素在疾病发生、发展中所起的重要作用,促使疾病预防战略发生改变。

(三) 促进医患关系改善及医疗工作重点发生转变

医患关系是临床医疗工作的重要问题。传统的医患关系模式,是从生物医学模式中派生出来的,在医疗活动中医生所关心的主要是疾病本身,而很少考虑患者的主观期望与满意,医患关系是"隶属"关系。新型医患关系顺应生物-心理-社会医学模式转变的需要,体现人文关怀与平等,在医疗活动中医生和患者是"协同"关系,共同为健康负责。医生除了担任疾病诊断和治疗者的角色外,还担任合作者、教育者、情绪和社会性支持者及患者的技术顾问的角色。医学心理学的相关理论与技术在促进医患之间构建融洽、和谐、平等的人际关系,提高遵医行为及临床治疗效果等方面发挥了重要作用。

五、医学心理学的相关学科

国外研究心理因素与健康和疾病关系的学科很多,其中有的可视作医学心理学的分支学科;有的则与医学心理学是交叉学科;有的甚至是医学心理学的相似学科。由于医学心理学在中国的发展经历了特定的历史环境,因此与国外一些学科的提法虽有某种联系,但又不尽相同。医学心理学的分支及相关学科主要有以下几种。

(一) 精神病学和心理卫生学

精神病学(psychiatry)和心理卫生学(mental health)是两个关系密切、互相渗透、互为补充的学科,两者的综合即为精神医学,广义的医学心理学包括精神病学和心理卫生的内容。WHO 精神卫生署前主任 Norman Sartorius 1987 年曾指出:精神病学研究精神疾病的诊断、治疗和预防,主要在临床条件下进行,研究对象为患者个体及其相关的直接环境(如家庭);而心理卫生学则着眼于人群,是医学心理学在预防医学中的分支,研究的目的在于减少精神疾病的发生,促进其他疾病的防治,以及提高心理健康素质。

（二）神经心理学和生理心理学

神经心理学（neuropsychology）研究大脑与心理活动的具体关系，如心理现象的脑机制问题，可分为实验神经心理学、认知神经心理学和临床神经心理学等。神经心理学为医学心理学提供了基础理论知识，如大脑功能定位与脑功能损伤后代偿的研究等。

生理心理学（physiological psychology）研究心理现象的生理机制，主要包括神经系统的结构和功能，内分泌系统的作用，情绪和情感，需求与动机，学习与记忆等心理和行为活动的生理机制。由于心理的脑机制是一种生理机制，因而在一些神经心理学和生理心理学的专著中，内容有一定的雷同之处。同神经心理学一样，生理心理学的部分知识也是构成医学心理学的基础知识。一般认为，两者都是独立于医学心理学的心理学分支学科。

（三）临床心理学和咨询心理学

临床心理学（clinical psychology）主要研究医学心理学的临床问题，包括心理评估和心理治疗，以及心理测量等专业工作。在美国，临床心理学是最大的心理学分支，从事这项专业工作的人很多，被称为临床心理学家或心理治疗师。由于临床心理学涉及心理学知识和技术在临床防病治病中的应用，一般将其视作医学心理学的临床分支学科，但也有研究者认为，两者内容上接近，可视作相似学科。

咨询心理学（consulting psychology）是研究心理咨询的理论观点、咨询过程和技术方法的学科，与医学心理学交叉、重叠较多，主要是指对正常人处理婚姻、家庭、教育、职业及生活习惯等方面的心理学问题进行帮助，也包括对心身疾病、神经症和恢复期的精神疾病患者及其亲属就疾病的护理与康复问题进行指导。咨询心理学与临床心理学有许多共同之处，主要区别在于前者更强调解决个人烦恼和职业咨询。由于咨询心理学与医学心理学有部分重叠或交叉，故可视为医学心理学的应用分支学科或者交叉学科。

（四）行为医学

行为医学（behavioral medicine）是研究行为因素与健康和疾病发生相互关系的学科，其理论基础有社会科学、生物科学、心理科学和行为科学。广义地说，行为医学研究内容近似于甚至超过医学心理学的范围，但实际上，许多行为医学专著都将其重点放在狭义的范围，主要研究行为治疗方法在医学领域的应用，其理论归属医学心理学的行为主义学派。

（五）心身医学

心身医学（psychosomatic medicine），从狭义上讲，是研究心身疾病的病因、诊断、治疗和预防的学科，可以被认为是医学心理学的一个重要分支；从广义上讲，心身医学主要是研究人类在健康和疾病中的生物学、心理学和社会学等因素的相互关系，其内容几乎涉及医学心理学的各个领域。

（六）健康心理学

健康心理学（health psychology）是利用心理学知识促进和维护健康、预防和治疗疾病，帮助患者康复，并促进健康服务体系和健康政策形成的学科。健康心理学诞生于 1978 年，当时美国的心理协会正式将健康心理学视为心理学的一个分支。它与医学心理学研究的目标一致。

（七）异常心理学

异常心理学（abnormal psychology）或称病理心理学（pathological psychology），是研究行为的偏异，揭示异常心理现象的种类、原因、规律及机制的学科。异常心理学与精神病学关系密切，其研究成果是医学心理学某些理论和证据的重要来源。

（八）护理心理学

护理心理学（nursing psychology）是研究护理工作中的心理学问题，将心理学的基本理论和技术应用于护理领域，研究患者和护理者心理特点和规律，以实施最佳护理的一门应用学科，也是医学心理学在护理工作中的分支。

（余毅震）

第二节　医学心理学的发展历史

从科学发展的历史看，心理学是科学发展到一定阶段才出现的一门学科；而医学心理学的发展历史，就是心理学与医学结合并逐步形成一个独立分支的历史，是人们在健康和疾病认识上的发展和进步。

一、医学心理学思想的起源

中国心理学思想有着悠久的历史。中国古代思想家、哲学家对心理及心身关系早就提出了自己的观点，如古代思想家荀况在《荀子·天论》中用“形具而神生”概括了心身关系，提出了形是神的物质本体的朴素唯物主义形神观；南北朝时期范缜也提出了“形者神之质，神者形之用”的观点；《黄帝内经》也对心身关系在健康和疾病中的作用有了朴素的唯物主义认识，提出了“七情”的病因观、“阴阳二十五人”的个性分类、“顺自然、和喜怒”的心理健康思想等。

在西方，“心理”一词来源于一位古希腊女神普赛克（Psyche）的名字，她是灵魂的化身。西方朴素唯物主义医学思想代表有亚里士多德（Aristotle，公元前 384—公元前 322）的一元论、柏拉图（Plato，公元前 427—公元前 347）的精神与物质的二元论、希波克拉底（Hippocrates，约公元前 460—公元前 377）的体液学说等。

17 世纪至 19 世纪中叶，西欧的心理学还未形成一门独立的学科，仍属哲学范畴。近代哲学主要有两条思想线索：法国 17 世纪的唯理论和英国 17—18 世纪的经验论。

唯理论（rationalism）的著名代表是 17 世纪法国著名哲学家、杰出的自然科学家笛卡儿（Descartes，1596—1650）。笛卡儿只相信理性的真实性，认为只有理性才是真理的唯一标准，后人称他的哲学为唯理论哲学。在身心关系的问题上，笛卡儿承认灵魂与身体有密切联系，但却把统一的心理现象分成了两个方面，一方面依赖于身体组织，另一方面独立于身体组织之外，因此陷入了二元论。笛卡儿关于身心关系的思想推动了动物和人体解剖学和生理学的研究，对现代心理学的诞生有直接的影响。

经验论（empiricism）起源于英国哲学家霍布斯（Hobbes，1588—1679）和洛克（Locke，

1632—1704)。前者被认为是经验论的先驱,后者被认为是经验论的奠基人。他们反对笛卡儿的天赋论,认为一切知识和观点都是后天从经验中获得的,并认为经验有内部和外部之分,外部经验来源于客观世界,是唯物的;但同时承认内部经验(反省)和外部经验一样,是观念的独立源泉,陷入了唯心主义方向。英国哲学家贝克莱(Berkeley,1685—1753)继承和发展了洛克思想的唯心主义方面,他有一句名言,"存在即被感知。"经验主义到了19世纪,形成了联想主义(associationism)的思潮,对现代学习、记忆和思维理论都产生了深远影响。20世纪80年代中期产生的新连接主义(neo-connectionism)也和早期的经验主义和联想主义有密切联系。

二、医学心理学的兴起与发展

医学心理学的诞生,可追溯到1852年,当时德国的赫尔曼·陆宰出版了第一本《医学心理学》的著作,书中提出了心理现象与健康和疾病的关系。1879年,德国心理学家冯特(Wundt,1832—1920)在德国莱比锡大学创建了第一个心理实验室,开始对心理现象进行系统的实验研究。在心理学史上,人们把这个实验室的建立,看成是心理学真正脱离哲学而成为一门独立学科的标志。1896年,冯特的学生,美国的魏特曼(Wittman)在宾夕法尼亚大学建立了第一个临床心理诊所,首次提出了临床心理学概念。二者成为医学心理学从此步入逐步发展壮大阶段的两个重要标志。医学心理学的发展,大致可以分为3个阶段。

(一)第一阶段

从19世纪80年代到20世纪20年代,这期间发生的重大医学心理学事件有:1883年,魏特曼建立了第一个研究儿童心理学的实验室,1887年创办了美国的《临床心理学》杂志;1890年,卡特尔(J. M. Cattel)首先提出了"心理测验"这一术语,此后的几十年临床心理学家的主要工作是从事心理测验;1908年,耶鲁大学商科的大学生皮尔斯(G. Perris)出版了*A mind that found itself*一书,开创了心理卫生运动的先河,并于同年在美国成立了世界上第一个心理卫生协会;1909年,师从于冯特的霍尔邀请奥地利的弗洛伊德(S. Freud,1856—1939)到美国讲学,精神分析的方法首次被介绍到美国。当年,芝加哥成立了第一个儿童行为指导的诊疗所。

19世纪末至20世纪初,还出现了一些与医学心理学的发展关系密切的研究成果,如奥地利精神科医生弗洛伊德提出心理冲突与某些疾病(特别是精神疾病)的发生有关,并创立了精神分析治疗法;另有一些心理学家、生理学家如坎农(W. B. Cannon)、巴甫洛夫(I. P. Pavlov)和塞里(H. Selye)等开始研究情绪的心理生理学问题、皮层内脏相关和心理应激机制等。这些研究为探讨心身相关问题和治疗精神疾病提供了有力的帮助。

(二)第二阶段

这个阶段是从20世纪20年代到20世纪50年代。20世纪20年代初期,美国心理学家华生(Watson,1878—1958)创立的行为主义学派通过对外显行为的实验研究,促成了以后许多关于外部惩罚和奖励对人类行为影响的重要发现,成为行为治疗的重要理论依据。20世纪30年代美国成立的心身医学会和创办的《心身医学》杂志,为医学心理学的发展做出了积极的贡献。在第二次世界大战期间,由于战时需要,美国军队招收了200多名学过心理学或精神病学的军官,经过专门训练后,成为军队中的临床心理学工作者,开展了大量的心理测验、心理咨询、心理治疗与心理康复等工作。战后,临床心理学的工作得到了较快的发展,临床心理学家开始走向职业化道路,临床心理学在某些国家已经达到家喻户晓的程度。此间医学心理学的实际应用得到了长足发展。

（三）第三阶段

20 世纪 50 年代至今。20 世纪 50 年代以来,医学心理学有了显著的进步。许多新的研究成果与社会需求紧密结合。其中,精神心理学说的创立和发展,是这时期影响较大的一个代表。该学说的创始人梅耶(A. Meyer,1866—1950)认为:人是精神和躯体的统一,具有完整人格,人的思想和行为都属于这一完整人格对外界环境变化的反应,反应的形式取决于遗传因素和功能状态、自身体验和所处的特殊境遇,以及由此形成的人格。梅耶提出预防心理疾病发生,就要讲究心理卫生,优化社会环境。这一学说对当时西方心理卫生运动起到了积极推动作用。1976 年,在美国耶鲁大学举行的一次由著名行为学家和生物医学家共同参加的行为医学会议上,首次提出了“行为医学”的概念;1977 年,美国成立了“行为医学研究组”;1978 年,《行为医学》杂志出版。同年,健康心理学成为医学心理学一个新分支。

近年来,随着学科建设的不断发展,从事医学心理学的专业机构越来越多,专业分工越来越细,各项基础研究取得很大进展,并形成许多既独立而又相互联系的理论体系,共同推动医学心理学向纵深发展。在应用方面,当前世界上不少国家,其综合性医院都拥有颇多的临床心理学家。医学心理学的发展为人类健康做出了重要贡献。

三、中国医学心理学的发展

中国是一个有着五千年文明历史的国家。但是,由于历史环境和东西方文化的差异,不同学科具体发展的历史不尽相同。这里简要介绍我国医学心理学的发展历程。

（一）中国古代哲学心理

中国古代虽然没有心理学专著,但有丰富的心理学思想。这些思想散见于哲学家、思想家和教育家的诸多著作和论述之中,这是和西方心理学发展的显著不同之处。具有代表性的中国古代心理学思想主要有以下几种。

(1) 人贵论:认为万物以人为贵的理论。也就是“人为万物之灵”和“人定胜天”的理论。

(2) 形神论:认为心和身、心理和生理有相互关系的理论。荀况提出了“形具而神生”的唯物心理观,充分说明了精神对形体的依赖关系,成为早期较完备的唯物主义形神论。

(3) 性习论:认为人性、个性与习染有关的理论。孔子说“性相近也,习相远也”,其意思是说每个人的素质、禀性虽然差不多,但是由于环境、教育的不同,个性心理出现很大差别。

(4) 知行论:着重强调认知与行为关系的理论。清初的王夫之提出“知行相资以互用”的观点,比较接近辩证法的理论思维。

(5) 情欲论:关于情绪与欲望、需要方向的理论。《黄帝内经·素问》中提出了“七情”与致病的关系。王夫之提出的“声色、货利、权势、事功”四种欲望,其观点与马斯洛的需要层次理论有异曲同工之妙。

（二）中国近代心理学

心理学在中国的传播,始于明末耶稣会传教士利马窦著的《西国记法》、艾儒略著的《性学鞠述》等书。1889 年，留美学者颜永京将美国学者海文（Joseph Haven）的心理学著作 *Mental Philosophy, Including the Intellect, Sensibilities, and Will* 译成中文，被视为将西方心理学介绍到中国的第一人。1907 年，王国维（1877—1927）翻译并出版了丹麦心理学家霍夫丁（H. Hoffding, 1843—1931）的著作《心理学》。同期，一批留美和留日中国学者对传播心理学起到了重要的桥梁作用。

中国现代心理学开创于 1917 年，这一年，北京大学首次建立了我国第一个心理学实验室。1918 年，陈大奇（1886—1983）出版了我国第一部心理学专著。1920 年，南京高等师范学校（东南大学）建立了我国第一个心理学系。1921 年，中华心理学会在南京正式成立。1922 年，我国第一本心理学杂志《心理》，由张耀翔（1893—1964）编辑出版。这些都标志着我国心理学教学、研究和应用体系业已建立起来。

20 世纪二三十年代以后，现代心理学的许多理论流派，开始通过留学归国的中国学者引入中国。一些在海外的中国学者还开始了一些重要实验研究，如哺乳动物和鸟类胚胎行为发生发展研究（郭任远）、汉字心理研究（艾伟，周先庚）、智力及其测验研究（陆志韦）等。20 世纪 30 年代以后，由于第二次世界大战，中国心理学发展受到相当严重的阻滞。

（三）国内医学心理学的现状

1. 产生背景　传统的生物医学模式向生物-心理-社会医学模式的转变是医学心理学相关工作普遍开展的国际大环境，国外在医学院校工作的少数心理学家开始成立医学心理学系（教研室）或医学心理学科，但是欧美大多数国家，无论是在心理学科还是在医学学科内均未设置独立的医学心理学分支学科，而只有相关学科的分支学科，如临床心理学、健康心理学、心身医学等。20 世纪 70 年代，我国老一代医学心理学专家根据我国医学教育的实际情况，为应对医学模式发展的需要和推动心理科学与医学的结合，开创了医学心理学这门新生的学科。虽然该学科历史较短，但发展迅速，且颇具中国特色。中国医学心理学吸取了心理学科中所有与健康相关的分支学科内容，尤其是生理心理学、异常心理学、健康心理学、临床心理学等，将心理学理论知识和技能应用于促进人类健康和疾病病因探索、诊断、治疗和预防之中，不仅丰富了心理学理论体系，而且在促进健康、防治疾病方面发挥了重要的作用。

2. 学科现状　当前，医学心理学在中国处于不断发展阶段。新中国成立初期，我国几所与欧美有渊源、实力较雄厚的高等医学院校，先后开设了心理学课程，并聘请专职心理与社工人员，个别精神病院也有专业临床心理学家。此后，随着医学院校的增加，精神病学专业迅速发展，开设心理学课程的也多起来。中国科学院心理学研究所于 1953 年成立时就设置了医学心理学组。1953 年，全国院系调整，医学教育改革，加之受到苏联学术思想的影响，医学院校便停开心理学课，但仍然保留专为神经精神科医生开设的心理学课程。

近几十年来，医学心理学在我国得到了高度重视与发展。1979 年，卫生部要求，有条件的医学院校应开设医学心理学课程；此后，一些医学院校，先后成立了医学心理学教研室。1978 年，个别医学院校开始招收医学心理学研究生。1979 年，中国心理学会成立了二级学会——医学心理学委员会。自 1983 年，两年召开一次的全国医学心理学教学研讨会，吸引了全国几十所医学院校的师资，通过学术交流和讨论，对我国刚刚起步的医学心理学的学科建设和师资培养产生了积极的推动作用。1985 年，中国心理卫生协会成立，随即创办了《中国心理卫生杂志》。1987 年，卫生部决定编写《医学心理学》全国规划教材，并将该课程定为高等医学院校学生的必修课。1993 年,《中国临床心理学》杂志创办。1999 年,国家开始实施执业医师资格考试,把医学心理学作为 16 门考试科目之一。这些举措都有力地促进了医学心理学学科建设与发展。

随着医学心理学学科的专业化和职业化水平的发展和提高,中国的医学心理学工作已逐步扩大到基础医学、临床医学、预防医学、药学、护理学等领域,全国医疗、健康保健及相关机构设立了医学心理学门诊,以解决临床各科和健康领域的相关问题。相关专业人员的培训日益系统和规范,通过短期培训,以及医学心理学专业本科生、研究生培养,为中国医学心理学的发展储备了一大批专业骨干和学术人才,为医学心理学学科的进一步发展奠定了良好的基础。

3. 发展趋势 医学心理学以生物-心理-社会医学模式为指导思想,以切实服务人类健康为宗旨,在不断加强学科建设、不断创新、努力提高医学心理学工作者专业素养和水平、扩大应用领域等方面取得了长足的进步,并呈现如下发展趋势。

(1) 学科队伍快速增长,学历层次不断提高,储备了一大批专业骨干和学术人才。

(2) 研究范围不断拓展,研究成果不断涌现。特别是利用中国病理心理研究对象的资源优势,在心理障碍、脑损伤的病因、发病机制的研究方面取得了国际领先的成果;目前医学心理学专家通过基因、大脑、行为及环境多层面、多维度进行研究,对于阐明常见心理障碍的病因和发病机制、澄清心理应激与生活方式相关疾病的相互作用关系具有积极的作用;自主开发的临床心理测验和计算机辅助心理测验数量大幅增加,为科学评估和诊断心理健康状况提供了符合中国国情的有效工具。

(3) 医学心理学应用范围不断扩大,相关研究成果在基础医学、临床医学、预防医学、护理学等涉及人类健康的领域广泛应用。

(余毅震)

第三节 医学心理学的理论基础

19 世纪末到 20 世纪二三十年代,是心理学中派别林立的时期。每一学派提出的学说都有其理论观点及其理论依据,对心理疾病发生机制的解释及其临床实践发挥了积极的作用,对心理学的学科发展具有重要意义。多种心理学理论流派影响着医学心理学的发展,成为医学心理学的理论基础,同时这些理论在医学心理学领域不断发展,逐步完善,指导着医学心理学的实践。本节选择对学习医学心理学影响较大的、重点涉及心身相关解释的几种学派的主要理论观点进行详细论述。

一、精神分析学说

精神分析学说又称心理动力学说或深层心理学说,产生于 19 世纪末至 20 世纪初,由奥地利精神病学家弗洛伊德创立,亦称"弗洛伊德主义"。1900 年弗洛伊德发表了《释梦》一书,成为精神分析学说诞生的标志。它的产生源于长期的临床观察与整理,其基本理论基础是两个已经得到充分证实的假设：心理决定论原则或因果原则；意识是一种特殊的、非同寻常的心理过程（心理活动主要是潜意识）。在此基础上，弗洛伊德发展产生了精神分析学说的心理活动层次假说、人格结构理论、泛性论思想、释梦理论和心理防御机制理论。

1. 心理活动层次假说（潜意识理论）　弗洛伊德将人的心理活动分为三个层次：意识、潜意识（无意识）和前意识。这三个术语是弗洛伊德的专门术语，不能混同于哲学、医学的相关术语。

意识（consciousness）是指一切觉知到的，由外界刺激引起的，符合社会规范和道德标准的，并能通过语言交流或表达的心理活动。包括感觉系统所提供的对外部世界的感受、知觉和各种情绪体验，它直接与外部接触，通过对外部显示的知觉来指导和分配资源、调节能量，控制本能冲动。如把人的心理活动比作浮在海中的冰山，意识便是浮在海面上的冰山之巅的部分。

潜意识（unconsciousness）亦称无意识，是人的心理结构的深层，特指那些被压抑而摒弃于意识领域之外的，不能为人意识到也不被社会规范所容许的原始冲动、本能、欲望等，尤以性本能为主，但它可以在不自觉中支配和影响人的某些行为。弗洛伊德认为，潜意识就好比海平面以下的冰山大部分，人的大部分心理活动是在潜意识中进行的，人经常产生不为社会道德、理智所允许的欲望和盲目的冲动，于是人就将它们排斥到潜意识领域，这一过程被弗洛伊德称为压抑或潜抑。由于潜意识不能进入意识领域，所以得不到满足，久而久之便会成为心理障碍和心身疾病的根源。

前意识（preconsciousness）是指存在于无意识之中能够被召回到意识中的那部分内容，是在无意识中可以回忆再现的记忆经验，介于潜意识和意识之间，是意识和潜意识之间的过渡领域，是冰山位于海平面处的狭窄地带。无意识的心理活动要到达意识领域，首先要经过前意识的审查，认可后才能进入意识领域。其主要功能是起到警戒作用，即按照外界现实、个体道德标准来控制其欲望和本能的需求能否实现，不允许潜意识的本能冲动直接进入意识层面。弗洛伊德还认为，压抑在潜意识最底层的愿望是幼儿时期的性欲，幼儿在性发育过程中的创伤性经验在青年或成年时会表现为各种心身障碍。

2. 人格结构理论　弗洛伊德在三层意识概念的基础上提出人格结构的三分法，即本我（id）、自我（ego）和超我（superego）。他认为人的人格由本我、自我和超我三个部分交互作用而组成。

“本我”指追求“享乐原则”（principle of pleasure），是由生物性的本能冲动支配行为的我，主要是性本能和攻击破坏性的欲望本能。其中性本能又称力比多（libido）、欲力或性力，对人格的发展起着动力性作用。“本我”是无意识的，因而不为个人所觉察，也不为别人所发现。

“自我”则遵循“现实原则”（principle of reality），它既存在于意识领域，也存在于潜意识领域。“自我”的动力来自“本我”，既要满足本能冲动与欲望，又要考虑外界现实环境，以保护个体安全。所以，“自我”是人格的“执行部门”，即在外界许可的情况下，满足“本我”的欲望。

“超我”是按社会行为规范、道德标准行事，遵循“至善原则”（principle of perfect）。它是人在长期受教育、社会影响下形成的文明的人格部分，是将社会行为规范、道德标准社会内化而成。相当于个人的良心、修养，故大部分存在于意识领域。

三个部分在人格构成中不是孤立的，而是一个整体，“本我”是人格中的生理成分，在于体现自我的生存，追求本能欲望的满足，是必要的原动力；“超我”是人格中的社会成分，在于监督、控制和约束自己的行为，以期符合社会道德标准，维持正常人际关系和社会秩序。“自我”是人格中的心理成分，既要符合超我的要求，又要吸取本我的力量，并处理、调整本我的欲望，对外适应现实环境，对内保持心理平衡。弗洛伊德认为，人格这三个部分经常斗争，一旦“本我”和“超我”间的冲突达到“自我”不能调节的程度，便会出现焦虑、恐惧、强迫等神经症。

3. 泛性论思想 弗洛伊德把性作为潜意识的核心问题，认为潜意识中被压抑的欲望可归结为人的性欲冲动，性本能是一切本能中最基本的，是个体行为的唯一动机。弗洛伊德认为“性欲”是广义的概念，是指所有能引起身体快感的欲望，如吸吮、排便、抚摸皮肤等，也包括两性间的性欲。他使用一个特定的名词“力比多”来代表这种性欲的内驱力，即性力。性力是一种与性本能相联系的内在能量，既是一种生理能量，也是一种心理能量，它驱使人们去寻求快感。性力要经历一系列的发展方能达到成熟，弗洛伊德认为，人格的发展就是靠性力的成熟来推动的，所以弗洛伊德学说又称心理动力学说。

弗洛伊德根据这种泛性论思想把人格的发展分为五个时期。

(1) 口欲期(oral stage)：从出生到1岁左右，即从人生下来就开始了“性”的活动，婴儿主要从吸吮母乳即从刺激口腔部位得到快感，故称为口欲期。

(2) 肛欲期(anal stage)：随着年龄的增长，幼儿性欲的部位和感觉发生了变化，1～3岁主要通过自主控制大小便及排便后的快感及大人的表扬当中得到快乐，称为肛欲期。

(3) 性器期(phallic stage)：3～6岁，儿童开始注意两性之间存在性器官的差异，把性欲转向外界，称之为性器官欲期(简称性器期)。

(4) 潜伏期(latency stage)：6～12岁，儿童的快乐大部分来自丰富多彩的学习、体育、艺术、游戏、交友等更富有社会价值的智慧创造活动。小学时期两性界限明显，集体活动以同性为伴，此期是一个相对平静的时期，称为潜伏期。

(5) 生殖器期(genital stage)：12岁以后，儿童进入青春发育期，性的内驱力增强，兴趣转向异性。通过正常两性间的性行为得到满足。“自我”逐渐成熟，人格日趋协调。

以上各个时期的发展对人格的形成至关重要，弗洛伊德十分重视个体早期经验在人格发展中的作用。“力比多”在发展过程中会遇到两种危机：固结和倒退。固结是停滞在某一个阶段不往前发展，倒退是由后一个阶段退回到先前的阶段。固结现象可以发生在任何一个阶段，如果部分“力比多”停滞在某个发展阶段，势必形成与该阶段相关的性格，如“口腔性格”“肛门性格”等。

4. 释梦理论 按照弗洛伊德的观点，人的一切活动都是以满足其愿望或欲望为前提的，为了使被压抑的欲望或需求能出现在意识中，只有通过“乔装打扮，变相出现”而获得间接的满足。他认为，人类的梦境就是这样一种通过变相手段来获得愿望满足的重要形式。弗洛伊德认为梦很有意义，梦具有双重心理作用：①人的潜意识欲望、被压抑的本能通过梦得到满足和释放；②梦是一种原始的防御机制，可避免本能冲动在清醒时释放而引起的焦虑或痛苦。人的潜意识在梦中通过象征手法、转移作用、浓缩作用而被伪装起来，以至梦境荒唐，意义不明确。通过对梦境的分析，予以解释，可以挖掘出被压抑的潜意识欲望，它是通往潜意识的重要途径。

5. 心理防御机制理论 1849年弗洛伊德首先提出，人为了应付矛盾，化解“本我”和“超我”之间的冲突，保持心理平衡便产生了心理防御机制（mental defense mechanism）。人通过这种机制使“本我”得到一定的满足而不触犯“超我”，能为现实接受，不致引起“自我”的焦虑与恐惧。弗洛伊德提出许多心理防御机制，如压抑、合理化、投射、补偿、退化、否认等，这些都是潜意识中进行的自我欺骗。常用这些防御机制对人格形成会产生影响，甚至成为一个人人格的组成部分，如果运用不当，也会成为病态行为和精神障碍症状的一部分。

20 世纪 30 年代以后，一批后弗洛伊德主义者如克莱因（M. Klein）、荣格（C. G. Jung）、阿德勒（A. Adler）和艾里克逊（E. Erikson）等，将精神分析的理论应用于动机和人格的研究。和弗洛伊德不同的是，后弗洛伊德主义者更关心儿童和青少年人格的正常发展，而不像弗洛伊德那样，主要以精神异常的成年人为研究对象；他们强调意识与自我的重要性，而不像弗洛伊德那样，只重视无意识的研究；他们把青年期看成“力比多”活动的高潮期，而不像弗洛伊德那样，过分强调它在儿童期的作用。

精神分析理论是产生于医疗实践并始终与医疗实践密切联系的心理学思想，是经典的心理学理论之一，精神分析的研究成果被广泛应用于社会学、人类学、医学、法学等领域，它的主要贡献在于以下方面。

（1）指出性本能是个体发展的动因，生物本能（最重要的是性本能）导致的无意识动机和冲突对个体心理发展具有驱动作用。

（2）强调早期经验对人格健康发展具有深远影响。

（3）通过对无意识动机的探索与分析，建立缓解精神病患者情绪困扰的方法，打破了临床上对于精神病患者无所作为的被动局面，对于当时完全处于无助状态下的临床精神病患者来说，发挥了特有的历史作用。

二、行为学习理论

1913 年美国心理学家华生（J. B. Watson，1878—1958）发表了《行为主义眼中的心理学》，标志着行为主义的诞生。“行为”（behavior）一词，早期狭义的理解是指个体活动中可以直接观察的部分。随着近几十年行为科学的发展，人们对行为含义的理解逐步扩大，广义的行为是指个体内在或外在各种形式的运动，其中内在的还包括心理活动和内脏活动，外在的除了外部动作以外，还涉及社会学和管理学。

行为学习理论在心理学史上经历过复杂的变迁发展过程，其理论来源是经典条件反射理论、操作性条件反射理论和社会学习理论。

1. 经典条件反射理论　俄国生理学家巴甫洛夫在 20 世纪初发现了经典条件反射（反应性条件反射）。经典条件反射是指一个刺激和另一个带有奖赏或惩罚的无条件刺激多次联结，可使个体学会在单独呈现该一刺激时，也能引发类似无条件反应的条件反应。经典条件反射最著名的例子是狗的唾液条件反射，狗能够对食物自然而然地分泌唾液，食物是非条件刺激（unconditioned stimulus，US），唾液分泌为非条件反应（unconditioned response，UR），两者的关系称为非条件反射。而如果在提供食物之前的几秒钟发出一些作为中性刺激（neutral stimulus，NS）的声响（铃声），将会使得这个声响转变为条件刺激（conditioned stimulus，CS），能够单独在没有食物的状况下引起作为条件反应（conditioned response，CR）的唾液分泌，两者的关系则称为条件反射。

这种与食物相关的刺激与所引起的反应的关系便是所谓经典条件反射。食物引起唾液分泌是先天性的，而声响之所以能够引起唾液分泌，源自动物个体经历的经验，是需要学习的，且条件刺激与心理学上立即性和长期性的期待、满足与恐惧有关。

受巴甫洛夫发现条件反射的启发，华生认为，人的一切行为都是通过学习建立了条件反射的结果，人的异常行为也都是习得的。他提出了刺激 S(stimulus)→反应 R(response)的公式，后又被修改为 S→O(机体)→R 公式，即刺激通过机体产生行为。华生认为，人的行为，不管是正常的还是病态的、适应性或非适应性，都是通过学习获得的。基于经典条件反射理论产生的暴露或冲击疗法、厌恶疗法等已成为矫治病态行为的重要方法。

2. 操作性条件反射理论 操作性条件反射理论是美国心理学家斯金纳(B. F. Skinner，1904—1990)发现的与经典条件反射不同的动物学习方式。与华生的观点不同的是，斯金纳的基本条件作用不是经典条件反射，而是人处在自由自在的活动中的“操作”环境。这种操作性行为更加符合正常的生活条件。斯金纳认为：①机体的行为有两类：一类为应答性行为，是对已知刺激信号引起的被动反应以适应环境，如经典条件反射；另一类是操作性行为，是高级的随意行为，用来应对不断变化的环境，人类的行为主要是操作性行为，即操作性条件反射。②强化很重要，人类的行为之所以发生变化，是因为强化作用，因而直接控制强化物就能控制人的行为。任何与个人有关的环境因素、理化因素和人的心理活动都是强化物，与一定的行为结合便形成操作条件反射。③强调行为的后果(是得到奖励还是惩罚)在控制行为中起了重要的作用。

斯金纳的新行为主义在临床上为行为矫正提供了实用的操作技术，相关理论和方法对心理学的发展和行为训练具有不可磨灭的贡献。

3. 社会学习理论 社会学习理论的创始人是班杜拉(A. Bandura)。他认为人可以通过对社会生活中的模型行为的观察和模仿，学会这种新的行为。人的社会规范性行为、道德、价值观、服装、发式等都是通过这种学习内化而成的。他强调观察学习过程中人的自我调节作用的重要性，人的行为不仅受环境因素影响，还取决于他们直接经验或间接经验的认知过程的调节。他的观点比前两者更多地注意个体内在过程的作用，并承认经验因素与生物因素的交互作用。

三、认知学说

认知是指对外部事物的认识和观察。认知学说产生于认知心理学(cognitive psychology)，是以心理信息加工过程为核心的心理学派。它起源于 20 世纪 50 年代中期，在格式塔心理学(Gestalt psychology)的基础上吸收了当代信息论、系统论、控制论及计算机技术等新兴学科知识而产生的。1967 年美国心理学家尼塞(U. Neisser)出版了《认知心理学》著作，成为认知心理学诞生的重要标志。

认知心理学派从 20 世纪 60 年代开始得到迅速发展，它以其新的理论观点和丰富的实验成果影响了心理学的理论体系，成为现代占主导地位的心理学派。

认知心理学的主要理论基础是信息加工理论，其实质是主张研究认知活动本身的结构和过程。信息处理是最广泛使用的认知方法，运用心理信息加工的观点来研究人的心理认识活动，称之为认知过程。研究范围主要包括感知觉、注意、表象、学习记忆和思维等心理活动过程。认知学派认为，包括人和计算机在内，信息加工系统都是由感受器、效应器、记忆和加工器组成。感受器接受外界信息，效应器作出反应，信息加工系统以符号结构来表示其输入和输出，加工器则包含三个因素：一组基本信息过程、短时记忆和解说器。它将基本信息过程和短时记忆加以整合，从而决定基本信息过程的加工系列。总之，认知学派观点认为心理过程可以理解成信息的获取、储存、加工和使用的过程，勾画出心理学的信息加工模式。

早期的认知心理学以瑞士著名的心理学家皮亚杰(Jean Piaget，1896—1980)为代表。20 世纪 30 年代，皮亚杰通过一系列的精心设计的实验，揭示了儿童思维的发展规律。皮亚杰重视智力问题，注意分析智力发展结构，这与行为主义的观点截然不同。20 世纪 40 年代末，由于各门科学的迅猛发展，产生了学科间横向联系的需要，这种需要推动了信息论、控制论和系统论的诞生。信息论、控制论和系统论对现代认知心理学产生了深远影响。艾里斯(A. Ellis)于 1958—1962 年创立了理性情绪疗法(rational emotive therapy，RET)，其理论观点是人的情绪和行为由其认知观点所确定。人的情绪障碍(如焦虑、恐惧、抑郁等)不是来源于刺激性事件本身，而是来源于非理性信念、绝对性思考方法和错误的评价。

贝克(A. T. Beck)认知理论观点认为童年经验形成的潜意识观念(他称为功能失调性认知假设或图片)决定着人们今后对事物的态度和评价，成为支配他们的行为准则。他们认为，各种心理障碍都来源于不合理的信念、错误的思维方法即错误认识。Greemwald 等研究认为，童年时代心理发展经过内隐学习(implicit learning)，即潜意识学习获得的内隐认知(implicit cognition)观念，会直接影响成年期的情绪和行为。其指出错误认知观念的核心是内隐社会认知，只有用系统动力学的方法才能改变，因为内隐认知会成为一个人的认知习惯，是一种认知上的动力定型。

近年来，认知心理学与神经科学的结合产生了认知神经科学(cognitive neuroscience)，它主要研究认知功能的脑机制、认知与神经系统活动的关系、脑发育与认知功能的发展等。科学家相信，只有揭示心理活动的脑机制，特别是认知功能的神经生物学机制，才能真正揭示脑的秘密，了解人的心理功能的特点。

四、人本主义理论

人本主义心理学(humanistic psychology)是从 20 世纪四五十年代到七十年代在美国兴起的一种心理学流派，它重视人的价值与尊严，研究的中心是基本人性，如自我成长、需要、价值观、潜能与自我实现等。人本主义心理学是西方心理学史上一次重大的变革，被认为是继行为主义和精神分析之后的心理学第三势力(third force)，代表人物为罗杰斯(Rogers，1902—1987)和马斯洛(Maslow，1908—1970)。1962 年美国正式成立人本主义心理学会。人本主义心理学在心理咨询与心理治疗、组织管理、教育改革等方面均有重要的贡献。

(一) 马斯洛的需要与自我实现理论

马斯洛是美国人本主义心理学的主要代表。他认为人类行为的心理驱力不是性本能，而是人的需要。他把人的需要称为似本能(instinct oid)，需要有先天的遗传基础，但人的需要的满足与表现要取决于后天的环境，“似本能”不像动物的本能那么强烈，人的“似本能”与理性不存在不可调和的对立。人的需要分为两大类、七个层次，好像一座金字塔，由下而上依次是第一类需要包括生理的需要、安全的需要、归属与爱的需要、尊重的需要，这些属于基本需要(basic needs)也可以称为缺失性需要(deficiency needs)；第二类需要包括认知的需要、审美的需要、自我实现的需要，这些属于成长性需要(growth needs)或存在需要。后来，马斯洛把认知的需要和审美的需要归入自我实现的需要，最终形成需要的五层次学说。人在满足高一层次的需要之前，至少必须先部分满足低一层次的需要。

缺失性需要具有似本能的性质，是人的基本生存需要，为人与动物所共有，必须从外界获取。马斯洛认为，长期处于基本需要缺失状态中的人会产生心理疾病，而缺失性需要得到满足则可以避免疾病。

成长性需要可激发成长性动机，为人类所特有，是一种超越了生存满足之后，发自内心的渴求发展和实现自身潜能的需要。自我实现(self-actualization)的需要是超越性的，追求真、善、美。自我实现是一种不断实现潜能、智能和天资，完成天职、命运或禀性的状态。马斯洛指出，成长性需要得到满足可以促进人的心理健康和个人成长，成长性需要受挫则会导致无意义感和空虚感。否认真理，易患妄想症；没有正义和秩序，人们会感到恐惧和焦虑；缺乏幽默感，人们会变得陈腐、僵化和忧郁。

（二）心理健康与心理治疗观

马斯洛在多年研究与临床实践基础上，提出了与正统心理学家和精神病学家不同的疾病观和治疗观。他认为精神疾病可以看作是患者没有能力认识并满足自己的需要，没有能力达到心理健康状态，因此精神疾病是一种匮乏性疾病。他指出，神经症是由于患者得不到安全感所致，在与他人的关系中得不到尊重和承认，没有归属感。假如成熟可以被解释成为充分的人性，那么精神疾病可以解释成人性的退缩。神经症患者从身体上可以说是成熟的，但心理上是迟钝的，思想上是贫乏的。

马斯洛通过对接受过心理治疗的人的调查发现，各种类型的、成功的心理治疗方法都能使患者进一步认识自己，增强鼓励他们的基本需要，减少和消除他们的病态需要。因此，满足基本需要对成功的治疗或减轻神经症具有首要的作用。马斯洛认为心理治疗要取得成效，必须符合以下条件：①患者基本需要的满足。这是通向自我实现之路的重要一步；②患者自我认识的改善。就是帮助一个人朝向具有更丰满的人性和人格的完善方面发展；③建立良好的社会环境。由于社会的病态造成和加剧了心理疾病患者的病态，因此改善患者生存的社会条件，建立良好的社会才能促进康复。

（三）罗杰斯的主要理论

罗杰斯(Rogers)的理论是从心理治疗的实践经验中发展出来的。他创立了“以人为中心疗法”(person centered psychotherapy)，是人本主义心理治疗流派中最有影响的代表。罗杰斯对人的理解持现象学的观点，认为每个人都有自己的主观世界，都存在于以他自己为中心的不断改变的体验世界中。人的主观意识状态或体验被称为现象场、经验域。人所感知觉的世界对个体来说就是“现实”，因此每个人都有对“现实”的独特的、主观的认识。罗杰斯强调人的主观性是在心理咨询与治疗过程中要注意的一个基本特性，来访者作为一个人也有自己的主观的目的和选择，这也是导致“以人为中心”一词出现的原因。

罗杰斯认为，人基本上是诚实的、善良的、可以信赖的。这些特性与生俱来，而某些“恶”的特性则来源于社会，是由于防御的结果而并非出自本性，每个人都可以作出自己的决定，每个人都有着自我实现的倾向。若能有一个适宜的环境，一个人将有能力指导自己，调整自己的行为，控制自己的行动，从而达到良好的主观选择与适应。

（四）现代人本主义理论的发展

人本主义理论在20世纪六七十年代迅速崛起，但由于该理论过分强调主观经验，缺乏科学的研究方法，过分强调先天潜能，忽视社会和环境对个体的影响，所以在其崛起之后不久便开始逐渐减弱。

20世纪60年代末人本主义心理学创始人马斯洛和萨蒂奇(Sutich)等人意识到人本主义心理学只关注个体的自我及其实现的不足，倡导应该将自我与个人以外的世界和意义联系起来，这个领域属于超越的领域或超出自我关怀的精神生活领域，由此提出超个人心理学(transpersonal psychology)，它不仅关注个人及其潜能的充分实现，而且更加关注超越个人的经验和精神生活，即将个人的生命与外部世界和意义联系起来的精神领域。它是人本心理学的充分发展，也可以说是人本心理学的派生物。超个人心理学认为，不同的心理学理论体系应当相互整合，才能达到对人类本性的全面了解。它关切的是作为整体的心理学，吸收和借鉴了很多古代东方思想，为东西方心理学思想整合奠定了理论和实践基础，将一种新的世界观和方法论带进具体研究中，试图阐述一种具有更高定向的终极价值。但由于超个人心理学诸如宇宙觉知、内在协同、精神通道、超越感知、宇宙自我幽默与嬉戏等晦涩难懂和神秘的研究主题，以及其缺乏系统实证研究等特点，至今仍未被美国心理学会正式承认，其未来发展还有很长的路要走。

20世纪末西方心理学界兴起一股新的研究思潮——积极心理学(positive psychology)的研究，旨在倡导心理学的积极取向，研究人类的积极心理品质，充分挖掘更积极的人性和人类潜能，促进个人和社会的发展，使人类走向幸福。人本主义心理学及由此产生的人类潜能研究奠定了积极心理学发展的基础。积极心理学认为心理学的研究对象应该是正常的健康的普通人，而不是少数有"问题的人"，应该注重人性的优点，而不是他们的弱点。积极心理学的研究包含了主观幸福感、幸福科学、生活满意度、积极情感、乐观主义、生活和幸福的目标制订、工作中的积极心理等典型课题。在研究视野上，关注个体心理研究的同时，强调对群体和社会心理的探讨。在研究方法和手段上，吸收了传统主流心理学研究的绝大多数研究方法手段(如量表法、问卷法、访谈法和实验法等)，将其与人本主义的现象学方法、经验分析法等有机结合起来，并进一步依赖严格的实验研究，引入神经生理学、脑科学、基因生物学等学科研究方法。积极心理学"认真地规避了过去贴在人本主义心理学身上那种反科学的标签"，成为一门新兴的心理学，它的发展代表了人本主义心理学运动最持久的影响力。

总之，心理学理论非常丰富且复杂，不同理论流派在心理学的研究对象、研究领域和方法以及对心理现象的理解等方面都存在较大分歧。但每个理论流派都从某一个侧面丰富和发展了心理学的理论体系。大约从20世纪30年代以后，各理论流派间就出现了相互吸收融合的新局面。新的心理学思潮不断涌现，但这些思潮不再是以理论流派的形式出现，而是作为一种范式、一种潮流、一种发展方向去影响心理学的各个领域。

（余毅震）

第四节 医学心理学研究方法

任何一门学科都须经过收集材料、验证假说、界定概念的系统研究过程而逐渐发展起来的。其中方法学起着重要作用，通过科学的演示、记录、计算、比较、推理等方法，才能揭示和认识事物的规律及性质。由于人的心理现象非常复杂，对其进行科学研究，不仅涉及科学研究方法学的基本原则，还需运用多种方法，通过不同途径和侧重点来进行研究、相互验证。不同研究方法有其优点和不足，须遵循心理学学科特点，根据研究目的、需要和条件等进行合理选择。

一、基本原则

（一）客观性

研究人的任何心理活动，都必须以其可以观察并能加以检验的客观事实作为依据。遵循客观性原则也就是遵循实事求是的原则，即根据心理现象的本来面貌来研究心理的本性、规律、机制和事实。在研究中切忌根据实验者的主观愿望或猜测来分析人的心理，特别是患者的心理。

（二）发展性和动态性

任何心理现象都有其发展过程（如儿童认知），即使是较稳定的个性心理特征，在内、外部因素作用下也会发生心理变化。因此在研究中，不仅要看到其现实特征，而且要看到其发展、变化的特征。

（三）系统性

人作为一个多层次、多因素的极为复杂的非线性系统，想要改变一个因素，保持其他因素不变（固定其他因素的质与量）来考察整个系统的反应，所得结果往往是不完全确定的。所以研究中，必须从各因素的相互作用中去认识整体，着重研究各个过程、状态之间的相互联系及其整合机制。

（四）理论与实际结合

心理学是个多理论并存的学科，构造主义、机能主义、行为主义、精神分析、人本主义、认知发生论等心理学学派或理论，对当今医学心理学的发展及其研究仍起着指导作用。但是，不同民族、种族、文化背景以及社会体制等因素均会影响人的心理与行为，因此，必须考虑多种影响因素存在的实际，不仅要遵循相关理论及其方法，还要结合国情实际和民族特征进行研究。

二、基本方法类型

（一）实验法

医学心理学多数实验是在临床或实验室进行的，但是实验法也可以在实验室以外进行，称为自然实验法。

实验法的最大特点在于人为地控制和改变某些条件，引出所要研究的某种心理现象，以得到关于这一现象发生或作用的规律。实验法主要包括三类变量：自变量，就是人为控制的条件；因变量，是实验者预期由自变量所引发的某种心理现象；无关变量，是实验中有可能混淆实验结果的变量，是实验者需要控制的变量。

一般而言，实验过程中，实验者对研究主题有一预期的结果，并提出假设，再设计实验条件进行控制，就可得到或证实在该条件下所引起的心理影响及相互关系。例如，要了解学习与遗忘关系，首先做出假设：学习后延搁时间越长，遗忘量越大。据此，主试给不同被试安排相同的刺激材料，要求在不同的学习时间间隔后回忆（再现），回忆量在不同组之间的差异，即表明学习后间隔时间的长短与遗忘之间的规律，从而揭示学习后在多长时间内复习会得到最好效果。当然，不同受试对象的年龄、生理心理素质和学习成绩等混杂因素均须予以控制。不同组受试回忆的间隔时间是设计中确定的，称为自变量，受试所显示的不同回忆量为因变量，自变量与因变量间的关系，即为证实假设或否定假设。

医学心理学许多问题可在实验室进行探索，如对认知过程、神经心理机制研究等。实验需用一些仪器设备，如动物模型的制备、生化物质的检测、行为观测测试，录音录像设备、电生理记录设备、视听检测设备、眼动仪、神经影像学设备、电子计算机等能自动控制和自动记录仪器等。目前，动态脑功能的研究较多使用 24 h 脑电波记录、事件相关诱发电位以及功能性磁共振成像技术（functional magnetic resonance imaging，fMRI）等检测技术。

需要注意的是，实验法的价值在于它对变量的精确控制，以得出可靠的量化结果，而不在于它使用多少或多么昂贵的仪器设备，即使只用纸、笔进行的实验也可揭示重要的心理规律（如儿童绘画）。实验法的不足：一是有些问题可能涉及伦理、道德或难以直接控制而无法使用，如生活事件（离婚、器官移植、创伤性体验等）对受试的影响；二是严格控制变量和条件与现实生活难以统一，限制了实验结果的推广与应用。

（二）观察法

观察法是通过一定时间内对特定对象进行观察和记录，分析其心理行为规律的方法，一般在自然条件下实施。例如，对灵长类动物行为及其社会群居组织方式的研究，可通过有计划的自然现场观察记录获取资料，这在实验室条件下是无法实现的。又如，对心理问题儿童在自然情境下的行为进行观察，对幼儿社会交往类型或行为发展的特征、母婴间感情交往的发生和发展等的研究，多在自然状态下进行。目前较多应用场景记录分析、视频采集及现场录像等技术收集资料。

观察须有严格完善的实施计划，如对某一心理过程的变化情况进行研究，就须在一定时间段有计划、连续地进行观察记录，通过累积资料进行比较分析，推断结果。观察法优点是保持心理表现的自然性而不附加人为影响。观察过程一般不让被试知晓。一些仪器设备和技术（如单向屏蔽式行为观察室、摄像技术等）在观察中被用来记录对象的行为资料，供事后分析研究使用。观察法不仅记录被试的行为事实，而且客观地解释这些事实，并推断其产生的条件和原因，甚至是内在机制。观察法的不足：较难控制影响各变量的混杂因素，阐释结果易受主试主观因素的影响，例如主试的能力、知识背景等。因此，观察过程中必须按照科学研究的客观化原则来进行，尽可能减少主试的偏见。

（三）心理测验法

心理测验法是通过心理测验来研究被试心理行为特征的一种方法，常用于那些难以确定自变量和因变量关系的心理社会品质研究。

测验时，既可使用已修订量表，也可根据所要研究的问题制订量表或问卷，受试按照量表或问卷题目作出反应，最终进行量化分析。为求得准确、客观的资料，自编问卷或量表一般需经过标准化修订，量表或问卷制订就是一项科研过程。如研究儿童智力发展水平，先要提出符合不同年龄段儿童的测量项目，再在大样本儿童中进行测试，统计处理后作出筛选修订，最后制订出不同年龄儿童的常模量表。此为量表的标准化，常模对儿童总体具有代表性。只有经过标准化修订的量表，才能作为可靠的测验。临床心理测验尤其要注意各种量表的信度(可靠性)和效度(准确性)。心理测验法可用于智力、特殊能力、人格特性、神经心理、症状评定、临床诊断、职业人员选拔等方面的测量。其优点在于，可在其量表所规定问题和所规定人群范围内使用，成为了解这一人群在这个量表所规定范围内的测量工具。特别值得强调的是，各类心理测评结果只用于参考，或辅助医学诊断，而非用此为受试"贴标签"或"盖棺定论"。

(四) 模拟法

模拟法通过对所要认识的心理现象类似的模型来研究，一般用编制计算机程序(数学模型)来模拟所要揭示的心理品质。先按课题假设编制一个数学形式或程序，再通过计算机处理，得到的结果用来验证问题的假设。结果的可靠性在于模型与研究问题的相近(似)程度。这类方法在人工智能、认知模块编制、模拟情绪、仿生学等方面应用较多。

(五) 临床法

临床法特点是对个人的行为进行系统、综合性描述，一般无比较标准，可分个案法、观察记录法等，是临床心理学研究常用的方法。如弗洛伊德的精神分析理论主要来自对个案的研究和运用临床法观察。临床法也常与实验法相结合，如提供对象(如患者)时采用临床法，检验结果时可结合实验法。其特点如下：①较详尽地描述一些罕见病例或重要的心理行为现象；②通过个案报告的积累，再行分析归纳，易形成假说或理论；③通过个案的记录描述，可印证某些相关理论的一般性概念特征。该法在精神科应用较广泛，且实施方便，无须特殊仪器设备。临床法的不足：因缺乏标准参校或比较，易受研究者主观性或偏见的影响。

(六) 个案法

个案法研究的内容包括家庭史、疾病史、教育背景史、职业和婚姻史、人格发展和形成历程，以及现在的心理状态等。其特点如下：①对回忆性事件记录，并结合查阅有关记录再进行重新整合分析；②其采用纵向追踪研究，与横断研究和回顾性研究策略不同，它不是仅限于对研究对象一时一事的记录，而是进行长期、全面、系统的描述。其广度和深度及侧重点因研究目的和理论不同而异。个案法较多用于各类严重精神疾病、人格障碍的分析以及"问题"儿童的行为分析。

三、研究设计

(一) 基本步骤

1. 确定研究目的和研究假设 研究设计的第一步是明确研究目的，即确定研究是为了描述、解释或预测某种心理现象和行为，确定目的后提出研究假设。如有焦虑倾向儿童是否存在特异行为表现？那么，界定这种行为就可成为研究目的。临床发现，有焦虑倾向的儿童多有啃咬指甲行为，于是可假设啃咬指甲是焦虑性儿童的行为特征之一，啃咬指甲儿童在焦虑测验中焦虑分值高于非啃咬指甲儿童。又如，孤独症患者缺乏与他人的视觉对视，因此可以设计计算机界面刺激，通过眼动仪观察记录孤独症患者的眼动轨迹及其规律。这就需要通过对象选择、实施测评分析来获得数据结果，最后验证假设的正确性。对于同一研究问题可以提出不同性质的研究假设，而不同性质的研究假设，又决定了随后的研究类型和研究方法的选择。对于不同性质的假设只有采用相应的研究设计和统计方法才能加以检验。例如，对于因果性研究假设，就需要用严密的实验法加以检验，而对于相关性研究假设，则可以采用相关设计加以检验。

2. 选择研究类型　根据研究时间的延续性，可分为纵向研究和横断研究；根据研究对象的多少，可分为个案研究与抽样研究；根据研究人员的多少，可分为个人研究和集体研究；根据研究手段技术的现代化水平，可分为常规研究和现代化研究等。不同的研究类型各有其优缺点，各适用于一定的研究课题。医学心理学研究应善于根据研究者的主、客观条件和研究课题的要求，选用适当的研究类型或综合地运用多种研究类型。比如，要在较短时间内获得当前我国学龄儿童智力发展方面的情况，就适于采用横向研究，在全国范围内抽取样本并收集有关资料。

3. 选择收集资料的具体方法　确定研究类型之后，就应考虑采用何种方法收集研究所需要的资料。收集研究资料的方法很多，有谈话法、观察法、问卷法、测量法、实验法、现场法等。各种方法都有其适应性与局限性，这就需要根据具体研究目的和具体条件科学地加以权衡。若要在较短时间内取得大量研究对象的有关资料，则适宜运用问卷法。

4. 确定研究变量　任何研究课题，都涉及一个或多个变量与另一个或多个变量的关系。因此，明确研究目的后，应详细列出研究所涉及的所有变量，包括自变量与因变量，并确定需要控制的混杂因素。由实验者操纵的实验条件称自变量或独立变量，因变量指自变量引导出的心理（包括生理）或行为反应变量。一般来说，当同一研究问题涉及多变量时，是全部对其进行研究，还是有所取舍，则需要根据具体情况加以认真选择。例如，在研究中可以设置的刺激变量（自变量）有声、光、语言及某些物理化学刺激等，而反应变量（因变量）则可能是血压、体温、皮肤电、心电、脑电等指标，也可以是诸如记忆、情感、操作及社会功能活动等指标。

5. 给变量以操作定义　对许多变量，如患者的病种、年龄、文化背景、婚姻、家庭情况、经济状况、性格特点、兴趣、自尊心、动机等，通常需要将其具体化，才能进行客观研究。这就要用可感知、可量度的具体事例、现象、外在表现对研究变量加以界定或说明，这就是概念的操作定义。抽象定义揭示了研究变量的内涵和本质，操作定义则着重说明了研究变量的外延或操作过程。例如，抑郁的定义是，一种自我评价过低、情绪低落、自卑自责的心理状态；它的操作定义可以是，抑郁自评量表（SDS）或抑郁状态问卷（DSI）评分指数在 0.5 分以上者为抑郁。但这种操作需考虑对象的种族文化特质，不同文化群体对症状的认识和界定可能存在差别。

6. 选取对象　选取研究对象取决于研究课题的性质。例如，学习障碍儿童的心理特点的课题，就应选择患有该疾病儿童及可供比较的对照组儿童。在研究中，常常是不可能、也没有必要对研究对象的整体进行全方位研究，只需在整体中进行抽样。因而，对受试抽取的数量应当考虑研究结果的概括性程度，即将研究结论推广到多大的范围。如何抽取有代表性的样本，是受试抽取工作中最关键的部分，这就需要统计学、流行病学相关知识与技术来支撑。

7. 制订程序、控制无关变量 影响研究的无关变量可使研究结果产生系统误差，进而影响研究结果的准确性和可靠性。心理特质的量化在实际中会遇到诸多难以控制的无关变量影响，如受试的情绪、配合程度、态度、疲劳程度、个人意图等因素影响。为此，研究设计时，应考虑如何拟定指导语、编排或呈现研究材料、选择和布置研究情境、确定研究过程的顺序等，以消除或平衡各种无关变量的影响。

（二）典型实验设计

典型实验设计一般包括：根据研究任务提出假设和确定变量；选择受试和进行分组；安排实验条件和程序；拟定记录及整理分析实验结果。根据研究中自变量的个数，可以将实验设计区分为单因素实验和多因素实验。实验的最终目的就是要使自变量引起的系统变异的效果最大，尽可能控制无关变量的影响。下面将以单因素实验设计为例来说明实验设计的基本原理。

1. 单因素实验 假设研究者要探讨受试完成视觉空间作业的成绩与实验刺激物大小的函数关系。研究者有理由相信，受试在实验中对呈现给他较大的刺激物比较小的刺激物视觉空间作业的成绩更好。这个实验设计很简单，只有一种变量（即刺激的大小），只要建立两个实验组，一个组接受较大的刺激，另一个组则接受较小的刺激，然后比较两组的视觉空间作业成绩。这项实验的假设如下：刺激的大小可能是受试完成视觉空间作业成绩的函数。刺激的大小是研究者要操纵来影响受试的自变量，受试的反应（完成作业的成绩）就是这项实验的因变量。

实验中，除刺激大小这个自变量外，还有其他因素可能对受试完成视觉空间作业成绩有影响，如年龄、性别、文化、身体状况，以及实验的具体条件（如时间、地点及程序安排等）。因此，要严格对这些因素加以控制。这些因素混杂在所要研究的问题之中，称为混杂因素。在实验设计时，要考虑限制这些混杂因素。只有这样，通过实验才能肯定刺激的大小（自变量）与受试视觉空间作业的成绩（因变量）之间的函数关系。

控制混杂因素的办法有多种，最常用的是使影响保持恒定或抵消。例如，在抽样时，要使两个比较组的受试年龄、性别、文化、身体状况尽可能相同，采取随机或分层随机抽取方法，使每个受试被分到某一组的机会均等。对受试主观方面的个别差异（如兴趣、态度等）可以通过合理分组及正确安排实验程序等办法来抵消。

实验的过程安排也要排除混杂因素的影响。实验时间要统一、适当，环境布置要一致，测试场所要安静，室内物品、亮度等都要保持相同。指导语按统一规定严格执行。实验程序要完全一致，使可能产生的无关影响受到控制。对两组进行实验的主试（实验者）应该是同一人，保持对所有受试一样的态度。如果是几名主试进行实验，事先要培训，使他们对指导语和实验程序有统一理解并严格执行。为了避免主试可能产生预期的倾向，可采取“盲法”设计，即主试和受试甚至观察者各方都不了解实验的假设和意图。这个实验设计是单因素设计中最简单的例子，因为它只有一个自变量（刺激的大小），而且这个自变量只有两个不同的值，即大和小，因而这项实验设计可称为具有两个水平自变量的单因素设计。

在医学心理学研究中，常会遇到具有多于两个以上水平的自变量的单因素设计。这就要设计相应水平的自变量，以比较不同水平自变量对因变量的影响。单因素实验设计还有一种特殊形式，即重复测量设计，也就是给同一组受试依次安排两种以上的自变量，然后进行比较。

2. 多因素实验　对受试的研究往往超过一个自变量，有时一项实验有两个自变量或更多，在这种情况下要进行多因素实验设计。多因素实验设计不仅对在同一研究中考察多种自变量的作用很有价值，而且还可检验多种自变量之间相互作用的效应。这是多种自变量不同结合对因变量的独特效应。这种结合效应常引出不同于用这些自变量分别研究所得到的结果。因素设计可能的数目，实际上并无限制。例如一项研究可能有 4 种自变量，而每一种自变量又具有 3 种不同的水平，在这种情况下，实验小组的数目将有 81 个(3×3×3×3)。在实用过程中要权衡效益与代价，过多的因素设计会使实验所需受试的数目过大，常常造成困难。多因素设计中还有一种混合实验设计，即一种自变量在同一受试组比较，而另一自变量在受试组之间进行比较。

在多因素实验设计中，有时研究的目的在于取得某种实际效果。对受试施加两个以上的因素而并不要求分析各因素的作用，这就可以采用复合设计。其实验目的不要求把各种自变量的作用区别开来。如果研究者要进一步分析各自变量的作用，还可进行一系列分析实验的设计，从复合的自变量中逐个地对各种自变量进行单独考察。考察顺序可以随机确定，也可以通过推测复合变量中的关键成分首先进行控制实验。

（静　进）

复习思考题

1. 什么是医学心理学？其研究范围包括哪些？
2. 简述医学心理学关于健康和疾病的观点。
3. 试述医学心理学的学科性质及其在现代医学中的地位。
4. 试述精神分析学说的主要理论观点。
5. 试述行为学习理论的主要理论观点。
6. 试述人本主义的主要理论观点。
7. 试述医学心理学研究遵循的基本原则。

第二章　心理的生理基础

本章要点

(1) 心理现象及其本质。

(2) 心理的脑机制。

(3) 内分泌调节。

(4) 遗传与心理。

1848 年 9 月，在美国新英格兰地区，25 岁的盖格正在工作，他是从事铺造铁轨工作的小工头。当他放置炸岩石的炸药时，事故发生了。一根铁杆穿过了盖格的左颊，并从他的前额穿出，落在一百多米之外。

当时，所有人包括医生都认为盖格肯定会死亡。幸运的盖格活了下来。但是，脑外伤带来了他情绪和人格的变化。在事故之前，盖格是一个彬彬有礼、严谨、勤奋的人，事故发生之后，他变成了一个毫无恒心、胡言乱语的酒鬼。在现实的社会环境中，他无法协调人际关系和计划各项任务。他到处游荡，找不到固定的工作，直至 38 岁死亡。他的头骨和那杆铁棒被收藏在哈佛医学院的沃伦医学博物馆里。

盖格的例子说明在人的大脑中存在着某些区域，它的损坏不影响语言和智力，但是影响人的社会行为，使人失去了协调、计划和决策的能力，整个改变了人的性格。换句话说，人能够具有正常的社会行为是和特定脑区的功能相联系的，人的心理活动是有特定的生理基础的。

第一节　心理现象及其本质

心理是以脑的神经反射活动形式存在，这种神经活动是一个生理和生化的变化过程。神经系统和脑是心理产生的器官。但是人的心理与动物心理有本质的不同。这是因为人的心理具有动物所没有的“意识”，具有社会制度性与主观能动性。

一、心理现象

心理现象(mental phenomena)是个体心理活动的表现形式，也是每个人在生活中都能切身体会到的一种最熟悉的现象。心理学(psychology)就是研究心理现象发生、发展及其规律的科学。一般把心理现象分为心理过程(mental process)和人的心理特性(mental characteristics)或人格(personality)两个方面。

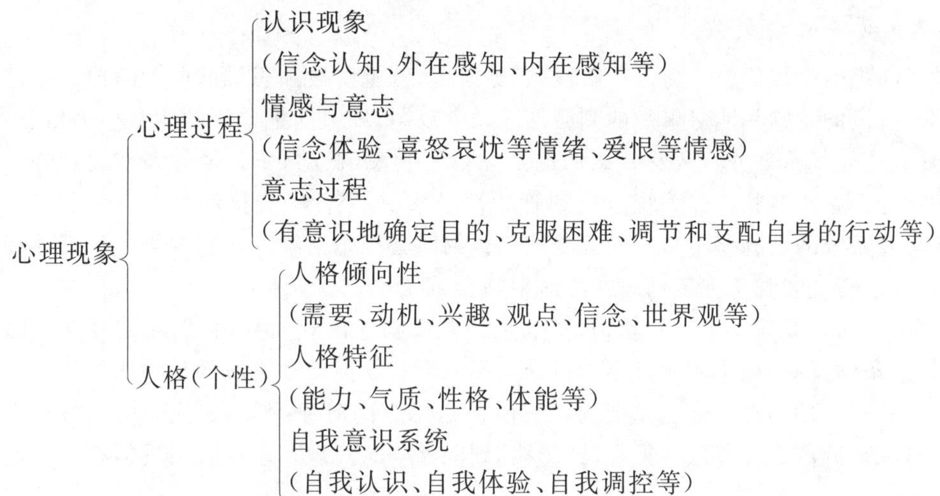

心理过程就是人的心理活动发生、发展的过程。具体而言,就是在客观事物的作用下,在一定的时间内,人类大脑反映客观世界的过程。在心理过程的三个组成部分当中,认识过程是接受、加工、储存和理解各种信息的过程,也就是人脑对客观事物的现象和本质的反映过程,这是最基本的心理过程;情感与意志是在认识的基础上产生和发展起来的,同时,情感与意志对人的认识也有重要的影响作用。

人的心理特性是指一个人的整个精神面貌,即个体具有独特倾向性的总和。人的心理特性是多侧面、多层次的,在组成人的人格(个性)的三个方面中,人格倾向性是人进行一切行为活动的基本动力,如需要、动机、兴趣、观点、信念、世界观等。人格特征是表现一个人稳定的内在特性,包括能力、气质和性格等。自我意识系统是一种自我调控系统,即人对自身的一种意识,由自我认识、自我体验和自我调控等构成。自我意识的产生与发展过程是个体不断社会化的过程,也是人格形成的过程。人的心理现象之间是相互联系的。心理过程是心理现象的动态表现形式;心理特性是心理过程表现出来的个人独有的、稳定的心理品质。因此,心理现象的两个方面相互制约,密不可分。

二、心理现象的发生与发展

(一) 心理现象的发生

地球上最早只有无生命的物质,在经历了漫长的演化后,才产生了有生命的物质,称为生物。它们具有新陈代谢,尤其是感应刺激的特性,因此感应性是有生命的标志。但这只能表明其具有生命,而不能表明其有心理。心理的标志是生物具有了信号性反应,也就是能够建立条件反射。当一个动物能把一个刺激变成别的刺激信号,就说明它不仅有了生命,而且还有了心理。所以,心理是在生物发展到一定水平上才有的,即出现神经系统才发生。单细胞生物(如变形虫),没有神经细胞就谈不到有心理。研究表明,可以建立信号性反应的最低等动物是扁虫,它们的神经系统出现神经细胞团,即神经节(相当于脊椎动物的脑),而且在神经细胞之间有了单向传导的突触,随着进化,节状神经系统头部变大,逐渐发展为脑,可以建立更为复杂的条件发射。

（二）动物心理的发展

动物心理的发展可以分为三个阶段：感觉阶段、知觉阶段和思维的萌芽阶段。心理发展处于感觉阶段的动物只能对单一的刺激形成条件反射，即只能把单一的刺激作为信号，如蚂蚁、蜜蜂只是凭气味来分辨敌友。蜘蛛也是凭单一刺激（振动）作为信号来捕捉食物。脊椎动物的神经系统由节状神经系统进化到管状神经系统，但低等脊椎动物的心理发展水平仍和节状神经系统的动物差不多。如青蛙捕捉食物时必须是活物且在它视野中移动才能正确地捕捉，如果青蛙置身于许多死蚂蚱的盆中则会饿死。

一般来说，具有较高水平的动物，特别是哺乳动物才出现知觉，它们能把复合刺激当作信号，建立条件反射，如狗能区分不同声音与不同形状。但知觉阶段的动物毕竟还不具备思维的基本特征。动物在心理上发展的第三阶段是思维的萌芽阶段，如猩猩可以搬动木箱站上去抓挂在高处的香蕉，可见，猩猩已“聪明”到能够“知道”现在还没有出现但将来可能出现的事件。

（三）人的心理发生

动物心理的发展为人意识的产生创造了生物学前提。从整个人类来说，类人猿摆脱动物界而成为人的决定性作用乃是从劳动开始，当类人猿经历直立人到智人，发展到能够制造工具和使用工具就变成了人。所以说劳动使类人猿变成了人。语言促进了脑与言语器官的发展，丰富了人的心理，并随之产生了意识这样高级水平的心理活动。人的心理是在社会劳动中不断发展起来的。承认人的心理与动物心理有连续性，是说明人的心理有其渊源，但更重要的是还应认识到两者在本质上的区别，从而能够更好地理解人的心理。

三、心理的本质

心理学是研究心理现象发生、发展规律的科学，那么弄清心理现象的本质是非常必要的。随着自然科学的发展，大量的事实证明：心理是脑的机能，是人脑对客观现实主观能动的反映。神经系统和大脑是产生心理活动的重要物质结构。

（一）心理的生物学基础

科学证明，人类的心理现象是人脑进化的结果。人脑是神经系统的最高部位，有了脑这样的物质结构才使人拥有和产生复杂心理活动的功能。人的心理通过反射活动来实现，反射是机体与环境相互作用的基本形式。人脑在反射中起异常复杂的联系转换作用，即整合(integration)作用。人脑既可同时接受各种刺激，还可受过去所经历过的刺激影响，加上反馈作用，使得在反射过程中产生的心理变得极为复杂。

心理的生物学基础包括神经系统、内分泌系统等。大脑皮层是重要的部分，是心理活动产生的物质基础。了解心理产生的物质基础，掌握神经系统和脑的组织与功能，以及内分泌系统对人的心理和行为的调节，是学习医学心理学的重要环节。

（二）心理的社会学基础

心理作为脑的机能是以活动的形式存在的，脑的神经活动是生理的、生化的过程，这些过程中发生的对现实外界刺激作用的反映活动则是心理活动。环境刺激事件是心理活动的内容和源泉。因此，一切心理活动都是由神经活动过程携带的对客观现实的反映，具有以下重要特点。

1. 心理的内容是对客观现实的反映　客观现实是心理的内容和源泉，没有客观现实就没有心理。而心理的内容也是客观的，反映的都是外界事物和现象，是由外部事物决定的。研究发现，被野兽抚养长大的孩子（如“狼孩”），其心理发展水平有以下共同特点：①口头言语能力基本丧失；②感觉畸形发展；③情绪贫乏；④动作失调；⑤不愿与人交往，而愿与动物接触；⑥智力低下。因此，如果长期在没有人的社会生活，缺乏与人的交往，即使具有人脑这一心理的器官，也不能产生正常人的心理活动。

2. 社会实践能够影响心理发展水平　客观现实包括自然环境和社会环境，尤其社会中人与人的交往，对心理发展具有决定性意义。心理有主观的一面，因为对客观现实的反映总是由人进行的，总是受到个人经验、个性特征和自我意识等多种因素的影响，对客观现实的反映不是复印、摄影等对事物的翻版，它是主观的，受到后天社会环境和社会生活实践的影响和制约。活动的内容、性质、目标等都可以作用于个体，不断影响个体心理的形成和发展水平。

第二节　心理与神经系统

一、中枢神经系统和心理

中枢神经系统（central nervous system）由脑和脊髓组成，是人体神经系统的主体部分。中枢神经系统接受全身各处的传入信息，经它整合加工后成为协调的运动性传出，或者储存在中枢神经系统内成为学习、记忆的神经基础。人类的思维活动也是中枢神经系统的功能。脑是中枢神经系统的高级部分，位于颅腔内，向后在枕骨大孔处与脊髓相延续。脑可分为四个部分，脑干、间脑、大脑和小脑，脑干由后向前依次分为延髓、脑桥、中脑。

（一）人脑的特点

人脑及其心理功能是长期进化的产物。心理是脑的功能，心理和智力的发展水平与脑的重量有关。人脑的平均重量为1300～1400 g，女性脑重略轻于男性。虽然从绝对重量看，象脑比人脑重3倍，但由于大象与人的体重差别很大，从相对重量（脑重与体重的比值）看，人脑则比象脑重得多。因此，在进行脑重与智能相关性研究中，采用脑重与体重比进行比较，要比单独提供脑重更为客观，对脑重和体重比例进行一定的数学转换就可以计算出脑指数（cerebral factor）。脑指数的差异是脑功能复杂化的重要标志之一。尽管不同的研究者对脑指数的计算方法有所不同，但都显示人类的脑指数远远大于其他动物，常见的几个物种脑指数比较如表2-1所示。

表2-1　常见的几个物种脑指数比较

物种	脑容积/mL	脑指数
鼠	2.3	0.40
猫	25.3	1.01

续表

物种	脑容积/mL	脑指数
罗猴	106.4	2.09
猩猩	440.0	2.48
人	1350.0	6.3

在动物进化过程中，脑的各部位并不是均匀发展的，其中新皮层的增长具有重要意义。由于进化发展，人类大脑的皮质尤其是新皮质发展最快，成为大脑皮质最大、最重要的部分。大脑皮质也是人脑中形成最晚的结构，与人类心理活动关系最为密切，是高级心理活动的重要部位。如果把一种食虫类动物脑的新皮层面积设定为1，那么，树狙（一种小型的灵长类动物）的新皮层是10，大猩猩是30，黑猩猩是69，而人类新皮层则超过150。新皮层的高级联合区在人类得到高度发展，其中有一些为人类所特有。此外，神经元突触的数量、胶质细胞的密度和脑沟回的深浅等，皆可与心理和智能水平呈现一定的关联。

（二）大脑半球机能的不对称性

大脑两半球机能的不对称性是一百多年前由达克斯（Dax）和布罗卡（Broca）观察到一些脑部受损患者的异常行为表现而发现的。他们发现左脑损伤后引起语言障碍，而右脑损伤对语言功能没有影响。从此，人们认为大脑左半球在语言方面起着特定的作用，为语言的优势半球，这种作用是大脑右半球所不具有的。人们开始了对两侧大脑半球结构和机能不对称性（或称脑机能一侧化）的研究。现在，大脑两半球形态和机能的不对称现象已经被肯定，并已掌握左、右大脑半球机能的许多特点，但对造成这些现象的根本原因和意义，至今还没有统一的解释。因此，对人类大脑两半球不对称性研究仍将是一个富有挑战性的课题。

根据不同的研究目的和条件，许多不同的方法和技术被用于研究大脑两半球机能的不对称性。其中一些方法是无创性的，可以应用于正常认知，使得对大脑两半球的功能有了更全面的认识。Wada技术即一侧麻痹法，使一侧半球暂时处于麻痹状态，发现音乐的知觉是大脑右半球的机能，而意识活动是和左半球联系着的，暂时阻断两半球的联系，可以引起情绪状态的变化。使用一侧电休克的方法发现，一切语言信息的发现和理解都是左半球的机能，当左半球机能被电休克暂时抑制时，表现出各种失语症状，对语音的选择性功能被破坏等。使用这一方法还发现，两侧半球对认知的情绪状态起着不同的作用，当右半球机能暂时被抑制时，情绪高涨、欣快、言语增多；而左半球机能暂时被抑制时，则情绪低落、沉默无语、自卑、自责等。

近年来，随着计算机和大脑成像技术的飞速发展，研究人类大脑两半球机能不对称性的手段越来越先进。正电子发射断层扫描术（positron emission topography，PET）和功能性磁共振成像等技术，已经成为既安全实用又快速方便的研究方法，在临床和科研上具有重要应用价值。实验研究方面，半视野速示法、双耳分听和脑电/事件相关电位（event-related potentials，ERP）等技术，在研究大脑两半球机能特点和生理机制方面的应用也越来越广。

大量研究表明，大脑两半球不对称性与遗传、环境等许多因素有关，其中与利手之间的关系受到关注。有研究者提示，左利手者语言和思维的侧化倾向低于右利手者。脑机能半球优势还可能与性别有关。特别值得注意的是，大脑半球优势还可能与一些神经、精神疾病有关，但大脑半球优势和疾病之间的因果定位与联系，还有待进一步研究。

综合正常人、裂脑人和半脑人的大脑两半球机能不对称性的研究结果，以及脑机能一侧化和性别、情绪变化、某些精神疾病的关系，可概括为：人脑左半球机能具有分析的、抽象的、继时的、理性的和主题的特性，右半球机能具有全息的、具体的、同时的、直观的和同格的特征。左半球在语言和与语言有关的概念、抽象、逻辑分析能力上占优势；右半球则在空间知觉、音乐绘画等整体形象、具体思维能力上占优势。两半球好像是两套不同类型的信息加工系统，它们相辅相成、相互补充、相互制约、相互协作，以实现人的高度完整和准确的行为。人类大脑左、右半球的不对称性机能如表 2-2 所示。

表 2-2　人类大脑左、右半球的不对称性机能

机能	左脑半球	右脑半球
视觉	概念、字母及单词识别	复杂图形及脸孔识别
听觉	言语性声音	环境声音及音乐
运动	复杂随意运动	运动模式的空间识别
言语	听说读写	—
空间和数学能力	数学能力	几何学、方向感和心理旋转

（三）脑结构与心理关系的几种假说

脑是心理产生的器官，是一切精神活动的物质基础。客观现实是心理活动的内容和源泉，没有客观现实就没有心理。长期以来，诸多心理活动与脑的机制的研究从未间断，并提出了许多假说。

1. 颅相学说　19 世纪初，解剖学家加尔（F. J. Gall）为了探索脑与心理的关系，开始研究不同部位脑的机能。加尔和门徒施普尔茨海姆（J. G. Spurzheim）首次提出关于大脑皮层机能定位的观点。在对各种类型人（包括囚犯、著名学者、文学家等）的颅骨进行分析后，提出了颅相学理论。加尔认为，人脑有人性、位置、模仿等 42 种情感和智慧官能。这些官能对应于颅骨的不同位置。虽然认为颅骨的外形可以反映脑的某一部分是否发达，可以根据人的颅骨形态来判断人们的性格和智力发展水平这一观点显得荒谬。但却促使人们对大脑皮层的机能进行深入的研究，这可以看作是脑机能定位学说的雏形。

2. 脑机能定位学说　虽然有关高级心理功能和脑的关系或在脑中定位的记载早在古代书籍和医学书中就有出现，但真正的定位学说开始于 1861 年 Broca 对失语症患者的研究。他发现他的一位失语症患者与左脑额叶后部病变有关，推动了脑机能定位的研究；1874 年 Wernike 描述一位左颞上回后部病变的患者产生了对语言理解的困难。而 20 世纪四五十年代，加拿大神经外科医生 Pensifield 对脑损伤患者的研究大大促进了脑机能定位学说的发展，他用微弱电流刺激颞叶时，患者回忆起童年的事情，证明颞叶与记忆有关。现代神经生理学中关于脑干网状结构是觉醒和睡眠中枢的理论，杏仁核/海马与记忆有关，下丘脑与进食饮水有关等的相继发现也是脑机能定位学说的重要依据。

3. 脑机能整体学说　进入 19 世纪后，由于显微镜和细胞染色体的发明，细胞被认为是基本的生命单位。科学的脑生理学的创始者佛卢龙（Flourence）反对机械定位论，为了推翻颅相学的伪科学，他用动物（鸟类）做实验，用精确的手术对脑的两半球、小脑、四叠体、延髓等神经结构部分摘除，观察各部分的机能。发现无论先切除哪些脑组织，其后果都完全一样。他认为，脑是作为一个统一的整体发挥作用的，而没有机能定位，由此创立了脑机能整体学说。佛卢龙认为所有大脑的组织都是等势的或等能的，只要有足够的脑组织存留，损伤后剩下的脑组织就能取代失去的脑组织的机能。他认为心理机能不是依赖于脑的特殊部位，脑是作为一个统一整体进行工作的。

1917 年，拉什利(K. S. Lashley)以白鼠为研究对象，通过脑损伤技术进行了一系列迷宫实验。他发现，迷宫实验中大鼠记忆障碍的严重程度与脑损毁的部位无关，而与损伤面积的大小相关。拉什利由此提出：大脑是以整体发生作用的，学习活动的效率与大脑损伤的面积大小有关，与损伤部位无关，称为整体作用原则；所有相关的皮层脑区在记忆存储中起相同的作用，称为等势原则。另外，英国神经学家杰克森(Jackson)认为，复杂的大脑机能活动需要多个脑区参与完成。大脑多个区域参与复杂机能的实施，它们涉及知觉、行动和言语等。

4. 机能系统学说 脑的结构和机能都非常复杂，心理学家鲁利亚(Luria)指出，可从比较解剖法、脑局部刺激法和脑组织损毁法三个途径研究脑的机能和组织。他提出三个基本机能系统的假说，认为所有心理过程都是由脑的三个机能系统协同完成，每个系统都有分层次的结构，并且至少是由彼此重叠的三种类型的皮质组成。尽管现在对脑机能的区分越来越精细，但这一分法的基本原则至今仍有其指导意义。

(1) 大脑的三级皮质区：一级皮质区，又称初级投射区(primary area)。包括额叶中央前回的初级运动区、顶叶中央后回的初级躯体感觉区、枕叶后部的初级视觉区和颞叶上部的初级听觉皮层。其主要结构是皮质第Ⅳ、Ⅴ层神经元。一级皮质区的机能具有高度的模式特异性，它只对刺激的某些特征起反应，专门接受外周各种感受器传入的信息(听、视、体感)和专门发送运动的指令；在皮层局部解剖上有规则的定位，如下肢的感觉投射到对侧中央后回的上内侧部。损伤这些区域可引起特殊的感觉和运动机能障碍。此外，一级皮质区与保持皮质的觉醒状态也有联系。

二级皮质区，又称投射-联络区(unimodal association area)。皮质的每个一级皮质区上增生二级皮质区，包括位于枕叶前部和颞叶后下部的视觉系统纹外区、位于颞上和颞中回的听觉联合皮层、位于顶上小叶的躯体感觉联合皮层以及位于额叶的前运动区和辅助运动区。其结构主要是皮质第Ⅱ、Ⅲ层神经元。这些短突触细胞不向远处传递，但能为皮质联合、联系打下基础。对皮质后部来说，其一级皮质区与感觉有关，而二级皮质区与知觉和认识有关。二级皮质区能对接收到的信息并进行综合，对感觉经验进行加工和储存。二级皮质区仍保持通道特异性，即脑某部分二级皮质区受损，只会引起某种感觉的认识和知觉障碍。对皮质前部来说，二级皮质区与皮质下组织的投射联系是形成锥体外系的重要组成，从而保障机体的活动对环境的指向性和协调性。

三级皮质区，也称重叠区或多通道联合区(multi-modal association area)。它分前后两大部分。后部的三级皮质区位于顶、枕、颞二级皮质区的交界处，其主要机能是对各种感觉信息进行整合，并与注意有关。前部的三级皮质区位于前额叶，它不但是运动系统的最高级机能区，同时也是边缘系统的高级控制区。前额叶的主要机能与目的性、指向性活动有关，负责对行为进行组织、计划，实现有意识的活动。研究提示，前额叶还是工作记忆中央执行系统的解剖基础，左前额叶参与儿童工作记忆的加工作业。三级区已失去通道特异性，损伤三级皮质区并不能引起特异的感知觉功能障碍，也不会引起瘫痪，但会丧失对多种信息的综合分析和行为的计划组织能力，出现失认、失用、语言理解和表达障碍、工作记忆障碍甚至人格方面的改变。三级皮质区在人脑中得到高度发展，可能是人类心理活动有别于其他动物的一个重要因素。

(2) 脑的三个基本机能系统：国内外对于心理机能定位于大脑皮层有限区域现象的研究，在大脑皮质上找到了诸如理解中枢、书写中枢、阅读中枢、空间定向中枢等。由于把心理活动定位于脑的有限区域的理念应用，其反对意见长期得不到重视。神经心理学家鲁利亚认为，人的心理过程是复杂的机能系统，通过脑的生理功能，可知任何心理活动，如认知、思维、推理、语言等，但是它们都不是脑的某一区域特定细胞群的直接功能，而是包括各脑区协同工作所形成的复杂系统功能。基于这种认识，鲁利亚提出三个基本机能系统的假说：①调节紧张度与维持觉醒状态系统；②信息的接收、加工和储存系统；③活动计划的制订、调节和控制行为系统。鲁利亚认为所有心理过程都是由脑的三个机能系统协同完成，每个系统都有分层次的结构，并且提出至少是由彼此重叠的三种类型的皮质区组成的假说。

三个机能系统之间在正常情况下并不是独立工作的，比如，视觉功能主要依赖于视觉皮层(属于第二个机能系统)，但视觉皮层单独工作并不能很好地完成视觉任务，必须在三个系统的联合作用下才能正常工作。第一个机能系统保证必要的皮层张力和维持一定的觉醒水平，第二个机能系统实现对通过视神经进入大脑的视觉信息进行分析和综合，而第三个机能系统保证有目的的探索，比如眼睛随着注视目标的运动等。

①调节紧张度与维持觉醒状态系统：最佳的觉醒状态是保证心理活动的必要条件。在最适宜的觉醒状态下，人才能够最好地接收信息和对信息进行加工，并且从储存的记忆中选出与当前有关联的信息加以比较，以加深对当前事物的认识。在认识的基础上制订计划、编制程序和发动行动，在行动的过程中不断调整与校正，保证随意运动的方向性和目的性。保证与调节大脑皮质紧张度和维持觉醒状态的器官主要是网状结构，通过上行的网状系统激活并保持皮质的紧张度，同时通过下行网状系统使脑干部位接受大脑皮质的调节。网状结构与大脑皮质高级部位之间的紧密联系构成了脑的第一个机能系统。

②信息的接收、加工和储存系统：这一机能系统位于皮质的后部、新皮质表面，以一般感觉区、枕区、听区等一级皮质区为此系统结构的基础，并包括包围这些一级皮质区的二级皮质区以及在顶、枕、颞重叠部位的脑后部三级皮质区，同时还包括部分皮质下神经组织。这些部位构成了脑的第二个机能系统。这一系统的机能是接收由各种感受器传来的信息，并对其进行加工、储存，也就是对外界事物进行感知、记忆等活动的脑机能结构系统。

③活动计划的制订、调节和控制行为系统：信息的接收、加工和储存，只构成心理活动的一个方面，另一方面是机体需要组织有意识、有目的的活动。这种活动计划的制订、调节和控制的功能，是由大脑的第三个机能系统完成的；此系统位于大脑半球前部，最重要的部分是额叶，尤其是前额部，还包括运动区及皮质下的一些结构。人不是消极地对输入的信息起反应，而是要建立意图，形成自己行动的计划和程序，监视动作和调节行动，使行为能适合计划和程序，在行动过程中不断地把行为的效果反馈给大脑，并与原来的意图对照，不断纠正错误，校正行为。这一机能系统的特点是由三级皮质区和二级皮质区制订程序，将运动程序传递到一级皮质区，一级皮质区是执行器官，由此将精确行为的神经冲动指令发往外周。

5. 大脑功能一侧化　大脑功能一侧化理论(theory of hemispheric functional lateralization)认为大脑两半球在功能上存在专门化(specialization)或不对称(asymmetry)。

19世纪中叶，人们发现大脑左半球受损后会出现失语症，而右半球受损似乎没有影响。20世纪30年代，对右脑损伤患者进行能力测验，发现右脑受损患者完成视觉空间操作任务（如拼图、搭积木等）的成绩较差，这些患者还可能丧失音乐能力（失乐症）。自此，人们认识到大脑左右半球能力存在偏好。

20世纪60年代初，为了控制顽固性癫痫患者的病灶在大脑两半球之间扩散，美国神经心理学家斯佩里（Sperry）进行了胼胝体割裂手术。割裂手术后，患者大脑左右半球对对侧半球的活动情况毫不知情，故称为裂脑人（spit brain）。斯佩里对该类患者进行了大量的感知觉等研究，基于研究结果，斯佩里提出裂脑人的左右半球均存在知觉、记忆、学习和情感活动，它们各自存在独立的“意识流”。近期研究结果加入了一些新的观点，大脑左右半球的功能一侧化不能简单地在言语与非言语功能划界，另外，大脑左右半球之间可以通过胼胝体进行信息的交流，在分工的基础上也存在动态的相互作用。

6. 模块学说 受计算机编程和硬件模块的启发，20世纪80年代中期，认知科学家福多尔（Fordor）提出了有关脑结构和功能关系的模块学说，他认为人脑在结构和功能上是由高度专门化并相对独立的模块组成。这些模块复杂而巧妙的结合是实现复杂而精细的认知功能的基础。近期，由于计算机技术和人脑功能成像技术的发展，人们得以直接观察脑功能动态变化过程，获取脑功能动态变化的生理参数。认知神经科学的许多最新研究成果支持脑功能的模块学说。如在研究比较成熟的视觉领域中，发现颜色、运动和形状知觉在功能上属于不同的模块，分别定位于不同的脑区，它们之间相互分工又密切合作。这些脑功能模块在形态学上可能是彼此重叠或部分重叠的脑神经网络，组成这些网络的脑结构存在一定程度的动态变化，其变化取决于个体与环境的交互作用。

7. 神经网络学说 神经网络学说（neural network theory）是在神经科学和认知神经科学的快速发展过程中诞生的。格奇温德（N. Geschwind）是最早采用神经网络观点来描述人类语言产生的神经科学家。人类的心理现象，尤其是高级复杂的认知活动，如记忆、面孔识别等，是由不同脑区协同活动构成的神经网络实现的，这些脑区组成的动态神经网络组成了人类复杂认知活动的神经物质基础。随着神经成像分析技术的不断发展，研究者们不仅能精确分析不同脑区的特定功能，也能分析不同脑区之间的功能联结及相互影响，为神经网络在特定认知活动中发挥的作用提供证据支持。

（四）认知神经科学

研究知觉、行动、记忆、语言和选择性注意等，以阐明心理活动的脑机制，已经成为认知神经科学与心理生理学的热点研究领域。

1. 情绪与情绪调控的神经基础 情绪的产生和调节依赖于中枢神经系统复杂的生物学机制，情绪反应的特点很大程度上取决于下丘脑、边缘系统和脑干网状结构的功能，大脑皮层则对皮层下中枢的活动起调节作用。近年来关于恐惧、厌恶、愤怒、惊讶、快乐、悲伤等六种基本情绪识别的神经基础的研究逐渐增多。

研究发现，当个体产生恐惧体验时，海马、杏仁核、前额皮层这三个脑区在起作用；通过脑损毁和fMRI等手段发现，厌恶情绪激活的脑区有脑岛、基底神经节、纹状体；根据刺激的不同，激活的脑区有所区别，负性刺激物激活的脑区为杏仁核右腹侧，而正性刺激物激活的脑区为腹内侧前额叶皮质；在悲伤的情绪中，前额叶皮层中部、额下回、颞上回、楔前叶、杏仁核、丘脑等活动都有所增强；在愉快的情绪下参与活动的脑区有下丘脑、前额叶皮层、杏仁核、腹侧纹状体、额前回、前额叶背外侧、后扣带回、颞叶、海马、丘脑、尾状核；对于愤怒的研究表明愤怒与杏仁核有密切的关系，但是目前更多的是把愤怒和恐惧联系在一起研究，单纯研究愤怒脑机制的很少，也不成熟，有人认为与额叶、扣带前回有关。

由于对情绪的中枢生理过程的研究取得进展，人们注意到，利用这些知识来改变脑部某些结构，或有可能改善某些情绪严重障碍患者的症状，从而在20世纪出现了精神外科学。例如，颞叶癫痫患者的前额叶切除术或选择性海马、杏仁核切除术；难治性抑郁症、双相情感障碍、强迫症和顽固性疼痛等患者的扣带回立体定向毁损术等。

塞里(Selye)认为，应激(stress)是机体对任何与自己有需求关系事物的非特异性反应，引起不愉快的事件或者愉快的事件可能成为应激源(stressor)。他提出一般适应综合征(general adaptation syndrome，GAS)来描述个体在面对各种应激刺激出现的非特异性反应过程，包括警觉反应(alarm reaction)、抵抗(resistance)和耗竭(exhaustion)三个阶段。在应激过程中，一般会引起自主神经系统的快速反应，随后出现下丘脑-垂体-肾上腺轴的缓慢反应。

2. 注意的神经基础　人在注意某些问题时，大脑皮层相应区域就产生一个优势兴奋中心。它是大脑皮层对当前刺激进行分析、结合的核心，在优势兴奋中心内，旧的暂时神经联系容易恢复，新的暂时神经联系容易形成和分化，能对客观事物产生清晰而完善的反映，这就是注意。注意和其他心理现象一样，是由神经系统不同层次、不同脑区协同活动来完成的。注意的生理理论包括定向反射理论、神经活动模式匹配理论、丘脑网状核闸门理论。俄国科学家巴甫洛夫通过在实验室中观察狗的条件反射最早发现定向反射(orientating reflex)这一现象，定向反射是由环境中新异刺激引发的一种机体反射活动，表现为机体的现行活动突然停止，头面部甚至整个身体都转向新异刺激出现的方向，并通过眼、耳等感官探究新异刺激的性质及其对机体的意义。定向反射特异的生理变化包含某些认知加工和情绪反应成分，从形式上来讲与注意的初级形式——不随意注意有一定的相似之处。苏联学者索科洛夫(Sokolov)提出了神经活动模式匹配理论，认为不随意的定向反射是一个包括许多脑结构在内的复杂系统的功能表现，其直接原因是在新异刺激下形成的新的刺激模式与先前相关的神经系统活动模式之间不匹配。斯金纳和英林试图阐明不随意注意与随意注意及其相互转换的神经机制，并提出了丘脑网状核闸门理论。该理论认为中脑网状结构弥散着调节脑的活动，是不随意注意的基础，而内侧丘脑-额叶系统对无关刺激引起的神经信息发生抑制作用，从而调节随意注意。在不随意注意和随意注意两个机能系统中，丘脑网状核起着闸门的作用，它控制着注意的选择机制。

Robertson(1997)等人研究指出，脑外伤导致额叶和大脑白质损伤的患者存在严重的注意和专注方面的障碍。Robertson等设计了一个任务，即对反应任务的持久性注意，评估这些患者产生动作失误的去向，该任务是向被试呈现一长串随机的数字，被试的反应是，除了对数字3以外的其他所有数字做出按键反应。不能控制对数字3的按键反应就是动作失误。结果发现这些患者动作失误的概率比正常对照组高出很多，并且患者症状的病理性严重程度与动作失误量呈正相关。Robertson等的发现说明额叶和大脑白质在持久性注意中起着重要作用。

丘脑等部位的活动也控制着注意的转移和注意对象的选择，如果脑干和丘脑等部位受损则会造成注意的破坏，严重时会对周围的一切完全丧失注意。

3. 记忆 记忆是脑的功能，现代研究发现，许多脑的部位都参与记忆活动。颞叶中对记忆存储特别重要的结构是海马，海马似乎是长时间记忆的暂时储存场所，对信息进行为期数周数月的加工，然后将这些信息传输到大脑皮层有关部位作更长时间的储存，这些记忆再通过前额叶皮层的记忆活动表达出来。人脑能够储存大量信息，但只是储存是没有任何价值的，重要的是要让记忆的信息服务于正在进行的任务加工，工作记忆（working memory）为此提供一个有用的加工平台。前额叶可能是工作记忆的信息暂存、编码和激活的关键部位。对人类工作记忆脑机制的神经功能成像研究显示，前额皮层与后部脑区都参与了对工作记忆的信息存储、维持或复述和执行过程。另外，言语和空间工作记忆的脑系统是相互分离的，且存在大脑两半球的功能不对称现象。"脑计划"的最新成果表明，当人类反复接触到同一事件时，记忆力较好的个体的后海马区表现出更高的兴奋性。主要记忆中枢如海马、颞叶、额叶的胆碱能神经元含量都非常丰富，记忆障碍患者脑组织分析都伴有胆碱能神经元的损伤。随着人类"脑计划"的开展，科学家们提出了一种记忆重现的新的理论，这个理论包含了两个基本点。

（1）大脑中的一组特定的神经元在一个专有的记忆网络中进行编码，当特定的回忆激活时，这一组神经元就会被激活。

（2）当没有感觉器官指引时，一个被激活的神经网络就会引起下一个神经网络的兴奋，并且神经网络之间的连接越强，这种连锁刺激发生的可能性也会越大。

二、外周神经系统与心理

外周神经系统（peripheral nervous system），也称周围神经系统，是神经系统的外周部分，由遍布全身的神经组成。它的一端与脑或脊髓相连，另一端通过各种末梢装置与机体其他器官、系统相联系。从解剖上看包括 12 对脑神经和 31 对脊神经；从功能上分躯体神经系统和自主神经系统。躯体神经是到达感觉和运动器官的神经，中枢神经系统通过它们支配感觉器官和运动器官。自主神经又称为自主神经，分为机能上拮抗的交感神经（唤醒有机体，调动有机体能量）和副交感神经（使有机体恢复或维持安静状态，储存能量，维持平衡），是支配内脏器官的神经，分布在心脏、血管、呼吸器官、肠胃平滑肌和腺体等内脏器官。自主神经不受意识的支配，但自主神经系统的活动与情绪密切相关。如愤怒、痛苦、悲伤常伴有明显的自主神经反应，并影响到相应的内脏器官。

情绪的表达内容主要包括主观体验、外部表现（表情）和生理反应三个成分，其中生理反应成分广泛涉及自主神经系统及与其相关的内脏、血管、内分泌等器官系统的功能。目前对情绪的研究主要有两种取向：维度观点和类型观点。维度观点认为情绪存在于某一连续体的不同节点上，如正性情绪与负性情绪；类型观点认为不同情绪是分立存在的，如 Ekman 提出的基本情绪类型（愉快、悲伤、愤怒、恐惧、厌恶、惊奇）。无论哪种分类，学者们普遍认为不同情绪本身具有各自特异的自主神经反应模式。

由于自主神经系统活动保持着相对的自发性，它的表现通常不受主观意志的影响，与情绪的主观体验和外部表现相比，自主神经系统可以通过心率、呼吸、皮电、皮肤温度、血压、血氧饱和度等生理指标客观地反映其活动情况，因此通过记录自主神经系统反应的生理指标，对于判断情绪类型与强度具有重大的理论和实践意义。虽然目前尚无明确研究数据说明自主神经系统的具体作用模式，只能描述性地说明机体生理指标存在某种变化趋势。如悲伤情绪条件下心率减慢，手指温度升高，皮肤电阻下降；厌恶情绪条件下个体的心率减慢，皮肤电阻升高，手指温度下降。

第三节 心理与内分泌系统

内分泌系统是由许多内分泌腺体所组成，包括垂体腺、甲状腺、胰腺、肾上腺、性腺等，与机体生长发育、内环境平衡和心理活动有密切关系。

一、脑垂体

脑垂体(hypophysis)为人体内最重要、最复杂的内分泌腺，是心理活动与生理反应相联结的关键器官之一。一方面它所产生的多种激素能调节其他腺体的分泌，另一方面其功能也受下丘脑的直接影响。

当脑垂体功能异常时，激素分泌过多或减少均对机体产生不良的影响。如促生长激素释放激素分泌过多，可导致肢端肥大症；若较早地分泌过多的促性腺激素释放激素，还可引起垂体促性腺激素的过早释放，导致真性青春期早熟。脑垂体功能异常可伴发精神障碍，如情感不稳，包括易激惹、焦虑、不安、急躁、易怒等；精神萎靡、呆板迟钝、淡漠、少动寡言等。

二、肾上腺

肾上腺(adrenal gland)，由肾上腺皮质和肾上腺髓质两部分组成。前者分泌皮质激素，主要调节体内营养物质的代谢。后者分泌儿茶酚胺类激素，同交感神经系统一起参与机体的应激反应。

当机体遇到刺激时，下丘脑在兴奋交感神经引起即刻反应的同时，通过交感神经节前通路直接刺激肾上腺分泌儿茶酚胺类激素，为交感神经活动提供支持。由于肾上腺释放的激素通过血液传递，其作用时间较长，从血液中的浓度达到最高值开始，有效时间可持续 2 h 左右。这就是为什么人在刺激因素消失后，情绪激动状态仍会持续一段时间而不立刻消失的原因之一。

三、甲状腺

甲状腺(thyroid gland)是人体最大的内分泌腺体，主要功能是合成甲状腺素，受下丘脑-垂体-甲状腺轴的调控。

甲状腺素的功能是增加整体的基础代谢率，能促进细胞代谢，增加氧消耗，刺激组织生长、成熟和分化。若甲状腺素分泌不足，会出现精神迟钝、记忆减退、疲倦嗜睡等甲状腺机能低下症状。相反，若分泌过多，则出现精神亢奋、易怒、攻击性、失眠等甲亢症状。

在碘缺乏的地区常见碘缺乏病，如地方性甲状腺肿、克汀病。儿童在生长发育期若甲状腺素分泌不足会导致呆小症。碘缺乏病同时伴有情感障碍，如反应迟钝和淡漠、对周围不关心，抑郁较躁狂多见。

四、性腺

男性和女性的性腺(sex gland)分别称为睾丸和卵巢。前者分泌雄激素(睾酮)，其主要功能是促进性腺及其附属结构的发育及副性征的出现，还有促进蛋白质合成的作用。后者分泌雌激素(estrogen)和孕酮(progesterone)，主要作用是促使女性生殖器官的发育，并促进女性第二性征的发育，如乳房和臀部脂肪的积累等。

性激素分泌不足或过多都会引起内分泌紊乱，导致较大的情绪波动及不孕不育等现象，也与性心理障碍有一定联系。

第四节　心理与遗传

遗传(heredity)是指亲代将个体特质借助基因传递到子代的过程。遗传是决定个体体表特征和生理特征的主要因素。在个体的心理特征上，遗传因素也起到一定的影响。心理学家为了研究心理与遗传的关系，常采用双生子研究、寄养儿童研究、家庭谱系研究和染色体研究等方法，研究表明智力/人格等心理特征和许多心理精神疾病都与遗传有关。家庭谱系、双生子和收养的研究发现精神分裂症的病因中遗传因素就是一个相当重要的部分，精神分裂症的估计遗传度为60%～85%，这表明60%～85%的精神分裂症状的变异归因于遗传因素。

布查德和麦克高(Bouchard & McGue，1981)总结了世界上已发表的34个4672对同卵双生子研究和41个5546对异卵双生子研究，结果发现：在同一环境抚养的同卵双生子智商间的平均相关系数达到0.86；而同一环境抚养的异卵双生子智商间的平均相关系数只有0.60。这说明在智力方面同卵双生子比异卵双生子有更高的遗传度。

一、行为遗传学研究

行为遗传学(behavioral genetics)是研究遗传规律的科学，是在遗传学、心理学、行为学和医学等学科发展的基础上形成的一门交叉学科。它以解释人类复杂的行为现象的遗传机制为其研究的根本目标，探讨行为的起源、基因对人类行为发展的影响，以及在行为形成过程中遗传和环境之间的交互作用。

20世纪初期，尚在遗传学发展早期的一些学者曾注意到行为与遗传的关系。60年代后期，行为遗传学逐渐发展成为一门独立的学科。以美国的德尔布吕克(Delbrück)和本泽(Benzer)以及英国的布伦纳(Brenner)为代表的一些分子遗传学家陆续转向行为遗传学的研究。在人的行为遗传学研究中，双生子研究仍占有重要的位置。晕车、晕船、梦游、便秘、夜尿、睡眠中磨牙等行为在同卵双生儿中有很高的一致性，说明它们有遗传基础。

人类中也有一些由于单个基因发生突变或染色体数目发生改变而造成的行为异常。例如严重的苯丙酮尿症(见先天性代谢缺陷)患者智能低下、脑电波异常、步行困难，这是单个基因突变的结果。自毁容貌综合征患者也表现为智力发展迟缓、全身运动发生障碍，是伴性隐性突变所致。克氏综合征、特纳氏综合征患者的智力也都明显下降。有人认为染色体组型为 XYY 的男性进入青春期后性格容易变得凶暴、犯罪率高。但近年来也有一些学者对此持有异议。

遗传因素在酒精依赖中起着重要作用,其遗传度估计为 45%～65%。研究发现编码基因的罕见缺失与酒精依赖有关系。研究表明,早期接触成瘾药物可通过调控基因活性出现表观遗传机制,对成熟的神经元具有长效作用,从而增强成年后的成瘾易感性。成瘾药物可以调节染色体不同亚型组蛋白乙酰化水平,不同基因 DNA 的甲基化程度,从而改变染色体的空间结构,进而调节基因的表达导致成瘾,特别是 DNA 的甲基化改变的相对稳定性可能是成瘾记忆长期存在的分子基础。同时,与成瘾相对的消退行为也受到表观遗传学调节。消退作为一种学习记忆过程,其学习记忆牵涉到组蛋白修饰的基因转录和表达过程,这个过程可以被药物(如去乙酰化酶抑制剂)所改变。

行为遗传学的研究成就主要体现在传统的定量遗传学和分子遗传学两个方面。在定量遗传学方面,很多领域已经初步揭示了环境与遗传因素对行为影响程度的数量关系;在分子遗传学方面,现在掌握的鉴别 DNA 的各种技术和成果为今后更有效地在分子水平上探索行为特征的遗传机制提供了技术保障。当前的主要工作是寻找控制与影响行为的基因,然后为解密基因如何工作奠定基础。从人类基因组工程的成功可以看到整合多种研究团队的力量攻关的可行性,以行为基因组学为中心,定量遗传学和分子遗传学整合,以及心理学家的参与模式将是今后行为遗传学研究的一种发展趋势。

二、基因与心理

基因是染色体上具有遗传效应的特定核苷酸序列,染色体作为遗传信息的载体,共含有约 2.5 万个基因,它们是决定和影响个体特征的重要因素。而染色体的复制,使含有遗传信息的基因得以传给子代,通过基因的表达,如控制蛋白质的分子结构,使子代表现出与亲代相似的性状。科学家于 2003 年顺利完成人类基因组计划,解析了基因的结构和功能,开始了人类认识自己、认识生命的新篇章。随着基因科学的不断发展,科学家们对人类心理的研究发展到一个新的阶段。研究的触角已经从人类的神经系统进一步深入到了对人类遗传起着关键作用的基因上面。

(一) 基因与心理的关系

1993 年,《科学》杂志上发表了荷兰奈梅亨大学的遗传学家汉·布鲁纳的研究报告。这项研究涉及一个著名的荷兰家族,该家族的男性成员都具有一些奇怪的攻击行为,如裸露、纵火、强奸等。对他们进行遗传分析后,发现这些男性体内缺乏编码单胺氧化酶的基因。这种酶的用处之一是降解一些包括血清素/去甲肾上腺素和多巴胺在内的神经递质。氧化酶的缺失导致神经递质在体内的堆积。研究者认为,正是因为该基因的缺失诱发了这些男性攻击性格的形成。此后,科学家不断发现基因与性格关联的证据。如人的第 11 号染色体上的 *D4DR* 基因对人的性格有不可忽视的影响。

有关基因在人类记忆中作用的研究目前进行得比较广泛。在组织切片和动物研究中,研究者发现,脑源性神经营养因子(brain-derived neurotrophic factor,BDNF)对与情境记忆过程有直接关系的长时程突触增强和海马功能具有直接的作用。而对 BDNF 的多态性进行研究发现，有一种单核苷酸的突变使染色体 66 位上的缬氨酸被转换为蛋氨酸，测试时发现这种突变可以降低被试的记忆成绩。在言语研究方面的研究也发现，严重言语障碍与 *FOXP*2 基因的突变有密切关系。

（二）基因与人类心理关系研究的主要方法

1. 候选基因分析 候选基因分析的基本原理是假设所选标记或基因本身就是影响性状的主基因，根据已有的生理、生化背景知识，直接从已知或潜在的基因系统中挑选出可能对该性状有影响的候选基因，也可利用比较医学、比较基因组学等的研究结果，将其他物种（如人类、小鼠等）中发现的控制某些同类或相似性状的基因作为畜禽经济性状的候选基因。候选基因分析虽然为探索疾病的遗传机制发挥了重要作用，但由于其依赖于事先的病因假设，结果难免存在偏倚。

2. 全基因组关联分析 全基因组关联分析（genome-wide association study，GWAS）是应用基因组中数以百万计的单核苷酸多态性（single nucleotide polymorphism，SNP）为分子遗传标记，进行全基因组水平上的对照分析或相关性分析，通过比较发现影响复杂性状的基因变异的一种新策略 GWAS，不需要事先构建病因假设，通过分析全基因组范围内几十至上百万的遗传标记与疾病或性状的关联性来寻找易感位点。随着基因组学研究以及基因芯片技术的发展，人们已通过 GWAS 方法发现并鉴定了大量与复杂性状相关联的遗传变异，为揭示癌症、免疫性疾病、神经类疾病等复杂疾病的发病机制发挥了重要作用。

然而，GWAS 研究也存在一定的局限性。由于进行了大量的统计检验，使得其结果假阳性率显著增高，而为了提高研究把握度则需要很大的样本量；GWAS 研究是基于常见疾病-常见变异的理论，因而 GWAS 对于发现罕见变异、结构变异并不敏感；GWAS 研究所获得的关联 SNP 不一定是真正的致病位点，可能是与真正致病位点呈 LD 关联的“标签”SNP。如何对 GWAS 研究结果深入挖掘找到真正的致病位点并进行功能阐释，是后 GWAS 时代面临的重大挑战，也是应用 GWAS 结果探索病因机制的必经阶段。

三、表观遗传与心理

表观遗传（epigenetic）是指在基因 DNA 序列没有发生改变的情况下，基因表达发生可遗传的改变，并最终导致可遗传的表型变化，而且这种改变在个体发育和细胞增殖过程中能稳定遗传并具有可逆潜能。表观遗传包括 DNA 甲基化、组蛋白修饰、非编码 RNA 调控等。表观遗传参与大脑分化与发育，越来越多证据表明，表观遗传机制参与精神分裂症、双相情感障碍、物质成瘾、孤独症等精神障碍的发生。

（一）表观遗传的主要分子机制

1. DNA 甲基化 DNA 甲基化是目前最受关注的表观遗传机制，是指 DNA 胞嘧啶-鸟嘌呤的胞嘧啶 5′碳在 DNA 甲基转移酶作用下与 1 个甲基基团共价结合形成 5-甲基胞嘧啶。DNA 甲基化可以调控基因表达过程，其水平升高可以干扰序列特异性转录因子的结合而直接抑制转录，或者通过甲基化 CpG 结合蛋白（methyl-CpG-binding protein）而间接抑制基因表达。基因组 DNA 甲基化主要集中于非编码区（如着丝粒的异染色质），并散在分布于高度重复序列（如转座子），提示甲基化具有基因组稳定和防御的重要功能。

2. 组蛋白修饰 DNA 缠绕组蛋白八聚体形成染色质的基本单位——核小体。组蛋白修饰可以改变其与DNA或其他蛋白质的亲和性，对染色质结构和功能具有重要作用，还可影响识别特异DNA序列的转录因子与之结合的能力，从而间接地影响基因表达。单个或多个组蛋白修饰对转录的影响较为复杂，组蛋白氨基末端存在多种形式的修饰，包括乙酰化、甲基化、磷酸化、泛素化、类泛素化和ADP核糖基化等。

3. 非编码RNA　非编码RNA是指不能翻译为蛋白质的功能性RNA分子，与基因表达转录和转录后调控相关。非编码RNA主要包括小核RNA（snRNA）、小核仁RNA（snoRNA）、微小RNA（miRNA）、长链非编码RNA（lncRNA）、环状RNA（circRNA）等。

4. 染色质重塑　染色质重塑是在基因表达的复制和重组过程中，对应基因尤其是基因调控区的染色质包装状态、核小体和组蛋白及对应的DNA分子会发生一系列的改变，造成基因表达调节所伴随的这类染色质结构和位置改变的现象。染色质重塑模式包括核小体滑动、核小体移除、置换组蛋白、改变核小体构象和组蛋白尾巴的作用等。

（二）表观遗传与心理

近年来，越来越多的证据表明表观遗传因素在精神分裂症、双相障碍、药物成瘾等重性心理障碍的发病中扮演着重要角色。研究发现精神分裂症患者死后大脑前额叶皮质γ-氨基丁酸（GBAB）能神经元在数量没有改变的情况下，出现谷氨酸脱羧酶67（GAD67）和*Reelin*基因表达下调，提示有某些影响基因表达的因素参与了精神分裂症的发病过程。相继的研究发现，精神分裂症前额叶皮质和尾状核及核壳GBAB能神经元中DNA甲基转移酶1（DNA methyltransferase 1，DNMT1）表达增高，GAD67和*Reelin*基因启动子的甲基化程度增高，伴有GAD67和*Reelin*的表达下调从而影响GABA能神经元的功能。并且这两个基因的表达下调可以在体外被DNMT和组蛋白去乙酰化酶抑制剂逆转，表明精神分裂症与遗传有关。

表观遗传许多动物模型和人类研究表明，在应激诱发的抑郁症或者抑郁行为中，HPA轴、单胺类递质、脑源性神经营养因子（BDNF）等相关基因的表观遗传修饰变化在其中扮演着重要角色。同时，表观遗传修饰可能是掌管大脑记忆的开关，即DNA甲基化、组蛋白乙酰化等在环境因素的刺激作用下通过决定记忆相关蛋白是否表达以及何时表达来参与突触可塑性和学习记忆过程。

（宋然然）

复习思考题

1. 心理的实质是什么？
2. 什么是心理现象？它包含哪些内容？
3. 如何理解“大脑优势”这一概念？大脑两半球机能不对称性主要体现在哪些方面？
4. 如何理解心理与遗传的关系？

第三章　心理过程

本章要点

（1）认知过程（感觉、知觉、记忆和注意、思维和语言）的定义、分类及其特征。

（2）情绪、情感的概念，情绪的功能及情绪调节的基本过程。

（3）意志的概念及基本品质。

（4）情绪基本理论。

1954年，心理学家贝克斯顿等在加拿大的麦吉尔大学进行了一项实验：在没有图形知觉（让志愿者戴上特制的半透明的塑料眼镜）、限制触觉（手和臂上都套有纸板做的手套和袖头）和听觉（实验在隔音室里进行、用空气调节器的单调嗡嗡声代替其听觉）的环境中，让志愿者静静地躺在舒适的帆布床上，使之处于和外界环境刺激高度隔绝的特殊状态（感觉器官接收不到外界的任何刺激信号）。结果没过几天，志愿者们就纷纷退出了。

部分志愿者在试验七天后，出现一系列病理心理现象：①错觉、幻觉，感知综合障碍及继发性情绪行为障碍；②刺激过敏，紧张焦虑，情绪不稳；③思维迟钝；④暗示性增高；⑤体诉多，各种神经症症状。

这就是心理学上著名的“感觉剥夺”实验。说明一个人在被剥夺感觉后，会产生难以忍受的痛苦，各种心理功能将受到不同程度的损伤。

第一节　认知过程

人的认知过程是大脑或心理进行信息加工的复杂过程，即人认识现实或客观事物的过程，是人由表及里，由现象到本质地反映客观事物特征与内在联系的心理活动。此过程通常由人的感觉、知觉、记忆、思维和想象等认知要素组成，且有鲜明的个人特点，受个人情绪、情感、认知水平、意图、意志和行为能力等因素的影响。

一、感觉与知觉

（一）感觉与知觉的定义

感觉(sensation)是人脑对直接作用于感觉器官的当前客观事物个别属性的反映。知觉(perception)是人脑对直接作用于感觉器官的当前客观事物的整体属性的反映。感觉是通过某一感觉器官获取某一事物单个属性信息的过程，如事物的形状、大小、颜色、光滑或粗糙、气味、声音等。通过感觉我们还不能了解事物的意义，甚至不知道反映的事物是什么。而知觉则不同，由于事物多重属性的整合，我们能够知道反映的事物的意义。知觉往往是由多种感官参与活动，还包括以往经验，在头脑中对事物多种属性综合为有意义整体的过程。二者的本质区别在于知觉认识了事物的意义，而感觉只是个别属性的信息摄入。感觉反映事物的个别属性，知觉反映事物的整体属性，感觉是知觉的基础，知觉是感觉的深入。因此，感觉是最基本最简单的心理现象，没有感觉不仅不可能产生知觉，而且也不可能产生其他一切心理现象。在日常生活中，极少有单纯的感觉，当我们感觉到某一事物的个别属性时，同时也就反映了该事物的整体。不可能离开某一具体事物去单纯感觉它的个别属性，感觉到的个别属性越丰富，对事物的知觉就越完整。但知觉不是许多感觉的简单堆积，而是各种感觉的有机整合，知觉对客观现实的反映比感觉更真实、更完整。

（二）感觉与知觉的生理机制

感觉与知觉的产生是分析器工作的结果。分析器是复杂的神经结构，包括感受器、传递神经（包括传入和传出神经）和中枢神经系统。要产生感觉和知觉，必须有完整的分析器。

1. 刺激和感受器 一般将作用于机体并引起反应的任何因素均可称为刺激物，刺激物施于机体的影响称为刺激。由机体外部施予的刺激称为外部刺激，如光、声、热、压力等。由机体内部变化所引起的刺激称为内部刺激，如肠胃蠕动或痉挛引起的感觉、激素水平变化引起的精神焦虑或兴奋等。外部刺激能够客观测定，而内部刺激往往难以直接观察。感觉、知觉就是感觉器官受到刺激时产生的，不是任何刺激作用于感觉器官都能够引起感知的，如气味作用于耳朵并不能被感知，只有作用于鼻子才能引起嗅觉。大多数感受器都只能对一种刺激特别敏感而产生兴奋，它们同刺激的关系基本上是特异的，如眼睛对光波、耳朵对音波、鼻子对气味等。这种能够使某种感受器特别敏感并使之兴奋的刺激称为感受器的适宜刺激，而其他刺激则称为不适宜刺激。

在感觉器官中，直接接受刺激而产生兴奋的装置称为感受器，它是感觉器官中的感觉细胞或末梢器，如眼睛视网膜上的视细胞、舌头上的味蕾感受细胞、耳朵内的内耳柯蒂氏器上的毛细胞等。感受器是感觉器官中最核心的装置，它将各种刺激的能量转换成神经系统共同的生物电能——神经冲动。

2. 感觉的传导和中枢 感受器接受刺激后产生一系列神经冲动，沿着一定的感觉通道传向中枢。感觉的传入通道有特异传入系统和非特异传入系统两类。前者的神经纤维由感受器经脊髓、脑干到达丘脑，然后由丘脑投射到大脑皮层的特定区域。在特异传入系统中，丘脑接受除嗅觉以外所有感觉的传入神经纤维，是感觉传入通道的最重要的转换中继站，它对环境信息进行一定程度的处理加工，是感觉的低级中枢。经过丘脑转换过神经元的感觉传入神经纤维只有最终到达大脑皮层的各个感觉区才能清晰地形成各种相应的感觉。非特异传入系统是特异性感觉传入神经在经脑干时发出侧支，通过脑干网状结构，最后弥散投射到大脑皮层广泛区域的神经通道，它不传输特殊的感觉信号，但对维持或改变大脑皮层的兴奋状态起着重要作用。感受器及其传导部分的活动又常受到神经系统的反馈调节。例如对皮肤的局部刺激，一方面使支配该皮肤点的传入神经纤维产生一连串的神经冲动，另一方面这些神经冲动在向中枢传导的过程中，又通过中间神经元的抑制环路来抑制支配邻近皮肤区域的神经纤维向中枢的传导。知觉的形成比感觉复杂得多，它不但依赖感觉，而且与记忆、思维、情绪等各种高级精神活动有密切的关系，知觉的机能与大脑皮层的联合区有关。联合区某些部位损伤时，会出现某种知觉机能的障碍。如下颞回的联合区受损时，就会出现视觉失认。尽管视觉信号到达视皮层并产生了视觉，还是无法认知对象是什么。

3. 感受性与感觉阈限 感觉是在适宜刺激作用于感觉器官时产生的，要产生感觉，刺激必须达到一定的强度。各种感觉器官对适宜刺激的感觉能力称为感受性，即感觉器官对刺激的敏感程度。衡量感受性高低的标志是看感觉阈限值的大小，感觉阈限是指刚刚能引起感觉的最小刺激量。那种刚刚能够引起感觉的最小刺激量，称为感觉的绝对阈限，或称为感觉下限。感觉的绝对阈限对于各种感觉都不相同，而且对于同一感觉而言，人各有不同。感受性的高低与感觉阈限的大小呈反比关系，感觉的绝对阈限代表了感觉的绝对感受性的大小。所谓绝对感受性，就是刚刚能察觉出最小刺激量的能力。当刺激引起感觉之后，刺激量发生微细变化，主观上往往感觉不到它的变化；那种刚刚能够引起差别的最小刺激量称为差别阈限。例如 100 g 的重量再加上 1 g 不能引起原来重量感觉的改变，只有使重量增加到 3 g 时，才能察觉出重量的改变，这 3 g 就是重量感觉在原重量 100 g 情况下的差别阈限。差别阈限的大小与差别感受性的高低同样呈反比关系。

4. 感受性变化的一般规律

(1) 感觉的适应：感受性具有随环境和条件变化而变化的特点，因而人才能更好地适应环境。比如，刚进浴池，感到水热，坚持泡一段时间就不再感觉那样热了，这就是皮肤感觉的适应。据研究，除痛觉之外各种感觉都有适应问题。例如，刚入暗室，什么也看不见，等一会就看清了，这叫暗适应；自暗室突然走出来，光亮刺眼，什么也看不清，等一会又看清了，这叫光适应。

(2) 感觉的相互作用：对某种刺激的感受性不仅取决于感觉器官的功能状态，而且也受其他感觉的影响。比如，轻松的音乐可以缓解焦虑情绪，优雅的乐曲可以减轻某些疼痛。不仅不同的感觉通道之间影响某种感受性的变化，即使在同一感觉通道当中也有影响的现象。比如，左手泡在热水盆里，右手泡在凉水盆里，然后双手同时放进温水盆里，结果左手感觉凉，右手感觉热。这叫同时对比。又比如，先吃糖，后吃苹果，就会感觉苹果变酸，这叫继时对比。

影响感受性变化的还有联觉。比如，同是一个黄瓤西瓜挤出的汁，一杯加入食用红色，一杯不加。不知者品尝起来，大都感到红色西瓜汁更甜。这叫视-味联觉。又如，红色、橙色、黄色往往引起温暖感、亲近感、沉重感；而绿色、蓝色、紫色则往往引起凉爽感、深远感和轻快感。正因如此，同样大小的房间，墙壁、地板、家具等颜色不同，会产生大小、冷暖乃至兴奋、压抑等不同感觉。

(3) 感受性的补偿与发展：人出生之后就具备了各种感觉器官和初步的感觉能力，从而为各种感觉能力的发展奠定了基础。由于人们各自的实践活动不同，某些感觉能力的发展水平也显示出明显差异。有经验的管钳工人，只要用手一握旋纹钢管，就可判断出粗细的细微差别。残疾人感受性的补偿也是惊人的，如盲人的触觉和听觉就十分灵敏。这说明，人的感受性通过实践训练是可以充分发展的。也就是说，人的感受性是有巨大潜力的。

（三）知觉的基本特征

1. 选择性 客观事物是多种多样的，在特定的时间内人只能感受少量少数刺激，而对其他事物只作模糊的反应。被选为知觉内容的事物称为对象，其他衬托对象的事物称为背景。某事物一旦被选为知觉对象，它就好像立即从背景中突显了出来，被认识得更鲜明、更清晰。在一般情况下，面积小的比面积大的、垂直或水平的比倾斜的、暖色的比冷色的，以及同周围明度差别大的东西都较容易被知觉为对象。影响知觉选择性的因素由客观来看，有刺激的变化、对比、位置、运动、大小程度、强度、反复等；从主观方面来看，有经验、情绪、动机、兴趣、需要等。

2. 整体性 知觉的对象都是由不同属性、许多部分组成的，在外界提供信息不完备时，人们在知觉它时能依据既往经验对被知觉物对象产生整体认知。知觉的这一特征就是知觉的整体性。

知觉并非感觉信息的机械相加，而是源于感觉而又高于感觉的一种认识活动。当人感知一个熟悉的对象时，只要感觉了它的个别属性或主要特征，就可以根据经验而知道它的其他属性或特征，从而整个地知觉它。如果感觉的对象是不熟悉的，知觉会更多地依赖于感觉，并以感知对象的特点为转移，而把它知觉为具有一定结构的整体。窥一斑而知全豹，正是这个道理。

3. 理解性 人在感知某一事物时总是依据既往经验力图解释它究竟是什么，这就是知觉的理解性。因此知觉同记忆和经验有很深的关系。人知觉时，对事物的理解是通过知觉过程中的思维活动达到的，而思维与语言有密切的关系，因此言语的指导能使对知觉对象的理解更迅速更完整。人们的经验不同，对同一事物的感知理解也不同。

4. 恒常性 在知觉中，由于知识和经验的参与，知觉并不随知觉条件的变化而改变，而表现相对的稳定性。这种知觉的条件改变之后，知觉的映象仍然保持不变的现象就是知觉的恒常性。在视知觉中，知觉的恒常性表现得非常明显。如我们从不同距离看同一人，由于距离的改变而投射到视网膜上的视像大小有差别，但我们总是认为他的大小没有改变，仍依他的实际大小来知觉他。正由于知觉具有恒常性，我们才能客观地、稳定地认识事物，从而更好地适应环境。

5. 定势 又称为心向，是指主体对一定活动的预先的特殊准备状态。具体而言，人们当前的活动常受前面曾从事过的活动的影响，倾向于带有前面活动的特点。当这种影响发生在知觉过程中时，产生的就是知觉定势，它一般由早先的经验造成。当然，知觉者的需要、情绪、态度和价值观念等也会产生定势作用。如人的情绪非常愉快时，对周围事物也可产生美好知觉的倾向。定势具有双向性，积极时可使知觉过程变得迅速有效；消极时定势显得刻板，甚至妨碍知觉和引起知觉误导。

（四）知觉的类别

1. 空间知觉 空间知觉是对物体的形状、大小、远近、方位等空间特性的知觉。空间知觉是多种分析器协同活动的产物，包括视觉、触觉、运动觉等的经验及相互联系，其中视动系统起主导作用。空间知觉包括形状知觉、大小知觉、距离知觉、深度知觉、立体知觉、方位知觉等。空间知觉是在后天实践中形成、发展和完善起来的。

2. 时间知觉 时间是物质现象延续性和顺序性发展的表现。时间知觉就是人对这种延续性和顺序性的反映。自然界周期性的变化向人们提供了时间知觉的信息，比如太阳升落、月亮圆缺、昼夜交替、四季变化等都为人们判断时间提供了参数。不仅如此，人体自身的呼吸、脉搏、消化及生物节律等也是判断时间的依据。

时间知觉也是在人的实践活动中逐渐发展起来的。因此，人类发明了许多计时工具和计时方法。某些自然界客观现象也存在时间印记，如树木的年轮、动物牙齿、化石等。时间估计在日常生活中经常发生，儿童年龄越小，时间估计准确性越差。另外，职业不同及不同的情绪状态也影响对时间的估计。如欢乐有趣的活动感觉时间过得快，焦急等人感到时间过得慢。

3. 运动知觉 运动知觉是人对空间物体运动特性的知觉。它依赖于对象运行的速度、距离及观察者本身所处的状态。例如，当物体由远及近或由近及远运动时、物体在视网膜上成像大小的变化，向人脑提供了物体"逼近"或"远去"的信息。物体运动太快或太慢都不能使人形成运动知觉。人们很难肉眼观察到手表上时针的移动或光的运动，因为它们的速度太慢或太快了。物体的距离与运动速度直接影响着运动知觉。以同样速度运动着的物体，远的感知运动慢，近的感知运动快，如果离得太远就会看不出运动。

4. 错觉 错觉是对客观事物错误的知觉。一般而言，当感官提供给大脑的信号减少，各分析器的信号相互矛盾，大脑皮层对外界刺激物的分析综合就发生困难而产生错觉。依据错觉发生的原因可把错觉分为以下几种。①感受性错觉，如视力差的人易看错，耳聋的人易听错等。②情绪性错觉，如"草木皆兵"。③想象性错觉，如"拂墙花影动，疑是玉人来"。各感觉系统都可出现错觉，如错视、错听、错嗅、错触等，通过验证可纠正的错觉是正常现象，不可纠正的是病理现象。

二、记忆与注意

（一）记忆的定义

记忆（memory）是通过识记、保持、再现和再认等方式在人脑中积累个体经验的心理过程。凡是人们感知过的事物、思考过的问题、体验过的情感都可以以映像的形式储存在大脑中，在必要时将它们再现出来，这种过程就是记忆。记忆是一种积极能动的心理活动，这表现在人不仅对外界信息的摄入是有选择的，而且信息在人脑中也不是静止的，而是在编码、加工和储存。研究证明，输入到脑中的信息只有经过编码才能记住，只有将输入的信息汇入已有知识结构时才能在大脑里巩固下来。信息能否提取和提取的快慢，与编码的完善程度以及储存的组织结构有密切联系。

（二）记忆的分类

1. 按记忆内容划分

（1）形象记忆：以感知过的具体事物的形象为内容的记忆，它保持的是事物的感性特征，具有鲜明的直观性。作家、建筑设计师、画家、音乐家、表演艺术家等均有惊人的形象记忆能力。

（2）语义逻辑记忆：对各种有组织的知识的记忆，是以概念、判断、推理及问题解决为内容的记忆。人类只有凭借语义记忆才能把思维的结果保存下来，并获得间接的知识。它与抽象思维密切相关，并且随抽象思维发展而发展。

（3）情绪记忆：以个体体验过的某种情绪、情感为内容的记忆。积极愉快的情绪记忆有助于人的健康，并有激励的作用；消极不愉快的情绪记忆则有降低人活动的作用。

（4）运动记忆：以个体操作过的动作或动作形象为内容的记忆。它与运动表象有联系，后者是各种运动和动作的形象在脑中的表征过程。

2. 按信息在脑中存留时间划分

(1) 瞬时记忆:也称为感觉记忆。瞬时记忆是在刺激停止之后在感觉系统存留时间仅有0.25～1 s的记忆,瞬时记忆具有鲜明的形象性,并且记忆容量较大,容易衰退。瞬时记忆的逻辑功能在于,为大脑提供对输入的信息进行选取和识别的时间,犹如记忆系统的"接待室",从感官输入的所有信息都要在此"登记并接受处理"。

(2) 短时记忆:又称为工作记忆或操作记忆。这是瞬时记忆和长时记忆的中间阶段,信息在头脑中存留5 s至1 min。它与瞬时记忆不同,后者的信息是不被意识并且也是未被加工的,而短时记忆是操作性的,是正在工作和活动着的记忆。人们短时记忆某事物,是为了对该事物进行某种操作,操作过后即行遗忘;若有长期保持的必要,就须在该系统内进行加工编码,然后才能被储存到长时记忆中。

(3) 长时记忆:信息经过深入加工在头脑中长期储存的记忆。长时记忆的内容是个体的知识和经验,有的可以保持一段时间,有的保持终生,并且记忆容量无限。长时记忆的信息主要来自对短时记忆内容的复述,也有一些感知中印象深刻的内容一次性印入的。

(三) 记忆的基本过程

1. 识记(memorization)　识记是个体获取经验而记住事物的过程,也就是外界信息输入大脑并在脑海中进行编码的过程。

(1) 识记的种类:根据识记有无目的可将识记分为无意识记和有意识记两种。无意识记是预先没想记忆的内容却在头脑中留下了痕迹。无意识记具有很大的选择性,重大事件、激情体验、符合个人情趣的事物就容易被识记。有意识记是有目的、有计划并有意志努力参加的识记。在其他条件相同的情况下,有意识记的效果要比无意识记效果好得多。不同的识记任务也影响识记的方法、进程和效果。

依据识记材料性质不同,有意识记又可进一步分为机械识记和意义识记两种。机械识记是依据材料的外在联系所进行的识记;意义识记是依据材料的内在联系所进行的识记。例如医科低年级学生学习临床医学的某些理论或概念,即使不懂也可死记硬背下来,这就是机械识记。如果通过讲解,对内容完全理解之后再背下来,这就是意义识记。一般说来,意义识记比机械识记迅速、持久,但机械识记在人类主动获取经验方面也是重要的。因为我们所学习的知识当中大量无意义的材料依赖于机械识记,即使有意义的材料在理解的基础上也需要机械识记的参与。

(2) 影响识记效果的因素:①识记的目的性,即提出明确的目的和任务是提高识记效果的重要条件。实验证明,向识记者提出的识记任务是长期的或短期的,也会影响识记效果。比如,突击应付考试,由于目的、任务很明确,识记效果一般比较好;但考试过后,突击学习的内容很快遗忘,因为识记者向自己提出的识记任务就是到考试完毕为止。②识记活动的实践性和独立性。一个事件如果成为操作活动性的对象,或是成为智慧活动的对象,都能大大提高识记效果。③对材料的理解程度,对识记材料的中心思想、论点、论据、结构、层次等理解透彻,识记效果就好。依据这规律,将无意义材料尽量赋予自己可以理解的意义是提高识记效果的一种措施。④识记材料的数量。在一般情况下材料数量增加,识记的百分比降低,二者呈反比关系。所以记东西一次不宜过多,过多反而效果不好。⑤材料性质。直观、生动、形象的材料比抽象的语言材料容易识记。当然,这也存在个体差异。⑥信息加工深度。

人脑获取信息是在头脑中主动加工、整理、编码和储存。编码时将几种水平的代码归并成一个高水平的单一代码的过程叫组块。组块主要以个体以往经验为基础。例如，193777 六个数字，有历史知识的人很快看出这是日寇侵华、卢沟桥事件的日子，立即把六个数子组成一个信息块，不懂历史知识的人看到的只不过是一串无意义的阿拉伯数字。因此，如果能把学习的材料汇入以往的知识经验系统，不仅识记效果好，而且易于保持，易于提取。另外，注意力的集中程度以及情绪状态等也直接影响识记效果。

2. 保持(retention) 识记最直接的目的是保持，也就是输入的信息牢固地储存在脑海里。保持是个动态变化的过程，这种变化一般表现在质与量两个方面。从量的方面讲，保持的数量随时间的推移而逐渐减少；从质的方面讲，有的变得更简要、细节减少，有的相似内容相混淆，有的信息消失。这些变化集中表现在与保持相对的遗忘过程之中。信息经过编码加工后，在头脑中储存，这种储存虽然有秩序、分层次，但不能理解为像文件存放在柜子里一样一成不变，保持不是一种消极状态，信息在记忆中的保持是一种潜在的动态过程，随时间推移及后来经验的影响，在质和量方面均产生变化。

3. 再认(recognition)与回忆(recall) 再认是信息提取的一种形式，指过去经历过的事物再度出现时仍能认识。对事物的再认可能有不同程度的确定性，这主要取决于以下几点。①对旧事物的识记的巩固程度。保持巩固，再认就容易，否则再认就困难。②当前呈现事物同已感知过的事物的相似程度。事物总是在变化，如果事物的变化不大，再认的可能性就大，反之，就难以再认。在再认发生困难的情况下，就转化为回忆。回忆指人们过去经历过的事物在头脑中重新出现的过程。回忆依据有无目的分为有意回忆和无意回忆。有意回忆是指有回忆任务而自觉回忆以往经验的过程；无意回忆是没有预定目的，既往经验不由自主地重新出现的现象。追忆是回忆的一种特殊形式，它是有意志努力参与并凭借中介物进行回忆的过程。

4. 遗忘(forgetting) 识记的内容不能及时正确地再认与回忆称为遗忘。根据能否再认和回忆，以及时间长短，分成四种遗忘情况：不完全遗忘(能再认不能回忆)、完全遗忘(不能再认也不能回忆)、暂时性遗忘(一时不能再认与回忆)、永久性遗忘(永远不能再认与回忆)。遗忘进程不是均衡的，在识记的最初时间遗忘很快，后来逐渐减慢，到了相当时间，几乎不再遗忘了。德国心理学家艾宾浩斯(Ebbinghaus)对遗忘规律做了首创性系统性的研究。结果表明，识记后最初一段时间遗忘快，随时间推移和记忆材料的数量减少，遗忘便渐渐缓慢，最后稳定在一定水平上。遗忘的特点如下：①有意义的材料较无意义材料遗忘慢；②形象材料较抽象材料遗忘慢；③运动性记忆巩固之后不易遗忘；④过度学习达 150%保持效果最佳；⑤较长的材料首尾遗忘少，中间遗忘多；⑥分散复习较集中复习遗忘少等。解释遗忘的假说有痕迹衰退说和干扰抑制说两种。痕迹衰退说认为，遗忘是由于记忆痕迹得不到强化而逐渐减弱以致最后消退的结果。有人认为记忆就是大脑皮层中建立暂时神经联系的过程，联系形成后在神经组织中留下一定的痕迹。在相关刺激作用下，痕迹被激活，联系得以恢复，旧有经验便通过回忆或再认方式表现出来。而那些得不到强化的痕迹随时间的流逝，逐渐衰退造成遗忘。另有观点认为，记忆痕迹由于受到脑内代谢物质的消磨而逐渐衰退。干扰抑制说认为，遗忘是在学习和回忆之间受到其他刺激的干扰的结果，一旦排除了干扰，记忆就可恢复。识记的内容始终保持在头脑中，只是由于其他刺激的干扰而提取困难。对信息的保持起干扰作用的有两类：一类是在学习之前进行的活动，即先前的学习与记忆对后继的学习与记忆所产生的干扰，称为前摄抑制；另一类是在学习后进行的活动，即后继的学习与记忆对先前学习材料的保持和回忆的干扰作用，称为倒摄抑制。

（四）注意的定义

注意(attention)是心理活动或意识对一定事物的指向和集中。

注意有指向性与集中性两个特点。人脑时刻都在通过各种感觉器官接收信息，这些信息有的对人有意义，有的没有意义，大脑需要选择有用信息而排除无用信息的干扰；心理活动的选择功能，是由注意的指向性所实现的。注意的集中性就是把心理活动集中在某件事物上，它表现在心理活动的紧张性或强度上。指向性和集中性是紧密相关的，在全神贯注地注意某一事物时，意识指向的范围也大大缩小。注意的基本作用还在于选择信息，使之处于心理活动或意识的中心，以便能被有效地记录、加工和处理。

（五）注意的分类

根据引起注意及维持注意的目的是否明确和意志努力程度的不同，把注意分为不随意注意、随意注意、随意后注意三种。

1. 不随意注意　不随意注意指预先没有目的、也不需要意志努力的注意，也就是外界事物引起的不由自主的注意，故也称为无意注意。一般而言，刺激物强度较大、与周围环境形成鲜明对比而有新异性，具有运动性或富于变化等都易于引起注意。从主观方面讲，情绪、兴趣、需要等与无意注意有密切联系。

2. 随意注意　随意注意又称为有意注意，是有目的并需要意志努力的注意。它是在不随意注意基础上发展起来的，是由语词意识支配的。随意注意是以内部言语的形式对自身行为进行调节与控制。随意注意使大脑处于紧张状态，比较耗费精力。所以，在条件允许的情况下，最好有不随意注意参与调节，以便使人持久有效地从事脑力劳动。随意注意受多方面因素的影响，包括活动目的与任务、对活动的兴趣和认识、知识经验、活动的组织、人的性格及意志品质等。由于随意注意是一种自觉的过程，即使在相当的干扰情况下，经过意志努力，随意注意也可以发生并得以维持。

3. 随意后注意　随意后注意是在随意注意之后出现的一种注意。这种注意从服从于一定任务来讲似随意注意，从无须意志努力参加来说类似不随意注意。比如学外语，一开始需要努力认真学，甚至耐着性子刻苦学，以后随着外语水平的提高，渐渐对外语产生了直接兴趣，学习外语的注意就不必靠意志努力来维持了。这就是随意注意转化成了随意后注意。随意后注意对完成长期任务十分有利。培养随意后注意，关键是对活动本身产生直接兴趣。

（六）注意的基本品质

1. 注意的广度　注意的广度指一个人在单位时间内所能注意到的事物的数量，用速示器实验，在 1/10 s 的时间内，成人能注意 8～9 个黑点或 4～6 个没有联系的外文字母。这就是一般人的注意广度，实践证明，物体越集中，排列越有次序，注意的广度就越大；杂乱无章的物体则会缩小人的注意范围。注意越不熟悉的事物，其注意广度便越小；越是熟悉的事物注意广度越大。

2. 注意的稳定性　注意的稳定性指在一定时间内注意保持在某项活动上的特性。例如，学生在上课的 40 min 里注意要保持在与教学活动有关的内容上；裁判员在竞赛场上必须全神贯注地观察运动员的一举一动，这都表现了注意的稳定性。维持注意的稳定性，就必须克服分心。有人可以在闹市中专心致志地工作，有人稍有干扰注意就难以集中，说明人们对注意的抗干扰性是不同的。引起分心的原因多是那些引起无意注意的事物，良好的身心状态是抗干扰的基础。

3. 注意的分配 在同时进行两种或几种活动的时候，把注意指向不同对象，称为注意分配。实验证明，人在同时进行两种以上活动时，各种活动必须十分熟练，甚至达到"自动化"的程度，才能使同时进行的各种活动效率都不受影响。例如，熟练骑自行车的人可以一边骑车一边聊天，而刚学会骑自行车者则很难做到。

4. 注意的转移 注意的转移是根据新的任务主动地把注意从一个对象转移到另一个对象。注意转移与分心不同，它是有目的地主动转移注意，而分心则是注意分散到无关事物上去。注意能够灵活转移，是注意的良好品质。

三、思维与语言

（一）思维的概念

思维（thinking）是人脑对客观事物间接的和概括的加工形式，它以内隐的或外显的动作或言语形式表现出来。思维在脑内对客观事物的关系进行多层次的加工，揭露事物的内在联系和本质特征，是认识的高级形式。思维的间接性表现在它是以其他事物为中介间接地认识事物。思维活动把不同的事物或现象、本来无直接关系的事物或现象联系起来，才能够超越感知觉提供的信息去揭露事物或现象的本质及其规律。

思维的概括性表现在以下方面。一是把一类事物的共同特征抽取出来，加以概括，得出概括性的认识。思维的概括性使人的认识摆脱了具体事物的局限性和对具体事物的直接依赖性，并在思维的概括活动中形成概念和命题。二是对事物之间规律性的内在联系的认识。一切科学的概念、定理、法则等都是概括性地认识事物的结果。

语言是思维的载体，人类思维活动是借助语言进行的，正是由于语言无限丰富的内容，才使思维的概括活动成为可能。概念是用词来表述的，概念也是在思维活动中经概括而形成的；概念间的联系构成命题，命题也是在思维过程中形成的。因此，在现实生活中，人的经常的思维活动是以概念陈述命题的形式起作用的。思维的概括性、概念和命题可发生在多级水平上。例如，"丁香树美化了校园""胃溃疡引起了胃出血"这两个命题使用了好多个概念，并陈述了某些客观规律，但所概括的可能是它们的一般特征；然而如果说"森林是保护生态平衡的重要因素""疾病可导致死亡"，这两个命题所概括的就更接近事物的本质特征和科学规律了。

（二）思维过程

思维过程是在脑中对事物进行分析、综合、比较、抽象、概括的过程。分析就是把事物的整体分解为个别的部分或区分为不同的特征；综合就是把事物的多个部分或不同的特征组合成为整体；比较是对不同事物或事物不同的特征在脑中进行对比，以确定其异同点；抽象是从事物的许多特征中找出共同本质的特征，舍弃非本质的特征；概括是根据事物共同的和本质的特征去认识同一类的所有事物。通过这一系列的思维活动过程，人们对事物就可以由浅入深、由表及里，进行深刻的理解和认识。仅以临床常见的炎症为例，医生在头脑中可以把炎症分析为乳腺炎、肺炎、肾炎等，也可在头脑中把各种炎症综合为一整体——炎症。

若要诊断是不是炎症，在头脑中就要进行炎症与非炎症比较，认清炎症的共同性和与非炎症的差异性。抽象就是把所有炎症的本质特征抽取出来，把非本质的特征舍弃掉，最后找到红、肿、热、痛这些基本症状。

（三）思维的类别

1. 根据思维方式划分

（1）动作思维：以实际动作为支柱的思维过程，即依赖实际操作解决直观具体的问题。2 岁前幼儿尚未掌握语言，他们主要以摆弄实物，在实际操作中认识物体的属性，动作停止，思维相应停止。

（2）形象思维：思维活动依赖具体形象和已有表象解释问题。形象思维主要表现在学龄前儿童中，游戏是最好的例证。儿童模仿他人的活动，组织角色游戏，是因为他们的头脑里所储存和加工的材料主要为感性情境。艺术家、运动员、文学家及设计师也更多地运用形象思维。

（3）逻辑思维：也称为推理思维，是运用抽象概念进行判断、推理，得出命题和规律。逻辑思维是依赖语言进行的，词负载着思维的过程，依赖抽象概念和理论知识解决问题。例如，临床上遇到查无器质性改变的偏瘫患者，有经验的医生立即考虑到可能是癔症性转换反应。

2. 根据思维的指向性划分

（1）求同思维（convergent thinking）：又称聚合思维，是把问题提供的各种信息聚合起来得出一个唯一正确的答案。比如要从甲地选取一条捷径到乙地，在“条条道路通罗马”的多途径中，通过分析比较，最后选择一条合理而省力的捷径。

（2）求异思维（divergent thinking）：又称发散思维，是依据提供的信息向不同方向扩散，去探索符合条件的多种答案。例如，学生可用多种方法来解答同一数学题，就是运用了求异思维。

3. 根据思维的独立程度划分

（1）习惯性思维（habitual thinking）：又分常规思维和惰性思维。常规思维是指经验证明行之有效的程序化思维，如书写病案有统一格式，按主诉、现病史、既往史、家族史等统一格式采集病史，既规范又节约时间。惰性思维是不经过深入思考就可自动性地得出答案。如一个枯井 6.67 m（2 丈）深，一只青蛙每次可跳 0.67 m（2 尺）高，问这青蛙要跳多少次才能跳出井来。惰性思维者会很快回答“10 次”，这种情况在日常生活中较常见。

（2）创造性思维（creative thinking）：有创造性想象参与，在头脑中重新组织已有的知识和经验，沿着新异的思路寻求新的成果。在创造思维活动中，有的重大发明是在“突然间”实现的，这就是人们常说的“灵感”。灵感并不神秘，它完全是长期辛勤思考的结晶。

（四）语言的概念和特点

语言（language）指人通过高度结构化的声音组合，或通过书写符号、形体方式等构成的符号系统，同时又是一种运用这种符号体系来交流思想的行为。语言的基本结构材料是词，词标志着一定的事物，它由一定的语法规则结合而成，构成短语和句子，这些为人们提供了最重要而有效的交际工具。语言结构一般由音位（phoneme）、语素（morpheme）、词（word）和句子（sentence）构成。语言具有以下几个特征。

1. 创造性 人们使用有限数量的词语及其规则，能够产生无限量的语句。这是只有人类才具有的能力。

2. 结构性 任何语言符号都是作为一个有结构的整体而存在。只通过零散无结构的词汇，人际的有效沟通无法实现。语言受一定规则的约束，符合规则的语言才能传递有效的信息。不同语言(如外语)的具体结构规则是不相同的。

3. 意义性 词和句子都含有意义。这种意义使人们能够相互理解和交流。有些语句可能不表达任何意义，如失语症患者可能说出一连串的词句，但不表示任何意义。语言的意义性和符号的任意性是结合在一起的。语言符号与其代表的意义之间没有必然的、逻辑的联系。

4. 指代性 语言各种成分都指代一定的事物或抽象的概念。例如它可指代客观存在的物体，一个动作，一个属性或一个抽象概念。因此，人们才能理解抽象符号所表示的意思。

5. 社会性与个体性 作为交际工具，语言自然就有了社会性。人们只能在社会交往中使用语言、丰富语言和创造语言，用词表达意义在特定社会群体中具有约定俗成的特点。语境和用语习惯受社会环境的影响，但仍保持较强的个体性，如语言表达的个性化特征、语速的快慢、语调的高低等。

第二节 情绪与情感过程

一、概述

情绪和情感(emotion and feeling)指人对事物的态度的体验，是人的特殊的主观体验，伴有不同程度的身体、生理变化和外部表情行为。所谓喜、怒、哀、乐、悲、恐、忧便是指人的情绪内部特质。

情绪和情感可通用，也有一定的区别，如人们常把短暂而强烈的具有情境性的感情反应看作是情绪，如愤怒、恐惧、狂喜等；而把稳定而持久的、具有深沉体验的感情反应看作是情感，如自尊心、责任感、热情、亲人之间的爱等。实际上，强烈的情绪反应中有主观体验；而情感也在情绪反应中表现出来。

情绪是人类最原始的心理活动反映。新生儿即可出现愉快、痛苦的情绪反应。婴幼儿最初的面部表情具有本能反射性，继后通过依恋互动起来的情绪则带有社会性和体验性，产生了对特定对象的依恋情感。例如在母子交往中，母亲哺乳引起婴儿食欲满足的情绪；母亲的爱抚引起婴儿欢快、享受的情绪，并形成具有持久性的情感活动。已经形成的情感，主要通过具体的情绪表现出来。

人的情绪多以面部表情表现出来，还包括言语声调表情和身体姿态表情等。面部表情模式是在种族遗传中获得的，面部肌肉运动向大脑提供感觉信息，引起皮层皮下的整合活动，产生情感体验。表情对人的社会性发展与社会认知，以及社交行为具有重要的意义。

情绪的身体-生理反应是由中枢神经系统和外周神经系统及内分泌系统的活动协同产生的，中枢神经系统对情绪起调节和整合作用。大脑对感觉信息的识别和评价可引起情绪反应，脑干网状结构的激活是活跃情绪的必要条件。边缘系统的结构与愤怒、恐惧、愉快、痛苦等强烈情绪有关。自主神经系统与情绪活动密切关联，情绪可引起人体一系列生理反应，如恐惧时的呼吸心率加快、瞳孔放大、唾液减少、消化系统功能减弱等。这说明脑垂体-下丘脑-肾上腺系统的活动对情绪的调节起着显著作用，脑垂体和下丘脑既参与中枢神经系统和外周神经系统对情绪的整合，又调节内分泌腺，特别是肾上腺的功能。

（一）情绪和情感的功能

情绪和情感具有功能性，我国的情绪心理学家孟昭兰教授曾对情绪的功能进行了很好的概括：情绪和情感具有监视着信息的流动、协调社会交往和人际关系以及帮助人类适应环境的价值。情绪和情感主要功能可以归纳为以下四个方面。

1. 适应功能　机体在生存和发展的过程中，有多种适应形式。情绪和情感是有机体适应生存和发展的一种重要方式。人们通过各种情绪、情感，了解自身或他人的处境与状况，以适应社会的需要，求得更好的生存和发展。

情绪是人类早期赖以生存的手段。婴儿出生时，还不具备独立的维持生存的能力，这时主要依赖情绪来传递信息，与成人交流。成人也正是通过婴儿的情绪反应，及时为婴儿提供各种生活条件。在成人生活中，情绪更是人们心理活动的表现，成人通过各种情绪、情感，了解自身或他人的处境与状况，适应社会的需要，求得更好的生存与发展。

2. 动机功能　情绪、情感是动机的源泉之一，是动机系统的一个基本成分。它能够激励人的活动，提高人的活动效率。适度的情绪兴奋，可以使身心处于活动的最佳状态，进而推动人们有效地完成工作任务。研究表明，适度的紧张和焦虑能促使人进行积极地思考和解决问题。

3. 组织功能　情绪作为一个独立的心理过程，有其自己的发生机制和过程。什劳费(Sroufe，1976，1979)认为情绪作为脑内的一个检测系统，对其他心理活动具有组织的作用。这种组织作用表现为积极情绪的协调作用、消极情绪的破坏和瓦解作用及中等强度的愉快情绪有利于提高工作效率等。情绪的组织功能还表现在人的行为上，当人们积极乐观时，易注意到事物美好的一面。相反，当人们处在消极的情绪状态时，容易失望、悲观、放弃自己的愿望，甚至会产生攻击性行为。

4. 信号功能　情绪情感在人与人之间具有传递信息、沟通思想的功能。这种功能是通过情绪的外部表现，即表情来实现的。表情是思想的信号，在许多场合下，表情也是言语交流的重要补充，如手势和语调等能帮助人们更好地理解言语交流。

（二）情绪和情感的分类

1. 情绪的分类　情绪和情感复杂多样，很难有准确的描述与分类。传统医学有“七情”(喜、怒、忧、思、悲、恐、惊)的分类，并认为不同情绪与五脏六腑功能关系密切；笛卡儿认为爱、憎、喜、悲、称赞、期望是基本的情感，其他情感是由这些情感派生的。斯宾诺莎提出基本情感是喜、悲、愿望三种。西方心理学曾提出人具有四类基本情绪，即快乐、悲哀、愤怒、恐惧，其中快乐是指需要得到满足后的情绪体验，包括满意、愉快、欢喜、狂喜；悲哀是指热爱对象的丧失或期望的目标幻灭而引起的情绪体验，包括遗憾、失望、难过、悲伤、哀痛；愤怒是指事物不符合自己的需要或愿望时受到挫伤的情绪体验，按程度不同分为不满意、厌恶、愠怒、恼怒、愤怒、大怒、狂怒；恐惧是机体面临危险情境而无力驾驭，或突如其来的刺激而又毫无防备时产生的情绪体验，包括惊奇、害怕、惊骇、恐惧。对情绪发展的研究以面部表情区分出十种基本情绪，分别是兴趣、愉快、痛苦、惊奇、愤怒、厌恶、惧怕、悲哀、害羞和自罪感。前八种在1岁内均已出现，后两种在1岁半左右亦可发生。成人除基本情绪以外，还有许多复合情绪。例如，对自己的态度有骄傲感与谦逊感，与他人相联系的有爱与恨、羡慕与妒忌，对情境事件有求知、好奇心等，都是两种以上基本情绪的混合。焦虑和忧郁严重时可异化为病理性情绪，它是恐惧、焦虑、强迫、逃避、无奈、绝望等几种情绪状态的混合形式；焦虑也包括恐惧、痛苦、羞耻、自罪感等成分；忧郁包括痛苦、恐惧、愤怒、厌恶、轻蔑和羞耻等成分。人类复杂的情绪情感蕴含着诸多繁杂的社会内容。

2. 情绪状态的分类 情绪状态是指在某种事件或情境的影响下，在一定的时间内所产生的某种情绪，其中较典型的情绪状态有心境、激情和应激等三种。

(1) 心境：心境(mood)是指人比较平静而持久的情绪状态。心境具有弥漫性，它不是关于某一事物的特定体验，而是以同样的态度体验来对待一切事物。心境产生的原因是多方面的，心境持续的时间长短与人的气质、性格有一定的关系。心境对人的生活、工作、学习和健康有很大影响，人的世界观、理想和信念决定着心境的基本倾向，对心境调节有着重要的调节作用。

(2) 激情：激情(intense emotion)是一种强烈的、爆发性的、为时短促的情绪状态。这种情绪状态通常是由对个人有重大意义的事件所引起的。激情状态往往伴随着生理变化和明显的外部行为表现，例如，盛怒时全身肌肉紧张，双日怒视，怒发冲冠，咬牙切齿，紧握双拳；狂喜时眉开眼笑，手舞足蹈等。

激情状态下人往往出现“意识狭窄”现象，即认识活动的范围缩小，理智分析能力受到抑制，自我控制能力下降，进而使人的行为失去控制，甚至做出一些鲁莽的行为或动作。因此，一个人要善于控制自己的激情，做自己情绪的主人，培养坚强的意志品质、提高自我控制力。当然，激情并不总是消极的，运动健儿在奥运会上取得金牌时的欣喜若狂，在这些激情中包含着强烈的爱国热情，是激励人上进的动力。

(3) 应激：应激(stress)是指人对某种意外的环境刺激所做出的适应性反应。例如人在遇到某种意外危险或面临某种突然事变时，必须发挥自己的智慧和经验，发动自己的全部力量，迅速做出选择，采取有效行动，此时人的身心处于高度紧张状态，即为应激状态。人如果长期处于应激状态，机体会难以承受，导致体内内分泌功能紊乱，引发躯体疾病或适应性疾病。

3. 高级情感体验 高级情感是人类区别于动物，所独有的一种与社会性需要相联系的态度体验。人类的高级情感主要有道德感、理智感和美感。

(1) 道德感(moral feeling)：根据一定的道德标准在评价人的思想、意图和行为时所产生的主观体验。道德属于社会历史范畴，不同时代、不同民族、不同阶段有着不同的道德评价标准。这些标准如果被遵守，则会产生肯定的体验，反之就会产生否定的体验，如幸福感、自豪感和荣誉感等属于肯定的道德体验。

(2) 理智感(rational feeling)：在智力活动过程中，认识和评价事物时所产生的情感体验。例如人们在探索未知的事件时所表现出来的求知欲望、认识兴趣和好奇心，在评价事物时坚持己见的热情，为真理献身时感到的幸福与自豪等都属于理智感。

(3) 美感(aesthetic feeling)：根据一定的审美标准评价事物时所产生的情感体验。人的审美标准既反映事物的客观属性，又受到个人的思想观念和价值观念的影响。因此，不同的文化背景、不同民族、不同阶级的人对事物美的评价既有共同的方面，也有不同的地方。美感作为情感的一种形式，也是由客观情境造成的。这包括两方面的内容：一方面是自然景象和人类创造物的特征；另一方面是人类社会的道德品质和行为特征，也能引起美的体验。

二、情绪理论

（一）詹姆斯-兰格的情绪理论

威廉·詹姆斯（William James）和卡尔·兰格（Carl Lange）认为，情绪体验很简单，就是本能的生理变化的反应，如外界或内心刺激引发自主神经系统的活动，产生生理状态上的改变，生理上的反应导致了情绪，而生理变化是由于一些情境或环境中的事件引发的。一些行为实验支持了这一理论内涵，例如人为操纵受试的表情，受试可以感受到相应的情绪。因此，有些行为疗法被引用到心理治疗中，如大笑疗法、舞蹈疗法、音乐治疗等。

詹姆斯根据情绪发生时引起的自主神经系统的活动和由此产生的一系列机体变化，提出情绪就是对身体变化的知觉。他认为，当一个情绪刺激物作用于我们的感官时，立刻会引起身体的某种变化，激起神经冲动，传至中枢神经系统而产生情绪。在他看来，悲伤是由哭泣而起，愤怒是攻击而致，恐惧是战栗的结果，高兴则是因发笑而生的。而兰格则认为，情绪是内脏活动的结果。他特别强调情绪与心血管变化的关系，认为血管运动的混乱、血管宽度的改变及各个器官中血液量的变化，是激情的真正的最初原因。

（二）坎农-巴德的理论

沃尔特·坎农（Walter Cannon）和菲利普·巴德（Philip Bard）则对詹姆斯-兰格理论提出不同观点，首先，机体上的生理变化，在各种情绪状态下并无多大的差异，因此根据生理变化很难分辨各种不同的情绪。其次，机体的生理变化受自主神经系统的支配，这种变化缓慢，不足以说明情绪瞬息变化的事实。再则，机体的某些生理变化可由药物引起，但药物（如肾上腺素）只能使生理状态激活，而不能产生情绪。坎农认为情绪的中心不在外周神经系统，而在中枢神经系统的丘脑。

该理论认为，当人们感受到促使情绪产生的刺激后，丘脑首先被激活，继而丘脑将信息传递到自主神经系统，由此产生生理反应，如血压升高、心跳加快、瞳孔放大、内分泌增多和肌肉紧张等。例如，恐惧或紧张可使个体生理上进入应激（stress）准备状态，经内导神经传至丘脑处，在此更换神经元后，同时发出两种冲动：一是经过外周神经系统和自主神经系统到达骨骼肌和内脏，引起生理应激准备状态；二是传至大脑，使某人意识到恐惧源的出现。这时某人的大脑中可能有两种意识活动：一是认为老虎是驯养动物，并不可怕，因此，大脑即将神经冲动传至丘脑，并转而控制自主神经系统的活动，使应激生理状态受到压抑，恢复平衡；二是认为老虎是可怕的，会伤害到人，大脑对丘脑抑制解除，使自主神经系统活跃起来，加强身体的应激生理反应，并采取行动尽快逃避，于是产生了恐惧，随着逃跑时生理变化的加剧，恐惧情绪体验也加强了。因此，情绪体验和生理变化是同时发生的，它们都受丘脑的控制。坎农由此提出了著名的心理学名词“或战或逃反应”（fight-or-flight response），即人在应激状态下机体经一系列的神经与腺体的协同作用，使躯体做好防御、挣扎或者逃跑的准备。

（三）评定-兴奋理论

阿诺德(Arnold)于20世纪50年代提出了情绪的评定-兴奋理论，认为刺激情境并不直接决定情绪的性质，从刺激出现到情绪的产生，要经过对刺激的预判和评价，情绪产生的基本过程是刺激/情境-评估-情绪。同一刺激/情境，对它的评估不同，就会产生不同的情绪反应。评估的结果可能认为对个体"有利""有害"或"无关"：如果是"有利"，就会引起肯定的情绪体验，并企图接近刺激物；如果是"有害"，就会引起否定的情绪体验，并企图躲避刺激物，即趋利避害行为；如果是"无关"，人们就予以忽视。

阿诺德认为，情绪的产生是大脑皮层和皮下组织协同活动的结果，大脑皮层的兴奋是情绪行为的最重要的条件。她提出情绪产生的理论模式：作为引起情绪的外界刺激作用于感受器，产生神经冲动，通过内导神经上送至丘脑，在更换神经元后，再送到大脑皮层，在大脑皮层上刺激/情境得到评估，形成一种特殊的态度(如恐惧及逃避、愤怒及攻击等)。这种态度通过外导神经将皮层的冲动传至丘脑的交感神经，将兴奋发送到血管和内脏，所产生的变化使其获得感觉。这种从外周来的反馈信息，在大脑皮层中被估价，使纯粹的认识经验转化为被感受到的情绪。

（四）沙赫特-辛格理论

美国心理学家沙赫特(Schachter)和辛格(Singer)于20世纪60年代初提出，对于特定的情绪来说，有三个因素是必不可少的：第一，个体必须体验到高度的生理唤醒，如心率加快、手出汗、胃收缩、呼吸急促等；第二，个体必须对生理状态的变化进行认知性的唤醒；第三，相应的环境因素。这就是情绪的三因素理论，它强调了人的认知作用，人们通过观察环境，将自己与他人进行对比来确认正在体验的情绪。

为验证该理论，他们进行了实验研究。把志愿者大学生分为三组，给他们注射同一种药物，并告诉被试注射的是一种维生素，目的是研究这种维生素对视觉的作用，但实际上注射的是肾上腺素，是一种对情绪具有广泛影响的激素。然后，主试向三组被试说明注射后可能产生的反应，并做了不同的解释，告诉第一组被试，注射后将会出现心悸、手颤抖、脸发烧等现象(肾上腺素作用反应)；告诉第二组被试，注射后只会出现身体发抖、手脚有些发麻，没有别的反应；对第三组被试不做任何说明。接着将注射药物后的三组被试各分一半，让其分别进入预先设计好的两种实验环境里休息，一种是令人发笑的愉快环境(让人做滑稽表演)，另一种是令人发怒的情境(强迫被试回答琐碎问题，并横加指责)。根据主试的观察和被试的自我报告结果，第二组和第三组被试，在愉快的环境中显示愉快情绪，在愤怒情境中显示出愤怒情绪；而第一组被试则没有愉快或愤怒的表现和体验。如果情绪体验是由内部刺激引起的生理激活状态决定的，那么三组被试注射的都是肾上腺素，引起的生理状态应该相同，情绪表现和体验也应该相同。如果情绪是由环境因素决定的，那么不论哪组被试，进入愉快环境中就应该表现出愉快情绪，进入愤怒环境中就应该表现出愤怒情绪。实验证明，人对生理反应的认知和了解决定了最后的情绪体验。这个结论并不否定生理变化和环境因素对情绪产生的作用。事实上，情绪状态是认知过程(期望)、生理状态和环境因素在大脑皮层中整合的结果。环境中的刺激因素，通过感受器向大脑皮层输入外界信息；生理因素通过内部器官、骨骼肌的活动，向大脑输入生理状态变化的信息；认知过程是对过去经验的回忆和对当前情境的评估。

将上述理论转化为一个工作系统,称为情绪唤醒模型。这个工作系统包括三个亚系统:一是对来自环境的输入信息的知觉分析;二是在长期生活经验中建立起来的对外部影响的内部模式,包括过去、现在和将来的期望;三是现实情境的知觉分析与基于过去经验的认知加工间的比较系统,称为认知比较器,它带有庞大的生化系统和神经系统的激活机构,并与效应器官联系。

这个情绪唤醒模型的核心部分是认知,通过认知比较器把当前的现实刺激与储存在记忆中的过去经验进行比较,当知觉分析与认知加工间出现不匹配时,认知比较器产生信息,动员一系列的生化和神经机制,释放化学物质,改变脑的神经激活状态,使身体适应当前情境的要求,这时情绪就被唤醒了。

三、情绪调节

情绪调节是个体管理和改变自己或他人情绪的过程。在这个过程中,通过一定的策略和机制,使情绪在生理活动、主观体验、表情行为等方面发生一定的变化。情绪调节对个体身心健康的重要性越来越受到临床领域的研究者和实践者的重视。情绪调节受到年龄、性别、文化、语言技能、家庭环境及生理机制等方面的影响。情绪调节涉及的大脑神经网络主要包括前额叶、扣带皮层、杏仁核、基底神经节和丘脑等脑区。成功的情绪调节,主要是管理情绪体验和行为,使之处在适度的水平,既包括抑制、削弱和掩盖等过程,也包括维持和增强的过程。

(一)情绪调节分类

根据情绪调节的来源,可分为内部调节和外部调节。内部调节来源于个体内部,如可以通过个体自我暗示、深呼吸、体育运动等进行生理、心理、行为调节。外部调节来源于个体以外的环境,可通过与朋友谈心进行人际调节,通过爬山、游泳等进行自然调节。

根据情绪的不同特点而言,可分为修正、维持和增强调节等。修正主要是针对强度过高的负性情绪(有时也包括部分的正性情绪)所进行的调整、修正及减弱。维持调节主要针对那些对个体有益的正性情绪而言。增强调节是对那些适当的、需要的情绪进行的增强型调节,这种调节在日常生活中出现的频率不太多,但在临床中常常采用。

根据调节发生的阶段,可分为原因调节和反应调节。原因调节是对系统输入的操作,是针对引起情绪的原因或起源进行的加工和调整,包括对情境的选择、修改、注意分配的调整和认识的改变等策略。反应调节发生于情绪激活或诱发之后,是个体对已经发生的情绪在生理反应、主观体验和表情行为等三方面,通过增强、减少、延长、缩短等策略进行调整。

情绪调节不良与个体的抑郁症或双相情感障碍有关系,在双相情感障碍患者中,常使用非适应性的情绪调节加工策略,且在情绪调节过程中前额叶皮层激活异常,杏仁核-前额叶连接减弱。在其他精神障碍或神经发育障碍中或多或少均存在前额叶的功能失调,情绪调节或许与精神障碍或神经发育障碍的发展有非常密切关系。

情绪调节基本过程可以分为以下五个部分。

1. 生理调节　情绪的生理调节是以一定的生理过程为基础的,调节过程中存在着相应的生理反应变化模式。

生理唤醒是典型的情绪生理反应，如心率、舒张血压、瞳孔大小。神经内分泌的变化和皮下动静脉联结处的血管收缩等都是常用的生理指标。孟昭兰等人(1995)的研究发现，正性情绪诱发后，心率变化不明显；负性情绪诱发后，心率显著增加。格罗斯(Gross，1993)等人的研究发现，厌恶受到抑制时躯体活动和心率下降，而眼动、皮肤电反应、手指脉搏幅度、呼吸间隔等指标上升；悲伤受到抑制时躯体活动下降，心率区间没有变化，而皮肤电反应、心血管系统的交感神经激活水平和呼吸等指标明显上升；快乐受到抑制时，躯体活动、心率、皮肤电反应等指标明显下降，呼吸没有变化。情绪生理成分的调节是系统性的，这种调节将改变或降低处于高唤醒水平的烦恼和痛苦。

2. 情绪体验调节 情绪体验调节是情绪调节的重要方面。当体验过于强烈时，个体会有意识地进行调整。不同情绪体验有着不同的情绪调节过程，可采用不同的策略。萨尔利(Sami，1997)发现，在愤怒时人采取问题解决的策略，悲伤时采取寻求帮助策略，伤感时采取回避的策略。格罗斯等人发现，忽视可以比较有效地降低厌恶感，抑制快乐的表情可以降低快乐感受等。

3. 行为调节 行为调节是个体通过控制和改变自己的表情和行为来实现的。在日常生活中，人们主要采用两种调节方式：一是抑制和掩盖不适当的情绪表达；二是呈现适当的交流信号，如一个人在向他人表示请求时，即使感到失望或愤怒，也要管理或控制自己的情绪，不要影响信息的表达和交流。常见的行为调节包括过度消费、酗酒、吸烟、体育锻炼、听音乐、倾诉、解决问题等，其有效性和适宜性要视具体情况而定。

行为调节可以对情绪体验产生影响。莱尔德(Laird，1974)发现，快乐和愤怒的脸部肌肉使个体产生相应的体验，孟昭兰等人(1993)也发现，愤怒的表情活动可以增强愤怒的情绪体验。

4. 认知调节 道奇(Dodge，1991)等人认为，情绪系统和认知系统是信息加工过程中的两个子系统，情绪可以是信息加工过程的启动状态，也可以是信息加工的背景。道奇等人提出，良好的认知调节包含以下步骤：知觉或再认唤醒需要调节的情绪；解释情绪唤醒的原因和认识改变情绪的方式和途径；做出改变情绪的决定和设定目标；产生适当的个体力所能及的调节反应；对反应进行一定的评价，尤其是评价这些反应是否达到目标；将调节付诸实践。

5. 人际调节 人际调节属于社会调节或外部环境的调节。在人际调节中，个体的动机状态、社会信号、自然环境、记忆等因素都起重要作用。坎培斯(Compas，1989)认为，个体的动机状态，主要指个体正在追求的目标。如果外部事件与个体追求的目标有关，那么这些事件就可能引起个体的情绪。在社会信号中，他人的情绪信号，尤其是与个体关系密切的人(如母亲、教师、朋友等)发出的情绪信号对情绪调节有较大的作用。在自然环境中，美丽风景令人赏心悦目，而混乱、肮脏、臭气熏天的环境则令人恶心。个人记忆也会影响人们的情绪，有些环境让人想起愉快的情境，而有些环境让人回忆起痛苦的情境。

(二) 情绪的自我调节方法

情绪调节在于学会保持良好的心境，学会克制，约束某些不良情绪的表达，掌握疏导、宣泄、转移、放松和升华等调节技术和方法。

1. 疏泄情绪　情绪及时、适当的疏泄，对人的健康影响很大。研究表明，压抑情绪不仅与癌症有密切关系，还会导致心脏病的患病率上升。如果将情绪的调节分为标和本两大类，情绪的疏泄则是对标的调控，是不良情绪产生以后所采取的办法，虽然不能从根本上解决问题，但使用得当也会发挥积极作用。下面介绍一些简便易行的疏泄方法。

(1) 自我疏泄：所谓自我疏泄就是不依赖他人，单靠自己完成疏泄过程。

①眼泪缓解法：美国精神病学家曾经对 331 名 18～75 岁的人进行调查，结果表明，在最近一年里哭过的人都感受到哭过以后心情明显变好了，认为哭对恢复心理平衡有帮助。

②活动发泄法：较为剧烈的劳动或体育运动，能在一定程度上起到发泄愤怒的作用。把导致不良情绪的人或事写在纸上，想怎样写就怎样写，毫不掩饰地写，痛快淋漓地写，写完之后一撕了之。在这个过程中，情绪就已经得到了宣泄，这是比较经济有效的方法。

③转移注意法：每个人都会有一些自己比较感兴趣的事，当情绪不好时，做自己感兴趣的事可以转移注意力，从而起到平静情绪的作用。许多研究证明，音乐具有明显得调节情绪的作用。节奏明快有力的音乐可以使人振奋；另外，旋律优美悠扬的音乐能够让人进入轻松愉快的心境。为了健康，可以多听音乐。

(2) 他助疏泄：每个人都有自己的社会支持系统。社会支持系统能对自己的许多方面，尤其是精神方面给予支持和帮助，人际关系网络主要由亲人、朋友以及其他能够提供帮助的人员（如心理咨询医生）所组成。当一个人遇到高兴的事情时，通常希望有人分享；当一个人遇到痛苦的事情时，就更需要得到别人的理解、同情、安慰、鼓励、信任和支持。建立有力而稳固的社会支持系统几乎是每个人的共同愿望，能否如愿，在很大程度上取决于自己。一个平时很愿意关心别人、帮助别人的人，在他遇到困难时，自然就容易得到别人的关心和帮助。

2. 采用放松技术　放松技术有很多，利用放松技术可以使人从紧张、抑郁、焦虑等不良情绪中解脱出来。它们都是比较切实有效的，关键的是要掌握要领，勤加练习。

(1) 想象放松法：当遇到紧张与烦恼时，适当使用想象放松法会得到一定的帮助。效果的大小因人而异，主要取决于是否真能掌握要领。要领有两点：一是在整个放松过程中要始终保持深慢而均匀的呼吸；二是要真能体验到随着想象有暖流在身体内运动。显然，要想掌握好这两条必须经过多次的练习和反复认真的体会。在放松时，最好选择安静的环境，仰卧在床上，将四肢伸展放平使其有舒适的感觉，同时闭上眼睛并配合深慢而均匀的呼吸。至于想象的内容或情节可以根据每个人的喜好自己选择，也可以根据一些带有指导语的范例进行。

(2) 肌肉放松法：肌肉放松的顺序为手臂部→头部→躯干部→腿部。环境要保持安静，光线不要太强，尽量减少其他无关刺激。至于具体的放松方法，国外研究者把每一部分的肌肉放松训练过程总结为 5 个步骤：集中注意→肌肉紧张→保持紧张→解除紧张→肌肉松弛。

(3) 深呼吸放松法：这是最简单的放松方法，可用于使人感到紧张的各种场合。具体做法：站立，双肩自然下垂，双眼微闭，然后做缓慢深呼吸。深深地吸气，慢慢地呼气。一般持续数分钟便可达到放松的目的。

第三节 意志过程

一、意志过程概述

意志过程(willed process)是指人在自己的活动中设置一定的目标，按计划不断地克服内部和外部困难并力求实现目标的心理过程。它是人的意识能动性的体现，即人不仅能认识客观事物，而且还能根据对客观事物及其规律的认识自觉地改造世界。人的意志是在活动过程中逐步形成与发展起来的，意志受情感的影响，也是认识过程进一步发展的结果，对人们的社会实践具有积极的促进作用。

意志行动是通过一系列的随意运动来实现的，是人大脑皮层的机能，也是神经系统多部位、多层次整合活动的结果。研究证明大脑额叶是形成人的意志行动目的、并且保证贯彻执行的器官。近年来的医学实践和生理学研究证明，经过生物反馈训练，可以调节那些由自主神经支配的内脏器官的机能，如心率的快慢、血压的高低、肠胃的蠕动，甚至脑电活动的节律。

意志行动具有发生、发展和完成的过程。确定决定是意志行动的开始阶段，决定了意志行动的方向及动因，包括动机斗争和目的确定等环节。

二、意志品质

意志品质是指构成人的意志的稳定因素，意志品质是意志的一部分，也是衡量一个人意志发展水平的重要尺度。意志品质主要包括自觉性(独立性)、果断性、自制性和坚持性(坚韧性)。

意志的自觉性是指是否对行动目的有明确的认识，尤其是认识到行动的社会意义，主动以目的调节和支配行动方面的意志品质。自觉性是意志的首要品质，贯穿于意志行动的始终。自觉性强的人，能够广泛地听取别人的意见并进行取舍，吸收有益的成分，独立自主地确立合乎实际的目标，自觉地克服困难，执行决定，对行动过程及结果进行自觉反思和评价。与自觉性相反的意志品质是易受暗示性与独断性。易受暗示性强的人，行动缺乏主见，没有信心，容易受别人左右，因而会随便改变自己原来的决定。独断性强的人则盲目自信，拒绝他人的合理意见和劝告，一意孤行，固执己见。

意志的果断性是指一个人是否善于明辨是非，迅速而合理地采取决定和执行决定方面的意志品质。果断性强的人，当需要立即行动时，能迅速地做出决断对策，使意志行动顺利进行；而当情况发生新的变化，需要改变行动时，能够随机应变，毫不犹豫地做出新的决定，以便更加有效地执行决定，完成意志行动。与果断性相反的意志品质是优柔寡断和草率决定。优柔寡断的人遇事犹豫不决，患得患失，顾虑重重；在认识上分不清轻重缓急，思想斗争时间过长，即使执行决定也是三心二意。草率的人则相反，在没有辨明是非之前，不负责任地做出决断，凭一时冲动，不考虑主观、客观条件和行动的后果。优柔寡断和草率决定都是意志薄弱的表现。

意志的自制性是指能否善于控制和支配自己行动方面的意志品质。自制性强的人，在意志行动中，不受无关诱因的干扰，能控制自己的情绪，坚持完成意志行动，同时能制止自身不利于达到目的的行动。与自制性相反的意志品质是任性和怯懦。任性的人自我约束力差，不能有效地调节自己的言论和行动，不能控制自己的情绪，行为常常为情绪所支配。怯懦的人胆小怕事，遇到困难或情况突变时惊慌失措，畏缩不前。

意志的坚持性是指在意志行动中能否坚持决定，百折不挠地克服困难和障碍，完成既定目的方面的意志品质。这是最能体现人的意志的一种品质。坚持性强的人能根据目的要求，在长时间内毫不松懈地保持身心的紧张状态，在任何情况下，都坚持不变，直至达到目的。遇到困难时，意志能激励自己树立克服困难的信心，始终如一地完成意志行动。“锲而不舍，金石可镂”是意志坚持性的表现。凡有成就的人，都有极强的意志坚持性。正如贝弗里奇所说的，几乎所有有成就的科学家，都有一种百折不挠的精神。可见，意志的坚持性品质是事业成功的重要条件。与坚持性相反的意志品质是顽固执拗和见异思迁。顽固执拗的人对自己的行动不做理性评价，执迷不悟，或者是明知不可为而为之。见异思迁者则是行为缺乏坚定性，容易发生动摇，随意更改目标和行动方向，这山望着那山高，庸庸碌碌，终生无为。

（静　进）

复习思考题

1. 什么是认知过程？它包含哪些认知元素？
2. 什么是感觉、知觉？感受性变化规律有哪些？知觉的特征有哪些？
3. 什么是记忆？简述记忆的基本过程。
4. 什么是注意？简述注意的基本品质。
5. 什么是思维？简述思维的分类。
6. 什么是情绪？什么是情感？两者有何区别和联系？
7. 情绪的基本功能有哪些？
8. 什么是情绪调节？试述情绪调节的基本过程。

第四章 人　　格

本章要点

（1）人格的概念与理论。

（2）人格的形成。

（3）影响能力形成和发展的因素。

（4）高级神经活动类型与气质的关系。

（5）性格的特征与类型。

2001年9月11日，美国发生重大恐怖袭击事件，恐怖分子劫持的飞机撞击美国纽约世贸中心和华盛顿五角大楼。该事件不仅导致了近三千人遇难和大规模的财产损失，而且从根本上改变了美国人的常规生活方式和社会组织结构，广泛地影响着社会、政治、经济、心理等领域。

你可能会认为"9·11"事件导致了人们相似的反应，所有人的反应基本上都是相同的。但是，我们仔细观察却发现，灾难对人们的影响并不相同。这种影响导致有的人出现创伤后应激障碍、焦虑等，同时也促使有的人增加了对生命意义的思考，促进了个人心理的成长。人们感受着悲剧事件造成的焦虑，感受着对恐怖分子的愤怒，感受着失去亲人的悲伤，感受着因没有全力援助死难者而带来的羞惭之心。一些人向别人倾诉他们的情感，一些人则把他们的情绪藏在心中，一些人从宗教那里寻求安慰，一些幸存者后来与他们的社区联系更紧密，还有一些人则决定永远离开此地。有人持续关注着事态的进展，有人故意回避关于该事件的新闻和谈论。对很多人来说，悼念仪式能消除悲伤，对另一些人来说，周年纪念活动又触及了他们试图忘记的伤痛。

人们对"9·11"事件的不同反应，体现了人们之间人格的差别。人格与我们日常生活的很多方面息息相关。

认知、情绪和意志等心理过程（mental process）呈现明显的动态性，它们是心理现象的动态方面。人的心理现象虽然是动态的，但在心理活动的过程中经常表现出一些稳定的特点。这种在认知、情感和意志等心理过程中经常表现出来的、稳定的心理倾向和心理特征，西方心理学习惯用"人格"一词，用以说明个人多种心理特征有机整合所显示出来的独特的精神面貌。因此，相对心理过程而言，人格是心理现象静态特征的表现。

第一节　人格概述

早餐店提供几十种食品以满足人们的不同需要；乘火车的人到站后怀着不同的目的奔

向各自的目的地；解决同样的问题时，有的人觉得容易，有的人觉得困难；有的人活泼好动，而有的人沉默安静；有的人诚实正直，有的人虚伪狡诈。当关注到人与人之间的差异性和相似性时，也就注意到了人格。这一节将对人格的定义和人格的特征进行介绍，从而阐述人格这个概念的内涵。

一、人格定义

"人格"是在日常生活中人们经常使用的词汇。我们常常听到的语句有"不要污辱我的人格""我以人格担保""他很有人格魅力"等。这些"人格"既包涵了法律和道德的含义，也包含了文学和社会学的含义，它们与心理学上"人格"的含义是有区别的。

"人格"(personality)一词源于拉丁文的"persona"，本意是指面具，是演戏时演员根据剧情的需要所戴的面具或所画的脸谱。面具随人物角色的不同而变换。例如，在我国京剧脸谱中，红脸代表忠义，白脸代表奸佞，黑脸代表刚强，面具体现了角色的特点和人物性格。

心理学沿用其含义，转义为人格，实际包含着两层意思：一是指个人在人生舞台上所表现出的各种行为，表现出一个人外在的人格品质或公开的自我，即人格的"外壳"；二是指个人蕴藏于内、外部未露的特点，即面具后的真实自我，是人格的内在特征。这仅仅是对人格概念的一种形象化理解。

人格是心理学中一个复杂而又十分重要的概念。由于心理学家各自研究取向的角度不同，对人格的看法也各异。到目前为止，有关人格的定义有100多个，都是仁者见仁，智者见智。综合大多数心理学家的看法，我们把人格定义为"个体在先天生物遗传素质的基础上，通过与后天社会环境的相互作用而形成的相对稳定而独特的心理行为模式"。

二、人格特征

人格具有丰富的内涵，表现出多种本质特征，这些特征能够帮助我们更好地理解人格的内涵。

（一）整体性

人格是由内在的心理特征与外部行为方式构成的。这些心理特征和行为方式并不是孤立存在的，而是相互联系，紧密结合成一个有机整体，具有内在的一致性，并且受自我意识的调控。人的各种行为不是人格某个特定部分运作的结果，而是与其他部分协调活动的结果。而且，人格中一个因素的改变会引起其他因素的改变。例如，一个人从自信到自卑的改变，会引起情绪、认知和行为等多方面的改变，我们感受到的不仅仅是自信心的改变，而是整个人的改变。人格的整体性是心理健康的重要指标。心理健康的人人格结构各方面一定是和谐统一的。人格整体性的丧失将导致个体出现心理障碍，产生各种生活适应困难。

（二）稳定性

人格的稳定性是指人的思想、感情和行为具有跨时间的连续性和跨情境的一致性。跨时间的连续性是指一个人的思想、情感和行为在不同的时间里是连贯的、类似的。例如，一个健谈的人，过去、现在健谈，我们预料他将来也很健谈。他的健谈人格特质具有跨时间的连续性。跨情境一致性是指人在不同情境中的行为往往是相当一致的。例如，一个好交际的人在工作单位、业余活动甚至陌生的旅行团里都能很快与大家混熟。当然，人格的稳定性并不意味着人格是一成不变的。随着年龄的增长、环境的变化，实践活动的磨炼及个人的主观努力，一个人的人格也可以发生不同程度的改变，即人格也具有一定的可塑性和可变性。

（三）独特性

人格的独特性是指人与人之间的心理和行为是各不相同的。不同的遗传、生活及教育环境，形成了各自独特的心理特点。这种独特性不仅仅表现在某些个别的心理或行为特征上，更表现在整体模式上，从而使得人与人相互区别开来。“人心不同，各如其面”这句俗语为人格的独特性做了最好的诠释。当然，我们并不否认人们在某些心理或行为特征上有共同性，例如，中国人具有勤劳的品质。人格是独特性与共同性的统一。但是，心理学更重视的是人格的独特性。

（四）生物性和社会性

人格是在先天的生物遗传素质的基础上，通过与后天环境相互作用而形成的。人格具有生物性，同时也具有社会性，是两者的统一。生物因素给人格发展提供可能性，社会因素使这种可能性变为现实。一个人从受精卵开始，遗传素质与环境作用就不可分割地联系在一起，它们共同对人格的形成、发展发挥作用。它们的作用不是简单地相加，而是复杂地相互作用。一方面，环境、教育使遗传素质的作用得以发挥和表现；另一方面，遗传素质也制约着环境、教育的作用。它们相互制约、相互作用，共同影响着人格的形成与发展。

三、与人格相关的概念

个性、性格、气质这三个概念与人格概念关系密切且容易混淆。为了进一步理解人格的概念，有必要对这几个概念进行简要的阐释。

个性(individuality)往往作为人格的同义词来使用，这与英语单词“personality”的翻译有关。1949 年以来，我国心理学界从俄文著作中翻译了大量心理学文献，把“人格”意义上的俄文单词都译为“个性”。严格来讲，个性与人格是有区别的，个性是强调人的个体差异(individual difference)，从差别的角度来看一个人不同于他人的特点；而人格是对一个人的总的描述或本质的描述，具有整体性、统一性的特点。个性一般包括倾向性的需要、动机和非倾向性的能力、气质、性格等个性心理特征；而人格主要包括先天的气质基础和后天的性格刻画。

性格(character)是指人的品行道德和风格。它是人格结构的一个重要组成部分，是个人有关社会规范、伦理道德方面的各种习性的总称，是不易改变的、稳定的心理品质，如诚实、坚贞、奸险、乖戾等可作为善恶、好坏、是非等价值评价的心理品质。当代美国心理学文献中不常用“character”，在西欧的心理学文献中“character”常与“personality”混同使用。在我国的心理学文献中，性格和人格是两个不同的概念：性格包含于人格之中，它是人格结构的一个主要成分。但在日常生活中，人们常常把人格和性格混同起来，所以我们有必要把人格和性格这两个概念区别开来。

气质(temperament)是个人生来就具有的心理活动的动力特征，也就是我们平时所说的禀性、脾气。例如，有人暴躁易怒，有人温柔和顺等。气质是一种人格特征，即依赖于生理素质或身体特点的人格特征。气质与人格有密切的联系。例如，气质作为人格形成的一项变量在新生儿阶段就表现出来，这些气质特征会影响父母或哺育者与婴儿的互动关系，进而影响其人格的形成。气质使人的全部心理活动都染上了独特的色彩。气质和人格的区别在于，人格的形成除了气质、特质等先天禀赋作基础之外，社会环境的影响也起着决定性的作用，气质仅属于人格中的先天倾向。

第二节　人格理论

人格理论（theories of personality）是心理学家用来描述或解释人的心理和行为的一套假设系统或参考框架。各种人格理论是从各种不同的侧面和水平，对人格现象进行描述和解释。各种人格理论都有其价值，但也都有一定的片面性和局限性。了解各种理论能帮助我们更好地理解人格。

一、精神分析理论

弗洛伊德根据自己的治疗实践，精心建立了一个庞大的理论体系，试图解释人格结构、人格动力、人格发展及人格变态。在人格心理学中，一般把弗洛伊德创立的理论称为古典精神分析学派，而把他的追随者创立的理论体系称为新精神分析学派。

（一）人格结构理论

弗洛伊德将人格视为一个动力系统，该系统的能量源泉均来自本能。人格由本我、自我、超我三部分组成。本我完全是由先天的本能、原始的欲望组成的。它同人的生理过程相联系，将躯体能量转化为精神的能量，并且储藏它们和向自我、超我提供能量。超我是社会道德的化身，按照道德原则行事，它总是与享乐主义的本我直接对立和冲突，力图限制本我的欲求。自我在满足本我欲求时，不仅要考虑现实条件的可能性，而且要受到超我的制约。

弗洛伊德把自我比作有三个严厉主人的仆人，它要尽力满足专横的本我的欲求，要应付严酷的现实环境，还要遵从神圣的超我的规范。自我在三个主人之间周旋、调停，力图使三者的要求都得到满足，以便达到一种相对平衡的状态。可见，自我是人格结构中维护统一的关键因素，也是人格的实际执行者。自我要为三个主人服务，而本我和超我在潜意识领域中的冲突不可避免。如果自我力量不够强大，则难以协调各种力量，使三者失去平衡彼此相互冲突，则易导致心理变态的发生。

根据弗洛伊德这种人格动力结构的理论，人的一切行为都不是由某一单方面的力量决定的，而是人格内部多种力量相互作用的结果。我们可以用几个事例来说明人格内部动力过程是如何导致具体的外显行为的（图 4-1）。

总之，在弗洛伊德看来，整个人格中的能量是一定的。如果自我得到了能量，那么本我或超我就会失去能量。一个人的行为取决于能量在三个系统中的不同分布，如果大部分能量被超我控制，这个人的行为就是很有道德的；如果大部分能量为自我所支配，这个人的行为就显得很实际；如果大部分能量还停留在本我，这个人的行为就表现出原始冲动性。所以一个人的人格特点取决于能量在其人格结构中的分布状况。

在弗洛伊德以后出现了各种新精神分析学说，其代表人物有阿德勒（Adler）、荣格

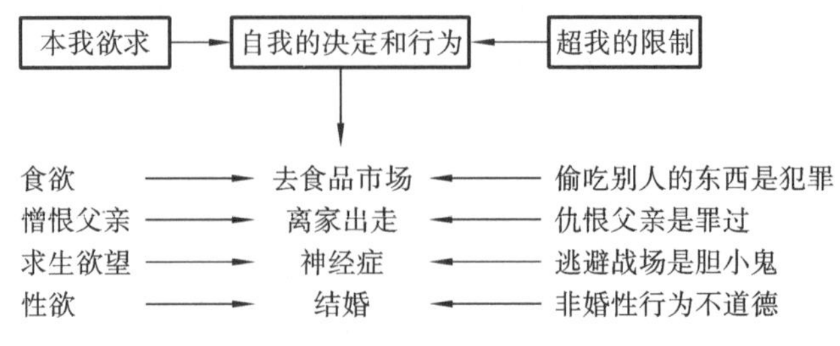

图 4-1 人格结构内部的动力过程导致外显行为示意图

(Jung)、霍妮(Horney)、弗罗姆(Fromm)等。他们保留了弗洛伊德学说的最基本概念、原理和方法,但又对古典精神分析理论加以变通、修正和扩充。他们反对弗洛伊德的本能论和泛性论,强调社会文化因素对人格形成的重要作用。弗洛伊德坚持先天本我和先天生物决定论的悲观主义态度,新精神分析学说则强调后天自我的作用,并相信人自己有能力克服冲突和挫折,不断向积极方向发展,对未来持乐观主义态度。弗洛伊德坚持早期经验对人格形成的决定性作用,新精神分析虽然承认童年经历有重要影响,但他们认为后来的经历,特别是青春期和成年初期的经历在人格形成上也非常重要。除了纠正弗洛伊德理论中的局限外,这些理论家还提出了许多重要概念,影响许多后来研究人格的方法。

(二) 弗洛伊德的人格发展理论

弗洛伊德强调个人早期生活经验对人格发展的影响,他认为人格的本质在生命的最初五六年即已形成,一个成人的人格适应问题追根溯源常常可以从这个人的童年生活中找到原因。而对于早期人格发展的解释,弗洛伊德主要围绕"性"这一主题展开。弗洛伊德将凡是能带来愉快和满足感的体验都称之为性体验,能带来这种体验的部位称之为性敏感区。人的性心理的发展,即人格的发展,都要经历五个发展阶段,每个阶段都有其特点和特殊问题。各阶段的划分以性敏感区为主要标志。

1. 口腔期(0～1 岁) 这一阶段儿童的性敏感区是口腔部位的唇和舌,诸如吸吮、触咬、吞咽等是性欲满足的主要来源。吸吮行为是最能使婴儿感到快乐的行为,吸吮母亲的乳房能够满足婴儿营养和快乐的需要。口腔期固着会产生口腔型人格,这种人格的人在成年后习惯过与口腔有关的生活,他们喜欢吃喝、抽烟、喝酒、接吻等,这些人一般过于信任、依赖他人,自恋、退缩、好索取。

2. 肛门期(1～3 岁) 这一时期性敏感区由唇和舌发展到肛门和大肠,儿童通过体验粪便的保持与排泄得到快乐,因为在排泄时会有一种紧张消除的愉快体验。在肛门期产生固着会形成肛门型人格,肛门型人格分为两类:肛门保护型和肛门驱逐型。前一类人表现为整洁、小气、刻板、做事有条理;后一类人则相反,表现为不爱干净、大方、随便、做事缺乏条理。

3. 性器期(3～6 岁) 这个阶段儿童的性欲望主要通过生殖器来满足。由于男女生理特征不同,因此产生了两种不同的人格特征。这个时期的男孩认为母亲是自己快乐的目标,因此就想得到母亲,又会对父亲产生嫉妒和敌对情绪,这就是弗洛伊德所说的"俄狄浦斯情结"或"恋母情结";而这个时期的女孩会喜欢上自己的父亲,并在潜意识中企图取代母亲的位置,这种现象即"厄勒克特拉情结"或"恋父情结"。

4. 潜伏期(6～12 岁) 此阶段几乎没有明显的性发展表现,儿童的性冲动处于暂时的潜伏状态,性的兴趣被其他兴趣如探索自然环境、文化学习、文体活动及同伴交往等所取代。

这个阶段的持续时间几乎是前三个阶段的总和。弗洛伊德认为这一时期对儿童人格的形成极为重要。由于儿童生活范围的扩大和在学校学习了系统的知识,儿童人格中的自我和超我部分获得了更大发展。

5. 生殖期(12 岁以后) 弗洛伊德把之前三个阶段称为前生殖期,在前生殖期中,性活动由自发性欲所引起,儿童一直追求肉体的愉快。而生殖期的性欲望开始投身于所爱的事业,并由"自恋"开始转向于"异性恋"。从这时起,儿童开始摆脱对父母的依赖,逐渐成为社会的独立成员,寻找职业、选择对象、生育并抚养后代。

(三) 艾里克森的人格发展理论

艾里克森认为,个体为了达到完全的成熟,必须尽最大努力经历一系列面向社会的发展阶段,这些阶段代表着一个个需要克服的障碍。人格发展的每个阶段都由一对冲突或两极对立的矛盾构成,并形成一种危机。积极解决危机会增强自我的力量,人格能得到健全发展;反之,危机得不到解决便会削弱自我的力量,阻碍个人对环境的适应。前一阶段危机的积极解决有助于后一阶段危机的解决。

与弗洛伊德不同,艾里克森不是将"性"视为人格发展的关键,而是将社会的文化与个体的教养作为人格发展的动力,并认为它们贯穿于人的一生。在此基础上,艾里克森把人格发展划分为八个阶段。

1. 基本信任对基本不信任(0～1 岁) 在出生后的第一年,婴儿在信任和疑惑之间寻找平衡。在这一时期,婴儿无助感最强烈,最需要依赖成人。如果父母给婴儿爱抚和有规律的照料,那么婴儿将会产生基本信任感;反之,如果父母给婴儿的照料不足或者不稳定,婴儿就会产生不信任感。如果婴儿的基本信任感居多,孩子就会确信母亲不会扔下他不管,从而发展为一种持久的信念,即他将能得到他所需要的任何东西。基本信任感的形成是健康人格的基础。

2. 自主对害羞或怀疑(1～3 岁) 在此期间,儿童在自主性与羞怯感之间寻找平衡。儿童学会了爬、走、推、拉、说话等,也学会了控制自身的排便排尿等活动。这时期的儿童能够"随意"地决定做什么或不做什么,常常与父母展开一场"意愿"的拉锯战。父母按照社会要求训练儿童、控制儿童的行为时,儿童的羞怯感由此而生。通过这一阶段,儿童发展起一种独立意志感,同时会逐渐克服离开父母亲时的焦虑感。

3. 主动对内疚(3～6 岁) 这一时期的儿童能主动思考和面对自己的过错,并学着采取一些行动而不怕受到处罚。他们开始有创造性的思维、活动和幻想,并开始计划未来事件。他们具有显著的、不知疲倦的求知欲,好奇、好想、好问。这一时期如果儿童表现出的主动探究行为受到鼓励,就会形成主动性,这为将来成为一个有责任感、有创造力的人奠定了基础。如果成人讥笑儿童的独创行为和想象力,那么儿童就会逐渐失去自信心,这使他们更倾向于生活在别人为他们安排好的狭窄圈子里,缺乏自己开创幸福生活的主动性。

当儿童的主动感超过内疚感时,他们就有了"目的"的品质。埃里克森把目的定义为"一种正视和追求有价值目标的勇气,这种勇气不为儿童想象的失利、罪疚感和惩罚的恐惧所限制"。

4. 勤奋对自卑(6～12 岁) 6～12 岁的儿童在勤奋感与自卑感之间寻找平衡,集中精力胜任自己所选择的任务,特别是学校的功课。艾里克森认为,这一阶段儿童所要学习的重要课程是“通过集中精力和刻苦努力，在圆满完成任务时感受到愉快”。儿童在这个过程中产生一种勤奋感，这种情感是儿童满怀信心地在社会中寻找自己的工作而获得的；如果不能胜任自己的任务，则产生自卑感，对自己能否成为一个对社会有贡献的人信心不足。

5. 自我认同对角色混乱(12～20 岁) 这个阶段的青少年面临一种“认同危机”，自我认同的成功者会持久地感觉自己作为一个人的完美价值。艾里克森认为自我认同是“一种熟悉自身的感觉”，“一种知道自己将会怎样生活的感觉”，是“在解释预期的事物时出现的内在自信”。如果青少年在此阶段不能获得自我认同，就会产生“角色混乱”及“消极认同”。前者指青少年不能正确地选择适应环境的生活角色或只是表面上承担一定的角色，后者指获得一定社会文化环境中所不予认可的角色。

6. 亲密对孤独(20～25 岁) 在成年早期，人们大多为避免孤独而寻求亲密的人际关系，努力获得爱情并与另一个人分享生活。只有具备牢固的自我认同感的人才敢于与他人发生亲密关系，因为与他人发生爱的关系意味着要将自己的认同和他人的认同融为一体。个体如果没有发展起与别人共同劳动和与他人亲近的能力，将会退回到自己的小天地而不与别人密切往来，这样便产生了孤独感。

7. 生育对自我专注(25～60 岁) 中年期的人们在创造激情与停滞不前之间寻找平衡。如果一个人顺利地度过了自我认同期，又在接下来的岁月中过上了幸福和充实的生活，那么他将试图把所有这一切传给下一代。或者与儿童直接相互作用，或者创造能提高下一代精神和物质生活水平的财富。如果一个人不关心下一代，其人格贫乏和停滞，那他就是一个“自我关注”的人，只关心自己，缺乏人际关系。

8. 自我完善对绝望(60 岁以后) 在最后一个阶段，人们追求智慧和生活的满足，在成就感与缺憾之间寻求平衡。走向死亡的必然性使老年人要么产生完善感，要么产生绝望感。过着幸福生活和有贡献的人通常有完善感和充实感，不惧怕死亡。而以往经历挫折感的人，回顾过去时则会感到绝望。由于生活中的某些目标尚未达到，他们往往会留恋生活，没有做好死亡的准备。

二、人格特质论

特质(trait)是指一个人在大多数情境中表现出的相对稳定和持久的品质或特征。特质论把人格看作是由许多不同特质所构成的整体，一种特质就是一个人格维度。人格特质是所有人所共有的，但各人所具有的每一种特质则因人而异，这就形成了人与人之间的人格差异。人格特征可以用特质曲线(图 4-2)来表示。

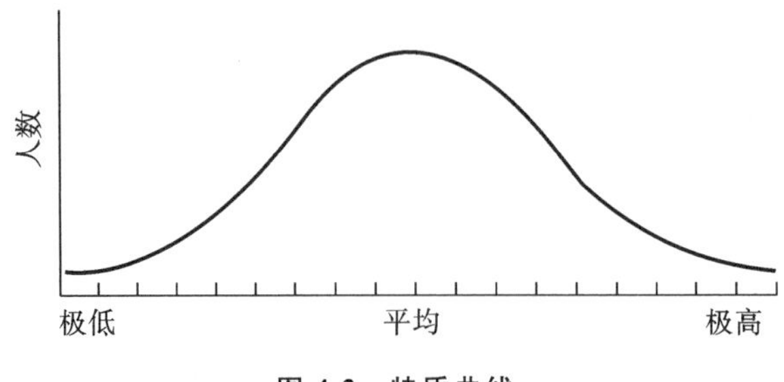

图 4-2 特质曲线

特质心理学家划定了一个能够展现这一连续体上的广泛的行为范围，每个人在这些连续性维度上表现的程度都不同。例如，成就动机可以从高驱动的坚持性向毫无兴趣排列，任何人都处在该连续体上的某一位置，这样也容易对人们进行比较。特质论关注人格的描述和行为的预测，许多人格测验就是根据这一种思想编制的。特质论的创始人是奥尔波特，代表人物有卡特尔、艾森克等。

（一）奥尔波特的特质理论

奥尔波特（G. W. Allport），美国心理学家，是人格特质理论的创始人。他在 1937 年出版的《人格：一种心理学的解释》一书中概述了他的人格特质理论，受到了许多心理学家的肯定。他认为特质构成一个人完整的人格结构，引发人的行为和思想。它除了受应答刺激而产生行为外，也能主动引导行为。特质被看成是一种神经心理结构，它虽然不是具体可见的，但可由个体的外显行为推知它的存在。人以特质来迎接外部世界，以特质来组织经验。没有两个人会有完全相同的特质，因为每个人对待环境的经验和反应是不同的。奥尔波特有句名言："同样的火候使黄油融化，却使鸡蛋变硬。"由于各人特质不同，情况相同却反应各异。按照奥尔波特的观点，特质并非只与少数特殊刺激或反应相联系，而是相对概括和持久的。因为它们将多数刺激与多数反应相联结，所以使个体在行为方面会产生广泛的一致性，从而使行为表现出持久性和跨情境的特点。例如，一个具有强烈攻击性特质的人，可能在许多场合都表现出攻击性强的特点（图 4-3）。

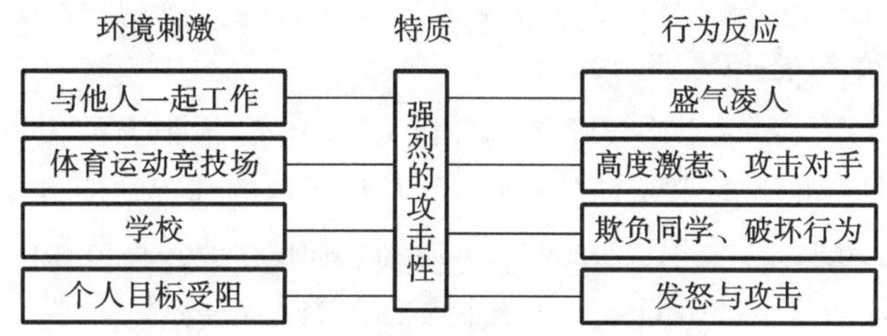

图 4-3　攻击性特质的跨情境一致性

但是，特质也有焦点。例如，支配特质只在某些特殊场合和人群（如同事、同学、家庭、孩子）中出现，在其他场合则出现其他特质。因此，特质镶嵌于社会情境之中，不能将人格看成是一成不变的东西。

奥尔波特将特质分为两类：一类是共同特质（common trait），即一种社会变化背景中的大多数人或群体所具有的特质。另一类是个人特质（individual trait）指个人身上所独具的特质。个人特质又分为三种：①首要特质（cardinal trait）：是一个人最典型、最有概括性的特质。②中心特质（central trait）：是构成个体独特性的几个重要特质。③次要特质（secondary trait）：是个体不太重要的特质，往往只在特殊情况下才表现出来。

（二）卡特尔的特质理论

英国的卡特尔（R. B. Cattell）是人格特质理论的主要代表人物，他将特质视为人格的基本要素，是构建人格结构的基本成分。通过研究，他找到许多人格特质，这些特质可以从不同角度进行分类。

1. 个别特质与共同特质　与奥尔波特的观点一样，卡特尔认为某个人具有的特质称为个别特质(unique trait);一个社区或群体成员所共同具有的特质称为共同特质(common trait),虽然社会所有成员都具有某些共同特质,但共同特质在每个人身上的强度是各不相同的。事实上,在不同时间里,由于情境的变化,同一个人身上的特质强度也会发生变化。

2. 表面特质和根源特质 卡特尔从特质的层次上区分出了表面特质(surface trait)和根源特质(source trait)。他认为人的表面特质是指一个人经常发生的、从外部可以直接观察到的行为表现;而根源特质则是隐藏在表面特质深处并制约着表面特质的特质,它是内在的因素,处在人格结构的内部,是个人行为的最终根源和原因,是人格结构的最重要部分。前者是后者的表现,例如,大胆、独立、坚韧、果断等个性特点,常在一个人身上直接表现出来,它们就是表面特质,但它们在统计学上彼此有很高的相关性,经因素分析可以得出它们的共同根源特质是“独立性”。每一个根源特质控制着一组表面特质。

卡特尔推断所有个体都具有相同的根源特质,但在每个人身上存在强度不同。通过长期研究,卡特尔确立了 16 种根源特质,并设计了相应的问卷来测量它们。每个人人格特质的不同就是由于这 16 种人格因素在各人身上的组合不同所导致的。卡特尔 16 种人格因素问卷(16PF)已被广泛应用于心理学界、教育界及职业咨询等领域。

关于人格的发展,卡特尔与大多数人格理论家一样,主张遗传与环境均为人格的决定因素,认为人格的发展是遗传和环境交互作用的结果。同时,卡特尔也注重早年经验对人格形成的重要影响。他赞同弗洛伊德的观点,认为自我和超我是在 2～5 岁出现的,这个时期充斥着各种冲突,是人格发展的关键期。

(三) 艾森克的人格维度理论

艾森克(H. J. Eysenck)是出生于德国的英国心理学家,他把人格定义为一个人的性格、气质、智力、体格稳定的持久的组织,它决定一个人对环境的独特适应方式。

艾森克将人格分为三个基本维度,即内外倾(extraversion-introversion)、神经质(neuroticism)和精神质(psychoticism)。内外倾是人类性格的基本类型。外倾的人不易受周围环境影响,难以形成条件反射;内倾的人易受周围环境的影响,容易形成条件反射。神经质则指情绪稳定与否,与人的自主神经系统活动特性有关,其两极是情绪稳定和神经过敏。精神质是指冷酷心肠,缺乏感情和同情心,倔强固执等。艾森克将维度研究与传统上的四种气质类型相结合,建立了内外倾和神经质两个基本维度与之对应的四个象限系统。每个人在这个平面中都可根据自己的人格特质和类型找到相应位置(图 4-4)。

(四) 人格的五因素结构理论

人格特质理论的共同目标是确定普遍的人格结构。研究发现,有五种因素可以涵盖人格描述的各个方面,并且在不同的文化情境中均发现了这五种因素的存在。这五种因素分别是开放性(openness)、严谨性(conscientiousness)、外倾性(extraversion)、宜人性(agreeableness)和神经质(neuroticism)。每个词的第一个字母可以组成“ocean”一词,意味着这五个方面像海洋一样包含了人格结构的方方面面。

开放性反映个体对经验的开放性、智慧和创造性程度及其探究的态度,而不仅仅是人际意义上的开放,具有想象、审美、情感丰富、求异、创造、智能等特质。严谨性反映个体自我约束的能力及取得成就的动机和责任感,是指如何控制自己及如何自律,具有胜任、公正、条理、尽职、成就、自律、谨慎、克制等特点。外倾性反映个体神经系统的强弱及其动力特征,具

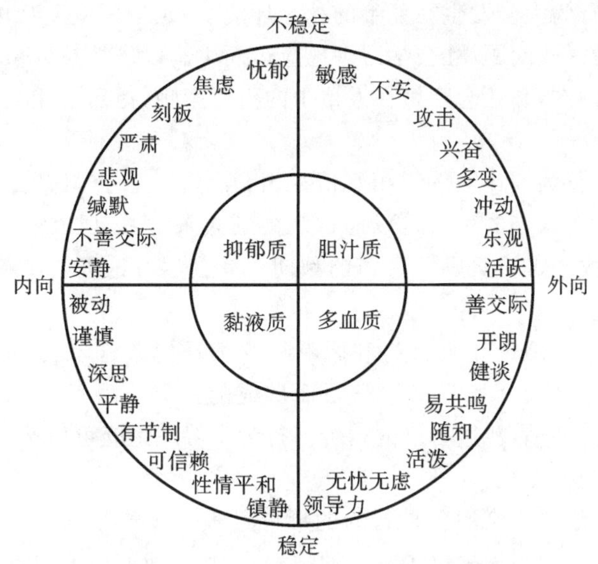

图 4-4　艾森克的两维度人格结构图

有热情、社交、果断、活跃、冒险、乐观等特质。宜人性反映人性中的人道主义方面及人际取向，具有信任、利他、直率、依从、谦虚、移情等特质。神经质反映个体情绪状态的稳定性及内心体验的倾向性，具有焦虑、敌对、压抑、自我意识、冲动、脆弱等特质。

三、行为学习理论

行为学习理论(behavioral learning theories)是致力于从后天学习的角度探讨人格的形成与发展的一种理论模式。它重视后天环境影响对人格的决定意义，并且在研究方法上强调客观性和科学性，一般采用严谨的实验研究方法。早期的行为学习理论把对人格的描述局限在可观察行为的稳定方式上，后期的行为学习理论则扩充了对人格的理解，加入了更多认知和社会方面的概念。因而，行为学习理论主要有两种研究取向：行为论取向和社会学习论取向。

(一) 行为主义理论

行为主义心理学的首倡者华生(J. B. Watson)主张心理学研究的应该是行为，而不是意识。因为行为是外显的、客观的，能够直接观测的，而意识却是隐蔽的、不可捉摸的，只能从行为间接推知。他认为，人们可以通过对一个人的行为观察，发现其占优势的习惯系统或行为模式，从而确定其主要的人格特征，并对其人格进行分类。

行为主义心理学的典型代表人物斯金纳(B. F. Skinner)认为，行为模式上的个别差异是由于个体所处的学习情境的不同导致的。两个人彼此不同，不是由于他们素质上的不同，而是由于他们所处的环境的不同。

行为主义理论利用经典条件反射和操作条件反射来解释行为的发展和延续。在这里，人格被描述为一个人的条件反射经验所导致的最终结果。

(二) 社会学习理论

传统的行为主义忽视了人的认知作用，以简单的动物实验研究来解释人类的行为。事实上,人类的学习和行为大多发生在复杂的社会环境中,人与环境交互作用并且人会根据环境调整其行为。针对这些问题,社会学习理论应运而生。以班杜拉(Bandura)为代表的社会学习理论强调认知(内在)和社会环境在人格中的重要影响,提出了相互决定论、观察学习及自我效能等概念。

他们认为,认知、行为和环境三者相互依存、相互作用,人会调整自己的行为,并且人的思维是有目的且定向于未来的。人可以通过观察别人来学习,但人是否会表现出通过这种学习获得的行为,取决于其对奖励或惩罚的预期。社会学习论进一步补充与发展了行为主义的观点。

总的来说,行为学习理论注重行为和影响行为的环境条件,认为人格是个人行为的总和,而行为则是在一定社会环境中通过学习而形成的。个人因素、环境因素和行为相互作用,人通过学习来适应环境,塑造自己的行为。行为学习理论既可以解释一个人行为的一致性,又可以解释其行为的变化。

行为学习理论对组成人格的各种行为的形成过程——学习,进行了详尽、客观的研究,并为预测、控制、矫正人的行为提供了有效的技术。但是,我们也要看到,行为学习理论的人格论偏重外显行为,而忽视了对人的内部心理过程的研究。他们的研究方法注重客观性与元素分析,但忽视了人的主观性和整体性。

四、人本主义理论

人格心理学的研究实体几经改变,在 20 世纪 50 年代末,人本主义心理学家马斯洛开始把眼光转向了健康人,企图通过对健康人的研究,找出人格形成的原因。与此同时,人本主义理论(humanistic theories)的另一代表人物罗杰斯(Rogers)提出了完善的人的概念,他认为,一个完善的人总是朝着满足和快乐的状态前进,除非被生活的障碍阻挡。人本主义心理学主张以健康人为研究对象,主要研究人的主观体验、自我实现、生命的意义等重要问题,把积极的自我形象视为一个核心因素,一个决定人的适应行为的因素。人本主义者认为,精神分析理论是悲观主义的,特质理论是静止的,行为学习理论是机械的。因此,他们提出自己的一套理论。虽然目前还没有一个普遍认可的人本主义人格理论的定义,但其核心内容有以下四个方面。

1. 强调人的责任 人本主义理论认为,人们自己最终要对所发生的事情负责,也就是说人应该对自己的行为负主要责任,这就是人本主义理论的基础。在特定的时刻,行为是每个人自己的选择,人们选择维持人际关系,但并不是必须这样做。我们选择被动的行为,但我们也可以决定去积极地行动。我们有能力决定自己的命运和行动方向,因为我们有自由意志。人本主义心理学家把人看作自己生活的主动构建者,只有对自己生活中的每个方面都能负责,一个人才可能设计和改造自我。人本主义心理治疗的主要目标,就是使患者认识到他们有能力做任何他们想做的事情。

2. 强调"此时此地" 根据人本主义理论的观点,只有按生活的本来面貌去生活,才能成为真正完善的人。对过去和将来的某些思考虽然有益,但多数人花费过多的时间反省过去,计划未来,其实是浪费时间。只有生活在此时此地,人才能充分享受生活。

3. 从现象学角度看个体 人本主义理论具有强烈的现象学倾向,它强调人的主观体验，认为所有的人都生活在自己的主观世界中，这个主观世界仅自己知晓，没有人比自己更了解自己。决定人的行为的正是这种主观世界，也就是人们的主观世界在引导着人们的行为。因此，对人格的研究应去了解人们心目中的主观世界，并朝这个方向去探讨人格结构。对患者的治疗也应努力去理解患者的主观世界，然后给患者提供指导，使他们能够自己帮助自己。

4. 强调人的成长　幸福是什么？如何拥有长久的幸福？人本主义理论认为，让所有的需要得到满足并不是生活的全部，人们不会就此感到满意，而是更积极地寻求发展。最终的满足是什么？马斯洛认为是"自我实现"，而罗杰斯称之为"自我完善"。人的人格有无限发展的可能性，人有实现自己潜能、不断超越自我的趋向，这一成长过程是人的发展和人的自然特征。也就是说，除非有困难阻碍我们，不然我们会不断地朝着这种满意状态前进。

人本主义理论最大的优点是突出了人格中那些积极的方面。人本主义的理论概念被广泛应用于心理咨询和治疗，人本主义思想也激励着更多的人去追求更高的意识境界和人生目标。

第三节　人格形成的影响因素

关于人格形成的影响因素问题，遗传与环境的决定作用一直是心理学长期争议的主题。一般认为，人格是遗传和环境相互作用的结果。

一、生物遗传因素

人格的形成离不开个体的生物遗传基础。行为遗传学运用双生子研究探讨了遗传因素在人格发展中的作用，认为同卵双生子具有相同的基因形态，他们之间的差异主要是由环境决定的；异卵双生子的基因虽然不同，但在环境上有许多相似性，他们之间的差异则主要是由遗传决定的。因此，比较遗传和环境对同一种人格特征作用的程度和特征就可以估计这一特征受遗传决定的程度。

关于双生子的研究有很多，例如，弗洛德鲁斯（Flodenus）等人 1980 年对瑞典的 12000 名双生子进行人格问卷的施测，结果发现同卵双生子在外向和神经质上的相关系系数是 0.50，而异卵双生子的相关系数只有 0.21 和 0.23。卡特（Carter）等人对美国和欧洲的 2028 对双生子进行各种人格问卷测试，计算被试在人格量表上得分相关的平均值，得出同卵双生子相关的平均值范围为 0.26～0.60，均值为 0.48；而异卵双生子相关的平均值范围为 0.00～0.37，均值为 0.24。这些结果表明，在人格问卷上，同卵双生子的平均相关值均大于异卵双生子的平均相关值，说明同卵双生子比异卵双生子在人格特征上具有更高的遗传力。

遗传是人格不可缺少的影响因素。遗传因素对人格的作用程度也因人格特征的不同而不同，在智力、气质之类的特征上，遗传的影响通常更大；而在价值观、信念等特征上，遗传的影响则较小。

二、社会文化因素

人类创造了自己的文化，又把自己置身于特定的社会文化之中。人格是存在于文化背景中的。文化对人格的影响极为重要，每一种文化的延续和发展，都会塑造它所崇尚的和所需要的人格特征。例如，民族文化是一个民族经过世世代代的积累形成的，它陶冶着一个人的民族性，并异于其他民族或其他国民，如德国人冷静保守、法国人热情浪漫等。

社会文化塑造了社会成员的人格特征。Triandis 等在个体主义文化和集体主义文化之间发现了重要的差别。美国和多数北欧国家的个体主义文化强调个人的需要和成就，生活在这种文化中的人倾向把自己看成独立的、独特的人。相反，生活在集体主义文化中的人倾向于把自己归属于一个较大的群体，如家庭、宗族或国家，这里的人们对合作的兴趣胜过对竞争的兴趣。他们从群体成就中获得满足，胜过从个人成就中获得的满足。亚洲、非洲、中南美洲的很多国家的情况均符合上述的这种集体主义文化。在集体主义的文化里，个人主义可能遭到众人的冷遇。同样一种行为，在一种文化中被看作是良好行为，而在另一种文化中可能被认为是病态或不正常的，也就是说，行为方式会由于文化的不同而具有不同的形式和意义。文化在理解人格当中起着举足轻重的作用。

三、家庭和童年经验

出生后，个体最早接触的环境是家庭。家庭的许多因素，如家庭结构(残缺家庭、寄养家庭等)、家庭气氛、父母教养方式、家庭子女的多少等都对儿童人格的形成起着重要的作用。生活在残缺家庭中的儿童，往往得不到适当的关爱，这对其人格的早期发展有较高的负面影响。而体贴、温暖的家庭环境能促进儿童独立、友好、自控和自主等心理特征的发展。

家庭气氛能从各种不同角度向儿童传递信息，对儿童的人格发展起着潜移默化的作用。父母的教养方式对儿童人格的影响同样重要。研究表明，过度焦虑的孩子常有过度保护、对子女反应十分幼稚化的母亲；受父母溺爱的孩子，常缺乏爱心、耐性和挫折容忍力；经常受到体罚的孩子，会变得难以管教，而且会发生更多的攻击行为。

“早期的亲子关系决定行为模式，塑成一切日后的行为。”这是有关早期经验对人格影响力的一个总结。鲍尔比(Bowlby，1951)受世界卫生组织(WHO)的委托，对在非正常家庭成长的儿童和流浪儿做了大量的调查，在提交的《母性照看与心理健康》的报告中他得出的结论是，儿童心理健康的关键在于儿童婴儿期和幼儿期与母亲建立的一种和谐而稳定的亲子关系。一些国家的调查发现，“母爱丧失”的儿童，包括被父母虐待的儿童，在婴儿早期会出现神经性呕吐、厌食、慢性腹泻、消瘦等症状，这些儿童还表现出胆小、呆板、迟钝、不与人交往、敌对、攻击等人格特点。这些人格特点会影响他们一生的正常发展，导致儿童容易出现心理障碍、社会适应不良等问题。

总之，家庭环境、早期童年经验对儿童人格的形成起着十分重要的作用，并且与儿童心理健康的发展有着密切的联系。

四、自然物理因素

生态环境、气候条件、人口密度等这些物理因素，制约着居住模式，人口规模和分布。人类与其生存环境相互联系、相互制约和相互作用。因而，这些因素也会影响人格。关于因纽特人和特姆尼人的比较研究证明了生存环境对人格的影响作用。

因纽特人生活在冰天雪地的北极，以渔猎为生，夏天在水上打鱼，冬天在冰上打猎。主食肉，没有蔬菜。过着流浪生活，以帐篷遮风避雨。这种生活环境使孩子逐渐形成了坚定、独立、冒险的人格特征。而特姆尼人生活在杂色灌木丛生地带，以农业为主，种田为生，居住环境固定。这种生活环境使孩子形成了依赖、服从、保守的人格特点。

综上所述，人格是遗传和环境交互作用的结果，遗传决定了人格发展的可能性，环境则决定了人格发展的现实性。

第四节　需要与动机

动机(motivation)是为实现一定目的而行动的原因，激活和维持着人类的各种活动。需要(need)是引起动机的内在条件，动机是在需要的基础上产生的。需要和动机是人格的重要成分。

一、需要

(一) 需要的概念

需要是个体在生理上和心理上的某种不平衡状态，它反映了个体对内在环境和外部生活条件的客观要求，它是有机体活动的积极性源泉，是个性的基础。个性就是人在活动中为满足各种需要而形成和发展起来的。

人为了维持个体和社会的生存与发展，必须要求一定的条件。这些要求有的来自有机体的内部，有的来自有机体周围的环境。当人感受到这些要求，并引起某种内在的不平衡状态时，相应的要求就转化为人的某种需要。

需要总是指向能满足某种需要的客体或事物，即追求某种对象和条件，并从中获得满足。需要得到满足之后，不平衡状态暂时得以消除。当出现新的不平衡时，新的需要又会产生。

需要是有机体活动的积极性源泉，是人进行活动的基本动力。需要与人的活动紧密相连，需要越强烈，由此引起的活动也就越有力。人的需要在活动当中不断得到发展。需要激发人的活动，在活动当中需要得到满足，又不断产生新的需要，从而使人的活动不断地向前发展。

(二) 需要的种类

人的需要是多种多样的，可以按照不同的标准对它们进行分类。由于人的需要是一个整体结构，各种需要之间并不孤立，而是相互关联并且交叉重叠，所以各种分类仅仅具有相对的意义。

需要种类众多，需要的分类方法也有很多种。例如，有的学者把需要分为生理的需要、安全的需要、归属与爱的需要、尊重的需要和自我实现的需要五种类别(Maslow，1954)，也有的学者把需要分为生存的需要、相互关系的需要和成长的需要三种类别(Alderfer，1969)。

大多数学者通常采用二分法把各种不同的需要归属为两大类，例如按照需要的起源划分为生理性需要和社会性需要，或按照需要的对象划分为物质需要和精神需要等。

1. 生理性需要 生理性需要也称生物性需要或自然性需要，它是指维持有机体的生命延续和种系繁衍的一些需要，例如进食、饮水、睡眠、运动、排泄和性等需要。生理性需要具有重要的生物学意义，它是保护和维持有机体生存和种族延续所必需的。生理性需要往往带有明显的周期性。

生理性需要是人类最原始、最基本的需要，是人和动物所共有的。但是人的生理性需要和动物的生理性需要有本质的区别。人的生理性需要受社会生活条件的制约，具有社会性，带有社会历史的烙印。

2. 社会性需要 社会性需要是人类在社会生活中形成，是为维护社会的存在和发展而产生的需要。如对劳动、交往、友谊、求知、美和道德等的需要。社会性需要是后天习得的，为人类所特有，属于人类社会历史的范畴，并随着社会生活条件的不同而有所不同。

社会性需要也是个人生活所必需的，如果这类需要得不到满足，虽然不会威胁到机体的生存，但会使人产生不舒服的感觉和焦虑、痛苦等不愉快的情绪。

（三）马斯洛的需要理论

马斯洛按照需要出现的先后和力量的强弱顺序，将人类的主要需要划分为五个层次，即生理的需要、安全的需要、归属与爱的需要、尊重的需要和自我实现的需要(图 4-5)。

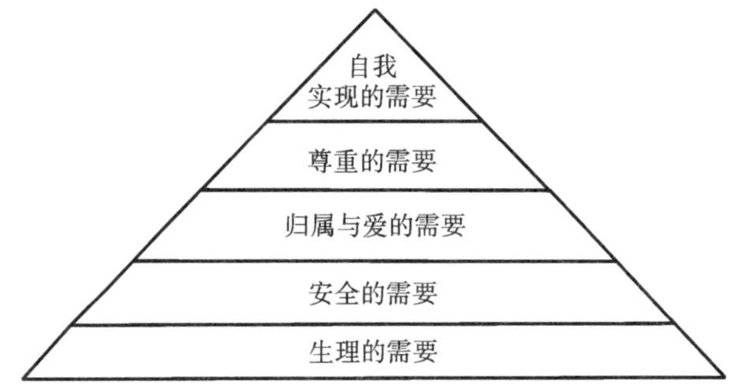

图 4-5 马斯洛的需要层次图

(1) 生理的需要：对食物、水分、空气、睡眠、性的需要等。它们在人的所有的需要中是最基本，也是最有力量的。

(2) 安全的需要：对生活在无威胁、能预测、有秩序的环境中的需要。它表现为人们要求稳定、安全、受到保护、免除恐惧和焦虑等。

(3) 归属与爱的需要：要求与他人建立感情的联系或关系，如结交朋友、追求爱情、参加一个团体并在其中获得一个位置等。

(4) 尊重的需要：个人对自己的尊重与价值的追求，包括自尊和受到别人的尊重。前者指自信、自强、好胜、求成等，后者指希望获得别人的重视、赞许等。

(5) 自我实现的需要：人们追求自我理想的实现，充分发挥个人才能与潜力的需要。自我实现的需要的产生依赖于前面的四种需要的满足。

马斯洛认为，只有低层次的需要基本满足后才会出现高一层次的需要；只有所有的需要相继满足后，才会出现自我实现的需要。每一时刻最占优势的需要支配一个人的意识，成为组织行为的核心力量。只有人类中的少数人才能达到自我实现的境界。

马斯洛将人类需要分成由低到高的不同层次，并把它们纳入一个连续体中，把人的需要看作一个按层次组织起来的、具有一定顺序的结构系统。这种理论在实践当中得到了验证和应用。但是，马斯洛认为人的需要从低级开始到高级发展都是天生的，这忽视或否定了人类需要的社会性。另外，马斯洛的需要理论在许多方面尚带有假设性质，缺乏实验依据和客观指标。

二、动机

（一）动机的概念

动机是激发和维持个体进行活动，并导致该活动朝向某一目标的心理倾向或动力。动机回答了什么激活了人的行为、什么引导并维持着人的活动、什么导致对相同刺激的不同反应以及什么终止活动等问题。动机是对所有引起、支配和维持生理和心理活动的过程的概括，即人们为什么如此行动。人的各种活动是在动机的指引下向着某一目标进行的。动机是一种内部心理过程，它不同于外界刺激的作用。人可能意识到自己的动机，也可能意识不到，但没有这种内部动力，人就不会有各种各样的活动。

动机是在需要的基础上产生的，需要是引起动机的内在条件。但并不是有需要就能够产生相应的动机，只有当需要在强度上达到一定水平，并且有满足需要的对象存在时，需要才能引起动机，即需要和诱因是形成动机的必要条件。诱因是指驱使有机体产生一定行为的外部条件，它是引起动机的另一个重要因素。

（二）动机的作用

动机在人的活动中起着重要的作用，是刺激和反应之间重要的内部环节。具体来说，动机对活动具有始发、指引、维持和调节的作用。

(1) 激活功能(始动功能)：动机是个体能动性的一个主要方面，它具有发动行为的作用，能推动个体产生某种活动，使个体由静止状态转入活动状态。动机激活力量的大小取决于动机性质和强度。

(2) 指向功能(导向功能)：动机不仅能激发行为，而且能将行为指向一定的对象或目标。例如，在成就动机的驱使下，人们会主动选择具有挑战性的任务等。动机指引着活动的方向，它使活动朝着预定的目标进行。动机不同，活动的方向和它所追求的目标也不同。

(3) 维持、调整和强化功能：动机具有维持功能，它表现为行为的坚持性。当动机激发个体的某种活动后，这种活动能否坚持或被强化，要受到动机的调节和支配。如果活动达到了目标，动机促使有机体终止这种活动；如果活动尚未达到目标，动机将驱使有机体维持或加强这种活动，或转换活动方向以达到某种目标。

（三）动机的种类

像需要一样，人的动机也是多种多样的。

根据动机的起源，可以把动机分为生理性动机和社会性动机。前者与人的生理性需要相联系，后者与人的社会性需要相联系。

根据动机的影响范围和持续作用的时间，可以把动机分为长远动机和短暂动机。前者一般来自对活动意义的深刻认识，它影响范围广，持续作用时间长，比较稳定；后者一般来自对活动本身的直接兴趣，它只对个别具体活动一时起作用，不够稳定。

根据动机内容的性质，可以把动机分为高尚的动机和卑劣的动机。这是从社会道德规范的内容上来看的。前者符合社会道德规范，后者背离社会道德规范。

（四）动机强度与工作效率

工作效率和动机强度有密切联系。根据叶克斯（Yerkes）和多德森（Dodson）的研究，各种活动都存在最佳的动机水平。动机不足或动机过分强烈，都会使工作效率下降。在比较容易的工作中，工作效率随动机提高而上升；随着工作难度的增加，动机的最佳水平有逐渐下降的趋势。这就是著名的叶克斯-多德森定律（图 4-6）。

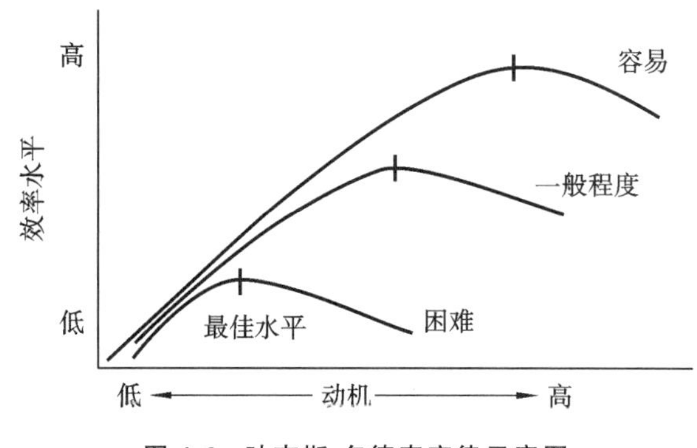

图 4-6　叶克斯-多德森定律示意图

（五）动机冲突与挫折

在日常生活中，常常会有数种动机同时并存的情况，其各自的强度随时会发生变化，当彼此之间不相容时，一种动机的实现就会导致另外动机的受挫，称之为动机冲突（motive conflict）。典型的动机冲突包括以下几种。

（1）双趋（接近-接近型）冲突（approach-approach conflict）：两个目标具有同等吸引力，但受限于条件不能同时满足，只能接受其中一个。

（2）双避（回避-回避型）冲突（avoidance-avoidance conflict）：同时受到两种威胁，迫于形势必须接受其中之一。

（3）趋避（接近-回避型）冲突（approach-avoidance conflict）：个体对同一事物产生两种动机，既想得到它，同时又想拒绝和避开它。

（4）多重趋避型冲突（multiple approach-avoidance conflict）：面临多个目标且每个目标都有利弊，反复权衡难以拿定主意。

挫折（frustration）是指个体在趋向目标的过程中遇到了不可克服的障碍，使行为进程受阻或被延搁而产生的紧张状态与情绪反应。造成挫折的原因有很多，有来自个体内部的，也有来自个体外部的。动机冲突和挫折在人们生活中是不可避免的。增强挫折承受力是培养良好意志行为的重要方面。一般而言，个体应当从正确对待挫折、改善挫折情境、善于总结经验教训、适当调节抱负水平、建立和谐的人际关系几个方面着手加强锻炼和学习，逐渐培养成独立、果断、坚定、自制力强的人格品质。

第五节 能 力

要顺利完成各种实践活动都必须依赖一定的前提条件,这些条件有的是生理层面的,例如身高和力量等,有的是心理层面的,例如观察、记忆等,后者就属于能力的范畴。

一、能力的定义

一般认为,能力是一种个性心理特征,是人顺利完成某种活动所必须具备的心理条件。能力在英语中通常用两个词来表示,“ability”和“capacity”。“ability”指对某种活动的现有的成就水平,即已经表现出来的实际能力和已达到的某种熟练程度;“capacity”指个体具有的潜力或可能性,即尚未表现出来的通过学习或训练后可能发展起来的能力与可能达到的某种熟练程度。我们所说的能力同时包含以上两方面的内容。

能力和活动紧密联系。一方面,能力表现在人所从事的活动中,并在活动中得到发展;另一方面,从事某种活动又必须以一定的能力为前提。顺利完成某种活动所需要的因素是多方面的,能力是必要的条件,但不是唯一的条件。个人的知识经验、活动动机和身体健康状况等都是完成活动所必需的。

能力和知识既有区别,又密切联系。能力和知识的区别如下。首先,能力和知识分属不同的范畴。能力是人的个性心理特征,知识是人类社会历史经验的总结和概括。例如做数学题时所用的公理、定理和公式等属于知识范畴,而做题过程中思维的严密性和灵活性等属于能力范畴。其次,知识的掌握和能力的发展不是同步的。能力的发展比知识的获得要慢得多,而且并不总是随知识的增加而成正比例发展。能力和知识的密切联系如下。一方面,能力是在掌握知识的过程中形成和发展的。离开了学习和训练,任何能力都不可能得到发展。另一方面,掌握知识又以一定的能力为前提,能力是掌握知识的内在条件和可能性。

智力(intelligence)又称智能或智慧,现在一般认为,智力是个体认识方面的各种能力的综合,其中抽象逻辑思维能力是智力的核心。智力商数(intelligence quotient,IQ),简称智商,是通过智力测验得出来的结果,是对智力水平间接的推测和评估。一般来说,一个人的智力水平在一生中是发展变化的,而智商却保持在一个相对稳定的水平。

二、能力的分类

能力按照倾向性可以分为一般能力和特殊能力。一般能力又称普通能力,指大多数活动所共同需要的能力,是人所共有的最基本的能力,适用于广泛的活动范围,符合多种活动的要求。一般能力和认识活动紧密联系。观察力、记忆力、注意力、想象力和思维力都是一般能力。特殊能力又称专门能力,指某种专门活动所必需的能力,它只在特殊活动领域内发挥作用,是完成有关活动必不可少的能力。

能力按照功能可以分为认知能力、操作能力和社交能力。认知能力指接受、加工、储存和应用信息的能力。它是人成功完成活动最重要的心理条件。知觉、记忆、注意、思维和想象的能力都属于认知能力。操作能力指操纵、制作和运动的能力。劳动能力、艺术表现能力、体育运动能力等都属于操作能力。社交能力指人在社会交往活动中表现出来的能力。组织管理能力、言语感染能力、判别决策能力等都属于社交能力。社交能力包含认知能力和操作能力。

三、能力的个别差异

人与人之间在能力上存在着明显的个别差异。这种差异主要表现在三个方面。第一，能力发展水平的差异。每个人一生当中能够达到的能力的最高水平各不相同，有的人聪明，有的人愚笨，而大多数人属于中等。第二，能力表现早晚的差异。有的人在少年儿童时期就表现出优异的能力，聪慧超群，属于“早熟或早慧”；有些人的能力表现较晚，甚至到了晚年能力才充分发挥出来，属于“大器晚成”。第三，能力结构类型上的差异。能力结构类型的差异是指个体能力中各种成分的构成方式上的不同。例如，有的人思维能力和想象能力强，而观察能力和记忆能力较差，有的人却恰恰相反。

四、能力的发展

（一）能力发展的一般趋势

童年期和青少年期是某些能力发展的重要时期。从 3、4 岁起到 12、13 岁，智力的发展与年龄的增长几乎等速，以后随着年龄的增长，智力发展趋于缓和。人的智力在 18～25 岁达到顶峰，而且智力的不同成分达到顶峰的时间是不同的。成年期是人生最漫长的时期，也是能力发展相对稳定的时期，在 25～40 岁间人们常常参与富有创造性的活动。能力发展的趋势也存在个别差异，能力高的发展快，达到高峰的时间晚；能力低的发展慢，达到高峰的时间早一些。

（二）影响能力形成和发展的因素

1. 遗传因素 研究表明，血缘关系接近的人在能力（智力）发展水平上确实有接近的趋势。同卵双生子的智力相关系数高于异卵双生子和同胞兄弟姐妹，亲生父母与子女的智力相关系数高于养父母，无血缘关系的人的智力相关系数很低。相反，在不同环境下长大的同卵双生子，智力的相关系数仍很高。这说明，遗传因素对智力的发展的确有一定的作用。

2. 环境和教育因素 产前环境对胎儿的生长发育及出生后能力的发展，都有重要的影响。许多研究发现，母亲怀孕的年龄、孕期营养状况、服药、患病等因素常常影响到儿童智力的正常发展。环境污染（特别是具有神经毒性的重金属如铅、镉等）能损害神经发育，影响儿童能力发展。实验研究表明，丰富的环境刺激有利于儿童能力的发展。研究还发现，缺乏母亲爱抚的婴儿，可能出现能力发展上的问题。有安全感的儿童喜欢探索环境，而探索环境正是能力发展的重要条件。

有目的、有计划、有组织的学校教育在能力的形成和发展中具有特殊的意义，起着主导的作用。学生通过系统的教育，不仅掌握了知识和技能，而且也形成和发展着能力和其他心理品质。

总之，遗传因素为能力的发展提供了可能性，而环境和教育则把这种可能性转变为能力发展的现实性。

3. 实践活动和个性品质 人的能力是在实践活动中形成和发展起来的。离开了实践活动，即使有良好的素质、环境和教育，能力也难以形成和发展起来。例如，音乐能力只有在音乐的实践活动中才能形成和发展。科研能力也只有在科研的实践活动中才能形成和发展。不参加实践活动，就谈不上能力的形成和发展。

在实践活动中优良的个性品质对能力的形成和发展具有重要的意义。像动机、勤奋、谦虚和坚强、毅力等都有助于能力的形成和发展。

第六节 气质与性格

俗话说“江山易改，禀性难移”，又有人说“性格决定命运”，禀性指的是什么？禀性一点都不能改变吗？性格能不能决定一个人的命运呢？

一、气质

气质(temperament)是一个很古老的概念，是重要的人格特征之一，相当于我们平时常说的脾气、秉性、性情。在心理学上，人们把这些不依赖于行为的内容、目的的心理活动和行为的动力特征称为气质。

所谓动力特征是指心理和行为活动的强度、速度、灵活性、稳定性和指向性等方面的特征。如情绪体验的强弱，情绪的稳定性，思维和动作速度的快慢、灵活或不灵活，思想、情感外露程度等。

气质的动力特征与心理活动的内部动力(如动机、需要、兴趣、信念等)不同。内部动力指的是推动人去从事某种活动的心理原因，其目的是满足某种需要，因而有明确的方向性。而气质不是内部动力因素，它只是作为显露在外的动力特征，表现于人的心理活动和行动之中。它不决定一个人是否活动，也不决定他的活动的具体方向。气质只表明心理活动和行为的进行方式。例如，有人急躁直率，容易冲动；有人活泼好动，反应迅速；有人安静稳重，反应缓慢；有人内向孤僻，体验深刻等。气质影响着个体活动的一切方面，给人的整个心理活动表现涂上了个人独特的色彩。

人们很早就对气质本质进行了探讨，因而产生了各种不同的学说。其中影响较大的有古希腊医生希波克拉底和罗马医生盖伦的“体液说”，德国心理学家、精神病学家克瑞奇米尔的“体形说”，日本学者古川竹二等人的“血型说”，生理学家柏曼的“激素说”，苏联生理学家巴甫洛夫的“高级神经活动类型说”等。心理学家和生理学家长期的研究和实践证明，“高级神经活动类型说”为气质学说提供了科学的依据。

巴甫洛夫在研究中发现高级神经活动有两个基本过程：兴奋过程和抑制过程。这两个神经过程有三个基本特征：强度、平衡性和灵活性。有机体的不同的行为表现，是其神经过程基本特征的差异造成的。根据神经过程的这些特征，巴甫洛夫确定了高级神经活动的四种基本类型，并把它们看成是与气质类型相同的东西。他曾说：“显然，这些类型在人身上就是我们称之为气质的东西。”高级神经活动类型与气质如表 4-1 所示。

表 4-1　高级神经活动类型与气质

神经系统的基本特点	高级神经的活动类型	气质类型
强、不平衡	兴奋型	胆汁质
强、平衡、灵活	活泼型	多血质
强、平衡、不灵活	安静型	黏液质
弱	抑制型	抑郁质

巴甫洛夫的高级神经活动学说较好地解释了气质的生理机制，但它并不是对气质的生理机制唯一正确的解释。其后的有关研究表明，神经活动的类型并不总是与气质的类型相吻合。显然，影响气质的不仅有神经系统的特征，而且还有整个人的身体组织。人的气质不仅与大脑皮层的活动有关，而且与皮层下组织的活动有关，人的内分泌系统对气质也有影响。

（一）气质的特征

气质是人无论在什么场合都经常表现出来的典型的较稳定的动力特征，是不以活动的目的、内容而转移的，这些特征有规律地互相联系、组合，便构成了个人的气质类型特征。

气质的心理结构十分复杂，它由许多心理活动的特性交织而组成。根据现有的研究，气质类型主要有以下几种特征。

1. 感受性　感受性指人对外界刺激的感觉能力。它是神经系统强度特性的表现，可以根据人们产生心理反应所需要的外界影响的强度来判断这种特性。

2. 耐受性　耐受性指人在接受外界事物的刺激作用时表现在时间和强度上的耐受程度。它也是神经系统强度特性的反映。它表现在长时间从事某项活动时注意力的集中性，对强烈刺激（如疼痛、噪声、过强或过弱的光线）的耐受性，对长时间的思维活动保持优越效果的坚持性等方面。

3. 反应敏捷性　反应敏捷性可以分为两类：一类为不随意的反应性，各种刺激可以引起心理的各方面的指向性，如不随意注意的指向性、不随意运动反应的指向性等；另一类指一般的心理反应和心理过程进行的速度，如说话的速度，记忆的速度，思考的敏捷程度，注意转移的灵活程度，一般动作的灵活、迅速等。反应敏捷性主要是神经系统灵活性的表现。

4. 可塑性　可塑性指人根据外界事物变化的情况而改变自己适应性行为的可塑程度。可塑性表现在对外界环境或要求的变化，主体在顺应上的难易，情绪上的愉快或不愉快，采取行动的敏捷或迟缓，态度上的果断或犹豫等方面。凡是顺应上容易、情绪上不出现困难、行动果断的人都表现出更大的可塑性，而在顺应上困难、情绪上出现纷扰、行动迟缓、态度犹豫的人则表现出更大的刻板性或惰性。可塑性主要是神经系统灵活性的表现。

5. 情绪兴奋性　情绪兴奋性是神经系统特性在心理上表现出的重要特性，它既反映神经系统的强度特性，也反映平衡性。有的人情绪兴奋性很强，而情绪抑制力弱，这不但体现了神经系统的强度特性，而且明显地体现了兴奋和抑制不平衡的特点。情绪兴奋性还包括情绪向外表现的强烈程度，这一点可以有不同的组合，例如，有一些人可以具有强烈的兴奋和强烈的外部表现；另一些人可以只有强烈的兴奋而无强烈的外部表现，体现为极度兴奋但又不外露的气质特征。

6. 向性　向性包括外倾性和内倾性。外倾性是兴奋性强的体现,内倾性则是抑制过程占优势的反映。外倾性的人表现为心理活动、言语反应和动作反应倾向表现于外,内倾性的人的表现则相反。

气质类型的特征如表 4-2 所示。

表 4-2　气质类型的特征

气质类型	感受性	耐受性	反应敏捷性	可塑性	情绪兴奋性	向性
多血质	−	＋	＋	＋	＋	＋
胆汁质	−	＋	＋	＋	＋	＋
黏液质	−	＋	−	−	−	−
抑郁质	−	−	−	−	＋	−

（二）气质类型

气质类型是指每一类人共同具有的各种气质特征的有规律的结合。根据各种气质心理特征的不同组合,可把气质划分为胆汁质、多血质、黏液质、抑郁质。根据典型气质的不同指标结构,具体到个体身上的典型心理特征和稳定的行为表现如下。

1. 胆汁质　胆汁质又称不可遏止型,属于兴奋热烈的类型。这种气质类型的人感受性较弱,耐受性、敏捷性、可塑性较强,兴奋比抑制占优势;行为表现常常是反应迅速、行为敏捷。在言语、表情、姿势上都有一种强烈的热情,在克服困难上有坚韧不拔的劲头。他们智力活动具有极大的灵活性,但有粗枝大叶、不求甚解的倾向。

2. 多血质　多血质又称活泼型,属于敏捷好动的类型。这种气质类型的人有很强的耐受性、兴奋性、敏捷性和可塑性,反应速度快,感受性较弱,情绪易表露,也易变化,敏感。在行为上,这种气质类型的人热情、活泼、敏捷、精力充沛,适应能力强,善于交际,常能机智地摆脱窘境。他们思维灵活,主意多,常表现出机敏的工作能力和较高的办事效率,对外界事物有广泛的兴趣,个性具有明显的外向性;易适应环境,善交际,但与人交情粗浅。

3. 黏液质　黏液质又称安静型,属缄默而沉静的类型。这种气质类型的人感受性弱,敏捷性、可塑性、兴奋性也弱,但耐受性强。这种气质类型的人行为表现为缓慢、沉着、镇静、有自制力、有耐心、刻板、内向。他们不易接受新生事物,不能迅速地适应变化的环境,与人交往适度、情绪平稳;喜沉思,在做任何工作之前都要仔细考虑;能坚定执行已做出的决定,不慌不忙地去完成工作。

4. 抑郁质　抑郁质又称弱型,属呆板而羞涩的类型。这种气质类型的人感受性很强,往往为一点微不足道的事而动感情,耐受性、敏捷性、可塑性、兴奋性都很弱。他们性格孤僻,动作缓慢,很少表现自己,尽量摆脱出头露面的活动,避免同陌生的、刚认识的人交际。在不熟悉的环境下,他们容易惶惑不安;在强烈和紧张的情形下容易疲劳;在熟悉的环境下表现很安静,动作迟缓、软弱。他们具有高度的情绪易感性,情绪体验方式少,但体验深刻、强烈而持久且不显露。

在现实生活中,并不是每个人的气质都能归入某一气质类型。除少数人具有某种气质类型的典型特征之外,大多数人都偏于中间型或混合型,也就是说,他们较多地具有某一类型的特点,同时又具有其他气质类型的一些特点。

二、性格

性格(character)是人在社会化过程中逐步形成的对客观现实的稳定的态度和习惯化了的行为方式。例如,谦虚或骄傲、诚实或虚伪、勤劳或懒惰、勇敢或怯懦、果断或优柔寡断等都是人的性格特征。性格就是由许多性格特征所组成的统一体。

必须指出,人在生活中偶然的表现不能被认为是他的性格特征。例如,不能根据一个人在一个偶然的场合表现出胆怯的行为而判定他具有怯懦的性格特征。一个人在某种情境中一反常态地发脾气,仅凭这一次的观察也不能认为他具有暴躁的性格特征。只有那些经常性、习惯性的表现才能被认为是个体的性格特征。

人的性格具有稳定性,一旦形成是较难改变的。但又不是一成不变的,性格是在主体与客体的相互作用过程中形成的,同时又在主体和客体的相互作用过程中发生变化。因此,性格又具有可塑性。

性格是具有核心意义的个性心理特征。人与人之间在个性特征方面的个别差异首先表现在性格上。我们平时所讲的个性,主要指一个人的性格,一个人的性格总是和他的意识倾向和世界观相联系,体现了一个人的本质属性。人的性格具有社会历史制约性,在阶级社会中则具有一定的阶级色彩,并且与人的道德评价有关。

(一) 性格特征

性格是一个十分复杂的心理构成物,它有多种不同的性格特征。

1. 态度特征 人总是以一定的态度对客观现实予以反应。性格的态度特征主要指的是一个人如何处理社会各方面的关系的性格特征。

2. 意志特征 性格的意志特征是指个体在对自己行为的自觉调节方式和水平方面的性格特征。

3. 情绪特征 性格的情绪特征是指人的情绪活动在强度、稳定性、持续性和心境方面表现出来的性格特征。

4. 理智特征 性格的理智特征是指人的认识活动特点与风格。

(二) 性格类型

性格类型是指在一类人身上所共有的性格特征的独特结合。这种结合使一类人的性格和另一类人的性格明显不同。许多心理学家曾试图对性格进行分类。

1. 机能类型 从心理机能上划分,性格可分为理智型、情感型和意志型。这种分类观点是英国心理学家培因和法国心理学家李波特等人提出的,是一种根据理智、意志、情绪三种心理机能中哪一种占优势来确定性格类型的分类方法。理智型者通常以理智来衡量和支配自己的行动,与人交往时明事理,讲道理;情绪型者情绪体验深,言行举止易受情绪左右;意志型者具有较明确的活动目标,行为活动具有目的性、主动性、持久性和坚定性。除这三种类型外,还可划分为中间型、混合型或非优势型。

2. 内外倾向型 从心理活动倾向性上划分,性格可分为内倾型和外倾型。瑞士心理学家荣格提出的"类型说"最为著名。他认为"力比多"流动的方向决定人格的类型。他依据"力比多"倾向于内部或外部,把人分为内向型和外向型。

①内向型者心理活动倾向于内部:感情深沉,待人接物较谨慎小心;处理事物缺乏决断

力，但一旦下定决心总能锲而不舍。

②外向型者心理活动倾向于外部：活泼、开朗，感情外露；待人接物果断，独立性强，但比较轻率。

3. 独立型和顺从型　从个体独立性上划分，性格分为独立型和顺从型。美国心理学家威特金按照个体场依存性的不同，把人分为顺从型（场依存性占优势）和独立型（场独立性占优势）。场依存性是指一个人的独立性程度。顺从型的人独立性差，易受环境暗示，行动比较依赖，缺乏主见，缺乏果断性。独立型的人处理问题时倾向于内在参照，有坚定的个人信念、自尊、自强、有主见，不易受环境暗示。但多数人都是处于两个极端类型的中间。

4. 优越型与自卑型　阿德勒创立了"个体心理学"，用精神分析的观点，根据个人竞争性的不同把性格划分为优越型与自卑型。前者争强好胜，不甘落后，总想超过别人；后者甘愿退让，不与人争，缺乏进取心。

5. 理论型、经济型、权力型、社会型、审美型和宗教型　这是由德国哲学家、教育家斯普兰格提出的。他根据人们社会文化生活方式的差异，将人的性格分为六种：理论型、经济型、权力型、社会型、审美型、宗教型。理论型的人对认识客观事物、追求真理有极大的热情，观察事物客观冷静，重视理论，力求把握事物本质，但在解决实际问题时常常无能为力。理论家和哲学家属于这种类型。经济型的人一切以经济观念为中心，从实际获利出发评价事物价值，并以追求财富获取利益为个人生活目的。现实中企业家属于这种类型。权力型的人有强烈的权力意识和权力支配欲，无论对待何事何人，都易表现出对对象的支配倾向，其所作所为总由自己决定。社会型的人重视社会价值，有献身精神，常以关心、热爱社会为自我实现的目标。这类人大多数都从事社会公益事务，如社会慈善、文教卫生事业等。

三、气质与性格的关系

气质与性格既有区别又密切联系、相互制约。

（一）气质与性格的区别

首先，从概念及内涵看，气质是个体心理活动稳定的动力特征，而性格则是人对现实的稳定的态度和习惯化的行为方式。性格的好坏取决于心理活动的方向和内容，但气质不依据心理活动的目的和内容转移。

其次，从表现的范围看，气质表现的范围狭窄，局限于心理活动的强度、速度等方面，而性格表现范围广泛，几乎概括了人的社会方面的心理特点。

再次，从形成、发展上看，气质受先天因素的影响较大，取决于个体神经类型的特点，比较稳定；而性格受后天因素的影响较大，是在环境、教育、家庭和自身实践活动的影响下逐渐形成的，因此可塑性较大，较之于气质，易改变。

最后，气质无好坏之分，气质类型不能决定个体的社会活动价值和成就的大小；而性格主要是指行为的内容，它表现为个体与社会环境的关系，因而性格明显的有好、坏、善、恶之分。

（二）性格与气质的联系

一方面，气质对性格的形成有很大的影响。第一，气质会影响个体性格的形成和发展速度。气质作为性格形成的一种变量在个体产生的早期阶段就表现出来。例如有些婴儿喜欢笑或哭，有些婴儿安静，有些婴儿好动。又如形成自制力这个性格特征，胆汁质的人需要经过极大的克制和努力，而对抑郁质的人而言则比较容易。第二，气质可以按照自己的动力方式渲染性格特征，从而使性格特征具有独特的色彩。例如，同样是勤奋的性格，胆汁质的人在劳动中容易表现为情绪饱满、精力充沛；多血质的人往往表现为兴高采烈、充满热情；黏液质的人多表现为从容不迫、踏实肯干；而抑郁质者，则表现出善于体察事物细小变化，默默工作。第三，个体行为中表现出的气质特点，在一定条件下可能被当成性格的特点。例如，黏液质的人表情单调时被视为冷漠无情或严肃稳重。因此，有的人性格开朗，风度潇洒大方，气质表现为活泼；有的人性格沉静，风度温文尔雅，气质表现为高洁；有的人性格直爽，风度豪放雄健，气质表现为粗犷。在这些方面，气质和性格难以分辨。

另一方面，性格受社会生活条件的制约，会在一定程度上掩盖或改造气质。例如，从事精细操作的外科医生一旦形成了沉着的性格，就有可能改造胆汁质的冲动和行为不可遏制的气质特点。因此，在良好的生活环境和教育的影响下，不同气质类型的人可以形成同一种积极的性格特点；而相同气质类型的人也可以形成带有同样色彩的、互不相同的性格。

（荆　雷）

复习思考题

1. 人格具有哪些特性？
2. 影响人格形成和发展的因素有哪些？
3. 谈谈动机与行为的关系。
4. 试述气质与性格的关系。
5. 依据本章所学知识分析自己的人格特征。

第五章　心理应激

本章要点

(1) 心理应激、应激源的概念,应激过程及应激反应的表现。

(2) 应激与健康的关系。

(3) 应激管理。

> 2004 年的印度洋地震、海啸导致超过 17 万人死亡,50 万人流离失所,强烈地震作为应激源导致孕产妇心理压力增加。Elizabeth Frankenberg 等通过纵向研究发现,5 年后,海啸发生时的胎儿出生后的标准身高比对照组低 1/3 标准差,特别是在海啸发生时处于孕中期的儿童的标准身高比对照组低 2/3 标准差,尤其是因海啸导致母亲出现强烈创伤后应激反应的儿童身高更低,这表明母亲的压力是儿童线性增长持续不足的关键影响因素。

在现实生活中,人们经常遇到各种各样的问题和困难,感到挑战、威胁和压力,从而引起身心方面的变化,影响机体健康,甚至导致疾病。应激作为一种理论,使人们深入地认识和理解生理、心理与社会因素在疾病发生发展中的作用过程,并能为病因学研究提供线索,为临床工作提供心理干预的策略。

本章将介绍心理应激的概念,心理应激的影响因素,应激的管理及心理应激与健康等。

第一节　概　　述

一、心理应激的概念

"应激"(stress)一词源于拉丁语的"stringer",原意为"紧紧地捆绑",在现代英语中,"stress"的含义是"压力""紧张"或"应力",现广泛应用于许多学科领域。

应激通常指我们所感受到的周围的压力。自 1936 年加拿大学者塞里(Selye)提出应激理论以来,人们对应激进行了大量的研究。为了对应激的定义有一个更清楚的认识和理解,学者们使用应激源(stressor)或应激因素、应激效应或应激反应来与应激加以区别。通常,把具有破坏或影响机体内稳态(homeostasis)的内外环境因素称为应激源;在心理学上常用"心理-社会因素"来泛指心理应激源或应激因素。应激效应包括应激的心理反应、生理反应、行为反应,其结果可以有适应和不适应两种情况。

从医学心理学角度,我们将心理应激(psychological stress)定义为个体在察觉(认知评价)到威胁或挑战,必须做出适应或应对时的身心紧张状态。心理应激是心理-社会因素影响健康或导致疾病的重要因素,各种消极事件(如工作压力、危险境地、家庭冲突等)及积极事件(如旅游、娱乐、运动、约会等)均会导致应激。

二、应激的理论模式

近几十年来,应激引起了越来越多学者的研究兴趣,包括人类学、生物学、医学、文化学、生态学、社会学、心理学等学科领域学者从不同的角度对应激进行了探讨,提出各自的观点,所以至今尚未形成统一的理论学说,仅仅关于应激的定义就有 30 多种。应激(压力)研究最早始于生理学领域。古希腊医学之父希波克拉底提出了人体对外部刺激有一种自愈力,近代法国生理学家 Bernard(1879)、德国生理学家 Pfluger(1877)、比利时生理学家 Fredricq(1885)提出了机体的积极适应和内部稳定状态的密切关系。20 世纪三四十年代,美国生理学家坎农(Cannon)和加拿大学者塞里在前人研究的基础上对应激的生理病理反应进行了开拓性研究,尤其是塞里提出的应激理论,促进了应激的生物学反应方面的研究。20 世纪五六十年代,美国心理学家拉扎鲁斯(Lazarus)对应激的研究作出了重要贡献。他特别强调认知因素在应激反应中的作用,注重对应激的过程进行研究,是现代应激的认知及应对研究领域的重要先驱。关于应激的理论模型主要有以下几种。

(一) 稳态说与应急

20 世纪 20 年代,美国著名生理学家坎农提出稳态说和应急概念,对应激研究作出了重要贡献。

人体内的细胞活动离不开内外环境,人体的每一部分功能活动(不论细胞、器官、功能系统)都是在一定范围内波动,并通过各种自我调节机制,在变化着的内外环境中保持着动态平衡。坎农将这种机体在面对环境变化时保持内环境稳定的过程称为内稳态或自稳态(homeostasis)。当个体遇到严重内外环境干扰性刺激时,自稳态被打破,个体的生理机制会出现交感-肾上腺髓质系统激活,交感兴奋性增高;心率加快,血压升高,心肌收缩力增强,心排血量和回心血量增加;呼吸频率加快,潮气量增加;脑和骨骼肌血流量增加,而皮肤、黏膜和消化道血流量减少;脂肪动员,肝糖原分解;凝血时间缩短等整体性反应。这种情况在某些动物实验和人体研究中均可看到。坎农将这种严重干扰性刺激时机体所出现的整体反应,称为应急(emergency),即"战或逃"(fight or flight)反应。坎农的自稳态、应急和"战或逃"概念,涉及内外环境刺激与机体功能反应稳定问题,显示出其对环境与健康之间关系的系统论认识特征,这与后来各种应激研究息息相关。

(二) 生物应激理论

生物应激理论认为应激是人体对刺激的非特异性生理反应。塞里是这一理论的代表人物。他通过对患者的观察发现,许多不同疾病状态下的个体,都出现食欲减退、体重下降、乏力、萎靡不振等全身不适的病态表现。他通过大量实验发现,处于失血、感染、中毒等有害理化刺激作用下及其他紧急状态下的动物,都出现肾上腺增大和颜色变深,胸腺、脾及淋巴结缩小,胃肠道溃疡、出血等现象。塞里将这种疾病或有害刺激都共有的涉及全身的生理生化反应过程称为全身适应综合征(general adaptation syndrome,GAS)。塞里认为 GAS 与刺激的类型无关,而是机体通过兴奋腺垂体-肾上腺皮质轴所引起的生理变化,是机体对有害刺激作出的防御反应,是非特异性的(环境刺激或需求可能是多种多样的,但机体生物学反应却是固定不变的)。GAS 包括警觉期、抵抗期、耗竭期三个阶段。

塞里的应激理论虽然并不完善，但它促进了人们从机体生物学反应方面对应激进行研究，特别是关于生理参量（如肌肉紧张度、呼吸模式、神经内分泌、心血管状况、皮肤电、胃肠状况、代谢情况、免疫功能等）可以作为应激反应的客观指标，能够提供应激源对个体影响的客观有力的证据。另外，关于应激和健康的关系是以心理生理系统为中介的观点，为揭示应激和健康的关系、阐明各种社会-心理因素对人体作用机制提供了基础。但应激的反应模型仍把人类看成对不良环境作被动反应的生命体，没有看到紧张情绪中人的心理和行为的反作用，所以这种理论模型并不能使人们看到应激过程的全貌，生物应激理论作为最早的应激理论，强调应激的生物性，而忽略了应激的心理成分。

（三）素质与压力理论

素质与压力理论认为在诱发应激的外界因素与生理状况因素之间有一个交互作用。人的遗传基因决定了其生理状况，应激域限比较低或机体虚弱的人容易因应激而发生疾病。但它的发生依赖于应激源的数量、作用力的大小及个人的经历。在同样的压力情境下，个体患某种疾病往往是和先天的素质缺陷相连的，由于遗传或某些素质的影响，决定了个体组织、器官、系统的功能强弱不同，较弱的系统在压力作用下就更易发生功能变化。遗传与环境是交互影响生物结构与功能性的两个互补因素，素质与压力理论就是用这种方式来解释遗传与环境的相互作用的。

（四）应激的认知交互理论

早期的应激理论都过分强调了外源性因素的影响而忽视了人的心理过程和应付环境的个体差异。拉扎鲁斯和福克曼（Lazarus&Folkman，1984）建立的认知交互作用模型是应用最广的压力应付模型。压力被认为是个体和环境交互作用的结果。当环境要求超出个体的能力时，个体在应付环境的过程中就会产生压力感，随之而来的情绪取决于个体的认知评价与反应能力。

认知交互理论认为人是主动的、理性的、决策的人，应激是个体应对需求时所需要的能力之间的关系。当能力不能满足需要时，事件或环境才具有应激性。具体而言，同一个事件或环境对某个人可能具有应激性，而对其他人可能不具备应激性，个人的认知评价使一个事件具有应激性或不具有应激性。例如，参加同一场考试的学生，有的因重视、担心考试的成绩而感到紧张、焦虑，甚至失眠、头疼，有的则觉得考试无所谓而放松、无明显的心身反应。

第二节　应激过程

应激过程（stress process）是个体在应激源作用下，通过机体的中介机制（如认知评价、社会支持等）引起应激反应的过程。应激源在人们的生活实践中是普遍存在的，应激源是否对个体构成严重的影响并使个体发生应激反应，取决于应激源的性质和程度，受很多中介因素的影响。

应激是一个多因素作用的过程，主要包括三个方面。

（1）引起机体发生应激反应的刺激物：塞里曾把引起机体产生应激反应的刺激物称为应激源，实际上一段时期里心理学家们是把应激和应激源作为同一概念来研究。其包括的范围相当广泛，远不止塞里所强调的躯体性应激源，还包括心理的、社会的和文化性的应激源。

(2) 机体对有害刺激的反应：包括生理反应、心理反应和行为变化，以及生理反应和心理反应间的相互作用。

(3) 应激源和应激反应的中间变量：应激源与应激心理生理反应之间的中间（介）变量包括诸多因素，如个人的认知评价、应对方式、社会支持和人格特征等，特别是认知评价被认为是应激的关键性因素。（图 5-1）

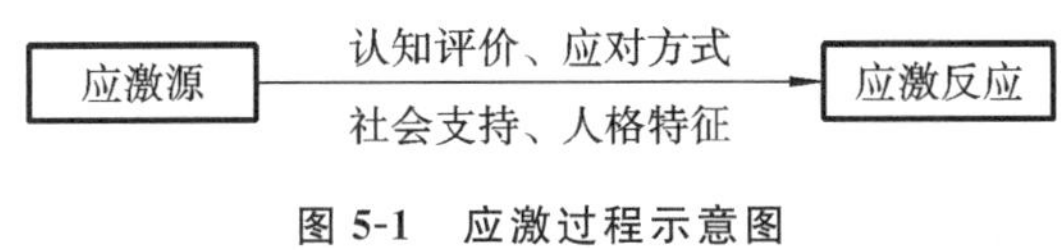

图 5-1　应激过程示意图

一、应激源

应激源指使人感到紧张的事件或环境刺激，亦称为生活事件（life events）。能引起应激的刺激物有生物性、心理性、社会性和文化性的各种因素。一切潜在的应激源成为现实性应激源的前提，是这种刺激因素能为人所觉察，即认知和评价，并被判断为会对自身构成威胁或挑战。

应激源有多种分类方法：按事件对个体的影响分类，可分为正性生活事件和负性生活事件；按事件的现象学分类，可分为工作问题、恋爱婚姻家庭问题、人际关系问题、个人健康问题等；大多学者采用按事件的生物、心理、社会属性进行分类，即社会文化性应激源、职业性应激源、环境应激源和心理性应激源。

1. 社会文化性应激源（social-culture stressor）

(1) 生活事件：生活事件是指日常生活方面发生的重要变化，比如，考试、结婚或离婚、亲人患病或死亡等。霍尔姆斯（Holmes）和雷赫（Rahe）（1966）根据对 5000 多人的病史分析，以及实验室研究所获得的资料，把这些生活事件编制成社会再适应评定量表（social readjustment rating scale，SRRS）（表 5-1），为生活事件与疾病关系的研究提供了量化工具。霍尔姆斯用生活变化单位（life change unit，LCU）来表示生活事件的作用强度。霍尔姆斯等人通过追踪观察发现，一年内的 LCU 累积分与来年患病存在相关关系，如果 LCU 累积加分达到 300 分，属于重大生活危机，这个人在第二年患病的可能性会达到 80%；若一年内 LCU 累积加分为 150～300 分，则有 50%可能在第二年患病；若一年内 LCU 累积加分小于 150 分，第二年可能平安无事、身体健康（表 5-2）。

(2) 生活琐事：生活琐事是指能带来"烦恼"的小事件，它们远比生活事件的发生频率高，如不断地受到别人骚扰、频繁接待陌生人、把物品放错地方、担心经济收入和支出（纳税、医药费、保险费、学费等）、责任太多或者缺少时间照顾家庭等。同生活事件一样，一段时期内的烦恼累积起来，就可能造成生活变化，产生应激问题。即便是由生活事件对个体产生的影响，也可能是通过生活琐事发生的。

(3) 重大变故：能带来应激的重大事件，如社会动荡、战争、动乱、变革、灾荒等。

(4) 文化冲突：每个人都受到自己生活环境中社会文化背景的影响，小到社区、城市，大到民族、种族、国家文化环境的影响，当迁徙到不同民族、不同文化背景区域时，会面临适应陌生文化环境的挑战。社会文化背景会潜移默化地影响个人的行为，个体常常在知觉前，就已经发生了文化冲突。

表 5-1　社会再适应评定量表(SRRS)

等级	生活事件	LCU/分	等级	生活事件	LCU/分
1	配偶的死亡	100	23	儿女离家	29
2	离婚	73	24	姻亲纠纷	29
3	夫妻分居	65	25	杰出的个人成就	28
4	坐牢	63	26	妻子开始或停止工作	26
5	家庭成员死亡	63	27	上学或毕业	26
6	个人受伤或患病	53	28	生活条件的变化	25
7	结婚	50	29	个人习惯的改变	24
8	被解雇	47	30	与上司的矛盾	23
9	复婚	45	31	工作时数或条件变化	20
10	退休	45	32	搬迁	20
11	家庭成员健康变化	44	33	转学	20
12	妊娠	40	34	娱乐改变	19
13	性的困难	39	35	宗教活动变化	19
14	家庭增加新成员	39	36	社会活动变化	18
15	业务上的再调整	39	37	抵押或贷款少于万元	17
16	经济状况的变化	38	38	睡眠习惯上的变化	16
17	好友死亡	37	39	家庭成员人数变化	15
18	工作性质变化	36	40	饮食习惯改变	15
19	夫妻不和睦	35	41	休假	13
20	抵押超万元	31	42	圣诞节	12
21	抵押品赎回权被取消	30	43	轻微违法行为	11
22	工作职责上的变化	29			

表 5-2　过去一年中的 LCU 累积加分与疾病的关系

LCU	严重程度	患病可能性/(%)
0～149 分	无明显问题	
150～199 分	轻度生活危机	33
200～299 分	中度生活危机	50
≥300 分	重要生活危机	80

2. 职业性应激源(occupational stressor)　职业性应激源特指与工作有关的应激源，常常由于人与工作岗位的要求不相适应而造成。不良的作业环境、人际关系障碍、组织的激励机制、组织结构等都是重要的应激源。职业性应激源主要来自如下四个方面。

(1) 工作者本身:由于各种原因(如缺乏必要的能力、人际交往能力、技能、知识等)不能适应工作要求;感觉自己工作努力,但回报少,投入与产出不平衡;期望与现实差距太大等。

(2) 工作条件:恶劣的劳动作业环境,如高温、低温、噪声、矿井下、远离人群(远洋、高山、沙漠)、高度消耗体力、辐射、经常改变生活节律等。工作中的种种侵害性行为也是一种与工作有关的应激源。

(3) 工作性质:要求个体超负荷工作,要求付出情感、责任心或者规定完成期限。其中"工作任务太多、太重"是工作性质压力的主要来源,有时无事可做或工作单调,也会使人产生厌倦。

(4) 组织方面:组织激励机制不完善,没有充分考虑员工的各种需要(薪酬、晋升、情感需要等),组织变革(并购、重组、裁员)引起的变化也要求员工调整和适应。

3. 环境应激源(environmental stressor) 环境应激源主要指各种特殊环境、理化和生物学刺激物,如高温、低温、高气压、低气压、辐射、强烈的噪声和振动等物理环境及化学物与生物污染环境。人们也把电击、损伤、生物原因造成的疾病包括在内。

4. 心理性应激源(psychological stressor) 心理性应激源主要指个体内隐行为造成的心理困境,如挫折和心理冲突等情境。

(1) 挫折(frustration):挫折是由于各种障碍造成动机行为不能达到目的或趋向目标的进程受阻而耽搁时产生的紧张状态和情绪反应。挫折程度与受阻动机的强度、急迫性或重要性有关。重复不断的挫折会产生累积效应,并可因为一次小挫折而暴发,做出意外的攻击行为。社会环境和自然条件(如不良的人际关系或管理方式、角色冲突、父母管教方式不当、性别歧视、交通堵塞、气候恶劣、噪声等)、个人身心特征(如能力、体力、性格、气质等)均与挫折及其引起的情绪、行为反应(如愤怒、敌对、焦虑、恐惧、忧郁、失望、绝望、攻击等)密切关联。

(2) 心理冲突(mental conflict):心理冲突是相互对立或排斥的目的、愿望、动机或反应倾向同时出现时引起的一种矛盾的心理状态。引起心理冲突的刺激或境遇称为冲突情境(conflict situation)。心理冲突若不能获得解决,便会造成挫折、心理应激和心理障碍,长久未能解决的心理冲突对健康所造成的直接影响,是心理治疗与咨询需要处理的重要问题。

二、应激的中介因素

在刺激与应激的心理生理反应之间、心理应激同疾病之间,存在着密切的联系,但这种联系不是直接的,有许多因素起着重要的调节作用,这些因素称为中介因素,如应激源的性质与特点、认知评价、社会支持、人格特征、宗教信仰等及应激持续时间、强度、个体的经验、生理特点等。本节重点介绍认知评价、社会支持、人格特征和应对方式。

(一) 认知评价

认知评价是指对事物(事件)的认识和评价,是个体觉察到认知情境对自身影响的认知过程,在心理应激的发生和强度方面发挥重要作用。美国心理学家沙赫特在情绪三因素学说中强调认知因素对情绪的产生起关键作用。认知评价不仅对情绪产生影响,还可能直接导致生理反应。

拉扎鲁斯把认知评价的过程分为初级评价、次级评价和认知性再评价(图 5-2)。

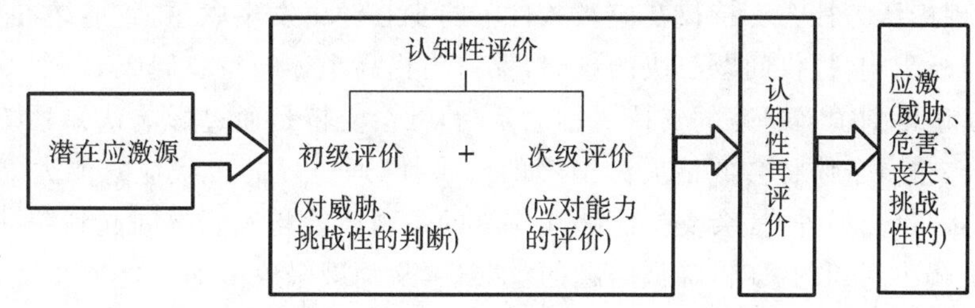

图 5-2 认知评价模式图(R. S. Laralus,1993)

1. 初级评价(primary appraisal) 初级评价是对自己是否受到事件威胁做出判断。即根据压力事件对个人的意义、潜在的利弊分析其对个体的价值(积极、消极还是中性)。人们面对的问题是"我是不是有麻烦?"(利害关系的判断)。这种评价对个体决定有无必要进行防御起重要作用。一般来说,个体对刺激情境的判断有三种可能:①与个体不相干,不采取任何行为;②对自身有积极意义,会导致愉快、振奋情绪;③应激的,个体就会紧张、焦虑。应激的觉察可以细分为三种可能:损害-丧失(harm-loss)、威胁和挑战。虽然三者都对个体有不同的消极影响,但相比之下,挑战的积极性是最高的,会使个体产生积极的情绪;而如果把压力看成是一种威胁,个体就会感受到焦虑;如果认为压力是个人的损失,则会产生愤怒或悲伤的情绪。

2. 次级评价(secondary appraisal) 次级评价是评价和选择对事件威胁的应对方式和适应能力,是个体对应激源带来的危害性进行肯定识别后,随即做出的有关应对策略的权衡与分析,即"这种情况下我该怎么做?"(应对能力的判断)。二级评估对个体心理状态有重要影响,如果评估正确,将有助于个体的内在平衡与稳定;相反,会引起个体持续性的紧张,导致生理和心理上的一系列变化。在次级评价中,要判断自己能够利用的人、物质和社会资源,以及能够消除应激的各种应对方式,由应对活动又可能带来新的问题等,如学生在考试前判断能否得到老师的帮助,自己的记忆能力如何,复习资料是否完整等。

初级评价和次级评价是相互依存、不可分割的。人们经过次级评价过程,认识到有某种应对策略能够成功地控制威胁,经受挑战,那么,初级评价的结果就会改变。相反,如果次级评价所获得的信息,使人们觉得自己毫无办法,那么威胁感就会极大地增强。

3. 认知性再评价(cognitive reappraisal) 随着事件的发展,人与环境之间的关系会发生一些变化,人们从这些变化中会获得一些信息反馈,通过再评价可能会使应激源的性质与强度发生变化;或者通过防御性再评价,调整应对技巧,用否认、理智化等手段产生大量的自我欺骗,使初、次级评价为威胁性的事件,通过防御性再评价变成了没有威胁性的,甚至是求之不得的事件。

(二)社会支持

社会支持主要是指来自家庭、亲友和社会各方面(同事、组织、团体和社区等)的精神上和物质上的帮助和援助。一般认为社会支持具有减轻应激的作用,是应激作用过程中个体"可利用的外部资源"。例如,个体如果有密切的朋友交往,可有效地减少抑郁症状,较少产生心理卫生问题。

社会支持对应激的影响存在两种模型。主效果模型认为,社会支持具有普遍的增益效果,无论个体是否面对压力情境,高的社会支持作用总伴随良好的身心状况。另一模型是缓冲器模型，该理论认为社会支持仅在应激条件下与身心健康发生联系，它能缓冲压力事件对身心健康的消极影响，提供问题解决的策略，保持与提高个体的身心健康。

缓冲器模型得到很多研究的支持。一般认为，社会支持是通过影响认知系统发挥作用，如果得到社会支持，个体将会低估应激情境的伤害性，通过提高自我应对能力，减少对压力事件严重性的评价。另外，社会支持能够在应激的主观体验与疾病之间起到缓冲作用，社会支持可以提供解决问题的策略，降低问题的重要性，从而减轻应激的心理生理反应。

（三）人格特征

人格决定了个体的行为方式、生活方式和习惯，影响个体对心理、社会刺激物的认识与评价，影响情绪的产生和生理反应，同时也决定了个体对外界挑战的适应和应对方式、能力与效果。人格既可以作为疾病的非特异性因素，在各种疾病中起作用，又可以成为某种疾病的重要条件，与某些疾病有特殊联系(如 A 型行为与冠心病)。

人格对应激的影响主要表现在以下方面。

1. 人格影响认知评价 态度、价值观和行为准则等人格心理特征因素，都可以不同程度地影响个体在应激过程中的初级评价和次级评价。这些因素决定个体对各种内外刺激的认知倾向，从而影响对个人现状的评估。例如，人格有缺陷的人往往存在非理性的认知偏差，使个体对各种内外刺激发生评价上的偏差，可以导致较多的心身症状。

2. 人格影响应对方式 人格特质在一定程度上决定应对活动的倾向性，即应对风格。不同人格类型的个体在面临应激时可以表现出不同的应对策略。例如，日常生活中某些人习惯幽默，而有些人习惯回避；当面对无法控制的应激时，A 型行为模式的人与 B 型行为模式的人相比，其应对行为更多地显示出缺乏灵活性和适应不良等。

3. 人格与社会支持有联系 人格特征间接影响客观社会支持的形成，也直接影响主观社会支持和社会支持的利用度水平。人与人之间的支持是相互作用的过程，一个人在支持别人的同时，也为获得别人对自己的支持打下了基础，孤僻、不善交往的人是很难得到和充分利用社会支持的。

人格与应激反应的形成和程度也有关。同样的生活事件，在不同人格的人身上可以出现完全不同的心身反应结果。近几十年有大量的人格调查研究，证明某些人格因素确与多种疾病的发生发展有关，但其特异性并不高。有学者按人格对应激源易感或抵抗倾向，分别称为应激易感人格(stress-prone personality)和抗应激人格(stress-resistant personality)。A 型行为、C 型行为类型属于应激易感人格，B 型行为类型、坚韧人格(hardy personality)则属抗应激人格。

（四）应对方式

应对方式，又称应对策略(coping strategies)，指个体解决生活事件和减轻事件对自身影响时采取的各种策略。应对是个体对生活事件及因生活事件而出现的自身不平衡状态所采取的认知和行为措施，是认知活动和行为的综合体。

1. 应对的分类

(1) 从应对的指向性看，有的应对策略是针对事件或问题本身的，有的则是针对问题所引起的情绪反应的。前者曾被称为问题中心策略，该策略直接关注于问题，通过解决问题而缓解应激；后者为情绪中心策略，则是减轻伴随问题产生的情绪。当确实有方法可以解决问题的时候,问题中心策略可能会更有效地应对压力。但在某些时候,人们根本没有可利用的工具来应对当时的情境,例如空难、地震、亲人亡故等,这时情绪中心策略可以使人降低应激强度。

(2) 从应对者的态度来看,有积极应对和消极应对。持消极应对态度者对危险情境的典型反应是回避,尽量不去想这个可能引起应激的情境,比如某人因要接受手术而紧张,他就拖延做手术的时间。相反,持积极态度的人应对压力时的典型反应是尽可能多、尽可能快地寻找解决问题的办法,然后采取最有效的行动。研究发现,消极应对通常在短时间内比较有效,例如在公共汽车上遭窃感到很气愤时,人们可能会安慰自己舍财免灾,不久怒气就烟消云散了。但生活中有许多问题是不会消失的,例如学习成绩差、夫妻关系不和睦等。虽然回避会使人感觉舒服几天,但问题总是存在。因而,要彻底消除应激,就得积极地解决问题。

2. 应对指导 个体在过强或持久的心理应激作用下,特别是已引起心身症状或已致疾病恶化时,可以通过调节应对的有关环节对其进行心理干预,这就是所谓的应对指导。它所涉及的方法很多,较常见的有如下几种。

(1) 指导个体通过"问题解决"的应对方法,从根本上消除应激源,这是最理想的控制应激的办法,例如指导个体采用制订计划的应对办法,将一个复杂的问题分解为数个小问题,有计划地逐步解决。

(2) 指导个体进行"再评价"应对,使之改变原有的认知评价,例如把挫折看作人生的磨砺。换一个角度去认识生活事件,以减轻应激反应。

(3) 提供或帮助寻求社会支持,即采用"求助"的应对方式,例如在临床工作中,加强患者家属、同事、领导及医务人员对患者的关心与照顾。

(4) 分散注意力,即采用"转移"的应对方式,例如指导个体通过听音乐、运动、旅游等适当的活动转移个人对应激源的注意力,解除焦虑、抑郁等不良情绪。

(5) 放松训练,即"松弛"的应对方式,有助于控制与应激有关的不良心身反应,包括降低皮层的紧张度从而减轻焦虑和抑郁等心理症状,降低交感神经张力从而改善内脏症状等。

此外,催眠、暗示,甚至使用一定的抗焦虑药物等方法,也可被看成是应对干预的手段。

三、应激反应

应激反应(stress reaction)是指个体因为应激源所致的在生物、心理、社会方面的变化,常称为应激的心身反应(psychosomatic response)。

(一) 应激的生理反应

应激状态下,个体为了应对紧张和压力,会发生生理适应性反应。生理反应涉及神经系统、内分泌系统、免疫系统等,影响遍及全身。

1. 应急反应(emergency reaction) 1911—1915 年,美国生理心理学家坎农在其应急反应学说中,描述了"战或逃"(fight or flight)状态所出现的一系列的内脏生理变化。应急反应中,为保证脑、肌肉组织等重要器官活动,交感-肾上腺髓质系统兴奋,机体加快了心跳,提高了供血能力,使血压升高;呼吸加深加快,提高供氧能力;减少脾、皮肤、内脏的供血量;动员脂类转移,以满足脑和肌肉组织能量消耗,使血中游离脂肪酸增多;凝血时间缩短,儿茶酚胺分泌增多,中枢神经系统兴奋性升高,机体变得警觉、敏感,从而为机体投入搏斗或者逃离危险情境做好准备。

2. 全身适应综合征 坎农较好地解释了个体面对突然刺激时产生的生理反应。刺激持续或出现新的刺激物时，个体又如何应对呢？塞里的生物应激理论用全身适应综合征概括不同刺激（主要是物理化学因素）造成的非特异性生理反应。

全身适应综合征可分成三个阶段：警戒期、抵抗期和耗竭期。①警戒期反应相当于坎农的应急反应中发生的情况。机体动员资源对抗应激，垂体分泌激素刺激肾上腺，促使去甲肾上腺素分泌增加。机体通过警戒期反应适应了应激源，进入抵抗期。②在抵抗期中，生理反应超过正常状态，大量资源被消耗，但表面上平安无事。如果应激源仍然没有消失，或者出现了新的应激源，机体会进一步动员身体种种资源，加强神经内分泌系统的反应。此时机体处于易感状态，是心身疾病发病的先兆。③持续作用的应激源推动机体进入衰竭阶段，各种资源消耗殆尽，可导致心身疾病、严重的心理障碍或彻底崩溃。

3. 应激反应的神经、内分泌与免疫系统调节机制 近些年来，应激与神经、内分泌和免疫系统关系的研究取得了大量成果。心理神经免疫学（psychoneuroim munology）认为神经、内分泌、免疫三个系统之间是一种多重双向交流的关系。通过相互调节，构成人体的神经-内分泌-免疫网络（neuro-endocrine-immuno-network）。特别是分子生物学技术的发展揭示了许多神经内分泌的介质、激素、免疫系统的细胞因子及细胞表面的受体特征，从而加深了对神经系统、内分泌系统和免疫系统相互调节机制的认识。研究认为，应激的神经内分泌免疫调节是一种整体反应。

(1) 下丘脑-垂体-靶腺轴系：中枢神经系统接收应激性刺激信号后，对信号进行加工和整合，在大脑皮层形成神经冲动作用于下丘脑。一旦进入应激状态，即可激活下丘脑-垂体-靶腺轴（靶腺：肾上腺皮质、胰腺、性腺和甲状腺等），其中肾上腺皮质是垂体的重要靶腺。神经冲动作用于下丘脑，分泌促肾上腺皮质激素释放激素（CRH），通过脑垂体-门脉系统作用于腺垂体，释放促肾上腺皮质激素（ACTH），从而促进肾上腺皮质激素（AH）的合成与分泌，包括糖皮质激素（glucocorticoid）（可的松是人体内最重要的糖皮质激素）和盐皮质激素（mineralocorticoid）等，从而引起一系列的生理变化，如异生糖原过程加强、血糖升高、抑制炎症、抑制蛋白质合成和调节机体的免疫功能等。

此外，在这个神经内分泌轴系中，垂体-性腺、垂体-甲状腺和垂体-胰腺轴系在应激状态下也参与物质代谢的激素调节，增强糖原的形成、储存及转化，为应付应激提供能源。

(2) 交感-肾上腺髓质系统：当机体处于强烈应激状态时，神经冲动作用于下丘脑，激活交感-肾上腺髓质轴系，致使交感神经活动增强，同时肾上腺髓质分泌儿茶酚胺增加。生理学家赫斯（Hess）与菲尔莱（Fiely）认为，应激性刺激在神经系统的调控下，是通过两个对立而又相互作用的神经生物系统的动态平衡来实现调节自主神经系统及躯体内脏功能的。他们将其称为非特异反应系统和向营养性系统。这两个系统的兴奋效应明显不同（表 5-3）。

表 5-3 非特异反应系统与向营养性系统不同的兴奋效应

效应	非特异反应系统（递质：NE、EA）	向营养性系统（递质：5-HT、Ach）
自主神经效应	交感神经活动增强，表现：心率加快、心排血量增加、血压升高、汗腺分泌、瞳孔扩大、胃肠运动减弱和消化腺分泌减少等	副交感神经活动增强，表现：心率减慢、血压降低、汗腺分泌停止、瞳孔缩小、胃肠活动及分泌增加等

续表

效应	非特异反应系统(递质:NE、EA)	向营养性系统(递质:5-HT、Ach)
躯体效应	包括 EEG 去同步、肌张力增强、促进分解代谢和有关激素分泌(如肾上腺、去甲肾上腺素、生长激素、抗利尿素等)	包括 EEG 同步、肌张力降低、促进合成代谢及有关激素的分泌(如胰岛素、性激素等)
行为效应	包括觉醒、警戒、情绪反应和活动加强	包括活动减少、困倦、睡眠等

通常这两个反应系统在生理范围内相互协调,保持一种动态平衡,以维持机体正常的生理功能。但在应激状态下,非特异反应系统的兴奋性增强,而向营养性系统兴奋性相对减弱。交感神经活动增强,可引起一系列的生理变化,诸如心率加快、血压升高、肌张力增强、汗腺分泌增多等。

(3) 免疫调节机制:研究表明,应激状态下会发生机体免疫系统的变化。

应激通过激活下丘脑-垂体-肾上腺皮质轴过量分泌糖皮质激素抑制免疫系统功能。这种激素几乎对所有的免疫细胞都有抑制作用,包括淋巴细胞、巨噬细胞、中性粒细胞和肥大细胞等。这是急性应激对免疫功能产生抑制作用的主要途径之一。持久或强烈的应激造成肾上腺皮质激素分泌过多,致使机体内环境紊乱,从而导致胸腺和淋巴组织退化或萎缩,影响 T 细胞的成熟,减弱其免疫能力。此外,糖皮质激素会降低巨噬细胞的吞噬能力,使许多免疫活性细胞的免疫应答失效,致使机体对疾病的易感性增强。最新研究还表明,皮质类固醇抑制白细胞介素-1(IL-1)和白细胞介素-2(IL-2)的释放,引起血清免疫球蛋白水平降低。

神经内分泌系统在应激状态下释放的激素或神经递质,如 ACTH、阿片肽(包括内啡肽、脑啡肽和强啡肽)、P 物质、去甲肾上腺素、5-羟色胺等,可直接作用于淋巴细胞受体,对淋巴细胞转化、自然杀伤(NK)细胞的活性、多形核白细胞及巨噬细胞功能、干扰素(INF)的生成等都有向下调节作用。被激活的免疫细胞,一方面与上述生理反应共同作用,另一方面,又通过活性免疫细胞释放的信使物质(如干扰素、IL-1、ACTH 等)向大脑传递信息,反馈性地影响中枢神经系统功能;还可通过分泌细胞因子、刺激促肾上腺皮质激素分泌等机制,影响内分泌系统功能。通过上述调节机制,使应激的生理反应控制在正常的生理范围内。如果应激事件和威胁持续存在,或出现新增加的应激事件,机体会始终处于应激调节中,造成反应减弱或过度,进而导致各种疾病。

(二) 应激的心理反应

应激的心理反应主要是认知反应、情绪反应和行为反应。

1. 认知反应　人类的认知功能体现在感知觉、记忆、思维和想象等方面。在应激状态下,认知功能的改变可以促进或解决问题。在应激情境中,个体心理的内稳态受到破坏,应激源可以通过情绪反应,干扰和影响逻辑思维、智力,直接或间接地降低认知能力。认知能力下降又会促使个体产生动机冲突,并使挫折增多,激发不良情绪,形成不良情绪与认知能力下降的恶性循环。应激过程中常见的认知反应有以下几种。

(1) 感知觉功能的降低:研究表明,个体在应激状态下,感觉的阈限上升;知觉的速度和准确性变差;视觉的鉴别能力明显降低;判断和决策能力严重下降;注意范围狭窄,注意转移缓慢，注意分配变得非常困难。

（2）回忆和提取功能下降：应激状态下，大脑皮层的紧张度增强，皮层的兴奋过强，出现负诱导现象，致使许多在平时很容易回忆和提取的信息不能回忆和提取。

（3）思维迟钝：在应激状态下，人的逻辑思维能力严重下降，解决问题变得困难。如思维的广阔性和灵活性变差，出现思维定式、思维局限等心理问题，严重者还会出现思维僵持状态。

（4）视觉运动反应时延长：在应激状态下，人的各种反应不但变得笨拙，还会显著减慢，主要表现在视觉运动反应时的延长。包括对刺激信息的识别、判断时间延长、做出决策的过程延长、动作变得迟缓。

2. 情绪反应 焦虑、愤怒、恐惧和抑郁是应激情境下的主要情绪反应，这些情绪反应又称为情绪应激（emotional stress）。

（1）焦虑（anxiety）：焦虑是应激最常见的情绪反应，是预期发生某种灾难后果时的一种紧张情绪。适度的焦虑可以提高人的警觉水平，促使人投入行动，以适当的方法应对应激源，从而帮助人适应环境。如考试焦虑，轻度焦虑会使学生集中注意力，提高记忆力，以便应对考试。但是，过度焦虑会产生不利影响，妨碍人准确地认识、分析和考察自己所面临的挑战与环境条件，难以做出符合理性的判断和决定。

斯皮尔伯格（Spielberger）把焦虑分为状态焦虑（state anxiety）和特质焦虑（trait anxiety）。状态焦虑是一种持续较短暂、强度多变、伴有紧张和害怕的心理状态。特质焦虑是一类人格特质，具有特质焦虑的人容易把本来没有威胁性的事件看成是危险，总是怨天尤人、惶恐不安，容易陷入应激状态。

（2）恐惧（fear）：恐惧是一种企图摆脱已经明确的、特定危险的而且会受到伤害或生命受到威胁的情境时的情绪状态，是一种消极的自我保护性的反应。恐惧伴有交感神经的兴奋，肾上腺髓质分泌激素增加，进行全身能量动员，但没有信心战胜危险，只有回避或逃跑。过度、持久的恐惧会对人产生严重的不利影响。这种不利影响主要表现在认知能力水平的下降和心理运动反应的混乱，致使工作效率严重下降，出现严重的决策错误和操纵失误。

（3）愤怒（rage）：愤怒出现于一个人在追求某一目标的道路上遇到障碍、受到挫折的情绪。当目标受到阻碍、自尊心受到打击时，为排除阻碍或恢复自尊，常可激发愤怒情绪。愤怒产生时交感神经兴奋，肾上腺素分泌增加，进而导致心率加快、心排血量增加、血压升高；血液重新分配；支气管扩张；肝糖原分解。愤怒实际上是一种情绪的宣泄，常常伴有攻击行为，使被攻击对象的生命财产受到严重威胁。

（4）抑郁（depression）：抑郁包括一组消极低沉的情绪，如悲观、悲哀、失望、绝望、失助、丧失感和厌世感等。抑郁表现为发愁、苦闷，对周围事物冷漠，情趣索然，郁郁寡欢，对生活失去乐趣，自信心下降，自我评估明显降低，严重时，悲观沮丧、绝望、有生不如死的感觉，容易自杀。悲观、悲哀是与丧失（loss）有关的情绪反应。丧失所失去的是当事人所重视或追求的东西，影响健康。在抑郁状态下，常常伴有失眠、食欲和性欲的减退。严重的抑郁常常是自杀的重要原因之一。

3. 行为反应 应激情境下的行为反应与情绪一样，表现在面部表情、身体语言中，还可以做出攻击、坚持、逃避等行为，其特点是具有明显可观察性。行为反应是机体为缓冲应激对个体自身的影响，摆脱心身紧张状态而采取的应付策略，以顺应应激情境的需要。应激的行为反应主要表现在以下几个方面。

(1) 逃避与回避行为:逃避与回避都是消极的行为反应。它们都是为了远离应激源出现的行为。逃避是指已经接触应激源后而采取的远离应激源的行为;回避是指率先已知应激源即将出现,在未接触应激源之前就采取行动远离应激源。两者的目的都是为了摆脱情绪应激,排除自我烦恼。

(2) 退化与依赖行为:退化是当人遇到挫折或遭遇应激时,放弃成熟的应对方式而使用幼稚的应对方式应对环境的变化或满足自己的欲望。退化行为的目的主要是为了获得周围人的同情或照顾,进而减轻心理上的压力和痛苦。产生了退化行为必然会出现依赖心理和依赖行为,表现为事事处处依靠别人的关心和照顾而自己不去完成本应自己去做的事情。退化和依赖也是消极的行为方式,常常发生在那些遭受严重疾病折磨经抢救有好转的患者身上。在疾病行为中退化和依赖行为属于患者角色强化。退化与依赖行为多发生于自己感觉不安全或潜意识里不想继续承担社会责任和义务的个体。

(3) 敌对与攻击行为:挫折是应激的原因之一,挫折若是由外在原因造成的,遭受挫折的个体常常会产生愤怒情绪,而愤怒情绪进一步就会演化为敌对和攻击行为。敌对是内心有攻击的欲望,行为表现是对导致其挫折的对象不友好、谩骂、憎恨、中伤或羞辱。攻击是个体以暴力或其他方式做出的行为反应。攻击对象可能是人,也可能是物;可能是直接攻击,也可能是间接攻击;可能针对别人,也可能针对自己。总之,它是一种有意伤害别人或自杀、自毁的行为,目的是达到报复或回避。

(4) 失助与自怜:失助是一种无能为力、无所适从、听天由命和被动挨打的行为状态。失助通常是在经过反复应对不能奏效、对应激情境无法控制时产生,其心理基础包含了一定的抑郁成分。失助使人不能摆脱不利的情境,从而对个体造成伤害性影响,故必须加以引导和干预;自怜是自己可怜自己,对自己怜悯惋惜,其心理基础包含对自身的焦虑和愤怒等成分。

(5) 物质滥用:某些人在心理冲突或应激状态下会以习惯性的饮酒、吸烟或服用某些药物的方式来转换自己对应激的行为反应方式。尽管这些物质滥用对身体没有好处,但这些不良行为能达到暂时麻痹自己、摆脱自我烦恼和困境之目的。

(6) 冷漠:个体如果长期处于应激情境而对引起其应激的对象无法攻击,也没有其他的适当的发泄方式,改变境遇的希望渺茫时,只能将心中的愤怒强压下去,以求得表面上的心理宁静,表现出冷淡、无动于衷的态度。这种行为方式将对受挫者的心身造成伤害。

(7) 病态固执:病态固执是在突然发生的、重大的挫折时出现的一再重复的无效的动作或行为。虽然这种动作或行为毫无意义,但却无法抗拒,身不由己地继续这种动作或行为而不能被适当的动作或行为反应所替代。病态固执常常影响人们度过危机情境重新适应环境。

(三) 应激的心理反应过程

按照应激的生理反应顺序,将心理反应过程分为三个阶段。

1. 警戒反应期 面对突发事件,首先表现为警觉,引发情绪,增加紧张度,提高敏感性,调动自我控制能力。外部表现为采用各种应对手段满足事件的要求。如果出现焦虑、紧张、胃部或身体其他方面不适、工作效率降低,说明个体采取的适应手段的动员没有取得成效。

2. 抵抗期 应激继续发展，个体竭力找到所能利用的资源和手段，防止心力交瘁的发生。直接应对应激源，或加强心理防御机制的运用。严重者心理行为趋于僵化，偏执于某种防御机制的使用，放弃对应激源的再次评价，阻碍了制订更适合的应对方式。

3. 耗竭期 面临连续的极度应激，个体应对手段开始无效。反应的特点是心理混乱和脱离现实，包括妄想和幻觉。如果应激继续存在，就会进入心理全面崩溃的耗竭期，表现为极度淡漠、木僵状态，这时需要临床治疗手段的介入。

第三节 应激管理

一、概述

应激管理(stress management)是指个人或组织采取策略和方法来处理和应对应激问题的过程。如前所述，应激过程中应激源与应激心理生理反应之间的中间(介)变量包括许多因素，如个人的认知评价、应对方式、社会支持和人格特征等，这些因素对应激反应的程度、持续时间等产生显著影响，而且各种应激因素之间也普遍存在着反向的作用，特别是在慢性应激情况下，这种多因素的双向影响关系会使应激过程变得复杂，同时增加了应激管理的难度和复杂性。

（一）应激因素对生活事件的影响

生活事件作为应激源本身也受应激反应等因素的反作用。许多研究证明，认知评价、应对方式、社会支持、人格特点和应激反应反过来也会影响许多生活事件的发生、发展、性质和程度。例如，某些人格特征如执拗可以放大个体对生活事件的感知，偶尔还可导致新的生活事件的形成；许多资料证明，人格特征与生活事件量表评分之间，特别是主观事件的频度及负性事件的判断方面存在相关性。

（二）应激因素对认知评价的影响

认知评价因生活事件属性的不同而不同，社会支持在一定程度上可以改变个体的认知过程。应对方式本身就涉及许多认知调节的问题，如否认、再评价等，而发泄等应对机制也可以直接或间接影响认知评价，人格特征间接影响个体对某些事件的认知。其中态度、价值观和行为准则，以及能力和性格等人格心理特征因素，都可以不同程度地影响个体在应激过程中的初级评价和次级评价。这些因素决定个体对各种内外刺激的认知倾向，从而影响对个人现状的评估。

（三）应激因素对应对方式的影响

应对方式也受其他各种应激有关因素的影响。

生活事件属性的不同往往应对方式也不同；连续的负性生活事件也可能使主体的应对方式倾向消极；认知评价影响应对方式。社会支持在一定程度上可以改变个体的应对方式。人格特征和行为类型也间接影响个体对特定生活事件的应对方式。

（四）应激因素对社会支持的影响

许多生活事件可以直接导致社会支持的问题。认知因素可影响个体社会支持的获得，且特别影响主观支持的质量。某些应对方式本身就涉及社会支持的问题，如求助、倾诉，因此成功的应对也导致成功的社会支持。人格特征也直接或间接影响个体的主观、客观社会支持程度。

（五）应激因素对人格的影响

个体人格具有相对稳定性，但在一定条件下也受其他应激因素的影响。人格的组成部分如兴趣、态度、观念、习惯都能部分改变。应激有关因素对人格产生影响所需的时间要比较长。

二、应激系统模型

如前所述，各种应激因素之间其实存在着交互作用，应激（或者压力）有关因素之间不仅仅是单向的从因到果或从刺激到反应的过程，还是多因素相互作用的过程。个体可以对应激刺激做出不同的认知评价，从而趋向于采用不同的应对方式和利用不同的社会支持，导致不同的应激反应；反过来，应激反应也影响社会支持、应对方式、认知评价直至生活事件，因此应激是多因素相互作用的系统，这就是应激系统模型（system-based model of stress）。根据应激系统模型，心理应激（psychological stress）可以被定义为：个体的生活事件、认知评价、应对方式、社会支持、人格特征和心身反应等生物、心理、社会多因素构成相互作用的动态平衡系统，当由于某种原因导致其系统失衡。应激系统模型如图 5-3 所示。

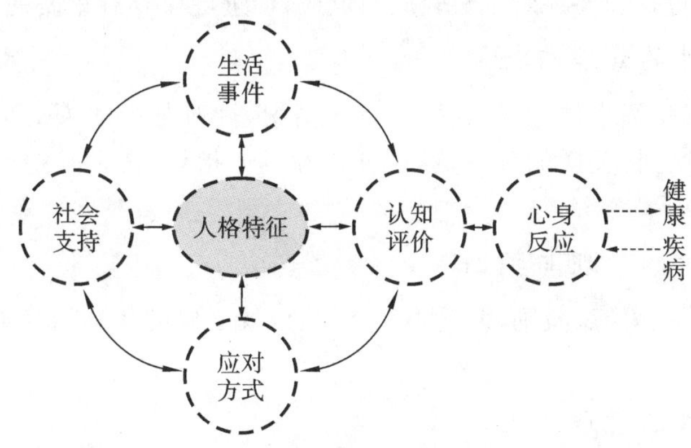

图 5-3　应激系统模型

通过应激系统模型可以发现，应激是多因素交互作用、多维度发展的系统，按照应激因素之间存在交互作用的事实，既可形成良性循环（平衡），也可形成恶性循环（失平衡）。在应激评估过程中，除了需要综合评估生活事件、认知评价、应对方式、社会支持、人格特征、心身反应等各种因素，而且还要系统地分析各因素之间综合作用规律。

应激系统模型有如下特征。

1. 应激是多因素的系统　从系统论角度出发，作为具有生物、社会属性的人，不论是健康或者疾病状态，本质上都是处于一个多因素的系统之中。

2. 各因素之间相互作用　个体所涉及的各应激因素之间互为影响，任何一个环节出现变化，都可以影响整个系统，且易形成良性或恶性循环。因此，个体通过自己的感受和判断所报告的，或者别人所观察到的，往往只是系统中的某一部分因素之间的因果关系。

3. 各因素之间是动态的发展平衡 人的一生是发展变化的过程，在不同年龄阶段和不同处境下，各因素之间处于动态平衡之中，并维持健康适应状态。一旦这种平衡被打破，经过自己努力又不能建立新的平衡，则出现不适应，并产生健康问题。

4. 认知评价是关键因素 认知评价因素在系统平衡和失衡中有着关键性的意义。在临床实际工作中，无论是患者对自身健康问题的判断和症状报告，还是患者对于大多数心理干预技术的接纳、理解和执行程度，认知评价因素也都起关键的作用。

5. 人格特征是核心因素 人格特征因素在系统是否失衡中起核心作用，人格特征因素不但直接或间接影响其他应激因素，更重要的是人格特征因素还是认知问题（如负性自动思维、认知偏差）的根源。

应激管理过程中，要充分认识到各应激因素的相互作用规律，认识到应激的复杂性，从而进行综合管理。

三、应激管理

根据应激系统模型，应激管理应该对模型中各种因素及其相互作用进行管理，但现实生活中，各种刺激（应激源）纷繁复杂，甚至难以预知，个体人格特质迥异，应对风格千差万别，因此应激管理过程是一个非常复杂的系统工程。应激管理的方法也是多种多样的，比如自我调节、消除（远离）应激源、接受社会支持等。从个体角度出发，有效地管理应激产生的身体反应、积极地应对挫折和冲突对于减轻应激反应、促进健康具有重要的作用。

（一）生活事件的管理与控制

根据评估获得的生活事件性质、程度和影响情况，针对其中的关键事件，或者在压力结构中与其他重要因素密切关联的事件，通过分析和具体指导，帮助来访者解决、缓冲或者回避某些生活事件。

（二）认知评价的管理与控制

通过再评价、暗示、安慰、激励、调整思想方法，以及必要的认知治疗方法，帮助来访者改变消极的认知评价。

（三）应对方式的管理与控制

应对策略是一个人应对压力刺激（针对问题应对）和解决压力反应（针对情绪应对）的一项重要生存能力，应对策略指导是临床工作中对来访者实施压力管理的重要手段。其目的是通过指导转移、发泄、升华、放松、转换环境等，帮助来访者提高应对效能。

例如，在过程应对的管理中，可以采用否认（否定、漠视、淡化压力事件的存在或轻视其严重性）、升华（指导更有意义的活动）、再评价（对任何事物都可有不同的认识角度）、合理化（自圆其说）、幽默（示以名人的幽默感）、发泄（建议进发泄室、运动）、放松（指导呼吸放松技术）等措施进行；从特质应对的角度，可以在掌握个体特质基础上，开展相应的应对指导和训练。

（四）社会支持的管理与控制

通过提供客观支持、改变主观支持和加强家庭支持，帮助来访者改善社会支持水平。在多种压力因素中，社会支持是唯一被认为具有单向减轻压力的作用。对于家庭内或家庭外社会支持过低，或社会支持利用度不足，或主观社会支持贫乏的来访者，都应给予相应的管理和控制。

（五）人格特征的管理与控制

其目的是通过压力系统分析和讲解，使来访者领悟到自身性格在压力中的核心作用，并在平时生活中重视对自己人格中的某些成分（如完美观念）的修正。由于人格特征与各种压力因素存在千丝万缕的联系，人格特征不但是压力系统模型中的核心因素，也是压力管理过程中最终的核心对象。例如可以通过认知调控改变观念；指导开展自我矫正训练、寻求心理咨询或心理治疗等。

（六）应激反应的管理

1. 管理身体反应 应激过程中，机体产生“战或逃”反应，肌肉紧张，同时出现各种心理行为反应，如焦虑、恐惧、愤怒甚至抑郁等。处理这些问题的原则是学习有效非药物的松弛方法，以放松紧张的身体和缓解不安的情绪。如练习呼吸放松技术、肌肉放松技术、意向放松技术等均可以有效调节情绪，消除紧张和焦虑。

2. 积极面对挫折和冲突 挫折是人们在有目的的活动中，遇到无法克服或自以为无法克服的障碍或干扰，使其需要或动机不能得到满足而产生的消极反应。应激过程中，常常会发生挫折。遇到挫折，首先要正确看待，其次要有良好的自信心，保持良好心态，从容面对挫折和冲突。在处理挫折时，要懂得什么时候应该放弃，如何建立新方式处理问题。

第四节 心理应激与健康

应激反应是个体对变化着的内外环境所做出的一种适应，各种应激反应涉及个体的心身功能的整体平衡。剧烈的应激或长期处于应激状态，可以使机体内环境严重失衡，而导致疾病的发生。因此，心理应激对人体健康既有消极作用又有积极作用。

一、心理应激对健康的积极作用

适度的心理应激对人的健康和功能活动有促进作用，即塞里提出的“良性应激”。

1. 适度的心理应激是人成长和发展的必要条件 早年的心理应激经历，可以丰富个体应对资源，提高在后来生活中的应对和适应能力，更好地耐受各种紧张性刺激物和致病因素的影响。如在儿童成长过程中，适度的挫折教育会有助于心理发展。

2. 适度的心理应激是维持人正常功能活动的必要条件 适当的刺激和心理应激，有助于维持人的生理、心理和社会功能，可以消除厌烦情绪，激励人们投入行动，克服前进道路上的困难。缺乏适当的环境刺激会损害人的心身功能，感觉剥夺实验证实个体会出现脑电图的改变、错觉、幻觉和智力功能障碍。

正因为如此，心理学家主张在学习和工作中，要有点“精神压力”、有点“紧迫感”。竞赛和考试等可引起适度心理应激，对于促进工作和学习具有一定作用。

二、心理应激对健康的消极作用

1. 急性心理应激 急性心理应激常有较强烈的心理和生理反应，可以引起急性焦虑反应、血管迷走反应和过度换气综合征等。

急性焦虑反应表现为焦虑、烦躁不安、抑郁、过敏、心悸、出汗、恶心、呼吸急促、腹部不适、血压升高、瞳孔扩大等。血管迷走反应主要表现为头晕头痛、精神错乱、出冷汗、面色苍白、心动过缓、血压下降、腹痛、紧张。过度换气综合征引起眩晕和昏厥，甚至会产生手足抽搐的症状和体征。在临床工作中，医生应熟悉这些综合征，以免作出错误诊断，或由于不能为这些症状和体征找到身体器官受损的依据而感到迷惑不解。

2. 慢性心理应激 慢性心理应激下的人常常感到疲劳、头痛、失眠、消瘦，可以产生各种各样的躯体症状和体征。慢性心理应激典型综合征是神经血管性虚弱。患者感到呼吸困难、易疲劳、心悸和胸痛。胸痛常局限于心尖区，也常出现焦虑的情绪反应和交感-肾上腺髓质轴活动增强征象，如心率加快、血压升高、脉压加宽和心脏收缩期杂音等心血管功能活动加强的体征。长期慢性应激使机体处于易感状态，耗竭机体的储备，降低免疫功能，带来不适、痛苦，甚至导致心身疾病的发生。

3. 对已有疾病的影响 心理应激下的心理和生理反应，特别是较强烈的消极反应，可加重一个人已有的疾病，或造成复发。例如，高血压患者于家庭纠纷之时，病情往往会更加严重；冠心病患者观看紧张的足球比赛，容易猝发心肌梗死。心理应激还会对已有的精神疾病造成不良影响，有调查发现，门诊神经症患者的心理应激程度同疾病的严重程度呈线性相关关系。

另外，长期慢性应激可以引起慢性疲劳、适应性减弱等，导致劳动力受损，工作、学习效率下降，是事故、车祸、自杀的重要原因之一，甚至导致物质滥用及依赖。

三、创伤后应激障碍

应激相关障碍是指一组主要由心理、社会因素引起异常心理反应导致的精神障碍，也称反应性精神障碍。包括急性应激障碍（acute stress disorder）和创伤后应激障碍（posttraumatic stress disorder，PTSD）。其发生与应激性生活事件或生活处境、个体易感性和社会文化因素密切相关。这里主要介绍创伤后应激障碍。

（一）概述

创伤后应激障碍是指对亲身经历的或目击的导致或可能导致自己或他人死亡或严重躯体伤害的意外事件或严重创伤的强烈反应，其特点是患者经历创伤事件后，仍对该事件反复体验，并有避免引起相关刺激的回避行为和高度的警觉状态，病情持续以致引起主观上的痛苦和社会功能障碍。大多数人在一生中都会遇到如地震、洪水、火灾、交通事故、攻击、袭击、强奸、谋杀、自杀等悲惨的场面（创伤性事件），给人心理造成的伤害是巨大的。对严重的创伤事件会有强烈的恐惧、无助或者厌恶感。这种深受创痛画面影响的痛苦心理是一种严重的心理反应，PTSD 是一种创伤后心理失衡状态。

最初有关 PTSD 的研究集中在与战争创伤、重大自然灾害或人为灾害有关的 PTSD，现在已扩展为包括暴力袭击、强奸、虐待、绑架、重大交通事故等日常生活事件和自然灾害在内的一切引起严重精神创伤的事件所引发的共同的精神障碍。

据美国心理学会(APA)统计,美国PTSD的人群总体患病率为1%～14%,平均为8%,个体终生患病危险性达3%～58%,女性约是男性的2倍。德国研究结果为人群总体患病危险性为1.3%,而阿尔及利亚研究结果显示高达37.4%,同时PTSD患者的自杀危险性亦高于普通人群,高达19%。不同的人群或个体,不同应激事件所致PTSD的患病危险性亦不相同。有研究表明,交通事故后,无论受伤与否,约25%的儿童会患PTSD,且缺乏父母关爱的青少年受伤更易罹患本病。幼年遭受躯体虐待或性虐待,10%～55%的患者成年后患PTSD,50%～75% PTSD患儿症状会一直延续到成年。青少年罪犯中,PTSD的患病率是普通青少年的4倍。一项对参加过海湾战争的3000名住院士兵的研究发现,有13%的士兵患有PTSD。

PTSD可以共病焦虑、抑郁、物质依赖等多种精神疾病,也可以共病高血压、支气管哮喘等躯体疾病。幼年有创伤经历的PTSD患者更易发生共病问题。

Herman等经过研究指出,战争所致PTSD可持续50年,并且共病抑郁的患者自杀危险性亦增加。简而言之,PTSD会给个人、家庭、社会带来沉重的心理、生理和经济等方面的负担。

(二) 临床表现

PTSD是由威胁性或灾难性心理创伤导致延迟出现并长期持续的精神障碍。PTSD主要临床表现如下。

1. 反复发生闯入性的创伤性体验　①不由自主地回想受打击的经历;②反复出现有创伤性内容的噩梦;③反复发生错觉、幻觉;④反复发生触景生情的精神痛苦,如目睹死者遗物、旧地重游,或周年日等情况下会感到异常痛苦和产生明显的生理反应。

2. 持续的警觉性增高　①入睡困难或睡眠不深;②易激惹;③集中注意困难;④过分地担惊受怕。

3. 持续的回避　①极力不想有关创伤性经历的人与事;②避免参加能引起痛苦回忆的活动,或避免到会引起痛苦回忆的地方;③不愿与人交往、对亲人变得冷淡;④兴趣爱好范围变窄,但对与创伤经历无关的某些活动仍有兴趣;⑤选择性遗忘;⑥对未来失去希望和信心。

PTSD诊断除上述症状外,病程上表现为精神障碍延迟发生(在遭受创伤后数日至数月后,罕见延迟半年以上才发生),符合症状标准至少已3个月,可以根据个体社会功能受损程度判断其严重程度,同时要排除情感性精神障碍、其他应激障碍、神经症、躯体形式障碍等。

(三) 创伤后应激障碍的治疗与干预

为及时缓解症状,适当的药物治疗是必需的,但重要的是进行危机干预。

危机干预的目的是预防疾病、缓解症状、减少共病、阻止迁延。危机干预具有短程、及时和有效的特点,因此,干预重点是预防疾病和缓解症状,目前主要的干预措施包括认知行为疗法、严重应激诱因疏泄治疗、想象回忆治疗等,结合支持性心理治疗,对增进情感、心理与社会支持,培养更多的兴趣爱好,重新调整和建立更有效的社会支持系统等具有重要的作用。

(余毅震　胡乐炜)

复习思考题

1. 什么是应激？应激的中介因素有哪些？
2. 什么是应激源？常见的应激源有哪些？
3. 试述应激的主要生理反应和心理反应。
4. 为什么说应激是一把“双刃剑”？如何做好应激管理？

第六章　心理危机

本章要点

（1）心理危机及干预的概念、特征和相关理论。

（2）心理危机评估及干预方法。

2001 年 11 月，经过北京市卫生局和北京市政府批准，北京回龙观医院成立北京心理危机研究与干预中心并在 2004 年建立了全国首个心理危机干预热线，热线开通后，每时每刻都有 4～5 名专职咨询员守候在电话机旁，负责随时接听。一份 2009 年 9 月中旬的统计显示，在心理危机干预热线的 11 万余次通话中，咨询员共挽救了近 5830 名来电的“高危自杀者”。另外，通过心理危机干预，60％的来电者得到了情绪舒缓和情感支持，在一定程度上降低了他们的自杀风险。

危机伴随着人一生的发展，有些危机是人在成长成熟过程中必然要经历的，有些则是随机出现的。21 世纪以来，由于社会的深刻变迁、经济的高速发展及环境资源的迅速枯竭，由此引发的各类自然灾难（如地震、洪水、飓风、台风等）和各种社会问题（如战争、交通事故、疾病、人际冲突、身心压力、家庭冲突等），使人的生存面临着各种挑战和威胁，特别是对人的健康尤其是心理健康产生巨大的破坏，为了有效地帮助处在危机中的个体平稳渡过难关，恢复心理平衡，有效化解危机所导致的各种负面影响，心理危机干预应运而生。

本章将主要介绍心理危机的概念和特征、心理危机的有关理论、心理危机的评估和干预技术及方法等，以促进医学生更好地协助个人恢复身心健康。

第一节　心理危机概述

不良环境刺激引发的心理危机（psychological crisis）可能会给个体和社会带来严重而持久的影响，因此，心理危机和危机干预问题已经逐渐成为全世界所关注和重视的课题。下面通过对心理危机的概念、特征及危机干预有关理论的描述，促进医学生了解心理危机管理的机制和途径。

一、心理危机概述

（一）危机与心理危机

危机（crisis）是指个体或群体无法利用现有资源和惯常应对机制加以应对的事件和遭遇。危机一般发生在个体无法避免的、强大的应激事件中，当个体动员所具备的应对机制失败时，就会导致个体在认知、情感和行为上出现功能紊乱及社会混乱。

实际上，“危机”一词最早源于存在主义哲学中“危机”（kairos）的一个概念，代表的意思是一种充满着情感负荷和包含着各种可能性的“恰当实际”的戏剧化片段。这与中国语境下对“危机”内涵的理解是一致的，均意味着“危险”和“机遇”并存的局面。正如埃里克森（Erik Erikson）等人所认为的那样：“危机不再意味着迫在眉睫的决定性时刻，它汇集着成长、复原与更进一步分化时所需的资源。”因而，也有人将危机定义为瓦解旧习惯与引发新行为的催化剂。许多研究结果显示：生活危机的冲击会引发正向或负向的反应，而此反应具有改变一个人生活方向的潜在影响力。

卡普兰（Gerald Caplan）于 1964 年首次提出心理危机（psychological crisis）的理论，认为当一个人面临突然或重大生活困难情境时，他之前的问题处理方式和惯常的支持系统无以应对眼前的处境，即当他必须面对的困难情境超过了他的能力时，这个人就会产生暂时的心理困扰，这种暂时性的心理失衡状态就是心理危机。卡奈尔（Cristi Kanel）认为心理危机实质上包括三个方面的内容：其一是危机事件；其二是由对危机事件的感知而导致个人主观痛苦体验；其三是由于个体之前或习惯的应对方式对危机事件的失效而导致个体认知、情绪和行为等方面的功能水平的改变。因此，心理危机不仅仅是个体经历的事件本身，更是个体所经历的困难情境的心身反应状态。

综上所述，心理危机是个体运用自己固有的应对方式或机制无法处理目前所面临的外界或内部应激时，所表现出的一种偏离常态的心身反应。它一般发生在个体遭遇无法避免、强度较大的应激事件时。当个体遭遇心理危机时，存在明显的短暂性的心理功能失调，表现在认知上主要是问题解决能力与应对机制暂时受到打击，暂时性的震惊状态后，随之而来是否认、混乱、害怕、恐惧、沮丧、麻木、怀疑、愤怒等负性情绪，这些情绪会扰乱个体的情绪平衡状态，同时伴随生理上的一般性应激反应。心理危机的持续时间一般较为短暂，经过重新认识和调整后，大多数处于危机下的个体可以恢复心理平衡，渡过危机。但对于少部分个人而言，危机的发生使他们身心健康遭受巨大伤害，严重者导致各种心身疾病甚至死亡。

（二）心理危机的特征

不同学者对心理危机的理解各有不同，但也存在相似之处，例如危机通常为自限性，大多于 1～4 周消失；在危机期，个体会发出寻求帮助的信号，并更愿意接受外部的帮助和干预，预后取决于个体的素质、适应和主动作用，以及他人的帮助或干预。比较有代表性的是吉里兰德和詹姆士的观点，他们认为心理危机有以下六个特征。

(1) 危险与机遇并存：一方面，导致危机均是由于个体无法应对的突发或危险情境，对个体身心健康存在一定的威胁性，由于个体资源不足或者应对机制失效也可能导致个体处于情绪或行为上的危险状态，甚至伤害和自杀。另一方面，危机中也蕴含着机遇，当个体经历危机并从危机习得新的应对机制或突破自我局限后，个体也实现了自我成长。

(2) 成长和变化的机遇：危机存在一定的不确定性，因而不同个体的应对方式和机制也是不尽相同的。如果个体能够将危机视为蜕变的动力，积极寻求有效的应对途径，那么对于个体而言，危机则意味着成就一个更好自己的契机。

(3) 复杂的症状表现：危机的症状如同一张网，与个体自身及所处环境的各个方面存在千丝万缕的联系。心理危机对个体的影响表现在心身各个方面，并继而波及个体周围的人群，个人问题与环境问题相互交织形成了复杂的问题系统。对于危机的干预需要考虑个体及周围环境的特殊性，其中个体的支持系统是直接影响问题解决和恢复身心健康的重要因素。

（4）缺乏万能或快速的解决方法：由于危机的复杂性、多变性，因而在帮助危机中的个体摆脱危机时，缺乏所谓“万能”或“一定有效”的危机解决方案。助人者在进行危机干预时，需要根据处于危机中个体的特征、危机事件的性质和环境的特点，采取有针对性的方法，并根据危机发展阶段的不同，不断调整策略，以获得有效的干预效果。

（5）选择的必要性：无论我们是否愿意面对，成长总是一个危机和挑战交织在一起的过程，消极的选择最后总会导致更消极的结果，甚至毁灭性的结果，而在认识到危机的必然性的基础上，以积极的心态去面对危机则是消除危机的根本方法。

（6）普遍性与特殊性：每个危机都伴随着不平衡和解体。危机具有普遍性，每个处于危机中的个体都伴随着应对机制失效和重新寻求新的心理平衡；危机又具有特殊性，因为即使在相同的情境下，每个个体的个性特征和危机反应也是千差万别的。

（三）心理危机的分类

传统上危机被区分为发展性危机和情境性危机。吉里兰德和詹姆士将心理危机分为以下四类。

（1）发展性危机（developmental crisis）：在成长和发展过程中出现具有重大人生转折意义的事件，导致个体出现的异常反应。例如：大学毕业时面临的求职择业问题，临近老年面临退休的问题。发展性危机一般认为是正常的，但也因人而异，有些个体在面对人生的重要转折因应对能力有限也会出现危机。

（2）情境性危机（situational crisis）：对于异乎寻常的事件，个体无法预测和控制其出现时的危机。情境性危机常具有暴发性、震撼性、强烈性和灾难性等特点，个体可产生强烈的情绪体验，例如：亲人的意外去世、个人遭遇暴力袭击等。

（3）存在性危机（existential crisis）：与人生意义、目的、自由、承诺、责任等重要人生议题相关的内心冲突和焦虑。例如：个体突然失去奋斗目标而感到迷茫、失落和焦虑，从而对其存在意义产生焦虑和担忧。

（4）环境性危机（environmental crisis）：根据生态系统的观点，当自然或人为的灾难降临到某个人或某一个群体时，这些人深陷其中，反过来又影响生活中的其他人。环境性危机包括自然灾难、传染性疾病的暴发、政治危机及经济危机等。

另外，也有人按照危机出现的速度将危机分为潜在危机、慢发危机和突发危机。潜在危机是由一系列个体不认为会影响自身健康和心理平衡的事件所导致的危机。例如，个体由于长期的不良嗜好或行为，在进行戒断时导致的不适应而形成的危机。慢发危机是由一些有预先警示的危机事件长期积累或影响而对个体产生实际损害的危机。例如，个体由于长时间的性格孤僻和人际关系紧张导致环境不适应，最后因此而自杀。突发危机则是由于突发性的社会或自然事件而导致的危机。例如，交通意外、恐怖袭击、地震、火灾等。

（四）心理危机的发展过程

个体面对危机时产生一系列心身反应在不同阶段表现各异，心理危机通常有四个发展过程。

1. 冲击期　发生在危机事件后不久或者当时，陷入危机的当事人感到震惊、焦虑、恐慌、不知所措。

2. 防御期 当危机发生后，当事人试图通过各种防御机制控制焦虑和情绪混乱，恢复遭遇危机前的认知和行为功能，但通常利用否认、逃避、合理化等方式来稳定情绪，行为上多以无效行为为主。

3. 解决期 当事人采取各种方法接受危机现实，开始恢复问题解决能力，通过寻求各种资源努力解决现实问题，焦虑减轻，自信增加，社会功能逐渐恢复。

4. 成长期 当事人经历危机后，心理机能变得成熟，习得应对危机的经验和技能。但也有当事人因为消极应对或逃避而出现不健康行为、心理创伤或精神障碍等。

（五）心理危机的结果

每个人在不同的人生阶段都可能会遭遇心理危机，心理危机是一种不可避免的人生经历，并非疾病或病理过程，但由于不同的个体应对危机方法不同，心理危机的结果也不相同，一般心理危机有以下四种结果。

1. 顺利渡过危机，获得成长 当事人通过有效的应对方式顺利地渡过危机，同时获得经验和成长，习得应对危机的方法和技巧，促进心理机能的成熟，提高了心理健康水平。

2. 渡过危机但留下心理创伤 当事人虽然渡过了心理危机，但是并没有真正将危机造成的影响解决，而是将矛盾或冲突压抑到无意识中，造成认知、行为或人格方面的改变，形成心理创伤。

3. 未能渡过危机导致心理异常 当事人在心理危机过程中心理状态严重失调，矛盾或冲突激烈难以解决，危机的表现与处于急性应激障碍或创伤障碍的患者的症状相似，导致心理异常或精神障碍。

4. 未能渡过危机导致行为异常或生命损伤 当事人在强烈的刺激下，因无法忍受刺激而导致物质滥用或依赖、自伤自毁、自杀、攻击他人等。

对于大多数人来说，危机反应无论在程度上还是时间上，都不会给当事人的生活带来永久或极端的影响，一般经过一段时间的调节，都能逐步恢复。但是如果心理危机过强，持续时间过长，则会降低个体的免疫力，出现非理性行为，加之某些当事人如果本身人格不够健全或应对失当，那么在遭遇心理危机时其患病的可能性会增大。

二、心理危机干预的相关理论

心理危机干预（psychological crisis intervention）是在个体遇到挫折或陷入困境时为其提供的一种短程的帮助和关怀的方式。心理危机干预是在短程心理治疗基础之上发展起来的治疗方法。其目的是帮助当事人处理紧急的问题，恢复心理平衡，安全渡过危机。

心理危机干预是通过对美国波士顿椰子园音乐厅火灾幸存者的对照研究发展起来的。1942 年，美国波士顿椰子园音乐厅发生火灾，492 人因此而丧命，林德曼（Lindemann）等人通过研究发现，经过心理干预的当事人比未经过干预的当事人在情绪、健康等方面缓解、恢复得更快更好。由此，对心理危机干预的系统研究引起学者们的高度重视。经过几十年的发展，心理危机干预已经广泛运用到个体危机的处理、自杀预防、重大灾难及危机的国家心理卫生干预服务等领域之中。心理危机干预的研究包括心理危机干预的理论研究和心理危机干预的模式研究。

（一）心理危机干预的理论研究

1. 林德曼的心理危机干预理论 林德曼认为，个体在强烈的悲痛面前不应过度沉湎于内心的痛苦之中，而要让自己感受痛苦体验，宣泄情绪，正视现实，否则易导致不良结局。个体需要一段时期宣泄内心的伤痛，如果正常的悲伤过程被滞后或者压抑，则不利于个体的恢复。林德曼发展了“痛苦工作”的概念，使其成为当前心理危机干预理论最为重要的基础。痛苦工作包括对丧亲的哀痛、体验哀痛、接受丧亲的现实，在失去亲人的情境下调整生活。林德曼的理论对突然丧亲者的干预有着重要的指导和应用价值。

2. 泰赫斯特的危机理论 泰赫斯特（Tyhurst）提出，一个健康的人对严重应激（如车祸、丧亲、重大疾病等）的反应程度取决于个体的人格、急性应激和社会环境的相互作用，应激反应是一种“过渡状态”。他将危机过程分为作用、退却和创伤后阶段。其中，退却和创伤后阶段被认为是危机处理的建设性时机，主要是让个体学习如何应对和处理危机。泰赫斯特提倡干预和帮助，以及强调非医学性干预。他还提出，不同的干预阶段应该实施不同干预方法，同时他认为处于过渡期危机状态的个体最好是留在原先的日常环境并保持原来生活习惯，干预的侧重点应该着眼于提升个体的支持系统。

3. 卡普兰的情绪危机理论 心理学家卡普兰发展了林德曼的理论，并进一步对心理危机干预开展了系统研究，他还成立了一个训练场所，与各专业人士合作，为波士顿地区的居民提供心理卫生服务，并将此服务内容命名为“危机会诊”。卡普兰认为，个体与环境之间在一般情况下处于一种动态平衡的状态，当个体面对危机情境无法应对时，往往会产生紧张、抑郁、焦虑、恐惧、愤怒和悲观失望等情绪问题，导致心理失衡。个体与环境之间的平衡状态与个体对应激事件的认知、环境和社会支持及个体的应对能力三个方面密切相关。卡普兰提出将危机的发展过程分为四个阶段。

第一阶段：危机事件使得个体焦虑水平上升并影响其日常生活，此时，可采取常用的应对机制来减少或消除焦虑所导致的应激和不适，以恢复原来的心理平衡。

第二阶段：应对机制无法解决危机事件，生理上的不适和焦虑表现加重并恶化，社会适应功能明显受损或减退。

第三阶段：当事人的焦虑、抑郁等不适反应进一步加重，促使其应用已有的应对机制和解决问题的方式，力图减轻心理危机和情绪困扰。

第四阶段：当事人处于危机状态，由于缺乏内在的力量和社会支持，个人的问题未得到有效的解决，并且焦虑、抑郁等情绪进一步上升到一种无法忍受的程度，出现了明显的人格解体、行为异常和精神障碍等。

卡普兰曾提出，在危机干预中应协助当事人总结经验和帮助他们学会总结经验，避免发生危机或心理障碍，同时学会如何更好地应对危机，避免情绪困扰和行为异常。

4. 布洛克普的危机人格理论 布洛克普（Prokop）通过研究不同个体在相同危机情境下的不同反应，提出了危机人格理论。该理论认为：心理危机的发生，除了客观的危机情境作用外，还与面临危机的个体人格特质有很大关系。容易陷入危机状态的个体，在人格上具有以下特征：①注意力明显缺乏，在日常生活中不善于审时度势，处理问题时只看表面，从不考虑问题的本质，导致应付不当。②在社会倾向上，过分内向，常表现沉默寡言，过分内省，导致他们遭遇危机时，往往瞻前顾后，产生较多的消极联想。③情绪上具有不稳定性，缺乏自信，面对困难常依赖他人，独立处理问题的能力极差。④在问题解决时缺乏尝试性，行为冲动欠思考，经常出现毫无效果的反应行为。具有以上特征的个体是危机干预的主要服务对象。

（二）心理危机干预的模式研究

出现危机的原因既有个体内部因素，也有外部环境因素和文化因素。因此，心理危机干预手段也涵盖了医学、心理学和社会学这三个方面指导下的治疗、咨询和社会支持。各种干预技术和策略均是在危机干预理论和危机干预模式的基础上发展出来的。目前国际上还没有一个统一的危机干预模式，但是所有的干预模式的目标基本是一致的，即减轻当事人的急性症状，恢复主动性，防止或减轻心理创伤和创伤后应激障碍。

1. 经典的危机干预模式 经典的危机干预模式是由贝尔金（Belkin）所提出来的，由平衡模式、认知模式和心理社会转变模式所组成。平衡模式（equilibrium model）认为危机状态下的当事人，通常都处于一种心理情绪失衡状态，个体原有的应对机制和解决问题的方法无法满足其当前的需要。因此，危机干预的重点应该放在稳定当事人的情绪上，使其恢复危机前的平衡状态，这种模式适用于早期危机干预中。认知模式（cognitive model）强调危机导致的心理创伤主要来源于当事人对危机事件产生错误的评价或歪曲的认知。因此，该模式建议危机干预者帮助当事人改变在遭遇危机时对危机不合理和非理性的认知成分，从而使当事人形成对危机正确合理的认知，实现对危机的控制。认知模式较适合那些心理危机状态基本稳定下来，逐渐接近危机前心理平衡状态的当事人。心理社会转变模式（psychosocial transition model）则认为应从内外两个方面分析当事人的危机状况，既要考虑当事人的心理资源和应对能力，还需要考虑当事人的社会背景、支持系统和环境等因素的影响。在进行危机干预时，应充分调动当事人内部的心理资源和适当的应对机制，并结合其社会支持和环境资源，从而促进当事人获得对生活的自主控制感。该模式同样适用于心理危机状态基本稳定下来，逐渐接近危机前心理平衡状态的当事人。

这三种模式为危机干预策略和方法提供了基础。现在危机干预向着整合趋势发展，即将三种模式加以整合，形成整合的危机干预模式，形成综合全面的干预系统，根据危机反应不同的阶段，实施不同的干预策略，以达到最佳干预效果。

2. 建构主义的干预模式 建构主义认为学习是个体基于原有的知识经验生成意义、建构理解的过程，而这一过程常常是在社会文化互动中完成的。因此，建构主义关注的是个体如何运用自己的经验、心理资源和内部信念来建构和觉知外部世界。建构主义把病理心理看作是文化和话语的建构物，因此建构主义的干预模式认为干预的重点在于发挥个体的主动性和创造性对知识经验进行建构，以形成、丰富和调整自己的经验结构和自我结构。建构主义干预模式分为三个阶段：第一阶段为危机前阶段，该阶段危机还未被当事人觉察，但危机已经潜伏在生活之中，由于当事人此时对危机线索缺乏认知，因此，对于突然的危机暴发往往显得措手不及，该阶段的干预重点为预防性措施，通过加强个体的心理建设，扩充其知识图式，帮助其掌握心理危机的有关知识，学习积极的应对方式。第二阶段为危机发作阶段，该阶段危机干预的重点在于协助当事人通过真实体验内化和建构成熟、科学的危机认知图式以实现用积极、灵活的方式理解和应对危机。第三阶段为危机干预后期，这是个体完成高级建构的重要阶段，通过多种形式的干预活动协助当事人内化、建构和完善图式，从而促进当事人获得成长。建构主义的干预模式的倾向并非根除病理心理，而是以个体成长和发展为干预目标。通过重构对生活的理解以提高个体的应对能力。

3. 新兴的危机干预模式 近年来，以特异性、支持性、整合性为特点的新兴心理危机干预模式得到了广泛关注。其主要代表有社会资源工程模式、特异性模式、整合干预系统模式等。North(2000)等人提出的社会资源工程模式是在为危机中的社会团体提供支持的基础之上发展起来的，其目的在于当危机干预专业人士资源有限时，通过训练团体领导、警察、志愿者、医护人员等，提供最初的危机干预和减轻情绪痛苦的服务，从而使团体成员的心理健康资源得到最大的利用，提高干预效率。特异性模式是针对特殊群体和特殊情境的干预模式，通过提供针对性和个别化的干预策略，以协助特殊群体摆脱危机的干扰。整合干预系统模式是以危机现实和当事人为中心，从现有的危机干预方法中，有意识、系统地选择和整合各种有效的方式和策略帮助当事人摆脱情绪困扰，促进身心成长。

4. ACT 危机干预模式 ACT 危机干预模式是美国哈佛大学学者罗伯茨(Roberts)在整合了当前一些危机干预策略后提出的一种综合性危机干预模式，是一种专门针对突发性危机和创伤性危机进行心理干预的危机干预模式。ACT 危机干预模式包括评估(assessment)、危机干预(crisis intervention)和创伤治疗(trauma treatment)三个程序。ACT 危机干预模式要求危机干预者在最短的时间内对当事人进行干预，是为了防止当事人的状态恶化，而不是彻底治疗当事人的情绪困扰，因此，危机干预最终目的是促使当事人接受系统的心理治疗，彻底摆脱自身的心理困扰。“9·11”事件发生后，危机干预者运用 ACT 危机干预模式对当地的高危人群进行干预，取得了明显的效果。

三、心理危机干预管理

20 世纪前期，美国、荷兰等西方发达国家率先兴起对心理危机干预的研究和管理。20 世纪 70 年代初，世界卫生组织(WHO)精神卫生与物质依赖署和紧急事件与人道主义行动署联合提供灾难后所需要的心理和社会支援，标志着危机干预国际合作的开端。近几十年以来，国外一些发达国家建立了较为完善的心理危机干预系统，对危机管理逐渐形成了政府主导、社会参与、专业高效和协同合作的危机管理系统。

(一) 西方发达国家的心理危机管理

20 世纪 70—90 年代，美国各类危机干预组织迅速发展到多达数百个，从国家危机处理小组、联邦紧急救助机构到针对校园的咨询者协会、针对社区精神病患者肇事的项目机构、针对家庭问题的项目机构和针对社区的危机干预联盟等逐渐一应俱全。经过不断发展和整合，美国已建立系统、完整的重大灾难心理危机干预系统，其中美国灾难心理卫生服务为国家灾难医疗系统的服务项目之一。国家灾难医疗系统的主要功能包括紧急医疗服务、伤病员分类及收容，心理卫生人员会参与到各个不同环节之中。“9·11”事件发生后，美国建立了公共心理健康反应联合体，这一组织的主要目的是为美国军方、红十字会、当地心理健康服务机构和其他相关机构提供网络与信息交流的机会，防止不同机构的重叠服务也是其工作重点。目前，美国的危机干预已经将重点放在预防性干预之上，以降低危机对个体的影响。

英国政府早在 1948 年就制定了《民防法》，对危机事件的管理作出了基本规定。进入 21

世纪后，英国国内的疯牛病、放射性物质泄漏和伦敦地铁爆炸等危机事件的出现，引发了英国社会对危机预防和管理的高度关注，出台了危机事件应对法律，以立法的形式，将危机的适用范围、监测防范、条件保障、信息管理、策略应对、日常教育等方面予以明确规定，在及时解决危机事件中发挥了积极作用。

日本是世界上受到自然灾害影响较为严重的国家。因此，日本政府非常重视灾害危机应对，在防灾组织体系建设、灾害应急救援机制、灾害救援体系和灾民的精神救助和心理疏导等方面，形成了比较完善的应对组织体系和干预策略。

（二）我国的心理危机管理

我国在20世纪80年代开始了突发公共事件的心理危机干预尝试，1994年，新疆克拉玛依大火后，第一次正式开始灾后心理创伤的干预工作。之后，1998年长江流域特大洪水、2000年的洛阳火灾、2002年大连空难、2003年SARS和重庆井喷事件，直到2008年汶川地震，突发事件应激心理干预得到了党和政府的高度关注，我国心理学工作者积极组织和实施的心理救助，对于促进灾后心理重建、维持社会稳定、保障公众健康起到了十分重要的作用。

近年来，我国正在逐步健全紧急心理危机干预机制，各个地方相继成立由政府牵头、社会参与、统一规划、全面实施的心理危机干预机构，如北京心理危机研究与干预中心、杭州市心理危机研究与干预中心、上海新生心理危机干预中心等，其中，浙江省在2007年出台《浙江省突发公共事件心理危机应急干预行动方案》，也是国内首个较为完善的心理危机干预行动方案。2008年汶川地震之后，卫生部编印了《紧急心理危机干预指导原则》《灾后不同人群心理卫生服务技术指导原则》等，从心理危机干预的实践和技术层面提供了专业指导依据，2016年我国出台《"健康中国2030"规划纲要》中将提升国民心理健康素质和提高突发事件心理危机的干预能力水平写入规划，将心理危机管理提升到法治层面。但由于我国危机干预工作起步晚、心理危机干预机构化进程滞后、危机干预专业人员匮乏等原因，我国的心理危机管理仍有较大发展空间。

第二节　心理危机评估

心理危机评估(psychological crisis assessment)是指具有专业技能的临床心理学人士或经系统培训的危机干预工作者利用相关理论和技术对心理危机的类型、严重程度及遭遇危机的个体的心身反应进行鉴别、判断和预测的过程。心理危机评估是实施危机干预的首要步骤，在整个危机干预过程中起着十分重要的作用。一方面，心理危机评估的准确性是干预有效性的前提和保障；另一方面，评估过程本身也是一种干预方式。作为心理危机干预必不可少的程序，心理危机评估应贯穿心理危机干预的始终。

一、心理危机干预评估模型

有效的危机干预取决于准确的评估，如何对危机和当事人进行全面而准确的评估，是许多危机干预研究者所热衷的课题，评估的内容主要包括危机事件本身的性质和强度、当事人的生理和心理反应、当事人的应对方式等。目前，国外常用的主要有以下三种评估模型。

（一）三维筛选评估模型

1992 年迈尔（Myer）和威廉姆斯（Williams）等人提出三维筛选评估模型和分类评估量表（TAF），该模型评估了个体面对危机事件时的情感、认知和行为反应，为干预中理解当事人的危机反应提供了一个评估框架。其中情感的不适是个体经历危机的最大特点，包括愤怒/敌意、焦虑/恐惧、沮丧/抑郁三项内容，情感的变化范围从轻微到极其严重。认知方面评估包括侵犯、威胁和丧失三项内容。行为方面评估包括接近、回避、失去能动性三项内容。根据三维筛选评估模型所编制的分类评估量表由描述性项目和数量化评分项目组成，采取 10 级评分制。危机干预者通过量表得分来判断当事人情绪、认知和行为的反应，并据此调整治疗方案。

（二）阶段性评估模型

1998 年，卜伦德（Brende）对美国 1987—1988 年发生的特大洪水进行详细研究后提出阶段性的评估模型。该模型认为个体从应激反应出现到消除或恶化一般需要经历即刻应对期、适应早期、适应中期、适应晚期和消退或症状发展期等五个时期。

（三）人与环境互动的评估模型

1999 年，威尔逊（Wilson）提出人与环境互动的评估模型。该模型主要评估个体应激及其影响因素，重视应激事件的多样性，即不同类型的危机事件引起人的应激反应是不同的，危机干预者可以根据应激的类型来分析当事人的应激反应。

二、心理危机事件的评估

对心理危机事件的整体性评估主要包括以下四个方面内容：①危机事件的性质，严重程度，影响的人群规模，对生命、财产和基础设施的损害程度等。②危机事件导致的心理冲击及其严重程度。③人群中可能出现的心理问题及其严重程度和在人群中的分布。④可利用的心理危机干预和精神卫生资源。

对心理危机事件的评估方法主要有现场观察法、关键信息人访谈法、专题组讨论等，在心理危机事件的早期，借助以上快速评估方法以获得相对可靠和完整的信息进行评估，但不主张在心理危机事件的早期使用大规模的人群普查或抽样调查，以免引发次生危机。

三、心理危机当事人的评估

从危机发生到危机缓解直至完全解除，对遭遇心理危机的个体进行评估是心理危机评估的重点，主要可以从心理伤害严重程度、情绪状态和自杀风险等几个方面来进行评估，需要评估的内容包括以下方面。①认知状态：主要是对心理危机当事人思维方式的评估，考察当事人对危机认识的真实性和一致性、是否有注意力过分集中于危机事件而导致记忆和识别能力改变，以及是否存在非理性思维和自我否定等现象，如自责、无价值感、夸张、以偏概全、非黑即白等。②情绪状态：主要是对心理危机当事人情绪情感的性质、强度的评估，考察当事人在危机中情绪表现形式、强度和状态与环境是否协调一致，以及情绪与危机解决的关系等。③意志行为：主要是对心理危机当事人的社会功能、自我控制力、冲动和消极行为风险的评估，考察当事人在危机中的行为状况和对危机的应对方式，以了解当事人的主观能动性和自控能力。④躯体症状:主要是对心理危机当事人的躯体功能和状态的评估,考察当事人在危机阶段的躯体的适应性。⑤危险性评估:主要是对心理危机当事人自伤自杀和伤人可能性的评估。心理危机可能引发个体的各种非理性行为,尤其是自伤自杀和伤人的风险会增加。在对当事人进行危险性评估时要注意,风险评估应该尽量在短时间内迅速实施,以便及时干预。

对心理危机当事人的评估方法主要有访谈法、观察法、心理测验法和临床诊断评估法等。常用的评估工具有意外事件冲击量表(IES)、PTSD自评量表(PCL)、应对方式问卷、社会支持评定量表。与其他心理治疗不同,危机干预非常强调时间的紧迫性,因而,在实际干预时,评估方法常常是多管齐下,而且要注意,由于危机发展阶段性的特点,对心理危机当事人的评估也应该是动态的过程。

第三节　心理危机干预

一、心理危机干预技术

自提出心理危机干预的概念以来,各种危机干预技术如雨后春笋般层出不穷,但主要的心理危机干预的技术可以分为针对个体的危机干预技术和针对团体的危机干预技术,其中针对个体的危机干预技术又可以分为支持性技术和干预性技术。其中,干预性技术均来源于心理咨询和治疗中的有关技术,因此实施者在开展危机干预前,应接受系统、专业的培训,方可开展。

(一)支持性技术

开展危机干预时,首先需要利用支持性技术,与当事人建立良好的合作关系,以尊重、接纳和同感的态度获取当事人的信任和理解当事人的经历,协助当事人获得稳定感和安全感,缓解当事人情绪危机,帮助当事人恢复理智从而理性面对危机事件,寻求解决之道。支持性技术主要包括建立咨询关系的技术、沟通技术等。

1. 建立咨询关系的技术　咨询关系,即心理咨询、心理干预关系,也称为咨访关系,是指咨询师与来访者所建立一种专业性的具有助长性的人际关系,不同于一般的人际关系,咨询关系具有同盟性、亲密性、保密性、专业限制性等特点。因而,在危机干预中,建立良好的咨询关系是非常重要的,甚至是做好危机干预的核心要素。建立咨询关系有以下三个原则。

(1)同感:同感又称为共情、同理心、神入等,指咨询师能够设身处地感受当事人的内心世界的态度和能力。同感的态度,需要咨询师走出自己的价值系统,站在当事人的立场,从对方的角度去感受、观察和理解所发生的内心经历,达到近乎亲身感受相同的理解境界,同感的关键在于咨询师搁置自己的主观判断,克服偏见,走入当事人的精神世界。同感的能力,是指咨询师深入当事人的内心世界,把握其体验、经历、行为及它们之间的关系,并运用有关技巧将自己准确的理解传递给对方。发展同感能力,有三点值得注意:其一是内容,即对当事人所陈述的事实、观点和经历能准确把握;其二是感受,即对当事人在叙述中所表现出来的情绪能够察觉;其三是反馈,即通过对当事人的言语和非言语线索将当事人内心深层次的感受和理解准确地表达出来。

（2）尊重：咨询师对求助者的一种态度，意味着咨询师对当事人的整体性接纳和对当事人的关切，尊重并非意味着一味迎合当事人的观点或行为，而是代表咨询师深信当事人内在的自我实现的潜能和动机，并保持对当事人的仁慈、关爱之心。在表达尊重时，咨询师应注意三点：一是保持平等的态度对待当事人；二是以非评判的态度接纳当事人的个性特征；三是创设温暖的氛围表达对当事人的关切。

（3）真诚一致：咨询师应不戴任何“面具”，开诚布公、表里如一地与当事人沟通和交流。在咨询和干预过程中，咨询师的真诚一致对获取当事人信任感和提升当事人的安全感有着重要的作用，同时咨询师的真诚一致能为当事人表里如一地表达自己提供一个很好的榜样。因此，咨询师在干预过程中，应注意调动和运用言语和非言语技术来传递真诚。

2. 沟通技术 沟通的主要技术来源于心理治疗中的参与性技术，其目的是通过积极的倾听促进当事人的表达，通过理解当事人的叙述促进其探讨自身的问题，通过澄清问题的实质缓解当事人不良的情绪。良好的沟通技术主要有倾听技术、鼓励技术、重复和摘要技术、询问技术、内容反映和情感反映技术、具体化技术等。咨询师或危机干预者在运用以上技术时，需以当事人为中心，以专注的态度、开放的姿态与当事人沟通，很多时候，当当事人在咨询师或危机干预者专注的倾听下逐渐进行表里如一的表达后，其情绪危机便能得到充分的缓解，当事人的自尊和能动性得以恢复，从而可以从容地应对危机。

（二）干预性技术

干预性技术又称为问题解决技术，是根据当事人的需要及可利用的资源，采取非指导性的、合作性或指导性的方式，帮助当事人找到应对危机的方法，帮助其渡过危机，增强其适应力。在干预过程中，危机干预者应根据当事人的不同情况和自己的专长，采取相应的心理干预技术。

1. 非指导性咨询 非指导性咨询是美国著名的心理咨询专家罗杰斯(Rogers)所提倡的咨询方式。非指导性咨询的实质是“将一个具有充分潜能的人早已存在的能力释放出来”。非指导性咨询认为当事人是理性的，注重个体心理上的独立性，相信每个人都是有能力对自己负责的。咨询的过程就是通过建立良好的咨询关系，以当事人为中心，帮助当事人进行自我探索，尊重其内在的自我体验，促进其自我成长。一般来说，非指导性咨询适用于功能较好的当事人和不是十分严重的危机情况。

2. 合作性咨询 如果评估提示当事人有一定的能动性，但非指导性咨询方式对当事人帮助不大，需要一定的协助，就可以选择合作性咨询的方式。合作性咨询是危机干预者以平等的身份与当事人共同评估问题、共同选择能够接受的解决问题的方式，采取切实可行的行动步骤的过程。通常，合作性咨询的当事人的危机要严重一些，不具备完全的能动性，但是他们又具备一定的参与确定问题、商讨和选择应对方案及保证行动的能力，因而危机干预者以促进者、支持者、参谋员的角色对其开展危机干预的工作，以启动和提升当事人的自我效能和行为动机，协助当事人依靠自己的能力去渡过危机，恢复心理平衡。

3. 指导性咨询 当陷入危机的当事人完全缺乏能动性，无法应对所遭遇的危机时，可选用指导性咨询。指导性咨询通常在与当事人建立良好关系的基础上，通过对当事人的认知、情感和行为进行重新解译、建构、解释、核实，达到指导其改变错误认知、纠正无效行为的目的。在指导性咨询中，危机干预者担当问题的主要确定者，并制订可行的计划，作为指导者、领导者和督导者让当事人付诸行为，通过非常直接的指导，危机干预者起暂时性支配作用，以主导和控制目前的状况。在危机干预的实际过程中，每个危机干预者都必须有能力处理各种不同的需要指导性咨询的当事人。指导性咨询中，危机干预者一般会就某个特定的主题，向当事人提供与问题相关的信息和应对建议，然后通过解释、指导等方式说服当事人采纳行动建议。在干预中，还应时刻高度警觉和评估当事人的自杀风险，因为由于各种原因导致缺乏能动性的当事人，其自杀风险更大。

每个当事人及每个危机境遇都是独特的，危机干预者在选择干预性技术时，应根据危机的性质和发展阶段，结合当事人“此时此刻”的心身状态，选择适宜的干预策略。另外在实施干预技术时，还需要做好以下两个方面的准备。一是建立和发挥系统作用。危机干预一定不是“单打独斗”，而是“团队作战”，只要充分建立和发挥组织和系统的作用，才能让当事人得到及时有效的帮助。二是适时转介转诊。危机干预不是心理治疗而是一种短程心理服务，因此对于某些由危机导致的急性应激障碍、创伤障碍或其他精神障碍的当事人，在紧急处理后，危机干预者应尽快联系相关专业机构，及时转介、转诊。

（三）针对团体的危机干预技术

当危机影响面广、受灾人群多时，采取团体的危机干预技术既能节约资源，又能达到干预的目标。团体心理危机干预是为了某些共同的目的将当事人集中起来进行的心理干预，通过团体内的人际互动，促进个人在团体内观察、学习、体验，从而达到认识和接纳自我、改善和调节情绪、学习新的态度和行为的目的。目前，在国际上运用比较广泛的团体心理危机干预技术是紧急事件应激晤谈技术。

紧急事件应激晤谈技术是 Mitchell 于 20 世纪 70 年代提出的一种最基本的心理危机干预技术，是一种系统的、通过交谈来减轻压力的团体心理服务方法。

紧急事件应激晤谈指在灾难发生后，通过干预技术帮助干预对象尽快脱离应激源，在认知和情感上消除创伤体验，最大限度地减轻危机事件所造成的心理创伤。实施时，每组以 8～12人为宜，不超过 15 人，灾难发生后的 24～48 h 是理想的干预时间，超过 6 周效果甚微。

紧急事件应激晤谈分为正式援助和非正式援助，正式援助通常是由具有资历和经验的精神卫生专业人员主持实施，指导者需要对应激反应综合征和团体辅导工作有着很好的理解，整个过程为 2～3 h。非正式援助可由受过训练的咨询师、治疗师和社会工作者在现场进行急性应激干预，整个过程大约需要 1 h。正式的紧急事件应激晤谈过程分为六个时期，完成前一期才能进行下一期，每期的操作程序如下。

1. 介绍阶段 危机干预者进行自我介绍，然后向参与者介绍紧急事件应激晤谈的有关内容和规则，强调保密原则，与干预对象建立信任关系。回答参与者的疑问，邀请参与者逐一进行自我介绍。

2. 事实阶段 请参加者逐一描述危机事件发生过程中他们自己的经历及事件本身。询问参与者在危机发生过程中的所在、所闻、所见、所嗅和所为，以便还原危机过程。参与者如果觉得此时在组内讲话不舒服，也可以保持沉默。沉默也适用于其他阶段。

3. 感受阶段 此阶段主要是请参与者澄清他们在危机发生后到情绪反应前的认知反应，揭示自己对危机的最初和最痛苦的想法，让情绪得以宣泄和表露。

4. 症状阶段　在该阶段中,危机干预者请参与者描述自己的应激反应综合征的表现,如失眠、食欲减退、睡眠紊乱、闪回、注意力下降等,目的是帮助参与者识别和分享自己的应激反应,干预从情绪转向认知部分,以便对事件产生更深刻的认识。为了消除参与者的担忧和疑虑,危机干预者可通过举例和解释的方式,帮助参与者表达他们存在的问题。

5. 辅导阶段　此阶段主要是危机干预者通过介绍正常的反应、提供准确的信息、讲解危机事件的过程和应激反应模式等方式来帮助参与者应对前阶段出现的问题。同时,危机干预者还可以通过提醒参与者可能的并存问题、给出减轻应激的策略和教授自我识别和压力管理技巧等,来鼓励参与者积极应对和利用现有的资源参与心理重建。

6. 恢复阶段　恢复期是紧急事件应激晤谈的最后一个阶段,这一阶段的目标是关闭创伤事件。危机干预者的主要工作任务如下:对整个晤谈过程进行总结,澄清和答疑参与者有关问题;讨论行动计划和重申共同反应;重申保密原则;感谢和鼓励相互支持等。最后,危机干预者对尚未解决的问题,需要做出妥善安排。

紧急事件应激晤谈作为一种心理危机的早期干预技术,对创伤事件的受害者,尤其是危机受害者缓解心理痛苦、预防 PTSD 的发生有着重要的意义。同时,紧急事件应激晤谈必须与心理危机干预的其他方法,包括后续的心理援助服务加以整合,才能更好地为危机当事人提供更完整、有效的服务。

二、心理危机干预步骤

心理危机干预的主要目标是降低急性、剧烈的心理危机和创伤的风险,稳定和减少危机或创伤情境的直接严重后果,促进个体从危机和创伤事件中恢复或康复,及时性、迅速性是其突出特点,有效的行动是危机干预成败的关键。为了达到上述目标,更好地指导实践,有必要建立一个实用、有效的危机干预程序。

(一) 危机干预六步法

吉里兰德和詹姆士提出的危机干预六步法,已经被专业咨询工作者广泛运用于帮助许多经历不同类型危机的当事人,危机干预六步法包括确定问题、保证当事人安全、给予支持、诊察可供选择的方案、制订具体计划和获得承诺。危机干预工作者应该将检查评估贯穿于整个干预过程之中。

1. 第一步:确定问题　危机干预的第一步是确定和理解当事人所面临的问题。危机干预者必须设身处地地感知和理解危机情境,清晰地界定每一个问题,否则他所采用的任何措施都无法取得满意的效果。在危机干预的初期,危机干预者应当以共情、尊重、积极关注的态度,与当事人建立起良好的关系。在此基础上,利用提问和倾听技术全面了解和评价当事人有关遭遇的诱因或事件,以及寻求心理帮助的动机。

需要明确的问题如下:当前存在的主要问题是什么?有何诱因?什么问题必须首先解决?然后再处理的问题是什么?是否需要家属和同事参与?有无严重的躯体疾病或损伤?另外,还必须评估自杀或自伤的危险性,当事人如有严重的自杀或自伤倾向时,可考虑就诊于精神科门诊和住院治疗。

2. 第二步:保证当事人安全　在危机干预中,安全感对处于心理危机中的当事人来说是最迫切的需要,危机干预者要将保证当事人安全作为首要目标和重要的干预内容。将当事人在身体上和心理上对自己和他人造成危险的可能性降到最低。危机干预者可从以下四个方面开展工作。

（1）帮助当事人离开危机情境。如地震幸存者应离开危险的建筑，家庭暴力的受害者暂时离开施暴者等。当然，对于当事人来说，不仅需要确保现实的安全，而且当事人要能够感知到自己是安全的。因此，在当事人获得安全感之前，让当事人回溯创伤过程是不妥的。

（2）提供和保持稳定。应激性事件会使当事人陷入不稳定的状态，更易出现应激反应。因此，稳定化包括保持当事人生命稳定和情绪稳定两个方面。生命稳定是指一般性的生活稳定状态，对经历创伤并缺乏生命资源的人来说，首要的干预措施是保障生命安全、给幸存者提供实际的帮助、妥善安排食宿等。除了保持当事人的生命稳定以外，还要让当事人具备基本的心理自我平衡。这意味着有精神疾病急性症状、高自杀风险、严重焦虑和抑郁的人，在心理干预之前需要一些其他的干预措施，包括恰当使用药物等。

（3）提供信息。及时提供关于当事人生命安全、危机事件的信息，以及如何正确应对应激反应的信息，以弥补当事人因认知缺乏和信息不足造成的极度不安全感。

（4）评估危险。对当事人的内部事件及围绕当事人的情境进行评估，例如对当事人躯体和心理安全的威胁程度、当事人失去能动性的可能性和严重性进行评估。评估的同时，要指导当事人掌握代替冲动或自我毁灭性行动的解决方法。

3. 第三步：给予支持 支持意味着危机干预者要像当事人的至亲一样给予其理解和陪伴。给予支持强调的是危机干预者通过与当事人真诚的沟通和交流，使当事人能够信任危机干预者，并接受其给予的关心和帮助。此外，支持还意味着要关注当事人的家庭成员、朋友和其他重要的人，在需要的时候给予必要的与帮助相关的心理健康教育。

然而，对于处于危机情境下的当事人来说，相信危机干预者是值得信任的人并非易事。危机干预者必须以尊重、无条件积极关注的方式接纳当事人，合理地使用倾听、提供具体支持等支持技术，让当事人相信危机干预者是真正关心他，从而尽可能地协助当事人处理所面临的情绪危机，使当事人的情绪得以稳定。

4. 第四步：诊察可供选择的方案 该步骤的目的是帮助当事人探索其可以利用的替代方法，协助当事人积极地寻求可获得的环境支持、可利用的应对方式和积极的思维方式。

在多数情况下，当事人遭受心理创伤而主观能动性受到抑制时，思维处于混沌状态，此时当事人通常无法恰当地判断最佳或者适宜的选择，有些处于危机的当事人甚至认为到了走投无路的地步。危机干预者应引导当事人认识到，可以从环境支持、应对机制和积极的思维方式三个方面客观地评价各种可变通的应对方式，从而给感到绝望和无助的当事人以极大的支持。有时，为了找到最恰当的方案，可与当事人讨论在过去类似的情境中，哪些方法是有效的，通常当事人都能从过去的经验中想出好的解决方案。

例如，在重大创伤事件发生后，当事人可能会觉得自己的经历无法被他人理解或接纳，造成心理上的孤立和隔绝感。此时，可以让重点人群确认自己的社会支持网络（如家人、朋友、同事及社区内相关资源等），明确自己能够从哪里得到怎样的具体帮助（如情感支持、建议或信息、物质方面等）。

值得危机干预者注意的是，虽然有许多可变通的方式来应对危机，但只需与当事人讨论其中的几种。因为处于危机之中的当事人需要的是当前境遇下切实可行的选择。此外，危机干预者应与当事人合作分析并计划可供选择的方案，最后商议的方案是被当事人所接受的，方案具有切实可操作性，危机干预者应避免将自己的选择强加于当事人。

5. 第五步：制订具体计划　危机干预者要与当事人共同制订行动步骤来实施所商讨的方案。危机干预者要针对当时的具体问题及当事人的功能水平和心理需求来制订干预计划，同时还要考虑到当事人所处的文化背景、社会风俗及家庭环境等因素。

危机干预的计划是限时的、具体的、实用的和灵活可变的，并且有利于追踪随访。一般来说，危机干预的计划应该满足以下两点：一是确保有专门的个人或组织机构能够提供及时的支持。二是提供的应对机制必须是当事人现在可以利用并实施的。

在制订计划的过程中，危机干预者既要帮助当事人拟定一个短期行动计划，以帮助其走出当前的危机；还要拟定一个长期的行动计划，培养当事人掌握更积极恰当的应对方式。制订干预计划的关键在于激发当事人的控制性和自主性，保护当事人的权利、独立性和自尊，让当事人感到这是他自己的计划，以提高计划实施的可能性。

6. 第六步：获得承诺　促使当事人做出承诺，保证以实际行动实施所制订的具体计划并积极行动，这是第五个步骤的自然延伸。通常，如果制订具体计划这一步完成得较好的话，则获得承诺这一步就比较容易。多数情况下的做法是让当事人复述之前共同商议的计划。这种口头概述有利于危机干预者确认当事人对行动计划的理解程度，也有利于强化当事人的承诺，同时还有利于危机干预者对当事人进行随访。

在结束危机干预前，危机干预者应该从当事人那里得到诚实、直接和适当的承诺。然后，在检查、核实当事人行为的过程中用理解、同情和支持的方式来进行询问。也就是说，与在确定问题或其他步骤中一样，倾听技术在这一步中也很重要。

危机干预的前三个步骤可以归纳为通过倾听、观察和理解当事人以建立关系和明确问题，危机干预的后三个步骤主要是通过商议、评估和实施问题解决方案协助当事人渡过危机。

需要强调的是，在危机干预六步法中，动态地评估贯穿于始终，危机干预者和当事人之间良好的关系是保证危机干预六步法成功的基本要素。除以上六步之外，还应该启动社会支持系统提供心理和情感的支持及实质的救助行动。

一般经过 4～6 周的危机干预，绝大多数当事人会渡过危机，情绪得到有效缓解，这时应该停止干预性治疗，以减少当事人的依赖性。在结束阶段，应该注意强化新习得的应对技巧，鼓励当事人在今后生活中应用习得的应对技巧来处理危机，提高自我的心理适应和承受能力。

（程　坤）

复习思考题

1. 什么是心理危机？其主要特征有哪些？
2. 试述心理危机的发展过程和结果。
3. 什么是心理危机评估？有何作用？
4. 试述心理危机干预的步骤。
5. 如何采用支持性技术进行心理危机干预？

第七章　心身疾病

本章要点

(1) 心身疾病的概念、心身疾病的发病机制。

(2) 心身疾病诊治原则与预防。

(3) 临床常见心身疾病。

瑞特先生身患癌症，治疗过程中，患者一直以为医生给他注射的是一种有争议的药物——克力生物素(Krebiozen)，医生对此药也是极力推崇。事实上，克力生物素是一种对癌症没有效果的治疗药物，医生给瑞特先生每天注射的仅仅是生理盐水而已，然而效果却令人吃惊——肿块消失了，胸腔积液也不见了，瑞特先生也能走动了。此时的他活力四射。既然有如此神奇的效果，医生就一直使用着。后来，瑞特先生有两个多月时间都保持着无症状状态。这时，美国医学协会(American Medical Association，AMA)的宣告见诸报端——"全国范围内的实验均表明，克力生物素在治疗癌症上是无效的。"

知晓这个报道后不久，瑞特先生因病危再次住院了，他的信念现在已经不在了，他最后的希望消失了，不到两天，他就在疾病面前屈服了。

关于身和心的关系，即躯体与精神的关系历来受到医学界的关注。《黄帝内经》中指出，"心者，五脏六腑之大主也"，"悲哀愁忧则心动，心动则五脏六腑皆摇"，提出了人的情绪变化可影响内脏的观点。古希腊希波克拉底在公元前400年便注意到了心理因素对人体健康的影响。随着研究的不断深入，人们越来越深刻地认识到心理、社会因素在疾病的发生、发展和转归中的重要作用，并提出了心身疾病的概念。

本章将介绍心身疾病的概念、发病机制、诊治原则、预防及临床常见心身疾病。

第一节　概　　述

一、心身疾病的概念

心身疾病(psychosomatic diseases)也称心理生理疾病(psychophysiological diseases)，是一类发生、发展和防治都与心理-社会因素密切相关的躯体疾病。目前研究者对心身疾病的认识存在两种不同观点，包括广义的心身疾病和狭义的心身疾病。广义的心身疾病是一类由心理-社会因素在发病、发展过程中起重要作用的躯体器质性疾病和躯体功能性障碍。狭义的心身疾病则是指心理-社会因素在发病、发展过程中起重要作用的躯体器质性疾病。下面的论述以广义的心身疾病概念为基础。

心身疾病具有以下特征。

(1) 疾病的发生与发展与心理-社会因素有关。

(2) 有明确的器质性病变或躯体功能性障碍的症状。

(3) 心身疾病通常发生在自主神经支配的系统或器官。

(4) 遗传和个性特征与心身疾病的发生有一定的关系，存在个体易感性差异。

二、心身疾病的分类

最早对心身疾病做出类型区分是的亚历山大(Alexander)，他提出七种经典的心身疾病，即溃疡病、溃疡结肠炎、甲状腺功能亢进、局限性肠炎、类风湿性关节炎、原发性高血压及支气管哮喘。随着对心身疾病研究的深入，研究者发现心身疾病可分布于机体各个系统，种类繁多。目前世界各国对心身疾病的分类方法不同，包括的疾病种类也不一致，中国也尚未有统一的分类。临床中可能出现的心身疾病主要包括如下几种。

1. 内科心身疾病

(1) 心血管系统：原发性高血压，原发性低血压，冠状动脉硬化性心脏病，阵发性心动过速，心动过缓，期外收缩，雷诺病，心脏神经症等。

(2) 消化系统：胃十二指肠溃疡，神经性呕吐，神经性厌食，溃疡性结肠炎，过敏性结肠炎，贲门痉挛，幽门痉挛，习惯性便秘，直肠刺激综合征。

(3) 呼吸系统：支气管哮喘，过度通气综合征，心因性呼吸困难，神经性咳嗽。

(4) 神经系统：偏头痛，肌紧张性头痛，自主神经功能失调，心因性知觉异常，心因性运动异常，慢性疲劳等。

(5) 内分泌系统：甲状腺功能亢进，艾迪生病，副甲状腺功能亢进，副甲状腺功能低下，垂体功能低下，糖尿病，低血糖。

2. 外科疾病　全身性肌肉痛，脊椎过敏，书写痉挛，过敏性膀胱炎，类风湿性关节炎。

3. 妇科疾病　痛经，月经不调，经前紧张征，功能性子宫出血，功能性不孕症，性欲减退，更年期综合征，心因性闭经。

4. 儿科疾病　心因性发烧，遗尿症，遗粪症，周期性呕吐，胃肠功能紊乱，脐周痛，心因性呼吸困难。

5. 眼科疾病　原发性青光眼，低眼压综合征，中心性视网膜炎，眼肌疲劳，眼肌痉挛等。

6. 口腔科疾病　心因性齿痛，下颌关节炎症，原发性慢性口腔溃疡，特发性舌痛症，口臭，唾液分泌异常，咀嚼肌痉挛等。

7. 耳鼻喉科疾病　梅尼埃病，咽喉部异物感，耳鸣，晕车，口吃等。

8. 皮肤科疾病　神经性皮炎，皮肤瘙痒症，慢性荨麻疹，湿疹，圆形脱发，多汗症，牛皮癣，白癜风等。

9. 其他与心理-社会因素有关的疾病　癌症，肥胖症等。

需要指出的是，并非罹患上述疾病的人都是心身疾病的患者，只有在患病的过程中，心理社会因素起了重要作用时，才可判断该疾病为心身疾病。因此，临床工作者在工作过程中，应有牢固的心身相关的思想，才能更好地对心身疾病进行诊断和治疗。

第二节 心身疾病的发病机制

现代医学认为心身疾病是由多种因素共同引起。不同领域的学者对各种因素的作用机制解释存在差异。下面介绍三种解释途径。

一、心理动力学理论

20 世纪 30—50 年代，心理动力学理论在心身疾病研究中占据主导地位。该理论强调潜意识心理冲突在心身疾病发生中的作用，认为个体不同的潜意识特征决定了和某种心理冲突有关的特定心身疾病。心理冲突多出现于童年时代，常常被压抑在潜意识中，这些潜意识中的心理冲突会在以后的生活过程中因某种刺激而重新出现，如果找不到恰当的途径疏泄，潜意识心理冲突就会通过自主神经系统功能活动的改变引起某些脆弱器官的病变而致病。心理动力学理论的代表人物有亚历山大（Alexander）和邓巴（Dunbar）。

拓展阅读

冲突特异理论（亚历山大）：根据一个人心理冲突的性质，可以预言他将会患有何种心身疾病。个体潜意识中未解决的心理冲突、身体器官对疾病的易感性和自主神经系统功能的过度活动性决定了心身疾病的产生。

人格特异性理论（邓巴）：患有同一疾病的患者具有类似的人格特征，某些人格类型的人易患特别的心身疾病。通过了解一个人的心理概貌，就可以预言他将患何种心身疾病。

二、心理生理学理论

心理生理学理论注重通过心理生理学实验，探讨有意识的心理活动同身体的生理生化变化的关系，揭示心理因素导致疾病的心理生理机制。其代表理论有坎农的生理学说、塞里的应激学说以及巴甫洛夫、贝柯夫与谢切诺夫的条件反射研究与皮质内脏相关学说等。

现有研究表明，心理-神经途径、心理-神经-内分泌途径和心理-神经-免疫学途径是心理社会因素造成心身疾病的重要的心理生理中介机制。但由于心理社会因素致病的复杂性和个体患病的差异性，不同类型的心身疾病可能存在不同的心理生理中介途径。

机体的应激系统如图 7-1 所示。

（一）交感神经-肾上腺髓质轴（SAS）

当个体觉察到威胁时，刺激信息被传递到下丘脑，唤醒交感神经系统，心跳加速，血压升高，并产生紧张、兴奋、激动、焦虑、恐惧等反应。应激反应在短暂的交感神经唤起后，通过内分泌反应而得以保持。内分泌调节机制源于交感神经-肾上腺髓质轴（SAS）和儿茶酚胺肾上腺素和去甲肾上腺素的释放。以血糖异常改变为例，交感神经系统激活可引起血清中肾上腺素、去甲肾上腺素等儿茶酚胺增高，还可刺激肾素-血管紧张素-醛固酮系统。儿茶酚胺可

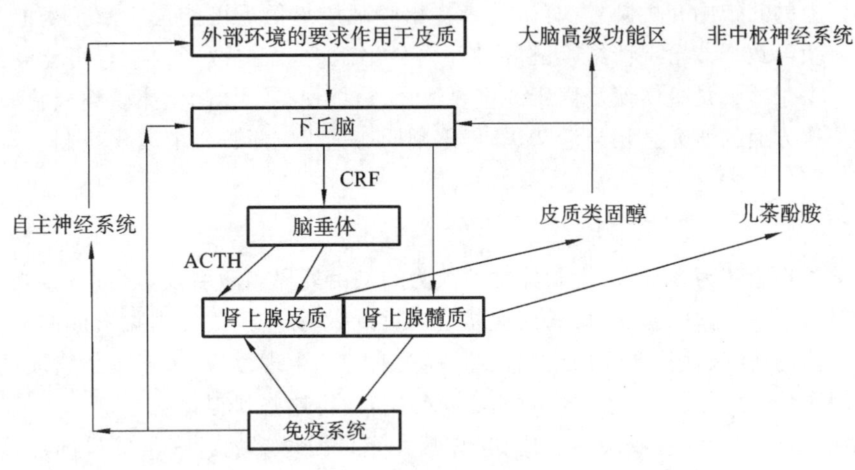

图 7-1　机体的应激系统

促进糖异生，增加肝糖原和肌糖原的利用，使血清葡萄糖升高，同时还可引起脂代谢紊乱，降低胰岛素敏感性。

交感系统的激活在使机体能迅速对威胁做出反应的同时，因破坏了机体的情绪和生理功能可能增加疾病及死亡率风险，但若要最终导致疾病的产生，需要内分泌调节机制的同时激活，并通过其他通路实现。

（二）下丘脑-垂体-肾上腺轴（HPA）

个体应激反应中更为关键的活动是下丘脑-垂体-肾上腺轴（HPA）。下丘脑释放促肾上腺皮质激素释放因子（CRF），该因子刺激脑垂体释放促肾上腺皮质激素（ACTH），进而刺激肾上腺皮质释放糖皮质激素。这些激素中，皮质醇最为重要，它确保机体碳水化合物的储存，减轻机体损伤时的炎症反应。

如果应激强度超过 HPA 自调水平，或是 HPA 反复被激活，就会损害其功能出现调节紊乱，如皮质醇释放模式的改变、皮质醇分泌的昼夜节律变化减弱等。以糖尿病为例，应激时 HPA 的激活，皮质激素是胰岛素拮抗激素，可增加糖原异生，减少细胞对葡萄糖的摄取，导致胰岛素抵抗。

（三）免疫调节

应激可能损害个体免疫系统功能，使个体消除炎症的能力受损从而影响疾病的转归。免疫系统的两种类型和三个水平的活动与应激都有关联。第一类免疫系统活动为特异性免疫，包括细胞免疫调节和体液免疫调节。前者包括一组淋巴细胞，即 T 细胞，它由胸腺产生。后者包括 B 细胞和抗体，在抗原进入任何细胞之前产生于体液中。第二类免疫系统活动为非特异性免疫，包括巨噬细胞，它可以对抗原进行非特异性攻击。长期高强度应激可导致胸腺和淋巴组织退化或萎缩，抗体反应抑制，巨噬细胞活动能力下降，嗜酸细胞减少，以及阻断中性白细胞向炎症部位移动等变化，从而造成免疫功能抑制，降低机体对抗感染、变态反应和自体免疫的能力。Seifter 的研究表明，当强烈的精神紧张刺激使人丧失应对能力而表现出抑郁、沮丧情绪时，垂体分泌 ACTH 增多，促使类固醇皮质激素分泌过度，从而抑制了免疫系统的功能。

除了以上的几个中介机制外，有研究者提出睡眠质量低下可能是应激致病的另一条通路。慢性应激导致个体出现情绪唤醒和神经内分泌激活，而这两者的结合可能导致慢性失眠的发生。由于睡眠是机体恢复健康的重要途径，最终使得个体的健康受到威胁。

近年来这方面的研究虽相当活跃，却仍未阐明心理生物学详细的发病机制。

三、行为学习理论

行为学习理论认为，个体正常和异常的行为均是由外界刺激引发，通过直接强化或是替代强化而保留下来。据此，心身疾病或症状是通过刺激-反应模式的固化形成的。社会环境刺激引发个体的情绪紧张、呼吸加快、血压升高等心理和生理反应，由于个体素质的差异，或特殊环境因素的强化，或通过条件反射的泛化作用，使得这些习得性的心理和生理反应被固定下来，最终演变成为症状或疾病。比如，哮喘儿童可因哮喘症状获得父母的加倍照顾，症状因此被强化而固定下来。

第三节　心身疾病发病的影响因素

心身疾病的发生是心理因素、社会因素、生物学因素共同作用的结果。

一、心理因素

（一）心理应激

心理应激造成人的心理生理变化，当机体的生理变化超过机体所能适应的限度时，便会导致身体损伤，使人罹患各种心身疾病。流行病学的研究指出，心理紧张刺激与高血压、溃疡病、脑血管意外、心肌梗死、糖尿病、癌症等发病率的增高有一定的关系。一般认为伴心理丧失感的心理刺激对健康的危害最大，如亲人的亡故、离婚、财产的重大损失等。

（二）个体的人格特征

某些性格特征与心身疾病存在紧密关系。A 型行为类型的人有为取得成就而努力奋斗、有竞争性、有时间紧迫感、言行和举止粗鲁、有旺盛的精力和过度的敌意等特点。其中，攻击性和敌意被认为是冠心病的危险因素。与之相反，B 型行为类型的人不易罹患冠心病。这是一种以心境平静、随遇而安、不争强好胜、做事不慌不忙的行为类型。C 型行为类型的人表现为内向、小心谨慎、克制压抑自己的情感和需要，常过分地要求自己。C 型行为类型的人罹患癌症的风险较高。研究发现，C 型行为类型的人食管癌发生率高出其他行为类型的人 3 倍以上。

（三）情绪

强度过大或维持时间过长的负性情绪，如愤怒、恐惧、焦虑、忧愁和悲伤等，易导致神经系统功能失调、内分泌失调和血压持续升高等，从而导致某些器官、系统的疾病。临床观察发现，紧张情绪会导致疾病或使疾病恶化，心脏病患者的紧张情绪可引起心律失常，如阵发性房性心动过速、房性或室性早搏、心房颤动甚至心室颤动。

（四）个体对事物的认知评价

个体对生活事件的不合理认知模式，会导致个体产生强烈的负性情绪体验和不良行为方式，从而更易诱发心身疾病。

二、社会因素

人们根据在社会文化环境中感知到的信息来调整心身功能，使之满足社会的要求。当个体长期无法适应社会要求时，必然带来身心健康问题。有研究发现，生活在简单、安定的社会中的个体血压较低，但当他们迁居到发达的工业化城市中，血压会升高。紧张的社会事件，如战争、社会动乱、群体冲突等可使人们罹患各种心身疾病。在不同的社会阶层中，心身疾病发病率最高的是中层社会中经济条件偏低的人，较高的生活期待和发展资源的相对不足，使得他们更易面临冲突和困扰，使机体持续处于应激状态，破坏机体内稳态平衡，最终导致疾病的发生。另外，工作环境中持久强烈的物理化学刺激、重复枯燥的工作模式、过长的劳动时间、人际关系的不协调等都会使人产生焦虑、烦躁、愤怒、失望等紧张情绪，给个体健康带来威胁。

三、生物因素

不良的心理社会因素的确在心身疾病的发生、发展过程中起着重要的作用。然而在现实生活中，并非所有遭遇不良心理社会刺激的个体，都因此罹患心身疾病。生物学因素是心身疾病发病的生理基础，包括微生物感染、理化和药物损伤、遗传、老化、营养代谢、先天发育、免疫、性别、年龄、血型、体型等。它是由心身疾病发病前个人所具有生理素质特点所决定的，也是心身疾病的躯体症状学基础。同样的生活事件刺激，患者可能罹患不同的心身疾病，有的患溃疡，有的患高血压、冠心病，有的患支气管哮喘，这主要是因为患者自身的生理特点和个性气质的差异所造成的。

第四节 心身疾病的诊断与防治

一、心身疾病的诊断

心身疾病存在生理、心理和社会三方面病因，故而在诊断和防治时，也应兼顾个体的心理、生理和社会三方面。心身疾病的诊断需要通过躯体诊断和心理评估来分析患者心理和躯体两个方面的资料。

（一）心身疾病诊断要点

（1）有明确的躯体症状。

（2）躯体疾病的发生发展与心理社会因素密切相关。

（3）排除神经症等心因性疾病和其他精神疾病。

（二）心身疾病诊断程序

心身疾病躯体方面的诊断方法与步骤与一般临床疾病诊断类似，故而在此不再详细说明，只突出每个步骤中需要特别注意的地方，心理评估方法和步骤见本书相关章节。

1. 病史采集 注意收集患者心理社会方面的有关资料，比如，心理发展史、社会生活事件、个性特征、行为模式类型、人际关系和社会支持状况等，并从中寻找与心身疾病发生发展有关的因素。

2. 体格检查 注意体检时患者的心理行为反应方式，有时可以通过行为观察了解与疾病有关的心理特点，比如，人际回避、过分敏感、有时间紧迫感等。

3. 心理学检查 结合病史材料，采用心理生物学检查方法，对初步怀疑为心身疾病者进行系统的心理学检查，收集心理社会因素的内容、性质信息，并对其在心身疾病发生发展中的作用做出初步的判断。常用的方法有交谈法、行为观察法、心理测验法等。

4. 综合分析 根据收集的材料，运用心身疾病的基本理论，进行心身疾病诊断，并对心理社会因素在疾病的发生发展中的作用及可能的作用机制等做出恰当的估计。

二、心身疾病的治疗

心身疾病的治疗遵循心、身同治原则。除了采用有效的生物医学手段处理躯体病变和功能障碍问题外，要引入心理干预与治疗。心理干预与治疗的目的在于：①帮助患者消除致病的心理社会因素；②降低应激源引起的生理反应，减轻对身体器官的冲击；③降低身体器官对心理生理反应的脆弱程度。

躯体治疗和心理治疗在心身疾病治疗中的重要性因患者具体情况而异。一般而言，以躯体治疗为基础，心理治疗为主导。但是对于急性发病而躯体症状又严重的患者，应以治疗躯体症状为主，辅以心理治疗。对于以心理症状为主或呈慢性经过的心身疾病，可在常规躯体治疗的基础上，重点做好心理治疗。

三、心身疾病的预防

心身疾病是心理因素和生物因素综合作用的结果，因而心身疾病的预防也应同时兼顾心、身两方面，从个体方面和社会方面入手，建立三级预防体系。

心身疾病主要从两个方面进行预防。一是从个体方面来讲：需要个人培养健全的性格；保持良好的情绪，建立有效的心理防御机制；锻炼应对能力；形成良好的人际关系，增强自我保健意识，具有良好的求医行为。二是从社会方面来讲：做好家庭预防，以积极的态度去适应和解决各种实际问题，创造良好的工作环境，制定相应的规章制度，形成健康的社会风气，避免人为的精神创伤，以良好的情感氛围确保每个人的身心健康。

心身疾病一级预防是防止因心理社会因素长时期反复地刺激而导致个体心理功能失调。在这一级预防上，要注意培养个体健康的心理素质、提高应对各种不良刺激的能力，这也是预防心身疾病的基础。二级预防是防止个体心理功能失调进一步发展为心身疾病。在这一级预防上，对心理功能失调进行早期诊断和干预是核心。三级预防是针对已经发生心身疾病的患者进行心理干预，防止病情进一步恶化。在这个阶段不仅需要依靠有效的药物，还应充分估计心理咨询和心理治疗的作用。

综述相关研究，可以尝试从以下几个方面对心身疾病进行预防。

（一）养成良好生活方式

应激消耗大量生理资源，养成良好的生活方式，保持良好的健康状况是个体成功应对刺激源挑战的保障，能降低应激对个体的不良影响。其中有氧运动、营养和睡眠是重要健康缓冲器。

1. 有氧运动　对压力控制而言，最有效的活动类型是有氧运动。有氧运动是指任何加速心跳，使其超过平稳的水平以维持大组块肌肉活动，并将更多的氧气用于制造能量的活动形式，如跑步、游泳、骑自行车、跳绳、有氧健身操等。有氧运动可以增加氧气的摄入量（增强隔膜肌，增强肺的功能），增进氧气循环（增加心排血量，增加血容量，降低血黏度，扩大血管和毛细血管），提高氧气的利用率，增加血液中氧气的有效提取量，增加氧气在肌细胞的有效燃烧，增加二氧化碳的有效释放，从而降低高强度生理反应的可能，进而维护个体健康。

根据美国运动医学会的研究，心血管要达到最低程度的健康，需要满足下面的标准。①频率：每周至少三次。②强度：心率在整个锻炼进程中为最大值的60%～90%。有氧运动的最大心率值为 220 减去年龄再乘以 0.6 或 0.9。③时间：每次锻炼至少 20 min。

有氧运动虽是最佳的锻炼方式，但也要注意防止锻炼过量。锻炼过量易诱发严重的疲劳、免疫系统功能缺失、情绪紊乱、多种身体不适、睡眠障碍和食欲不振等症状，反而不利个体身心健康。

2. 营养　营养与压力有紧密而复杂的相互联系。吸收足够多的能量来满足压力的需要。实际营养指导原则有利于增强个体抵抗压力的能力。

《中国居民膳食指南(2016)》中，中国一般人群健康饮食的要点如下：①食物多样，谷类为主；②吃动平衡，健康体重；③多吃蔬菜、奶类和大豆；④适量吃鱼、禽、蛋、瘦肉；⑤少盐少油，控糖限酒；⑥杜绝浪费，兴新食尚。

个体应对压力时，应尽量避免饮食不足或过量、饮酒过量、摄入过多的糖和咖啡因，应尽量保持摄取低盐、低脂肪、低胆固醇、低糖、高复合碳水化合物、高纤维的食物和大量饮水的行为。

3. 睡眠　睡眠的重要作用在于它能使心身重获活力。睡眠的缺乏，不论是在数量上还是在质量上，都会使个体变得更容易被激怒、焦虑、抑郁、思维混乱和生理紊乱。在睡眠剥夺实验中，让被试在 28 h 里保持清醒状态，第二天上午，他们的手-眼能力几乎处于被极度麻痹的状态。睡眠并非越多越好，现有研究认为，对于一般人而言，在经过 8 h 睡眠后就可以重新精神焕发。美国睡眠研究者曾指出，“过多的白天睡眠和不适宜的睡眠，构成了当今美国最被低估的危害健康的要素。”

良好生活方式有利于保持充足的睡眠，对此睡眠专家有如下建议：①养成有规律的睡眠习惯；②有规律锻炼；③减少噪声；④养成与睡眠相符的营养习惯（比如睡前避免饮用酒精，可适度饮用牛奶）；⑤停止吸烟；⑥如果不能入睡，不要强迫自己睡觉，可以做些其他的事情。

（二）恰当应对

应对(coping)一词由其动词形式“cope”变化而来。“cope”原意为有能力或成功地应付环境挑战或处理问题。现今对应对的认识还存在分歧，从应对的本质上看，应对是个体在应激环境或事件中，基于对应激源的认知评价，为平衡自身精神状态所采取的措施。由于应激源的多样性和变化性，个体的应对反应需不断地转换和改变。因此，应对是一个动态的相互作用过程。

应对的种类繁多。根据反应的针对性可分为针对问题的应对和针对情绪的应对。前者以直接希望缓解应激或消除应激源为特征，后者以使用经过设计的行动或计划来安定与应激有关的情绪反应，帮助个体恢复情绪平衡为特征。根据应对目的可分为两类：一类通过直接的行动或解决问题的活动来改变应激源或个体与应激的关系，如抗争和妥协等；另一类通过麻痹自我感觉的活动来改变自我，如幻想、放松疗法等。根据适应的效果可分为适应的应对和不适应的应对。不适应的应对方式会导致对自己或他人的不必要的不良压力，侵蚀健康，如酗酒、过度使用药物、逃避现实、疯狂购物、攻击报复行为、自伤与自杀企图或行为等。适应的应对方式可以帮助个体有效地处理压力源并将不良压力最小化，在一定程度上有助于健康。比如，常见的方式有适度使用药物、独处、运动、建立亲密关系、投身社会公益事业、积极参加与拓展业余爱好、求助专业人士的帮助等。

个体可以通过评定问卷来评估自己的应对方式。如 Folkman 和 Lazarus 编制的应对方式量表（WCQ），姜乾金等编制的特质应对方式问卷（TCSQ），沈晓红等修订的 Feifel 医学应对方式问卷（MCMQ）等。

（三）获得广泛的社会支持

社会支持指个体通过社会联系（常包括家庭成员、朋友、同事、社会团体等）所能获得的他人精神和物质上的支持与帮助。社会支持以感知到的主观感受与体验为主，许多研究均表明个体感知到的社会支持与实际获得这些社会支持所能达到的效果是一样的。威尔斯把社会支持分为四类。

（1）自尊支持：个体借助他人提升自己的自尊。

（2）信息支持：个体借助他人提供建议。

（3）社会同事关系：个体通过活动获得的支持。

（4）工具性支持：个体获得物质帮助。

社会支持作为一种抵制压力的资源在个体应对压力中发挥着极其重要的作用。社会支持通过两种方式影响着个体健康。

（1）直接效应。社会支持不一定要在心理应激存在下才发挥作用，而是通过社会支持本身的作用以维持个体良好的情绪进而促进健康，即社会支持越大，身心就越健康。有资料显示，与世隔绝的老年人与密切联系社会的老年人相比死亡率更高。以色列心理学家对10000 名年龄在 40 岁以上的已婚男子进行了长达 5 年的追踪研究，结果发现，在那些高胆固醇、心电图异常和高度焦虑等高危人群中，拥有妻子爱情支持的男子比妻子较冷淡的男子更少患心绞痛。

（2）缓冲效应。社会支持本身对健康无直接影响，而是通过提高个体对日常生活中伤害性刺激的应对能力和顺应性，从而削减应激反应，起到缓冲生活事件的作用。Lin（1985）研究发现随着重大生活事件对个体的重要性和危害性的上升，抑郁情绪也会增加，但是如果个体有强有力的社会关系时，抑郁就会减少。

（四）培养良好的个性特征

虽然个性特征与疾病或问题的因果关系未有定论，但是不能否认个性特征影响着个体的适应能力，与对生活事件的感知、认知评价、应对方式、社会支持和应激反应的形成和程度等因素之间均存在相关性。不同特征在个体应激调节中的作用存在差异。人格特点与压力应对和健康有密切关系，比如某些个性特征可能具有一些疾病或问题的易感性，如物质依赖者多具有外向、易紧张、神经质、压抑等特征，A 型行为类型人群中的高血压等的患病率更高等。因此，保持乐观、积极向上、坚韧、刚毅的人格品质对于预防心身疾病具有重要作用。

（五）积极的时间管理

现代社会中，人们总是感到仓促、忙碌，时间带来的不仅是机遇和满足，还会带来焦虑、厌倦和困惑。Schafer 对加利福尼亚州立大学学生的调查发现，总是感受到时间不够用的学生在不良压力症状、易怒、劳累感、报告低健康水平等四个方面远远高于几乎没有感受到时间不够用的学生。其他研究发现，个体越经常感到忙碌，就越具敌意，情绪紧张度越高，越易委曲求全，整体生活质量分数越低，心理一致感分数越低，越压抑。

时间管理是指通过事先规划和运用一定的技巧、方法与工具实现对时间的灵活及有效运用，从而实现个人或组织的既定目标。现代时间管理理念和技术较为繁多，但都需遵从三个准则：确定优先权、制订日程表和贯彻实行。

(1) 确定优先权是有效管理时间的第一步，即明确事情的轻重缓急。个体需要明确自己的长期和短期目标以安排日常生活事件。

(2) 制订日程表是对时间进行安排和任务分配，从而保证在计划时间内完成和履行特定的任务和职责。

(3) 贯彻执行。再好的时间管理只有在行动中贯彻执行才能体现其价值，但生活中潜伏着困境、娱乐等干扰，使人们容易迷失方向，陷入混乱并最终被混乱淹没。

第五节　临床常见的心身疾病

一、高血压病

高血压病（hypertension）是指以体循环动脉血压（收缩压和（或）舒张压）增高为主要特征（收缩压≥140 mmHg，舒张压≥90 mmHg），可伴有心、脑、肾等器官的功能或器质性损害的临床综合征。高血压病是最常见的慢性病，也是心脑血管疾病最主要的危险因素。

高血压病的病因和发病机制很复杂。一般认为，多基因遗传是高血压病的生物学基础，但最终遗传基因中的众多修饰基因能否起作用还取决于生理、环境、心理和行为等因素的影响及其交互作用。

（一）心理应激与高血压病

心理应激在诱发高血压病、引起血压一过性增高中起着重要作用。研究显示长期工作于高要求、低控制的环境中，个体患高血压病的危险性增加。动物实验中，电击合并束缚的混合性应激刺激可以加速诱发动物高血压病的形成；创伤后应激障碍患者在回忆、经历与战争、灾难有关的场面时，如爆炸、大火等，也会出现交感神经系统的兴奋和血压升高；职业应激作为心理应激的一种可以导致高血压的持续状态和血压的持续增长，长期从事与精神高度紧张有关的职业或长期处于外部压力、焦虑等过度心理应激环境中，高血压病的发病率高，而且这类人通常比从事紧张程度低的职业的人更容易患恶性高血压病。慢性应激状态较急性应激事件更易引起高血压病。而且，应激是高血压病发生和恶化的风险因素之一，无论是需要做出行为反应的积极应激源，还是不需要做出行为反应的消极应激源，已被确诊为高血压病的患者对于各种应激源都会产生较强的高血压反应。这和他们交感神经系统反应性增高（对应激反应的反应性有增强）是一致的，而这对高血压病有十分重要的意义。

（二）人格类型与高血压病

A 型行为是美国加利福尼亚州心脏病专家 Meyer Friedman 和 Rosenman 在 1970 年提出，是一组以竞争意识强、对他人有敌意、过分抱负、易紧张和冲动等为特征的行为类型。其典型行为特征为有时间紧迫感、争强好胜、易怒和有敌意。这类人易激动，其神经内分泌和心血管系统长期处于高度紧张的状态。其交感神经活性增加明显大于 B 型行为者。A 型行为者去甲肾上腺素、肾素、血管紧张素、醛固酮的水平均高于 B 型行为者。A 型行为的高血压病患者，其靶器官受损程度比非 A 型行为者严重。A 型行为者对应激环境的反应比 B 型行为者更加强烈。在烦恼时，A 型行为者血浆中的肾上腺素含量显著高于 B 型行为者，这些交感活性物质增加，进一步诱发肾素释放、血管紧张素增加、醛固酮分泌增加，促使小动脉收缩痉挛、外周阻力增加、钠潴留，最后导致持久高血压。A 型行为与高血压病的发生有密切关系。研究表明，愤怒和长期受到压抑不能发泄出来，将导致慢性愤怒与紧张，可引起血压升高，胃肠抑制，交感肾上腺系统及肾素血管紧张素醛固酮系统活化，高血糖素、胰岛素系统变化。这些变化也会一定程度促成高血压。

大量的研究结果显示，敌意（气愤及其表达的体验）可能会在高血压病发生中起一定的作用。被压抑的愤怒及潜在的敌意可能会增强血压反应，尤其是在应激状态下更加明显。证据已经充分证明了愤怒与高血压病的关系。冗思是愤怒的来源，不管是压抑还是表达，都会使血压升高。毫不奇怪的是，经常体验到积极的情绪可以使个体远离高血压病。社会支持是抵抗绝大多数健康问题的源泉。然而那些有敌意的高血压病患者经常会使那些可能提供社会支持的人远离他们。近来的研究显示，敌意可能会通过影响人际关系来影响高血压病，很明显，敌意会使与患者发生冲突的人数增多，或者让日常生活中的人际交往变得不畅。另外，最近有更多的研究表明，消极情绪，包括抑郁和焦虑，可能是高血压病的风险因素。抑郁、敌意与缺少社会支持的关系是十分密切的。

（三）负性情绪与高血压病

许多研究证实，情绪变化对血压有明显影响。负性情绪包括愤怒、恐惧、过度紧张、焦虑、过度压抑、痛苦等。负性情绪可以导致机体通过神经、内分泌系统引起一系列的生理变化，可使血液中儿茶酚胺水平升高、心率增加、血压升高、基础代谢率增高，心肌耗氧量增加，可使小动脉收缩，血小板积聚性增加，血液黏稠度增加和血糖水平升高，这一系列的变化将显著加重高血压病、冠心病患者的病情，严重影响药物的治疗效果和康复。而且抑郁、焦虑障碍本身会引起交感神经反应阈值降低，更容易导致交感神经激活。研究显示，焦虑和抑郁情绪也与高血压病发病相关，尤其是焦虑情绪可能在遗传易患性基础上起到促发效应的作用，动物实验也曾证实，持续时间较长的紧张焦虑情绪可导致高血压状态。

（四）心理社会因素与高血压病的康复

国内外学者多认为高血压病是典型的心身疾病，心理、社会和行为因素在高血压病发生发展中起着重要的作用。在高血压病的康复中，也需要配合药物治疗，进行心理行为的干预。

1. 认知行为干预 认知行为疗法在健康心理学领域已获得了一些成效，因此人们也逐步地把认知行为应用于高血压病的治疗。已有大量的研究评估了各种行为治疗和认知行为疗法在降低血压中的潜在作用。基于放松原理的各种方法，例如生物反馈、渐进性肌肉放松、催眠和冥想等，都能降低血压。所有方法都是通过激发低唤醒状态来降低血压的，深呼吸和想象常常被纳入这些方法中。尽管高血压病患者往往不会按他们所接受的指导那样进行练习，但这些治疗都起到了一定的作用。明确而及时地告诉患者他们的依从性不够，可以改善其高血压病的控制情况。

2. 压力管理 急性和慢性压力在高血压病的发病中有着重要的作用，因此需要对个体生活中经历的压力进行干预。通过采取一系列的措施来增加个体的抗压能力，从而减少其负性情绪的产生，这些措施包括降低生理唤醒、认知重构、行为技能培训及改变压力源等。研究表明，压力管理对Ⅰ级高血压病患者干预效果明显。其他应激管理技术也已被用于高血压病的治疗。例如帮助人们识别对他们有特殊意义的应激源，并制订一些计划处理应激源，这些计划包括训练患者进行增强自我强化和自我镇静的谈话、设定目标及管理时间等。

3. 情绪管理 教患者学习管理情绪的技术，包括认识和接纳自己的情绪，学会表达自己的情绪，学会管理自己的情绪等。近年来研究表明，通过正念减压练习、冥想、瑜伽等可以提升患者对自我情绪的觉察和接纳能力。而通过一些健康宣教、行为矫正技术也可以帮助患者表达和矫正自己管理情绪的行为方式。

4. 培养健康行为 控制高血压的方法很多。为患者提供低钠饮食，减少酒精摄入，并强烈要求超重的患者减肥，建议所有的高血压病患者都进行锻炼。控制咖啡因的摄入被当成一种高血压病初级预防和治疗的策略。锻炼也有利于控制血压，接受有氧训练的轻度高血压病患者在轻度应激环境中比未接受有氧训练患者血压增高得少。因此，有氧运动既可以降低轻度高血压病患者的血压，也可以帮助人们更有效地进行应激管理，这种作用可能是通过减少心血管对应激的反应性来实现的。因为肥胖和高血压有关，因此，减轻体重也可以降低血压。

二、冠心病

冠状动脉粥样硬化性心脏病，是指由于冠状动脉粥样硬化，使血管腔阻塞导致心肌缺血、缺氧而引起的心脏病，它和冠状动脉功能性改变（痉挛）一起，统称冠状动脉性心脏病，简称冠心病，或称缺血性心脏病。冠心病是心血管最常见的心身疾病。流行病学、心理学和生物学的研究揭示冠心病的发生发展与多种生理、行为和心理社会因素有关。除了高血脂、高血压、高血糖、高龄与高体重、吸烟外，心理社会因素是冠心病发病的独立危险因素。

（一）心理应激与冠心病

心理应激与冠心病有着密切的关系。有研究表明，慢性应激引发的心血管反应会损伤内皮细胞，促进脂类沉淀，最终导致动脉粥样硬化性斑块的产生。Magni(1983)调查了首次心肌梗死患者，发现他们发病前一年的生活事件频度显著高于其他各种条件相同的对照组。而急性应激包括情绪压抑、极度兴奋、愤怒、爆发性的行为会引起突发临床事件，如心脏病发作、心绞痛甚至死亡。研究发现，在配偶死亡后的头两年，冠心病死亡率显著增加。

（二）A 型行为类型与冠心病

A 型行为类型与冠心病的关系，当前存在着两种对立的观点。一种观点将 A 型行为定义为冠心病的“倾向个性”或“易患行为模式”。西部协作组研究计划（WCGSP）表明 A 型行为人群罹患冠心病的概率是对照组的 2 倍，心肌梗死的复发率比对照组高出 5 倍。另一种观点认为高敌视的性格才是冠心病的高危因素，没有敌意的 A 型行为，不属冠心病的危险行为。虽在 A 型行为类型与冠心病的关系上有不同的观点，但是可以肯定的是，愤怒和敌意是导致冠心病的危险因子。现代科学发现，易怒不仅是引发心脏病的潜在风险因素，也是心脏病存活率的预测因子，更是心脏病发作的触发因素。而敌意与高水平的前炎症细胞因子及代谢综合征有关，故与冠心病关系密切。

（三）D 型行为类型与冠心病

1996 年荷兰学者德诺雷在研究中发现有些高危病患者康复速度慢，容易再发作，而且死亡率高，这些患者具有相似的心理行为特征，德诺雷称之为 D 型人格，并将其作为一个新的冠心病检测因子。D 型人格包括 2 个稳定的人格特质，负性情绪和社交抑制。调查表明，D 型人格群体比其他人群更容易焦虑和抑郁，D 型人格群体的焦虑水平和抑郁水平，都比其他人群高。研究证实，抑郁与代谢综合征、心血管疾病、心脏病发作的可能性及老年人的心脏功能衰竭，具有显著联系。在冠状动脉搭桥手术前的抑郁症状是死亡率的重要预测指标。而焦虑和恐惧使交感神经活动骤增，诱发致命性心律失常和心源性猝死。1995 年德诺雷报告，105 例心肌梗死后死亡的病例中，73％是 D 型人格。

除以上几个因素外，焦虑、悲观、倦怠、社会支配性、不良饮食行为等心理社会因素与冠心病的发生发展也存在显著的关系。比如，焦虑因可降低心率的迷走神经的控制与心源性猝死有关；反复思考让人生气和无能为力的事情会导致个体血压升高，心脏受损；倦怠与其他危险因素相结合能预测心脏病发作及康复后再次发作的可能性。各因素通过激活神经内分泌机制，激活交感神经系统和血小板的活性，引起冠状动脉内皮的功能损伤，形成粥样斑块，促使冠状动脉狭窄，心肌缺血，引发冠状动脉痉挛和严重的心血管事件。

（四）心理社会因素与冠心病的康复

心理社会因素在冠心病的发生发展中起着重要的作用，在冠心病康复中，也需要配合药物和手术的治疗，进行心理行为的干预，主要包括管理压力、抑郁情绪管理和生活方式指导。

1. 管理压力 慢性和急性应激在冠心病的发病中有着重要的作用，因此需要对个体生活中经历的压力进行管理。鼓励患者认识引发压力的因素，尽可能避免压力性活动，传授一些减轻的策略来管理生活中不可避免的应激事件。常用的压力管理策略有掌握放松技巧、构建良好社会支持系统、进行时间管理、采用积极的压力应付方式等。

2. 抑郁情绪管理 冠心病的发病可能导致患者对现有生活价值的质疑与重塑、对生活的不确定感，进而促发和维持抑郁情绪。有文献报道，冠心病焦虑的发生率为 6.5％～53％，患者 50％～60％合并抑郁障碍。莱恩研究发现在住院治疗期间，30.9％的患者报告抑郁分数提高。因此，在冠心病的治疗康复中应积极关注患者的抑郁情绪，可以对患者实施认知行为疗法来减轻其抑郁情绪。

3. 生活方式指导 不良生活行为如吸烟、酗酒、贪食、高蛋白饮食、缺少运动、睡眠不足、社会适应不良等与冠心病发病有关。Bos(2000)认为不良饮食行为导致肥胖和高尿酸血症是促发冠心病和心脑血管疾病的危险因素。对患者开展行为指导，减少其吸烟、过量饮食、身体锻炼缺乏的行为，养成起居规律、饮食合理、戒烟限酒、适量运动、心态积极、睡眠良好、定期体检的良好生活习惯预防冠心病。对危险行为进行矫正，对经过测查为A型行为类型的个体，特别对他人有明显敌意和敌对行为倾向的个体，可以开展咨询和干预工作，矫正A型行为类型，减少冠心病的发病。常用的干预方法有冠心病与A型行为知识教育、松弛训练、认知疗法、想象疗法、行为演练和运动支持等。相关治疗方式参见心理咨询与治疗章节。现有研究发现，矫正敌对个体说话习惯也是一种有效的干预方法。个体愤怒和烦躁时往往语速快、音量高，若训练他们减慢说话速度，降低说话音量能显著降低其心血管反应性，从而起到保护个体健康的作用。

三、糖尿病

糖尿病是一种因胰岛细胞分泌胰岛素的功能受损而导致的慢性病，表现为血糖高于正常水平，并会影响其他器官的工作。糖尿病的发病原因，除了肥胖、遗传等生理因素以外，心理社会因素在糖尿病的发生、发展、转归过程中起到了重要的作用。

（一）心理应激与糖尿病

压力可从两个方面影响糖尿病，一方面是直接导致糖尿病，另一方面可能是糖尿病患者血糖调节的影响因素。1型糖尿病和2型糖尿病患者对应激都很敏感。应激可使带有糖尿病易感基因的个体发病。糖尿病高危个体在应激状态下会发生不正常的血糖反应，经常性或长期的应激可能会促进糖尿病的发生。应激还可使1型或2型糖尿病患者的病情恶化。

在家庭压力对糖尿病的影响的研究中，对大量婴儿出生后第一年的情况进行了追踪。研究者考察了家庭压力的水平，并抽取新生儿的血样用以检测1型糖尿病背后自身免疫反应的指标。结果显示，家庭压力水平可以较好地预测自身免疫水平。很多研究也明确证明了压力水平对糖代谢及糖尿病患者血糖控制能力的影响。一项元分析指出，有压力倾向人格的个体及经历压力事件都会导致更为糟糕的代谢控制能力。一项对2型糖尿病患者的研究表明，在糖尿病的治疗过程中加入压力管理，能够带来显著的血糖水平的降低。抑郁也是影响糖尿病及血糖控制的影响因素。

（二）社会支持与糖尿病

社会支持对糖代谢的调控也至关重要，缺乏社会支持通常与血糖调控失调直接相关。来自家庭成员与朋友的支持可以帮助患者更有效地监控自身的血糖水平与其他生理状况，来自医疗工作者的支持则能够帮助患者更好地遵从医疗计划。在患有2型糖尿病的拉美裔美国人中，来自家庭、朋友、健康服务提供者及社区的支持能够有效预测更好的病情管理与更低的抑郁水平。很多新的社会支持干预技术与传统面对面的社会支持一样有效，例如短信支持。短信干预已广泛应用于苏格兰和奥地利等地帮助儿童与青少年更好地管理1型糖尿病，这些干预手段对儿童与青少年糖尿病患者大多行之有效。

（三）认知因素与糖尿病

对疾病的认识能够影响糖尿病患者如何照顾自己。患者形成对疾病的认识也影响他们对疾病的管理。例如，相信糖尿病会给健康带来问题能够帮助人们在日后更好地使用问题解决的管理，相信自己能够控制糖尿病的人则更可能遵照医嘱，执行有效的治疗方案。对自身疾病存有偏差的认识会阻碍糖尿病的治疗。关于个人信念、人格特征与糖尿病应对行为的研究中，研究者发现个人信念是其中最为重要的影响因素。患者主观感受到的治疗效果是治疗成功的重要预测指标。这一研究发现在客观上强调了对糖尿病患者进行教育的重要性，即通过教育手段帮助糖尿病患者更好地认识饮食、锻炼与药物对控制血糖水平的必要性。

（四）生活方式与糖尿病

生活方式的改变可以有效阻止有血糖耐受性问题的患者的病情继续恶化。一项生活方式的干预性研究发现，改变生活方式可以显著减少2型糖尿病的新发病例：接受为期6年的饮食与锻炼团体干预的成年糖尿病患者，在干预期内报告了更少的病情恶化；20年后的追踪调查表明由生活习惯改变所带来的益处可以长期发挥作用。另外，在针对糖尿病患者的教育项目中也可以加入行为成分。对糖尿病患者单纯的教育并不能有效地帮助他们更好地遵守医嘱和控制饮食，在教育项目中加入行为控制的干预则能够有效解决这一问题。

（五）糖尿病的心理行为干预

成功控制糖尿病的关键是进行积极的自我生活管理。2型糖尿病完全可以通过改变高危个体的生活方式而得到预防，即使已被确诊的糖尿病患者也可通过改变其生活方式使得其病情获得大的改善。合理的生活方式包括锻炼身体、减肥、有效地应用应激、饮食控制。然而，改变生活方式并不容易，因此常常需要采用某些治疗方法。现在理想的治疗是以患者为中心的治疗。患者积极参与到治疗过程中来才是治疗成功的关键。

1. 提高依从性 知识和健康观念对于糖尿病患者有重要的影响，他们认识不到疾病和胰岛素控制的关系，也常常意识不到所面临的危险。健康教育是干预的重要组成部分，包括饮食干预、体重控制，运动和锻炼。饮食干预涉及减少糖尿病患者的糖和碳水化合物的摄入量，鼓励患者控制体重，尤其是要鼓励患者锻炼和运动。2型糖尿病患者遵守医嘱也很困难，通常是因为患者把医生的建议看成是建议性的，而非医疗性的；另外，饮食控制和锻炼均是很难长期坚持的健康习惯。

2. 改变生活方式 采取更多措施积极预防糖尿病，这是控制糖尿病的第一道防线。一项研究调查了3000名血糖水平升高但没有达到糖尿病诊断标准的成年人。研究者把这些高危人群分成三组：第一组被试服用安慰剂药物，并接受生活方式的指导；第二组被试接受生活方式指导，并服用降低血糖的药物；第三组被试接受一种强化的生活方式干预，包括控制体重、锻炼和饮食习惯改变。4年后，第三组和第二组被试的糖尿病发病率比第一组分别减少了58%和31%。适度减肥及锻炼就能取得上述效果，这表明，高危人群实施生活方式的干预的确可以降低糖尿病的发病率。体重控制可以改善血糖水平，并能减少药物的用量。

3. 心理行为干预 由于糖尿病治疗的复杂性，涉及生活方式的改变，并涉及多种风险因素，因此患者有必要掌握管理治疗的技巧、解决问题的技巧及积极的应对方式等。所以，自我管理及问题解决技能的训练是许多糖尿病干预计划中至关重要的一部分。由于存在治疗依从性的问题，因此着重于维持治疗和预防复发的干预也是十分重要的。应激和控制饮食带来的社会压力对患者的依从性可造成很大的影响，所以研究者们已开始致力于研究在社会交往和解决问题技巧方面的训练方式。除此之外，还需要训练糖尿病患者学会在不利的社会环境中坚持治疗。就像训练戒烟者学会抵制吸烟的社会压力那样，也要训练糖尿病患者坚持抵制饮食的诱惑。抑郁是糖尿病患者经常出现的并发症，尤其是当症状增多和疾病日益干扰日常生活时，患者更可能出现抑郁。抑郁会降低自我效能感，使患者无法遵循医嘱，导致血糖控制不良，使得治疗方案无法很好地执行。同时，抑郁也会提高女性糖尿病患者患冠心病的危险。因此，抑郁不仅仅是疾病的一个症状，也是一个致病危险因素。

四、癌症

癌症是发病率较高的心身疾病，大多数癌症病因目前尚不清楚，但是心理社会因素在癌症的发生和发展中的作用得到公认。在漫长的疾病治疗过程中，心理社会因素不仅影响治疗的效果，还影响患者的存活率和存活时间。因此，心理社会因素与癌症存在较为复杂的关系。

（一）心理应激与癌症

针对动物和人类的研究都证明心理应激与癌症的发生和发展有关联。将动物暴露在拥挤的环境中，其恶性肿瘤的发生率明显增高。雅各布斯及其合作者比较癌症患者家庭和非癌症患者家庭经历的生活事件发现，有癌症患者的家庭，搬家次数更多，改变行为方式和有健康状况变化的成员更多，以及有更多次的离婚。另有研究发现，癌症患者发病前的负性生活事件发生率比非癌症患者高。另外，癌症诊断本身是一个重要的心理应激事件，应激心理反应如心理痛苦和悲观情绪不仅影响着癌症患者的生活质量，而且直接关系到癌症患者的存活时间。有研究发现，儿童白血病幸存者可能会出现创伤后应激障碍，并持续数年。

（二）C 型行为类型与癌症

大量动物实验及临床实验证实压抑愤怒将导致脑、神经递质、内分泌、免疫细胞、各种生理活动的变化与癌症的发生有关，于是 Baltrusch 于 1988 提出 C 型行为类型。C 型行为类型是一种癌症倾向性人格的固定模式，是容易使人患癌症的心理行为模式，“C”源自癌症的英语单词“cancer”首字母。C 型行为者主要表现为过度压抑情绪，尤其是不良情绪，如愤怒、悲伤等，不让它们得到合理的疏泄。调查发现有 40%～80%的常见癌症患者具有经常压抑不良情绪、好生闷气、易于焦虑、抑郁的特征。压抑情绪不仅与癌症发生有关，还可能单独或与其他因素一起加快癌症的进程。C 型行为者肿瘤发生率比一般人高 3 倍以上，并可促进癌的转移，使癌症病性恶化。

（三）社会支持与癌症

两者之间的关系较为特殊。一方面，社会支持与癌症发生之间的关系并未得到学者的一致性认可。有学者指出童年时期缺乏亲密的家庭关系可能预示某些癌症的发生，而且缺乏社会支持网络也与癌症的发生率增高有关。但在实际的研究中这种关系并不总被证实。另一方面，社会支持在癌症患者的诊断和治疗中却有着重要的作用和意义。社会支持虽然不能延长寿命，却可提高个体对癌症的免疫反应，改善患者对癌症的心理适应，增强患者战胜疾病的信心，帮助患者处理关于癌症的不合理想法和信念，减轻患者痛苦，故而有利于疾病的治疗。现有研究发现，已婚的癌症患者的存活率明显高于单身、分居、离婚或失去配偶的患者的存活率。

（四）应对方式与癌症

个体面临压力时，消极的应对方式如惯于克己、吸烟饮酒等消极应对策略，可能和癌症的诱发有关。在癌症的适应中，某些应对方式有助于处理癌症相关问题。Dunkel Schetter 及其同事研究寻找和利用社会支持、积极关注、远离、认知性逃避和行为逃避五种应对模式对癌症患者的意义。结果发现，采用社会支持、远离和积极关注策略的癌症患者情绪困扰较小。而采用认知性逃避和行为逃避应对策略的患者会经历更多的心理困扰，其心理和躯体健康状况较采用其他策略的患者状况要差。

（五）癌症患者的心理改变

癌症本身对患者来说是严重的应激事件，导致患者严重的应激性反应，引发心理问题。在情绪上，否认、恐惧、焦虑、愤怒、悲伤、抑郁、孤独、绝望等都是癌症患者常见心理反应。有研究发现，20％以上的癌症患者会产生重度抑郁、悲伤、愤怒及焦虑。癌症的类型不同，患者的心理反应也不一样。在认知上，癌症改变患者对自己和周围世界的认识，比如乳腺癌患者对自己女性特征、吸引力和躯体认识的改变。

因此，要对患者进行及时的心理疏导。告诉患者真实的病情信息，纠正患者错误的认知，疏导患者不良情绪；帮助保持理性的心态，增强战胜疾病的信心；帮助患者理解生命的真正含义，追求尊严、体面的生命结局。更为重要的是要帮助患者接受患病现状，寻找生活的意义。有的患者因患病增强了与家人和朋友的交流，人际关系更为满意。患病带来的积极面可以减少神经内分泌反应，对免疫系统有有益的影响，益于癌症患者的健康。

（六）癌症的心理行为干预

鉴于癌症对患者心身的巨大影响，以及患者在诊断后较长的存活时间，有必要对癌症患者进行心理行为干预，减轻其痛苦，提高其生活质量，延长其存活时间。

1. 疼痛管理 疼痛是癌症患者所面临严重问题之一，疼痛不仅会引发患者的焦虑和抑郁，并且会加重病情。目前止痛药仍然是治疗癌症疼痛的基本方法，但是现在有越来越多的心理行为干预被证明有较好的效果。因此，要指导患者运用心理技巧减轻疼痛体验。常用的技巧有描述和监控自己的疼痛、放松、针对疼痛积极想象、转移注意力等。另外，生物反馈和催眠被认为可缓解疼痛。

2. 个体心理治疗 通常针对癌症患者的个体心理治疗不是对患者的心理进行全面和长期的心理分析，而主要集中在患者面临的特殊问题上，如对癌症复发、疼痛和死亡的恐惧；对手术中失去身体器官的恐惧；人际交流困难等。尤其是当濒临死亡时，心理干预可重在帮助癌症患者利用和建立个人资源（如乐观的态度）及社会资源（如家人和朋友的支持）来降低心理的痛苦。干预方案因患者的具体情况而异，干预方法见心理咨询与心理治疗章节相关内容。

3. 家庭心理治疗 社会支持特别是家人的支持对癌症患者来说非常重要。患者也希望从亲人那里得到情感的支持，对抗疾病。然而，并不是所有来自家人的支持和交流都是患者需要的。当家庭的支持是患者不想要的，患者的心理痛苦会有所增加。另外，癌症治疗的费用和治疗的痛苦，可能是家人难以忍受的，这会使得患者失去家庭支持。因此，把家庭成员纳入治疗中是很重要的，治疗给家庭成员提供了分担问题和困难的机会。对患者而言，除了以上的心理行为干预外，自助性团体的支持也是有益的。特别是对于缺乏支持或人际资源较少的患者来说，团体可以分享疾病治疗信息，分担焦虑情绪，增强患者对癌症的适应。当然，由于癌症的复杂性和患者的特殊性，心理行为干预需要因人而异，针对病程发展和患者的需要制订合适的干预方案。

（王　娟　陈端颖）

复习思考题

1. 什么是心身疾病？试述心身疾病的影响因素。
2. 如何预防心身疾病的发生？
3. 简述心理应激在高血压病发生、发展中的作用。
4. 试述心理社会因素在糖尿病发生、发展中的作用。

第八章　心理健康

本章要点

（1）心理健康的标准。

（2）影响个体心理健康的因素。

（3）不同年龄阶段心理健康发展特点。

为了促进心理健康，WHO在《精神卫生：加强我们的应对活动》中提出了促进精神卫生的特定方式：

- 儿童早期干预（如提供对儿童健康和营养需求敏感的稳定环境，使其不遭受威胁，具有早期学习机会，以及交往活动具有反应性、带有情感支持并可促进发育）；
- 向儿童提供支持（例如，生活技能规划、儿童与青少年发展规划）；
- 赋予妇女社会经济权利（例如，改善获得教育与小额贷款方案）；
- 向老龄人口提供社会支持（例如，帮助行动、老年人社区和日托中心）；
- 针对包括少数民族、土著人民、移民和受到冲突与灾难影响的人民在内的脆弱人口的规划（例如，灾后心理社会干预）；
- 学校内的精神卫生促进活动（例如，支持学校生态变化的规划、对儿童友好的学校）；
- 工作中的精神卫生干预（例如，预防压力规划）；
- 住房政策（例如，改善住房）；
- 预防暴力规划（例如，减少酒精可得性和武器可及性）；
- 社区发展规划（例如，“社区关怀”行动，统筹农村发展）；
- 减贫及对穷人实施社会保护；
- 反歧视法律和宣传运动；
- 促进精神障碍患者获得权利、机会和关护。

现实生活中，有的人具有坚强的意志，乐观的情绪，良好的自尊和自信心，良好的人际关系和社会适应能力，乐于助人，聪明，积极勤奋学习、工作；对自己、家庭、社会具有责任感；面对困难和压力表现出更强的奋斗精神。另有一部分人，他们很难与他人相处，不能较好地适应社会环境；缺乏自尊心、自信心和责任感；面对困难和压力表现被动和退缩，他们在生活中更多体验到焦虑、紧张、不安和忧郁。可见，个体心理品质千差万别。那么，什么是健康的心理？有哪些因素影响个体的心理健康？

本章将介绍心理健康的概念及意义、标准，心理健康的影响因素，不同年龄阶段的心理健康发展等。

第一节　概　　述

一、心理健康的概念

1946 年,第三届国际心理卫生大会为心理健康(mental health)下了定义:所谓心理健康是指在身体、智能及情感上,在与他人的心理健康不相矛盾的范围内,将个人心境发展成最佳的状态。显然,该定义过分突出了个人体验。该次大会也曾具体地指明心理健康的标志:①身体、智力、情绪十分协调;②适应环境,人际关系中能彼此谦让;③有幸福感;④在职业工作中,能充分发挥自己的能力,过有效率的生活。自此心理健康定义之后,心理学家们从不同角度提出不同观点,给予不同的定义。心理健康的概念随着时代变迁、社会文化等因素的影响也在不断变化。

一般来说,所谓心理健康是指各类心理活动正常、积极,关系协调,心理内容与现实一致,以及人格处在相对稳定的状态。

二、心理健康的意义

心理健康越来越受到人们的重视,人们在关注自身心理健康的同时,也在关注大众的心理健康。心理健康的意义主要表现在以下几个方面。

1. 提高生命质量　心理健康是人类整体健康的重要组成部分。1989 年,世界卫生组织提出健康不仅是没有疾病,而且包括躯体健康、心理健康、社会适应良好和道德健康。这四个方面是统一的整体,缺一不可。心理健康是个体生存发展的需要,关注心理健康就是关注生命,保持心理健康能极大地提高生命质量。

2. 促进身心健康发展　人的生理与心理有着非常密切的关系,某种生理变化或疾病对人的心理活动有着明显的影响;心理状况对人的身体健康也有着不可忽视的影响,人格和情绪因素是健康与疾病的重要预测变量。积极心理学研究表明,善于表达、调控情绪、乐观的人更加健康,高自我效能感、高控制的人更加健康,心理的健康能够促进身心健康发展。

3. 保持和谐人际关系,保障社会和谐与安宁　心理健康的人乐于与人交往,人际关系和谐,能够融入集体生活,既能享受与他人共处的欢乐时光,也能独处而无孤独之感。与他人相处时,拥有更多是信任、友善,较少猜疑、嫉妒和敌视。具有人格缺陷和病态心理的个体,往往会产生心理不平衡、仇视社会等不良心理,不但不利于个体建立良好的人际关系,妨碍事业进步和成功,而且容易造成社会的不安定,严重的甚至会引起社会恐慌。因此个人的心理健康是保障社会和谐和安宁的基础。

4. 提高学习和工作效率　健康的心理对于学习、工作的效率有重要的作用。心理健康者,学习和工作热情高,效率也高。而一个心理不健康的人常常心神不定,思虑过多,不能集中精力在学习和工作上,既影响生活效率,也大大妨碍创造才能的发挥。

5. 促进事业发展　人的非智力因素对于开拓事业非常重要,如人格魅力、意志力、情绪控制力、沟通能力等,心理健康个体良好的心理素质对促进事业发展具有重要的作用。

6. 有助于推动精神文明的建设 心理健康是精神文明建设的重要组成部分，是建设精神文明的基石。健康的心理能够增进人们的团结和友谊，有助于推动社会的进步和人类文明的发展。

三、心理健康的标准

人的心理怎样才算是健康的，以什么作为心理健康的标志，这是一个非常复杂的问题。心理健康和不健康之间并没有一个绝对的界限，没有一个公认的、一致的标准。许多心理学家都从不同角度对此进行了积极的探索，提出了各种观点。当前，关于心理健康的标准，学术界众说纷纭，仁者见仁，智者见智。

（一）马斯洛和密特曼心理健康观

美国心理学家马斯洛和密特曼认为，心理健康者有下列 10 种特征性表现：①有充分的安全感；②对自己有充分的了解，并能对自己的能力作出适当的评价；③生活理想和目标切合实际；④与周围环境保持良好的接触；⑤能保持自身人格的完整与和谐；⑥具有从经验中学习的能力；⑦保持良好的人际关系；⑧适度的情绪发展与控制；⑨在集体要求的前提下，较好地发挥自己的个性；⑩在社会规范的前提下，恰当满足个人的基本需求。

（二）斯柯特心理健康观

美国心理学家斯柯特(Scott，1968)也提出了心理健康的 10 种行为。

(1) 一般的适应能力：适应性；灵活性；把握环境的能力；适应和对付变化多端的世界的能力；阐明目的，并完成目的的能力；成功的行为；顺利改变行为的能力。

(2) 自我满足的能力：具有获得性高潮的能力；适度满足个人需要；对日常生活感到乐趣；行为的自然性；放松片刻的感觉。

(3) 人际间各种角色的扮演：完成个人社会角色；行为与角色一致；社会关系适应；行为受社会的赞同；与他人相处的能力；参与社会活动的能力；利用切合实际的帮助；能托付他人；有社会责任；工作和爱的能力。

(4) 智慧能力：知觉的准确性；心理功能的有效性；认知的适当、合理性；接触现实、解决问题的能力；对人类经验的广泛了解和深刻的理解。

(5) 对他人积极态度：关心他人；信任、喜欢他人；待人热情；与人亲密的能力；情感移入。

(6) 创造性：对社会的贡献和主动精神。

(7) 自主性：情感的独立性和同一性；自力更生；一定的超然。

(8) 完全成熟：自我的实现；个人成长；人生哲学的形成；在相反力量之间得以均衡；成熟的而不是自相矛盾的动机；自我利用；具备把握冲动、能量和冲突的综合能力；保持一致性；完整的复杂层次。

(9) 对自己的有利态度：控制感；任务完成的满足；自我接受；自我认可；自尊；面对困难，解决问题充满信心；积极的自我形象；自由和自决感；摆脱了自卑感；幸福感。

(10) 情绪与动机的控制：对挫折的耐受性；把握焦虑的能力；道德；勇气；自制力；对紧张的抵抗；道义；良心；自我的力量；诚实；清廉正直。

（三）库布斯心理健康观

美国学者库布斯(A. W. Combs)认为，一个心理健康、人格健全的人应该具备四种特征。

(1) 具有积极的自我观念。具备这种特征的人能悦纳自己，也能为他人悦纳；能体验到自己的存在价值，能面对并处理好日常生活中遇到的各种挑战。

(2) 恰当地认同他人。具备这种特征的人能认可别人的存在和重要性，既能认同别人又不依赖别人或强求别人，能体验自己在许多方面与大家是相同的、相通的，而且能和别人分享爱与恨、乐与忧，对未来有美好的憧憬，同时也不会因此而失去自我。

(3) 面对和接受现实。具备这种特征的人即使现实不符合自己的希望与信念，也能设身处地、实事求是地去面对和接受现实的考验，并能多方寻求信息，倾听不同的意见，把握事实的真相，相信自己的力量，随时接受挑战。

(4) 主观经验丰富，可供取用。具备这种特征的人能对自己、周围的事及环境有较清楚的知觉，不会迷惑或彷徨。在自己的主观经验世界里，储存着各种可用的信息、知识和技能，并能随时提取使用，以解决所遇到的问题，从而增进自己行为的效率。

（四）奥尔波特的心理健康观

美国人格心理学家奥尔波特(G. W. Allport)认为，心理健康的标志有以下七种：①自我意识广延；②良好的人际关系；③情绪上的安全感；④知觉客观；⑤具有各种技能，并专注于工作；⑥现实的自我形象；⑦内在统一的人生观。

以上这些著名学者有关的心理健康观点，在一定程度上较好地反映了时代对个体发展的客观要求，其思想主流从历史的角度来考察，具有明显的积极意义。从发展的观点来看，在不同的社会历史时期，心理健康的内容和要求有所不同；同时，由于社会、文化、风俗等方面的差异，不同的国家和地区关于心理健康的标准存在着差异。

（五）我国的心理健康观

在借鉴国外学者研究的基础上，结合我国的国情和民情，我国学者衡量人的心理是否健康，通常可根据下面几项标准进行综合判定。

(1) 了解自我，悦纳自我。俗话说，人贵有自知之明，即人要有正确的自我意识。心理健康者能体验到自己的存在价值，既能正确地了解自我、评价自我，又能接受自我。

(2) 接受他人，善与人处。人际交往活动能反映人的心理健康状态。人与人之间正常、友好的交往不仅是维持心理健康的一个必不可少的条件，也是获得心理健康的重要途径。心理健康的人乐于与人交往，他们不仅能接受自己，也能接受他人，容纳他人，并为他人和集体所理解和接受，能与他人相互沟通和交往，人际关系协调和谐，因而在社会生活中有较强的适应能力和较充足的安全感。

(3) 正视现实，接受现实。心理健康的人能够面对现实，接受现实，并能积极主动地去适应现实和改造现实，而不是逃避现实。他们能客观地看待周围的事物和环境，并能与现实环境保持良好的接触；他们既有高于现实的理想，又不会沉溺于不切实际的幻想和奢望中；同时，他们对自己的力量充满信心，面对生活、学习和工作中的各种困难和挑战都能妥善处理。

(4) 热爱生活，乐于工作。心理健康的人能珍惜和热爱生活，积极投身于生活，并在生活中尽情享受人生的乐趣。他们还在学习和工作中尽可能地发挥自己的个性和聪明才智，并从工作的成果中获得激励和满足。他们能积极储备知识和经验，以便应对工作中出现的难题或障碍。凭借知识、经验的积累，加之刻苦奋斗、乐此不疲的精神，他们使自己的行为更加有效，工作更加出色。

(5) 能适当地表达情绪。心理健康的人愉快、乐观、开朗等积极的情绪体验始终占优势，他们能够保持情绪稳定，心情总是开朗乐观的，同时也能够适度地表达和调控自己的情绪。

(6) 人格完整和谐。心理健康的人，其人格结构中的气质、能力、性格特征和理想、信念、动机、兴趣、人生观等各方面能平衡发展。人格作为人的整体的精神面貌能够完整、协调、和谐地表现出来。他们思考问题的方式是适中和合理的，待人接物能采取恰当灵活的态度，对外界刺激不会有偏颇的情绪和行为反应，能够与社会的步调合拍，也能和集体融为一体。

(7) 心理行为符合年龄与性别特征。人的心理和行为是随着年龄的增长而不断发展、变化的，在个体成长的不同阶段，人们会具有相对应的特征表现。心理健康的人应具有与同年龄相符合的心理行为特征，如果一个人的心理行为经常严重偏离自己的年龄特征，就是心理不健康的表现。人的心理行为也应与其性别特征大致相符。

(8) 智力发展正常。正常的智力水平是人们生活、学习、工作、劳动的最基本的心理条件，是人们与自然环境和社会环境保持动态平衡的心理保证。因此，智力发展正常是心理健康的重要标准之一。

四、心理健康的影响因素

心理健康是一个具有相对独立性质的、极为复杂的动态过程，影响心理健康，造成心理偏差、心理障碍或心理疾病的因素也是极其复杂多样的，既有生物学因素，也有社会心理因素，它们在个体心理发生和发展过程中都发挥着重要的作用。

(一) 生物学因素

1. 遗传因素 遗传在一定程度上影响着人的心理素质的发展，是个体心理健康发展的物质基础。智力、性格、气质和社会行为等都与遗传有一定联系。

国外从19世纪就开始研究遗传与智力的关系。英国著名科学家弗朗西斯·高尔顿(Francis Galton)利用家庭谱系研究，通过考察父辈和子辈在某些领域的成就差异，探讨遗传对智力的影响，结果发现，在智力的发展中，遗传的力量超过环境的力量，布查德和麦克高(Bouchard & McGue，1981)总结了世界上已发表的34个4672对同卵双生子的研究和41个5546对异卵双生子的研究发现：一同抚养的同卵双生子智商间的平均相关系数达到0.86，而一同抚养的异卵双生子智商间的平均相关系数只有0.6。这说明同卵双生子在智力上的相似性比异卵双生子高。另外，某些智力低下和缺陷与遗传有直接关系。例如，苯丙酮尿症(PKU)、唐氏综合征、克兰费尔特综合征等染色体疾病也会造成智力缺陷或低下。

遗传因素对性格的形成有影响。父亲或母亲性格上的某些特点可以通过遗传因子传给子女。遗传因素对性格形成的影响还表现在气质对性格的影响。例如，胆汁质的人，由于其神经过程的兴奋强于抑制，容易形成勇敢、果断的性格特征，而由于其本身的抑制过程较弱，因此较难以形成细致、谨慎的性格特征。

人类的行为也受遗传因素影响。每一个染色体上的基因，可能对特定的行为表型起作用，由多基因参与来影响人类部分行为。例如，儿童的恐惧反应、遗尿、梦游、严重的咬指甲等行为，在同卵双生的同胞弟兄中都比异卵双生的同胞弟兄多一些。某些疾病行为更与遗传有着密切关系。例如，精神分裂症患者的亲属患病率比一般人群为高，与患者的血缘越近，则患病率越高，精神分裂症同卵双生子的同病率要比异卵双生子高4～6倍。有研究发现，同卵双生子同患焦虑症的比率为41%，而异卵双生子同患焦虑症的比率仅为4%。

2. 营养与疾病等因素

(1) 营养：孕期母体营养不足，使胎儿在生长发育期间缺乏营养，影响脑神经细胞的增殖，致胎儿出生后智力低下。严重的营养不良特别是孕妇的饮食中缺乏维生素和蛋白质，与婴儿的神经缺陷的比率升高都有关系。

另外，个体自身的营养对心理行为的发展具有重要影响。例如，缺锌会影响记忆的功能，缺碘会影响身体和智力的发展。在我国1017万智力残障患者中，有80%是由于缺碘。缺钙不但引起佝偻病，还会影响脑和神经的功能，引起记忆力和思维能力的衰退。缺铁不但会引起贫血，还可导致脑神经系统异常，表现为疲倦、记忆力和学习能力降低等。

(2) 疾病：母亲的很多疾病都有可能影响到胎儿的发育，尤其是怀孕的头三个月，母亲患病对胎儿发育影响最大，某些病毒和微生物对胚胎有致畸作用，或损害胎儿的神经系统，直接或间接地影响儿童日后心理行为发育。儿童自身疾病同样影响其心理行为发育。

(3) 其他：有些药物和有毒物质的使用也可能对胎儿发育不利，甚至造成危害。孕期大量使用各种镇痛剂、麻醉剂、巴比妥类药物，大量服用阿司匹林、抗组胺药、奎宁、链霉素、四环素都可能引起畸形，对神经系统有很大的伤害。环境污染(特别是重金属如铅、镉等)影响个体神经系统发育，进而导致心理行为问题。

总之，各种因素导致的脑和神经系统的损伤或疾病常是影响婴幼儿心理健康发展和造成他们心理障碍的一个重要原因。

(二) 社会心理因素

1. 家庭因素　家庭是孩子长期生活的场所，也是孩子最早接触的环境。不同的家庭对儿童心理健康发展可产生不同的影响，进而影响成年后的心理健康。在家庭因素中，家庭结构、父母文化、职业、父母对子女的教育方式、亲子关系、家庭环境质量等都可能影响儿童的心理发育。

(1) 家庭结构：家庭结构的健全完整性与孩子心理发展密切相关。生活在破裂家庭中的孩子，得不到应有的关怀和照顾，缺少欢乐和睦的家庭气氛，接触的语言简单贫乏，好奇心及探索行为被阻。同时，家庭的破裂使孩子感到震惊和迷惘，对"新"的家庭难以适应，没有安全感和幸福感，孩子易产生孤独、不合群，不易形成健全的人格。

有研究表明，单亲家庭的孩子更容易出现品行问题、违纪行为。

(2) 家庭氛围：家庭环境氛围(如矛盾性、亲密性、娱乐性等)及家长的榜样作用对子女的心理发展同样起重要作用。家庭气氛对儿童的智力开发、情感陶冶、个性塑造和道德发展有着潜移默化的作用。和谐、相互尊重、相互理解、相互支持的家庭氛围可使孩子活泼、开朗、大方、好学、诚实，谦逊、合群、求知好奇，相反，争吵、隔阂、猜疑的家庭氛围会给孩子带来消极的影响。冷漠的家庭气氛，会给孩子一种不稳定的感受，造成心理压力，长期处于不愉快的情绪之中，孩子易惊恐焦虑，失去安全感。另外，经常吵闹的家庭氛围对孩子心理上的摧残是很严重的，容易导致孩子行为紊乱，如夜惊、梦魇和遗尿症等。

(3) 教育态度与方式：心理学家把对子女的教育态度分为民主的（或宽容的）、权威的（或独断的）及放纵的（或溺爱的）三种类型。父母以民主的态度教育子女，既满足孩子的正当要求，又予以一定限制和禁止，既保护孩子的活动，又予以社会和文化训练。在这种态度影响下，儿童多表现为谦虚、有礼貌、待人诚恳、富于独立精神。父母采取权威的态度教育子女，对子女过分严厉，非打即骂，孩子容易产生恐惧心理，缺乏自信，胆小、羞怯、常以说谎自卫。或者是在家挨打挨骂，在外打人骂人，脾气暴躁。严重者丧失自尊，自暴自弃，可能走上违法犯罪的道路。父母以放纵的态度教育子女，对孩子过分溺爱，百依百顺、任其所为或放纵不羁，孩子容易形成懒惰、自私、蛮不讲理、任性、懦弱、孤僻、依赖等不良个性，阻碍了其性格的社会化发展。

(4) 家庭功能：家庭功能表现在家庭的关系结构、反应灵活性、家庭成员交往质量和家庭亲密度、适应性等方面。研究表明，健全的家庭功能有助于青少年形成积极的应对方式；个体的适应能力与所在家庭的功能有密切联系，家庭功能不良会导致孩子出现更多的外显和内隐问题；在亲密度和适应性方面表现极端的家庭，尤其是亲密度极度匮乏、家庭角色混乱、无稳定规则的家庭，特别容易出现家庭成员离家出走或患心身疾病、孩子行为不轨等适应不良现象。家庭功能中的沟通、角色、行为控制及家庭总功能都会对老年人的心理健康状况产生影响，尤其是家庭成员之间的沟通对老年人的心理健康诸方面有广泛的影响等。

2. 学校因素 学校环境、风气、师生关系、同学和伙伴关系等对儿童青少年人格的发展、世界观的形成等具有重要作用。

(1) 学校环境：学校环境是指学校的物质环境和社会环境，直接或间接地影响着学生的心理健康。研究发现，长期处于人员密度过高的幼儿活动室的幼儿，其攻击性行为增多，社会交往行为减少，不主动参与活动的比率提高。空气质量不良（如一氧化碳浓度较高）导致组织缺氧，从而影响幼儿的手指精细调节功能和大脑智力活动。噪声不仅能损害主观听觉，还会使中枢神经的调节功能紊乱，导致全身性功能失调，产生慢性疲劳和情绪烦躁等。此外，室内的光线太弱，光照不足，学生整日生活在阴暗、潮湿的环境中，会感到十分压抑，也会对他们的心理健康造成不良影响。良好的学校社会环境能促进学生的心理健康。

(2) 学校校风：良好的校风对师生产生一种无形的感染力，使师生自觉地使自己的言行符合社会规范，遵守规章制度，同时还产生一种凝聚力，增强学生的集体意识，并能恰当地履行义务和行使权利。在这种风气下，学生的心理在潜移默化中得到健康发展。

(3) 师生关系：师生关系是学校人文环境中对学生心理健康影响较大的因素之一。大量研究表明，学生与教师之间关系紧张，是引起儿童青少年心理问题的最主要的原因。如果教师心理失常或心理不健康，那么他们就会有意无意地把一些不健康因素传染给学生，进而影响学生心理的健康发展。教师的情绪波动易导致学生产生心理障碍，尤其是年龄小的学生，他们在情绪的发展方面具有很大的易感染性，即他们的情绪很容易受到别人情绪的影响。

(4) 同伴关系：同伴关系是儿童社会性发展的重要指标。在同伴中受欢迎的儿童会有安全感、归属感；反之，会产生孤独感、自卑感。同伴之间关系紧张，对儿童的心理健康产生不良影响，并导致不良行为。研究表明，人际交往是正常人生活不可缺少的内容，人际交往的好坏直接影响着人的心理健康。良好的人际交往有助于消除自卑、孤独感和焦虑情绪，有助于建立自信、成就感和安全感；良好的同伴交往是保持人精神与心理健康的基本需要，另外，交往活动有助于提高个体的心理适应能力。

3. 社会文化因素　人们生活在现实的社会环境中，社会文化环境，如社会舆论、社会风气等必然会对人们的心理发展产生一定的影响。

4. 个体心理素质　个体动机系统、情绪倾向、行为习惯、认知能力、人格特征等心理素质对心理健康有重要作用。

(1) 动机系统：人的行为受动机驱使，而动机是建立在需要的基础之上的。当环境不能及时提供条件以满足他们的需要时，就会使他们产生消极情绪或紧张状态。

动机冲突是造成挫折和心理应激的一个重要原因，当个体面对动机冲突或遭受挫折时，个体会自觉或不自觉地借助某种机制解脱困扰，以恢复情绪平衡，这种机制或策略称为心理防御机制，它是一种适应性倾向。积极的、良好的适应能使个体保持心理平衡和稳定，保证心理健康地发展。

(2) 自我意识：自我意识包括自我认识、自我评价和自我调节，是个性形成水平的标志，也是推动个性发展的重要因素。

自我认识的不适当发展会影响一系列的态度、信念和价值观，从而影响自我评价，还可与其心理顺应的机能障碍相联系。自我评价过低的个体往往缺乏自信心，表现出低度的自我尊重和成就动机，常常表现为沉默寡言、不善交往、行为退缩、情绪抑郁。

(3) 情绪：研究表明，情绪是影响人的心理健康，导致心理异常和障碍的一个主要中介环节，这是因为由生理、心理变化及环境刺激等因素而造成的各种情绪反应，可以导致包括神经系统和内分泌系统在内的生化系统的变化，使人的机体、心理活动和行为方式也产生相应的变化。

(4) 认知态度：人的心理健康受情绪影响，而情绪受人的认知态度所支配。家庭和教养不同，所受的学校教育与生活经历不同，形成了不同的认知态度和价值观，就会对同一事物采取不同的评价态度，产生不同的情感体验，从而对心理健康产生不同的影响。

(5) 性格特点：性格特点对应付生活事件的发生有重要作用。有研究发现，处事稳重、自制力强的人，不善于应付突发事件。医学心理学的研究表明，A 型人格的人，具有争强好胜、脾气急躁、事业心强、时间感紧迫、对自己要求高、办事行动快等性格特征，在事业上往往获得好评，却容易罹患冠心病。研究也表明，大学生的自杀意念、孤独感、失眠等都与人格类型有密切关系。

综上所述，个体心理健康受家庭、学校、社会、个体自身等因素影响，在开展心理卫生和心理健康促进活动中，应充分考虑相关因素。

第二节　不同年龄阶段的心理健康发展

个体随年龄的增长，心理上发生持续不断的变化，在一些特别的时期或年龄阶段会表现出不同的特征。研究者的划分标准不同，对心理发展阶段的区分也不一致。我国心理学研究者根据个体在不同年龄阶段内的综合主导活动、智力水平和个性特征，将个体心理发展大致划分为婴儿期、幼儿期、学龄期、青春期、青年期、中年期和老年期。当然,人的发展是连续的,尤其是心理的发展是一个连续的过程。因此,这些分期是相对的,只是为了更好地认识人的心理健康发展和变化规律,并且更好地有针对性地进行心理健康维护。

一、婴儿期心理健康发展

婴儿期指 0~3 岁这一时期。婴儿的身心健康和早期经验不仅影响着婴儿的生长发育,而且对今后以至成人也会产生深远的影响。因此,婴儿心理健康被认为是成年人心理健康的起点。

(一) 心理发展特点

婴儿期是人类智慧发生和开始发展的时期。

1. 动作和活动的发展 婴儿从躺卧状态、完全没有随意动作逐步发展了手操纵物体和独立行走等随意动作,并出现了实践活动的萌芽,包括最原始的游戏和最原始的劳动活动。

2. 言语的发展 语言在儿童认知和社会性发展过程中起着重要的作用。婴儿从完全不能说话到能够掌握一些简单的词汇,逐次进入积极理解语言的阶段(1~1.5 岁)和积极进行语言活动的阶段(1.5~3 岁)。到 3 岁左右,婴儿基本上能掌握母语的全部发音,词汇量也迅速发展;1.5~2.5 岁是婴儿获得母语的基本语法的关键时期。

3. 认知发展 其主要表现如下。①感觉的发展,2~3 岁的婴儿已能辨认红色、黄色、蓝色、绿色等基本颜色,也能开始辨别物体的不同属性,如软硬、冷热等。②知觉的发展,约 1 岁时,开始建立知觉的恒常性,初步产生空间知觉和时间知觉,如物体的大小、远近、高低及昨天、今天、明天等。③注意的发展,婴儿的注意是无意注意,到婴儿末期才出现有意注意的萌芽。④记忆的发展,表现为无意识的不随意记忆活动。⑤思维的发展,婴儿思维的特点为直觉行动思维,直觉行动思维指思维活动离不开婴儿自身对物体的感知,也离不开婴儿自身的动作,即婴儿在对事物的直接感知、直接活动中才能进行的思维。

4. 情绪和社会性发展 婴儿自生活在社会环境中就从生物个体向社会个体发展,即社会化过程。社会化过程是人格形成和社会性发展的过程。婴儿最初的情绪反应大多是先天性的,是遗传本能,取决于生理需要是否满足及其健康状况。随后在生理成熟和后天环境作用下情绪不断分化。1 岁以内的婴儿不仅出现了初步的交际活动,而且开始形成、建立比较稳定的依恋(attachment)关系。2~3 岁时,婴儿具有了各种基本的情绪和情感,但情绪不稳定,具有易变、易冲动的特点;婴儿表现出强烈的独立行动的愿望,要求“自己来”,而不愿接受成人的帮助,这是意志行动开始发展的标志;随着言语的发展,能用“我”指代自己,开始把自己从客体转为主体的认识,标志着自我意识的出现。3 岁前是儿童道德萌芽产生的时期,具有初步的道德行为和道德判断,在跟成人交往过程中逐步学会判断“好”或“不好”。1~3 岁是自我意识发展的第一次飞跃期。

(二) 心理健康维护

1. 加强母乳喂养,促进亲子交流 研究指出,如果从出生至 3 岁被剥夺了母爱,婴儿的生理、智力及社会适应性的发展均极为迟缓。母乳喂养不但可增加婴儿的免疫力和智力发展,更重要的是通过哺乳可增加母亲与孩子在视、听、触摸、语言和情感的沟通,使孩子获得心理上的满足,有助于神经系统的发育和健康情感的发展。

2. 经常给予适宜的信息刺激 孩子出生后，应有意识地为孩子提供适量视、听、触觉刺激，促进儿童感觉器官的发展。可让婴儿看彩球、听音乐，常将婴儿抱到屋外和院子里，看天空、看花草树木、看人、看灯光、听声响等。然而，婴儿环境的刺激应适量，过于丰富多彩的刺激，会造成婴儿烦躁不安，影响婴儿睡眠及其正常发育。

3. 积极促进动作及言语的发展 婴儿动作发展顺序是口、头、四肢、躯干，故2～3个月的婴儿可帮助其做被动体操，空腹时可训练俯卧和渐渐俯卧抬头。4～5个月的婴儿可在俯卧的基础上训练四肢运动，还可利用玩具引逗婴儿爬行，或帮助其学习翻身。6个月以后应训练婴儿用手握东西，10个月以后可训练婴儿站立、迈步走路。研究认为，婴儿的动作训练有益于脑的发育和动作的协调。婴儿的言语训练应从3、4个月开始，起初可面带笑容地逗引孩子发声，6、7个月就可开始用简单的词语通过反复重复教婴儿说话，1～3岁是儿童语言迅速发展的时期，随着语言理解能力的提高，语言表达能力也才能逐渐发展起来。

4. 培养良好的行为习惯 养成定时定量用餐、安静用餐和每天定时大小便的习惯，培养良好的睡眠节律，而不附加人为条件(如睡眠时要人陪着、拍着、摇着、哼着等)。

二、幼儿期心理健康发展

幼儿期(又称学龄前期)一般为3岁至6、7岁这一时期。幼儿期儿童心理发展仍处于快速发展的阶段，很大程度取决于动作和言语发展，而动作发育又赖于感知觉、体格和生理功能的发展，反过来影响幼儿的智力、情绪、个性等心理特征的发展。

(一) 心理发展特点

1. 动作和活动的发展 其主要表现如下。①粗大动作：逐步掌握跑和跳的技巧。②精细动作：精细动作更加协调，如系鞋带、用匙(筷子)吃饭、绘画等。③实践活动：儿童的社会实践活动形式有游戏、学习和劳动，幼儿期的主导活动是各种内容、形式的游戏，幼儿的认知、学习、社会化过程多半都是通过游戏进行的。幼儿的游戏主要的特点是象征性游戏，象征性地使用替代物进行游戏。

2. 言语的发展 言语是儿童心理发展过程中掌握的最复杂的符号系统。幼儿词汇量增加迅速，其特点是先理解后表达，对词汇的理解是从不确切逐渐发展到确切，从对词义的肤浅理解到理解不断加深，从具体性向概括性转化，逐步掌握词汇的内涵和外延；幼儿在理解的基础上逐步学会应用名词、动词、形容词和数词、量词等，使表达性语言相继发展。幼儿口头表达能力的发展是幼儿言语发展的集中表现，独白语与连贯语的发展是口头表达能力的重要标志。

3. 认知发展 其主要表现如下。①感知觉迅速发展，能有意识地进行感知和观察，但不持久，容易转移。②无意注意达到了高度发展的阶段，而有意注意还在逐步形成中，注意分配和注意转移的能力都很差，处于正在形成的阶段。③记忆带有直观形象性和无意性，记忆容量随年龄增长而增长。④思维具有具体形象性及进行初步抽象概括的可能性，但由于知识经验和认识能力有限，判断推理能力有限。⑤幼儿期儿童想象中的有意性和创造性正在初步发展，这跟儿童游戏活动的发展有关，但无意想象仍占主要地位，想象的主题容易变化，有时跟现实分不清。

4. 情绪和社会性发展 其主要表现如下。①情感强烈，富有易变性，易受他人的感染。

随别人笑而笑，随别人叫嚷而叫嚷。至6、7岁时情感的控制调节能力有一定发展。②意志行为进一步发展。活动的目的性、独立性逐步增长，能使自己的行动服从成人或集体的要求，但自觉性、自制力仍较差。③自我意识发展，个性初步形成。幼儿期儿童的个性倾向开始形成，能够初步评价自己的行为，并且能按成人的要求逐步掌握社会行为规范。④道德意识进一步发展，幼儿期儿童有了各种道德感(如同情、互助、尊敬、羡慕、义务感、羞愧感、自豪感、友谊感等)的明显的表现。⑤在整个幼儿期，父母仍然是儿童主要的交往对象，也是幼儿心理发展的最重要的人。同时，生活范围扩大也使同伴、教师逐渐成为幼儿生活中的重要交往对象。

(二) 心理健康维护

1. 对幼儿的独立愿望因势利导 幼儿独立愿望增强，常要自行其是，表现为不听话(心理学上称为"第一反抗期")，这是自我意识发展的表现，有积极意义，要因势利导，正确对待孩子的反抗行为。支持孩子合理的独立性，对正确行为及时表扬，予以强化。

2. 开展丰富多彩的游戏活动 游戏是幼儿的主导活动，对幼儿心理成长的促进作用是全面的，幼儿在游戏中学习，在游戏中成长。游戏是幼儿认识世界、观察生活、积累知识、诱发思维和想象力的最好途径。

3. 正确对待幼儿的无理取闹和过失 幼儿偶尔无理取闹，其动机常是为了引起大人的注意，以达到自己的目的。对此应说明道理，不应无原则地迁就，以免强化幼儿哭闹行为。对于幼儿的过失应正面引导，不要一出错就打骂，甚至体罚。

4. 发挥父母、教师的表率作用 家庭的气氛、父母的言谈举止对幼儿心理发展有重要影响。幼儿期是人格形成的重要时期，家庭成员对幼儿的态度，在家庭中扮演的角色及地位，都对幼儿成人后的人格产生重大影响，幼儿评判是非对错也常常依照父母、幼儿园教师的言行作标准，因此，父母及教师应给幼儿做好表率。

三、学龄期心理健康发展

学龄期(或儿童期)一般为6、7岁至11、12岁这一时期。学龄期是儿童进入学校学习的时期，这一时期学习活动逐步取代游戏活动而成为儿童的主要活动形式，并对儿童的心理产生重大影响。

(一) 心理发展特点

1. 言语的发展 口头语言迅速发展，开始掌握书写语言，词汇量不断增加。

2. 认知发展 学龄期儿童注意力、观察力、记忆力全面发展，智力发展迅速。其主要表现如下。①感知敏锐性提高，感知逐渐具有目的性和有意性。②记忆由无意记忆向有意记忆发展；理解记忆逐步在学习中起主导作用，但还大量需要靠机械记忆来记忆材料。③有意注意发展，注意稳定性增长。④逻辑思维迅速发展，以形象逻辑思维为主，在发展过程中完成从形象逻辑思维逐步向抽象逻辑思维的过渡。这个阶段的儿童逐渐超出知觉限制，掌握守恒概念和思维具有可逆性，并进行具体运算，故而此期亦被称为具体运算阶段。

3. 情绪和社会性发展 其主要表现如下。①情绪稳定性差。学龄期儿童对事物富于热情，情绪直接、波动大，容易外露，好奇心强，辨别力差。②道德的发展具有协调性，逐步形成自觉地运用道德认识来评价和调节道德行为的能力。③社会化的丰富性促使儿童进一步加深对自我、对他人的认识和了解，自我意识进一步发展。④社会关系的发展，学龄期儿童重视与同伴建立友谊关系，开始建立同伴团体。亲子关系、师生关系在这个阶段儿童的心理发展中起着重要的作用。

（二）心理健康维护

1. 入学适应　从幼儿园到小学有一个逐渐适应学校环境的过程。绝大多数儿童怀着喜悦的心情上小学，然而，也有极少数儿童不能适应，教师和家长对新入学儿童应多予以具体指导和帮助，引导建立温暖快乐的学校生活。鼓励儿童积极参加文体和社会实践等活动，注重情商的培养，有利于儿童社会适应能力的提高。

2. 培养正确的学习动机和学习习惯　学习是学龄期儿童的主导活动。要增强学习动机、学习态度、学习习惯和学习方法等方面的教育；根据儿童心理发展规律合理安排教学内容、教学方法和手段，注意教学的直观性、趣味性；注意使用肯定、表扬和鼓励的方法激发儿童的学习兴趣，并在此基础上使儿童逐渐形成认真学习的态度，使儿童掌握最基本的学习习惯，如专心听课、积极思考、踊跃提问，培养儿童计划学习和完成家庭作业等习惯。

3. 注重开拓创造性思维　创新精神、创造思维应该从小培养。儿童的教育不但要强调传授文化知识，还应注意儿童思维的灵活性、多向性和想象力的培养。引导儿童去发现问题、探索问题、解决问题，通过做游戏、讲故事、表演等培养儿童的想象力、观察力和创造力，开拓儿童的创造性思维。

4. 注重良好心理品质的培养　其主要表现如下。①良好的道德情操，积极、乐观、豁达的品格。②良好的意志品质，持之以恒的韧性。③富有同情心，善于与人相处，善于调节控制自己的情绪。

四、青春期心理健康发展

青春期是个体从童年向成人过渡的时期，年龄范围一般为12、13岁至17、18岁。青春期是生理和心理发生巨变的时期，是充满独立性和依赖性、自觉性和幼稚性的错综复杂的矛盾时期。

（一）心理发展特点

1. 认知发展　青春期的认知活动具有一定精确性和概括性。初中年龄阶段是智力发展的重要时期。感知活动已相当精确和概括，理解性记忆占主导地位，抽象逻辑思维能力的发展更加迅速，能正确掌握概念并进行判断和推理，思维的独立性和批判性虽然还不够稳定和全面，但在某些问题上的独特性、创造性的见解有时比成人更深刻。学习中已能独立思考，具有社会意义的学校动机在学习活动中起主要作用。高中生的智力已接近成熟，观察能力有时比一般成人更加细致、深刻和全面；抽象逻辑思维已具有充分的假设性、预计性及内省性。这时，形式逻辑思维处于优势并进入成熟期，辩证逻辑思维迅速发展。

2. 情绪和社会化发展　其主要表现如下。

(1) 情绪情感的两极性明显，情绪活跃，富有感染力，很容易动感情，但情绪发展欠成熟、稳定，容易冲动失衡，有时相当激烈、粗暴甚至失控；有时情绪高涨，热情洋溢；有时又消极低沉，孤独压抑，常常不能自我控制情绪的波动。

(2) 青春期是自我意识的第二次飞跃期。青少年的自我意识的发展具有以下几个特点。一是自我评价(self-evaluation)趋于成熟,其发展表现为评价独立性日益增强、逐渐从片面性向全面性发展、对自己的评价已从身体特征和具体行为向个性品质方面转化。二是自我体验(self-feeling)的发展,青少年在心理上的成人感、自尊感、自卑感对其自我体验的发展具有现实意义。生理上的发育使青少年开始意识到自己已经长大成人。随着成熟感的产生,他们希望参加成人的活动,得到别人的尊重,但实际上他们仍需要依附于家庭和成人,因此常产生独立与依附的矛盾。三是自我控制(self-control)的发展,青少年的自我评价和自我体验的发展为其自我控制的发展奠定了基础。初中生自我控制能力的发展还是初步的,稳定性和持久性不够理想。意识到自己并且开始较稳定而持久地控制自己,是高中生自我意识的一个重要特点。高中生更多地要关心和思考自己的前途、理想的问题,但在主观的我(subjective self)和社会的我(social self)之间,理想自我(ideal self)与现实自我(real self)之间是存在着矛盾的,这就促进了高中生的自我调节和控制能力的发展,否则,必然会导致一种较深的挫折感,使自我矛盾激化。

(3) 价值观的确定。青少年的价值观兼顾个人,显示出更强的自我肯定、自我扩张的倾向。其道德价值,以善良、正直、进取、自信、勤劳、勇敢、宽容、谦虚、无私、认真依次定位;其择业动机,以发挥特长领先;在政治价值观方面,青少年以社会安全、经济实力强、生活水平高为政治价值标准,参与意识比较强。

(4) 青少年个体的伦理道德是一种以自律为形式、以遵守道德准则并运用原则、信念来调节行为的品德。青少年期品德发展的特点是动荡性,青少年初期品德发展趋向成熟,其中初中二年级是转折期。

3. 性意识的发展 性发育的逐渐成熟,促使性意识急剧发展。青少年开始意识到两性的差别,从对异性的好奇逐渐转化到一种朦胧的对异性的眷恋、向往和接近倾向。性意识影响青少年的心理内容和结构,而社会生活条件及环境又制约和影响着他们的心理水平和行为方式。所以,此时表面上男女生之间划分界限,内心却都怀着对异性的神秘感,渴望并想象去接近对方;他(她)们表面上互相回避疏远,实际上却在敏锐地注意着对方的举止言行和身体变化;表面上在异性面前拘谨、羞涩,实际上常用爱美、出风头、冒险行为甚至恶作剧来吸引异性对自己的注意。

4. 生理心理发展的矛盾性特点 青春期的生理发育十分迅速,但心理发展速度相对缓慢,使得身心发展处在非平衡状态,主要表现为生理变化对心理活动的冲击、心理成熟感与幼稚性的矛盾、易出现心理和行为的偏差。

(二) 心理健康维护

1. 培养良好的自我意识 学校及时开展青春期的自我意识教育,使青少年能够认识自身的发展变化规律,学会客观地认识自己,并能客观地评价别人;同时学会面对现实,从自己的实际出发,确立当前的奋斗目标。

2. 尊重青少年独立意识 青春期是心理上的“断乳期”,被称为“第二反抗期”。此阶段青少年的独立自主要求是全面的,从外部因素深入到内部因素,从行为表现到要求人格的独立。反抗期的出现是心理发展中的正常现象,父母需要正视这一现象。由于身体的加速成长,生理上迅速成熟,青少年产生自以为已经成熟的“成人感”,因为发展的不平衡,在知识、经验、能力方面发展并未成熟,这就造成成人感和半成人现状之间的矛盾。在反抗期青少年希望摆脱对父母的依赖，力争独立自主的人格，对父母的控制和照顾产生抵触。此时，父母应该尊重青少年的独立意识，以平等民主的态度听取他们的想法，进行良好的沟通，尊重和支持他们的合理意见，给予必要的引导和教育，使其正确认识和接纳自己的变化，正确对待成长、发展中所遇到的困难与挫折，顺利度过反抗期。

3. 引导性意识健康发展　青春期是发生性及其他心理健康问题的高峰期。这与性生理成熟提前与性心理成熟相对延缓的矛盾、性的生物性需求与社会要求冲突及社会的性心理氛围有关。青少年性心理健康问题主要有以下几个方面。

(1) 对性的好奇与敏感。对性的好奇与性知识的需求是人生发展的必然现象，在现实生活中，由于青少年对性的自然属性和社会属性了解不多，因此，一方面，常常对性产生神秘感、可耻感与禁忌感；另一方面，容易出现对性随便、越轨与不负责任。

(2) 性欲冲动的困扰。性冲动是青少年生理心理的正常反应。性幻想、性梦与手淫均属于性自慰活动，适当的发生对其缓解性紧张与冲动是有益的。性的自然冲动与对性冲动持否定判断的态度的矛盾容易导致青少年发生问题，如有的人压抑自己，有的人寻求不正常的发泄途径，更有甚者，表现为窥视、恋物等心理行为或出现性过错。

(3) 异性交往问题。男女正常交往是非常必要的，不仅仅对于性心理健康，乃至对人的全面发展都有直接影响。

针对青春期的诸多问题应及时地进行性教育，包括性生理健康、性心理健康、性道德和法制教育，从而消除青少年对性器官及第二性征的神秘、好奇、不安、恐惧；培养高尚的道德情操，提高法制观念，树立正确的性道德观念；讲究性器官的卫生，预防性病；引导青少年珍惜青春、防止早恋和过早的性行为。

4. 培养情绪调控能力　青少年富有理想，向往真理，积极向上，但往往由于认识上的局限性和尚处于走向成熟阶段，易产生某些误区。如常常认为"凡是需要的都是合理的"，如不能满足需要就引起强烈的不满情绪。青少年容易在客观现实与理想不符时遭受挫折打击，以致消极颓废甚至萎靡不振，强烈的自尊也会转化为自卑、自弃。青少年不善于处理情感与理智之间的关系，以致不能坚持正确的认识和理智的控制，因此，情绪情感的调节尤为重要，当出现抑郁、焦虑、恐惧等消极情绪时，应教会他们积极的应对方法。

5. 消除心理代沟　代沟是指父母与子女间心理上的差异和距离，以及由此引起的隔阂、猜疑、苦闷甚至离家出走等。代沟具有两重心理意义，一方面意味着自我意识的发展，心理已趋向成熟，具有积极的社会化倾向；另一方面使家庭关系紧张，不理解父母的良苦用心，影响两代人的心身健康，导致个别子女离家出走甚至出现更严重的后果。因此不可等闲视之，应该设法通过心理咨询、心理辅导等方式进行心理调适。

五、青年期心理健康发展

青年期(也称成年早期)一般为 17、18 岁至 35 岁这一时期。青年期人的各项生理功能和心理特征日渐成熟，身体素质包括机体在活动中表现出来的力量、耐力、速度、灵敏性和柔韧性等的发展都进入高峰状态。自我意识的发展和自我同一性的确立，人生观和价值观的形成，是青年期主要的发展任务。

（一）心理发展特点

1. 认知发展 青年的抽象逻辑思维能力和注意的稳定性日益发达，他们可借此组织、调节和指导观察活动，因此观察的概括性和稳定性提高。认知旺盛、富于幻想是这个时期的特点。青年人的词汇已很丰富，口头表达趋于完善，书面语言的表达基本成熟。

2. 情绪与社会性发展 其主要表现如下。①情绪情感丰富强烈但不稳定。青年是情感体验最丰富的时期，其内容也越发深刻且带有明显的倾向性。伴随着不断接受新鲜事物，情绪出现强烈但不稳定的特征，有时出现明显的两极性。随着年龄的增长，其自我控制能力不断提高。②意志发展迅速。主要表现在自觉性、主动性和行为果断性的增强。由于神经系统功能尤其是内抑制能力的增强，动机的深刻性和目的水平的提高，自制力与坚持精神也有所增强。③人格逐渐成熟。表现为自我意识趋于成熟，能进行自我评价、自我批评和自我教育，做到自尊、自爱、自强、自立；懂得尊重他人的需要，评价他人的能力也趋于成熟；人生观、道德观初步形成，对自然、社会、人生和恋爱等都有了比较稳定而系统的看法；自制能力提高，兴趣、性格趋于稳定。

（二）心理健康维护

1. 发展良好的自我意识 青年的自我意识迅速增长，开始将自己的注意力集中到发现自我、关心自我的存在上来。成人感和独立感、自尊心与自信心越来越强烈，期望个人的见解能得到社会与他人的尊重，但是社会成熟性则显得相对迟缓。因此青年期是自我摸索、自我意识发展的时期。当个人对客观事物的判断与现实统一时，就能形成自我认同，否则，产生心理冲突，重者发展为自我拒绝。青年期也正是社会实践深化的阶段，社会交往开始向高层次发展，具有选择性、自控性等特征，但亦可发生社交障碍，为此而感到苦闷、自卑，故应采取多种对策。

（1）青年应正确地认识自己，了解自己的长处与不足，这是进行自我评价的前提。学会辩证的思维，对现实用客观的标准去衡量，这是进行自我肯定的必要步骤。

（2）青年应树立适当的奋斗目标，从而避免不必要的心理挫折和失败感的产生，即使发生了挫折，也要学会应用失败去激励自己。

（3）青年应了解相互交往的重要性，在封闭自我与开放自我中选择后者。增加交往的途径，寻找更多交往的机会。

2. 保持良好的情绪状态 青年期容易出现情绪情感问题，因此调节情绪，保持良好的情绪状态非常重要。

（1）期望值适当。应将目标定在能力范围之内，对他人的期望也不宜过高。

（2）增加愉快生活的体验。多回忆积极向上、愉快生活的体验，可缓冲不良情绪。

（3）适当地释放情绪。在情绪不安与焦虑时，不妨找好朋友诉说，或进行心理咨询。

（4）培养应对能力。既可针对问题积极主动应对，也可以通过寻求社会支持解决问题，适当的忍受或逃避也是可取的。

（5）行动转移法。对某些长期不良的情绪，可用新的工作、新的行动去转移。

3. 正确对待性与爱 青年期是出现性及其他心理健康问题的高峰期。性与爱是种族繁衍、社会发展的基础，也是激励人们生活的动力。正确对待性与爱，不仅是个人生活上的问题，而且关系到社会发展与稳定，因此正确对待性与爱十分重要。应注意以下几点：①珍视性与爱的社会性和高尚性;②树立符合时代与社会要求的男女角色观;③增进男女正常的交往,建立美满婚姻;④把好婚前性行为关;⑤远离性诱惑的刺激。

六、中年期心理健康发展

中年期(又称成年中期)一般为35岁至55、60岁这一时期。成年中期是一个人步入成熟的年龄阶段,孔子说:“四十而不惑,五十而知天命。”中年期人的知识、阅历、生活经验、工作技能、人际关系都逐渐丰富起来。

(一)心理发展特点

1. 认知发展 到中年期,知识的积累和思维能力都达到了较高的水平,善于联想、善于分析并作出理智的判断,有独立的见解和独立解决问题的能力,创造性更强调对观点的整合,并且更利他,在具有挑战性和自主性的本职工作中显示出认知灵活性的增强。智力发展到最佳状态,晶体智力增强,流体智力减弱,认知加工速度下降,但成人可用经验和实际能力补偿,解决实际问题的能力增强,专长增多。中年期是最容易出成果和事业成功的阶段。

2. 情绪与社会性发展 其主要表现如下:①情绪趋于稳定。较青年人更善于控制自己的情绪,较少冲动,有能力延迟对刺激的反应。②意志坚定。自我意识明确,自我接纳、自主性和对环境的掌控力增强。了解自己的才能和所处的社会地位,对自己的言行负责,有所为和有所不为。对既定目标,勇往直前,遇到挫折不气馁;同时也能理智地调整目标并选择实现目标的途径。③个性稳定,特点突出。稳定的个性是每个人的风格,有助于其排除干扰,坚定信念,以自己独特的方式建立稳定的社会关系,并顺利完成自己追求的人生目标。

(二)心理健康维护

1. 正确对待名与利 中年人对事业成就的期望高,且尽职尽责。但是事业上会遇到困难、挫折与失败,长期承受着超负荷的精神紧张与心理压力,严重威胁中年人的心身健康,因此,调整名利观至关重要。

2. 建立和谐的人际关系 中年期是人际关系最为复杂的时期,建立和保持和谐的人际关系不但对心身健康具有促进作用,而且有助于事业成功,因此,要调整认知结构,改善个性品质,提高交往技能,建立良好的社会支持系统。

3. 正确处理家庭与婚姻矛盾 安定、和睦的家庭是一个人调养身心的温馨港湾,也是事业成功的基础。中年期亦是婚姻家庭关系的“波动”期,家庭中父母与子女的关系等都是影响中年人心理健康的因素。因此,努力营造良好的家庭氛围,增进夫妻间的沟通交流,促进夫妻认同感;注意子女养育方式,调整好对孩子的适度期望值。

4. 调整认知结构,适应更年期变化 女性更年期一般在45～55岁,男性一般在55～60岁。由于生理、心理和环境因素的影响,容易发生更年期综合征或心理障碍(多见于女性)。更年期综合征表现出的精神症状和心理障碍以不良的情绪体验为主,表现为焦虑、烦躁、易激怒、恐惧、强迫、抑郁、紧张、过敏、多疑等。其心理健康维护主要包括社会提供的保健和治疗服务,以及自我保健和治疗。

七、老年期心理健康发展

老年期(又称成年晚期)一般为60岁至死亡这段时期。截至2017年年底,我国60岁及以上老年人口有2.41亿人，占总人口17.3%。老年人除生理衰老外，心理上也发生了巨大变化。不断提高老年人的心理健康水平已经成为社会关注的焦点。

（一）心理发展特点

老年期人的中枢和周围神经系统发生变化，脑细胞减少，脑组织萎缩，容积缩小，脑功能下降，生理变化会影响感知觉、记忆、情绪等各种心理功能发展。

1. 认知发展 中年期以后，感知觉功能下降，感知觉是个体心理发展过程中最早出现的心理功能，也是衰退最早的心理功能，如视力减退，听力下降等。老年人理解记忆尚好，机械记忆、短时记忆减退；记忆保持能力下降；对远事的记忆保持比近事的记忆保持好。注意力、观察力、思维能力都有不同程度的下降，反应迟钝。老年人的智力水平呈逐渐下降趋势，晶体智力大部分能得以保持。

2. 情绪与社会性发展 其主要表现如下。①倾向于更多积极情绪，更少消极情绪。如不安、无聊、孤独、沮丧等会随着年龄增长而减少，兴奋、有趣、自豪及成就感，则倾向于维持稳定。老年人情绪趋向不稳定，常表现为兴奋、激怒、喜欢唠叨。②老年人人格的主要特点是稳定、成熟、可塑性小；自尊心强、衰老感及希望做出贡献是其人格倾向性的明显表现；老年人人格的消极因素主要是自我中心、猜疑多虑、爱发牢骚、刻板性强，较执拗等。

（二）心理健康维护

老年人不仅要注意身体保健，也要注意心理保健，避免感知觉、认知、记忆、思维能力过早衰退。

1. 加强脑功能锻炼 脑功能锻炼对防止和减缓心理功能衰退非常重要。经常用脑、不断学习新知识和积极参与社会生活是锻炼大脑的重要方式。

(1) 运动训练。适当的运动，不仅可以促进身体健康，也可以促进脑功能的健康。肢体精细运动能力训练对老年人尤其重要。

(2) 语言能力训练。老年人要多参加社会活动，多与人交流，对语言能力进行训练，如果长期很少与人交往，语言能力就会降低。

(3) 手的操作能力和知觉组织能力。老年人的空间几何能力、知觉组织能力都有不同程度的下降，最常见的反应是手的精细操作能力下降，绘画、演奏乐器、剪纸、折纸、雕刻、玩电脑游戏等都可以锻炼老年人的空间几何、知觉组织和手的操作能力，从而延缓脑功能的衰老。

(4) 反应速度和记忆力。老年人的反应速度和记忆力下降得比较快，但也可以通过针对性的训练减缓衰退。

2. 克服孤独心理 退出工作岗位、子女离家（“空巢现象”）、亲友来往减少、信息不灵通等易使老年人产生与世隔绝、孤独无助的负性情绪，调适其心理状态甚为重要。

(1) 认识孤独。老年人的孤独与封闭是心身健康的大敌，它会加快老化的过程。认识孤独给老年人带来的伤害是克服孤独的第一步。

(2) 加强人际交往。老年人离退休后，应尽可能保持与社会的联系，量力而行，继续发挥余热。只有走出家门，加强人际交往，才能找到人生的意义、人生的乐趣。

(3) 找回自己的兴趣与爱好。应培养自己的享乐能力，找回曾有的兴趣爱好，好好体验人生的丰富多彩。

3. 消除恐惧心理　老年人最大的恐惧是面对死亡。随着年龄增长，老年人身体功能下降，加之多患有慢性病，给晚年生活带来痛苦和不便，这会让老人对生理变化、衰老，以及预感到的死亡产生恐惧、焦虑等情绪。调节恐惧心理的途径有以下几种。

(1) 确立生存的意义。有意识地迎接死亡的来临是对老年人的巨大挑战。只有对死亡有思想准备，不回避、不幻想，才能让老年人有从容不迫的生活。

(2) 维持适当的性生活。老年人适当的性生活是其生命质量的体现，也是对死亡恐惧的一种缓解剂。

(3) 保持良好的人际关系。正确处理好家庭内部的各种关系，保持家庭与婚姻的和睦。生活有子女体贴照料，有病能及时诊治，经济有保障，夫妻关系融洽，这些会使老年人感到温暖和安全。帮助丧偶和孤寡老年人在自愿的前提下重组家庭，也是重要的一环。除了家庭关系外，老年人也需要有社会活动的圈子，有朋友、邻居等一起聊天、活动，有利于身心健康。

4. 预防老年期痴呆　随着社会的老龄化，老年期痴呆的发病率也逐年增加。老年期痴呆是指 60 岁以上的老年人持续出现广泛的认知功能损害，表现为记忆、计算、思维、定向障碍，伴有情感障碍、人格改变、社会功能和日常生活能力减退。老年期痴呆给自己、家庭和社会带来很多问题和负担，所以预防老年性痴呆，做到早期发现、早期干预治疗和训练非常重要，其心理健康维护对于家庭和社会皆具有特殊意义。

（王　枫）

复习思考题

1. 我国学者衡量人的心理是否健康，常用哪些标准进行综合判定？
2. 试述社会心理因素对心理健康的影响。
3. 如何针对不同年龄阶段心理发展特点开展心理健康维护？
4. 针对自身情况，试述如何做好现阶段的心理健康维护。

第九章　心理障碍

本章要点

(1) 心理障碍的概念与理论模型。

(2) 心理障碍的分类理论。

(3) 了解心理障碍的形成原因。

(4) 掌握常见心理障碍临床表现及防治方法。

抑郁症是全球健康不良和残疾的主要原因。根据世界卫生组织(WHO)的最新估计，目前有3亿多人罹患抑郁症。精神障碍患者难以得到支持，连同对污名化的恐惧，妨碍了许多人获得他们所需要的治疗，不能过上健康和有益的生活。WHO倡导的"一起来聊抑郁症"运动总体目标是让世界各地更多的抑郁症患者都能寻求和获得帮助。

第一节　心理障碍概述

心理和行为的正常与异常或变态是相对的，在正常与异常之间没有截然的界限，异常或变态心理是偏离常态的心理现象，有的具有病态的特点，如精神病患者；有的则不属于病态，如处于催眠或药物作用等特殊条件下出现行为异常的正常人。因此，不能认为所有偏离正常的心理皆为变态或异常。

一、心理障碍的概念

心理障碍(mental disorder)也称精神障碍、心理异常、心理变态。由于研究的角度不同，不同学者对心理障碍的看法和定义也存在差异，给心理障碍下一个明确的定义仍非常困难。

在国际疾病分类第十版(ICD-10)中特别提出"障碍"这个术语，其目的是避免使用像"疾病"和"病患"这样的俗语带来的问题。ICD-10中把心理障碍定义为"一种有临床意义的行为或症状群或类型，其发生与当事人目前的痛苦烦恼(如令人痛苦的症状或功能不良，有一个或多个主要领域的功能损害)有关；或明显增加病死、引起痛苦、功能不良和丧失自由的风险。同时这种综合征或类型不仅是对于某些特殊事件的可预期反应(如心爱的人的死亡等)。"

心理障碍是一组由不同原因引起的大脑功能紊乱，临床表现在认知、情感、意志和行为等方面出现持续、显著的障碍，精神活动明显异常，并伴有检验现实能力的丧失，表现为精神活动的完整性和统一性的破坏，导致患者的学习、工作及社会适应能力严重受损，甚至出现危害自身及家庭和社会的行为。患者往往对自己的疾病缺乏认识，否认有病，不愿就医。临床上主要包括器质性精神障碍、精神活性物质所致精神障碍、精神分裂症、偏执性精神障碍、精神病性抑郁等。精神疾病(mental illness)是指在各种生物学、心理学及社会环境因素影响下，大脑功能失调或紊乱，导致以认知、情感、意志和行为等精神活动出现不同程度障碍为临床表现的一组疾病，常常需要用医学的方法进行干预。由于社会上仍对精神疾病有一定的偏见，有学者提出应以精神障碍或心理障碍取代精神疾病。但在临床实践中，常使用精神疾病这一概念。

二、心理障碍的理论模型

在心理障碍研究中，各种学派分别以不同的观点探讨和阐述心理障碍产生的原因、机制和治疗问题，现将几种主要的理论模式介绍如下。

(一) 心理生物学理论模式

该理论模式认为心理障碍是由生物学因素(主要是指遗传、躯体疾病、生理和生化改变，病毒和细菌及药物等)影响形成的。临床研究证实，脑部疾病和损伤可引起心理与行为异常。此外，感染、中毒、代谢障碍、遗传、体内生化改变、中枢神经递质的异常均可伴发心理和行为的变化。但是，并非所有异常心理皆可找到生物学证据，因此这个理论模式有很大的局限性。

(二) 心理动力学理论模式

精神分析学说认为，压抑在潜意识中的冲突是心理障碍的动力性原因。精神分析在治疗神经症、心身疾病方面也有一定价值。但是，对童年经历与成年后显示的异常行为之间的联系还无科学而可靠的解释。

(三) 行为理论模式

该理论模式认为所有的行为都是经后天学习而形成的，倡导通过教育和训练来矫治与心理社会相关的疾病，这个理论模式在理论和实践中都有重要意义。但它往往只强调可观察的行为也有其片面性，因为个体的思维、态度、情绪等丰富的内在世界对心理障碍的作用被忽视了。

(四) 人本主义理论模式

人本主义心理学认为，发挥潜能的自我实现是个体的最高动机。如果在良好环境中，个体能发挥潜能而自我实现；若遭遇挫折和干扰，就会导致心理和行为的错乱。该理论的心理治疗方法强调以患者为中心，充分调动患者的主观能动作用，发挥自身的潜能，从而达到发现自我和自我实现的目的。

(五) 社会文化理论模式

该理论模式强调社会文化因素的作用，认为大多数心理和行为异常是社会文化的产物。一个人如果能得到社会支持与同情，遇到的挫折就少，心理就会处于正常状态，反之，就会出现社会文化关系的失调，当其强度和速度达到个体无法承受时，则产生了心理障碍。

(六) 生物心理社会理论模式

该理论模式认为心理障碍与生物、心理、社会因素均有关系，它们互相依存、互相影响、互相制约，不可分割和偏重。只有综合考虑生物、心理、社会诸因素的相互作用，才能获得圆满的解释，避免其他理论模式的不足和片面性。

（七）认知理论模式

除了外界因素之外，人的思想因素是不容忽视的。这种理论模式认为认知即人的思想和信念是异常行为的核心。运用认知理论模式治疗的主要目标是明确地教会患者运用更适合的思维方法。

第二节　心理障碍的分类与诊断

心理障碍分类与诊断标准的制定是精神病学领域近 20 年来所取得的重大进展之一。它一方面促进了各学派的相互沟通，使各种学术观点流派相互交流，有利于临床实践；另一方面在探讨各种心理障碍的病理生理及病理心理机制、心理因素对躯体疾病的影响、新药研制、临床评估和合理用药及促进教学和科研等方面也发挥重要作用。

一、心理障碍的分类理论

（一）心理障碍分类的目的

疾病分类学的目的是把种类繁多的不同疾病按各自的特点和从属关系，划分为类、种、型并归成系统。心理障碍的分类加深了对疾病关系的认识，并可作为进一步探讨各种疾病的基础，为诊断、鉴别诊断、治疗及临床研究提供参照依据。

（二）心理障碍分类的意义

20 世纪中叶以前，精神障碍没有国际公认的分类，各国所采用的诊断体系不一，名词繁多而易混淆，研究无法相互比较，学术成果难以交流。在心理障碍中，诊断标准与分类学原则的制定对整个学科的发展，具有划时代的重大意义，使各国之间、一国各地之间、各种学术观点流派之间有了相互交流的标准。用描述性的或纪实的方法将临床表现与病程基本相同的病例整理为一类，将临床表现与病程显著不同的病例划分为不同的类别，有利于制订不同的治疗方案，有助于预测不同的疗效和预后，探索不同的病因。采用统一的诊断标准与分类方案，有助于教学方案与教学计划的趋同，增强科研资料收集的一致性与科研结果及发现的可比性。

（三）心理障碍分类的原则

分类就是按某种规则将事物纳入某一类目系统的方法。疾病分类的基轴有多种，对疾病按病因、病理改变进行诊断和分类，是医学各科所遵循的基本原则。但在精神医学实践工作中，只有 10%左右的心理障碍病例的病因、病理改变比较明确，而 90%左右的病例则病因不明。因此，心理障碍的诊断和分类无法全部贯彻病因病理学分类的原则。世界卫生组织（WHO）组织编写的 ICD-10 基本上遵循病因病理学分类和症状学分类兼顾的原则，但美国的《精神障碍诊断与统计手册》第 4 版（DSM-Ⅳ），主要按照症状学分类原则进行。

心理障碍的表现多种多样，可以是严重的也可以是轻微的。根据 WHO 的估计，在同一时期，有 20%～30%的人有不同程度的心理行为异常表现。为了更好地认识人类的异常心理，也为了科学研究的总结和临床经验的交流，都必须用共同的标准把心理障碍进行详细的归类，但其归类工作非常复杂，至今，仍有许多不同的分类方法。目前，在医学临床诊断上使用的精神疾病分类方法有三种：①ICD-10；②DSM-Ⅴ；③中华精神科学会制定的《中国精神障碍分类与诊断标准》，其第三版为 CCMD-3。表 9-1 所示的是以上三个分类系统对精神疾病的分类。

表 9-1　CCMD-3、ICD-10 与 DSM-Ⅴ的精神疾病分类

方法	CCMD-3	ICD-10	DSM-Ⅴ
分类	0　脑器质性精神障碍 1　精神活性物质或非成瘾性物质所致精神障碍 2　精神分裂症（分裂症）和其他精神病性障碍 3　心境障碍（情感性精神障碍） 4　癔症、应激相关障碍、神经症 5　心理因素相关心理障碍 6　人格障碍、习惯与冲动控制障碍、性心理障碍 7　精神发育迟滞与童年和少年期心理发育障碍 8　童年和少年期的多动障碍、品行障碍、情绪障碍 9　其他精神障碍和心理卫生情况	F00　器质性包括症状性精神障碍 F10　使用精神活性物质所致的精神和行为障碍 F20　精神分裂症、分裂型障碍及妄想型障碍 F30　心境（情感） F40　神经症型、应激相关的及躯体形式障碍 F50　伴有生理功能紊乱及躯体因素的行为综合征 F60　成人的人格与行为障碍 F70　精神发育迟滞 F80　心理发育障碍 F90　通常发生于童年与少年期的行为与期限障碍	1　精神发育障碍 2　精神分裂症谱系和其他精神病性障碍 3　双相及相关障碍 4　抑郁障碍 5　焦虑障碍 6　强迫及相关障碍 7　创伤及应激相关障碍 8　分离障碍 9　躯体症状及相关障碍 10　喂食及进食障碍 11　排泄障碍 12　睡眠-觉醒障碍 13　性功能失调 14　性别烦躁障碍 15　破坏性、冲动控制及品行障碍 16　物质相关及成瘾障碍 17　神经认知障碍 18　人格障碍 19　性欲倒错障碍 20　其他精神障碍 21　药物所致障碍及其他不良反应 22　可能成为临床关注焦点的其他状况

二、心理障碍的判定

人类正常的心理活动具有三大功能：①能保障人作为生物体顺利地适应环境，健康地生存发展；②能保障人作为社会实体正常地进行人际交往，在家庭、社会团体、机构中正常地肩负责任，使社会组织正常运行；③能使人正常地、正确地反映、认识客观世界的本质及其规律性，创造性地改造世界，创造更适合人类生存的环境条件。

正常和异常心理是一个渐变的连续体，其区别往往是相对的。但是，两者之间存在着相对的界限，通常按以下几条标准进行判断。

（一）内省经验标准

内省经验标准包括两方面。一是指患者的主观体验，即患者自己觉得有焦虑、抑郁或没有明显原因的不舒适感，或自己不能适当地控制自己的情绪或行为时，主动寻求他人的支持和帮助，或在心理医生的帮助下能明了自己确实存在问题，其特点是有主观的“自知之明”。但是在某些情况下若没有这种不舒适感反而可能表示有心理异常，如亲人丧亡时，如果一点不悲伤或忧郁，也需考虑其有心理异常。二是从观察者而言，即观察者根据自己的经验作出心理正常还是异常的主观判断，其标准因人而异。不同的观察者有各自评定行为的常模。但由于接受过专业教育及临床实践的经验积累，观察者大多形成了大致相近的评判标准，故对大多数异常心理仍可取得一致的看法，但对少数患者则可能有分歧，甚至截然相反。

（二）统计学标准

在普通人群中，对人们的心理特征进行测量的结果常常呈正态分布，居中的大多数人属于心理正常，而远离中间的两端被视为异常。因此判断一个人的心理正常或异常，就以其心理特征偏离平均值的程度来决定。心理异常是相对的，它是一个连续的变化，偏离平均值的程度越大，则越不正常。当然正常与异常的界限是人为划定的，以心理测验结果的统计数据为基础。

但这种标准也存在缺陷，如智力超常或有非凡创造力的人在人群中是极少数，但不能被人认为是病态。再者，有些心理特征和行为也不一定呈常态分布，而且心理测量的内容同样受社会文化的制约。所以，统计学标准也不是普遍适用的。

（三）生物学的标准

生物学的标准也称为症状、体征与实验室检查阳性的标准。该标准主要是对大脑的生理功能和结构进行检查，如发现了某一方面的阳性证据，同时发现有相应的心理异常表现，就用大脑生理和组织的检查指标作为标准来判定心理异常的存在。

（四）社会适应标准

一般情况下，心理正常的人能够调整自身的需要、动机、情感和愿望，以适应社会准则、伦理道德、风俗习惯等社会要求，达到人与社会的协调一致。如果一个人由于器质性或功能性缺陷或两者兼而有之使得个体能力受损，不能按照社会认可的方式行事，致使其行为后果对本人或社会不适应的时候，则认为此人有心理异常。这里的正常或异常主要是与社会常规模式比较而言的。

可见，上述每一种标准都有其根据，对于判断心理正常或异常都有一定的使用价值，但不能单独用来解决全部问题。因此，应互相补充，并通过大量的临床实践，对各种心理现象进行科学分析，还应考虑其他的因素如年龄、地域、时代、社会习俗及文化的影响等，才能比较准确地判断是否有心理异常。

三、心理障碍的诊断

诊断是指把特定患者的具体病情纳入疾病分类的某一项目中，其具体过程为医生凭借专业知识和技能，通过与患者进行精神科面谈，观察和检查（包括实验室检查），对其个人、家庭、社会环境方面存在的问题或可能影响健康的问题,以及生活中的重大事件等进行临床综合判断。

通过这样的过程,医生才可能以治疗程序为框架,通过治疗部分或完全解决这些问题,达到治疗目标。

（一）诊断原则

诊断的基本目的是选择合适的治疗和预测疾病的结果,当然也有利于统计分析和交流。病因诊断是最理想的医学诊断思路,但许多精神疾病的病因并未明确,或至少在开始阶段无法认知,诊断的步骤主要得从症状分析开始,越早认识症状就能越早作出诊断,及时进行治疗。有经验的医生就像老练的侦探一样,能够从蛛丝马迹或不典型的症状表现中找出诊断的依据。这种本领需要靠不断总结实践经验才能获得。诊断的线索不但需要医生通过检查去发现,也可以通过其他人提供的线索去发现。对于精神科医生而言,一般不会忽视与精神状态相关的线索,但往往不太重视与躯体症状相关的线索。临床思维方法是指临床医生根据收集的感性资料,运用专业知识和经验,按客观规律进行分析综合,判断并推理找出疾病本质特点,确定诊断和处置原则的过程。

（二）诊断思路

由于心理障碍没有明确的躯体体征或诊断性的生物学指标检测,临床诊断主要依靠临床的症状或症状群的组合,因而临床科学的诊断思维更为重要,详尽的病史资料及精神检查是诊断的重要依据,现代诊断标准及其配套的定式检查的运用使精神疾病的诊断脱离了混乱的局面,变得更准确和有效。精神障碍的诊断主要遵循自症状至综合征再到诊断(SSD)的过程式思维方法。具体的过程为首先确定精神症状(symptom,S),再根据症状组合确定综合征(syndrome,S),然后对精神症状或综合征的动态发展趋势,结合发病过程、病程、病前性格、社会功能等相关资料进行综合分析,提出各种可能的诊断假设,并根据可能性从小到大的次序逐个予以排除,最后作出结论性诊断(diagnosis,D),即作出症状性诊断或结合病因作出病因性诊断。精神障碍的诊断必须遵循实践、认识、再实践、再认识的原则,临床诊断确定以后,应继续观察和随访,通过实践检验诊断的正确性。在临床工作中,具体病例的 SSD 诊断过程,大致包括以下环节:①发病基础;②起病及病程;③临床表现;④病因与诱因;⑤多轴诊断。

第三节 心理障碍的病因

大量的临床证据表明,许多心理障碍的起因,并非单一因素,而是多种因素共同作用的结果,其中生物学因素和心理社会因素都起到了重要的作用。

一、生物学因素

1. 遗传因素 染色体数目及结构异常,以及基因突变等均可导致遗传信息的变化,引起比较严重的躯体及心理发育障碍,有的还引起人格异常、违法犯罪倾向和类似精神分裂症等表现,在已知的 200 多种酶的缺陷病中,可引起心理发育障碍或行为异常者约 70 种,一些原因不明的精神发育迟滞、精神分裂症，心境障碍及阿尔茨海默病等常由于多基因共同作用而致病。

2. 感染 中枢神经系统感染和其他系统感染均可引起心理障碍。病原体多为细菌、病毒等。最常引起精神障碍的感染有败血症、流行性感冒、伤寒、脑膜炎等。

3. 化学物质 各种对中枢神经系统有害的物质都可引起心理障碍，常见于成瘾物质（如海洛因、吗啡、苯丙胺及新型的致幻型兴奋剂、大麻等）、酒精、医疗用药（如阿托品、异烟肼、糖皮质激素等）、工农业毒物（如苯、有机汞、四乙基铅、有机磷农药等）及有毒食物。

4. 脑和内脏器官疾病 大脑和内脏器官的疾病可引起器质性心理障碍，其中脑的弥漫性损害和位于额叶、颞叶、胼胝体、基底节和边缘系统的病变尤为明显，而各种内脏器官的疾病都有可能在疾病的严重阶段导致心理障碍。

5. 年龄 儿童和少年的脑功能尚未发育完全，特别容易受到损害，易出现心理发育及其他心理障碍；更年期又可成为第二个心理障碍的发病高峰；老年期则容易出现老年性心理障碍。

6. 性别 一些女性特有的心理障碍的发病在月经期间有症状加重的倾向，产期、更年期也容易发生。抑郁症患者中女性远远多于男性，而物质依赖、酒精中毒等则是男性远远高于女性。

二、心理因素

心理因素包括心理素质和心理应激两方面。心理素质是条件因素，而心理应激则常常是致病诱因。

1. 心理素质 开朗、乐观性格的人，在心理应激过程中可表现出较强的耐受性；与此相反，拘谨、抑郁性格的人，对心理应激的耐受能力较差，易患神经症、心身疾病，出现酒精与药物滥用等。

2. 心理应激 心理应激在一般情况下称为精神刺激或精神创伤，通常来源于生活中的一些重大生活事件。引起心理应激的生活事件必须与当事人有重要的利害关系，关系越密切，应激越强烈；同时必须达到足以激发剧烈情绪反应的强度或频度，否则就难以形成应激，在很多情况下，适当的心理应激，具有动员机体潜力、应付各种困难、提高反应效率、激发战斗力的作用；但对于具有心理素质缺陷的个体而言，强烈的心理应激往往会导致急性应激反应或创伤后应激障碍，对某些具有较高易感性的个体，一些并不强烈的应激也可能促使其发病。

三、社会因素

与心理障碍的发生、发展与转归相关的社会因素很多，主要有如下几种。

1. 社会文化 心理障碍的症状表现会因社会文化的不同而产生明显的差异，不同地域、不同文化背景的人往往表现出不同的症状内容。

2. 社会结构 心理障碍在不同的社会结构群体（如不同性别、婚姻状况、种族、文化程度、社会阶层等）中的分布是不同的。一般来说，处于社会劣势的群体（如低收入、低社会地位的阶层）心理障碍（尤其是焦虑、抑郁障碍）的患病率较高，而处于社会优势的群体（如高收入、高社会地位的阶层)心理障碍的患病率低。也有一些个别的心理障碍在分布方面出现相反的趋势。

3. 社会变迁　城市化、工业化、全球化等社会变迁使心理障碍的疾病谱产生重大的变化。如我国改革开放之后,药物滥用问题蔓延,且愈演愈烈。

4. 社会压力　来自战争、种族歧视、暴力犯罪、政治迫害、经济危机、贫困、失业等社会压力,对人的心理健康可造成严重损害。有研究者提出,经济萧条常引起精神病患者和自杀者增多。

5. 社会支持　社会支持是指个体所处的社会环境给个体提供的帮助、保护与支持。良好的社会支持能帮助个体获得更多的物质、精神等方面的资源,有助于减少心理问题的产生。

四、多因素交互作用

在临床实践中经常可以遇到,同一原因作用于不同个体可以产生不同的致病作用,引起不同的精神症状;相同的精神病理现象可以由不同的原因引起。除了单基因遗传病之外,几乎很难见到病因与精神症状之间存在严格的因果对应关系。这种情况与躯体疾病有所不同,从而为临床诊断和治疗,以及病因学研究带来困难。产生这种情况的原因不仅在于人脑结构和功能较其他系统器官复杂得多,而且精神障碍的产生往往由多种原因引起,各类因素之间存在着相互作用。

第四节　临床常见的心理障碍

一、心境障碍

(一) 概念

心境障碍(mood disorder)又称情感性精神障碍,是由各种原因引起的以显著而持久的心境或情感改变为主要临床特征的一组疾病。心境障碍主要表现为情感高涨或低落,伴有相应的认知和行为改变,可有幻觉、妄想等精神病性症状。多数患者有反复发作的倾向,每次发作多可缓解,部分可有残留症状或转为慢性。心境障碍包括以心境高低波动但幅度不高为特征的环性心境障碍(cyclothymic disorder)和以慢性抑郁为主要特点的恶劣心境障碍(dysthymic disorder)两种持续性心境障碍。通常,心境障碍的临床表现为发作性,可自行缓解;疾病的主要特征是整体精神活动基本保持完整、协调,人格不会瓦解。

心境障碍可分为抑郁障碍(depressive disorder)与双相障碍(bipolar disorder,BPD)两个主要疾病亚型。其中,抑郁障碍是最常见的心境障碍,可由各种原因引起,以显著而持久的心境低落为主要临床特征,且心境低落与其处境不相称,临床表现可以从闷闷不乐到悲痛欲绝,甚至发生木僵;部分病例有明显的焦虑和运动性激越;严重者可出现幻觉、妄想等精神病性症状。多数病例有反复发作的倾向,每次发作大多数可以缓解,部分有残留症状或转为慢性。抑郁障碍临床常见类型主要包括抑郁症、恶劣心境、脑或躯体疾病患者伴发抑郁、精神活性物质或非成瘾物质所致精神障碍伴发抑郁等。双相障碍是指既有躁狂或轻躁狂发作，又有抑郁发作的一类心境障碍，其躁狂发作与抑郁发作不是两种独立疾病，而是同一疾病的两个阶段。躁狂发作时，表现为情感高涨、言语增多、活动增多；而抑郁发作时则出现情绪低落、思维缓慢、活动减少等症状。病情严重者在发作高峰期还可出现幻觉、妄想或紧张症状等精神病性症状。双相障碍一般呈发作性病程，躁狂和抑郁常反复循环或交替出现，但也可以混合方式存在，每次发作症状往往持续相当时间（躁狂发作持续 1 周以上，抑郁发作持续 2 周以上），并对患者的日常生活及社会功能等产生不良影响。

反复出现躁狂或抑郁发作而无相反相位者，称为单相障碍（unipolar disorder，UPD）。我国精神病学家多数主张将躁狂症作为心境障碍中一个独立单元，与双相障碍并列。这体现在 CCMD-3 中（反复发作的轻躁狂或躁狂症）。但在心境障碍的长期自然病程中，始终仅有躁狂或轻躁狂发作者实为少见（约 1%），且这些患者的家族史、病前人格、生物学特征、治疗原则及预后等与兼有抑郁发作的双相障碍相似。

（二）临床表现

心境障碍典型临床表现可有情感高涨、低落，以及与此相关的其他精神症状的反复发作、交替发作或混合发作，其临床特征可按不同的发作方式分别叙述如下。

1. 抑郁发作 抑郁发作（depressive episode）的典型临床表现是情绪低落、思维迟缓、意志活动减退的“三低”症状，但这些重度抑郁发作时典型症状不一定出现在所有的抑郁障碍患者中。目前认为，抑郁发作的表现可分为核心症状、心理症状群和躯体症状群。发作应至少持续 2 周，并且不同程度地损害社会功能，或给本人造成痛苦或不良后果。

（1）情绪低落：患者自觉情绪低沉、苦恼忧伤，情绪的基调是低沉、灰暗的。抑郁障碍患者常自觉兴趣索然、痛苦难熬，忧心忡忡、郁郁寡欢，有度日如年、生不如死之感，自称“高兴不起来”“活着没意思”等，愁眉苦脸、唉声叹气。典型病例常有晨重夜轻节律改变的特点，即情绪低落在早晨较为严重，而傍晚时可有所减轻，如出现则有助于诊断。

（2）抑郁性认知：常有“三无”症状，即无望、无助和无用。

①无望（hopelessness）：想到将来，感到前途渺茫，悲观失望，预见自己的将来要出现不幸，包括工作、财政、家庭、健康等，认为自己没有出路。

②无助（helplessness）：在悲观失望的基础上，常产生孤立无援的感觉，对自己的现状缺乏改变的信心和决心，认为治疗是无用的。

③无用（worthlessness）：认为自己生活得毫无价值，充满了失败，一无是处。觉得自己连累了家庭和社会，给别人带来的只有麻烦，不会对任何人有用。患者还可能出现自责自罪，患者对自己既往的一切轻微过失或错误痛加责备，或夸大自己的过失与错误，认为给家庭、社会带来了巨大负担。甚至坚信自己犯了某种罪，应该受到惩罚，严重者达到罪恶妄想。

④自杀观念和行为：患者感到生活中的一切，甚至生活本身都没意义，认为死是最好的归宿，但同时又想到自己的家庭离不开自己，或自己的离开会使亲人感到伤心、难受或觉得世上还有值得留恋的东西，下不了自杀的决心，这种症状称为自杀观念（idea of suicide）。部分严重的抑郁障碍患者会认为“结束自己的生命是一种解脱”或“自己活在世上是多余的人”，可有自杀计划和行动反复寻求自杀。自杀行为是严重抑郁的一个标志，抑郁发作中至

少有 25%的人有自杀企图或自杀行为。有的患者会出现“扩大性自杀”,患者会认为活着的亲人也非常痛苦,可在杀死亲人后再自杀,导致极其严重的后果。

(3) 兴趣缺乏:凡事缺乏兴趣,任何事都提不起劲。患者对以前喜爱的各种活动的兴趣显著减退甚至丧失。

(4) 快感缺失:患者丧失了体验快乐的能力,不能从平日从事的活动中获得乐趣。

(5) 思维迟缓:患者思维联想速度缓慢、反应迟钝、思路闭塞、自觉愚笨、思考问题困难,表现为主动言语减少、语速慢、语音低,严重者应答及交流困难,自觉“脑子好像是生锈了”一样。

(6) 意志活动减退:患者意志活动呈显著持久的抑制,表现为行动缓慢、生活被动、懒散、不愿与周围人交往、常独坐一旁或整日卧床、少出门或不出门、回避社交,严重时不修边幅,甚至发展为不语、不动、不食,可达木僵状态,即抑郁性木僵。

(7) 精神运动性改变:

①焦虑:焦虑与抑郁常常伴发,表现为莫名其妙的紧张、担心、坐立不安,甚至恐惧。可伴发一些躯体症状,如心跳加快、尿频、出汗等。

②运动性迟滞或激越:迟滞者表现为活动减少,动作缓慢,工作效率下降,严重者可表现为木僵或亚木僵状态。激越者则与之相反,脑中反复思考一些没有目的的事情,思维内容无条理,大脑持续处于紧张状态。由于无法集中注意力,实际上,思维效率下降,表现为紧张、烦躁不安、难以控制自己,甚至出现攻击行为。

(8) 生物学症状:

①睡眠障碍:主要表现为早醒,一般比平时早 2～3 h,早醒后不能再入睡,并发愁一天怎么熬过去,想许多不愉快的事;部分表现为入睡困难,辗转反侧,即使睡着了也感到睡眠不深;少数患者表现为睡眠过多。

②食欲下降,性欲减退:抑郁障碍对食欲的影响尤为明显,严重者甚至不愿听到关于吃饭的词语,完全丧失进食欲望,体重明显下降;也有的抑郁障碍患者可出现食欲增加等情况,过度饮食而导致体重增加;也有两者兼有的情况。相当一部分抑郁障碍患者性欲减退、阳痿、闭经等,有些患者勉强维持性行为,但无法从中体验到乐趣。

③精力缺失:抑郁障碍患者常诉说“太累了”“完不成任务”或“缺乏动力”,人也显得十分疲劳,常感到精力不足、体力耗竭、能力下降。

④躯体不适:在抑郁发作时很常见。可有非特异性的疼痛,如头痛或全身疼;躯体不适的主诉可涉及各脏器,如恶心、呕吐、心慌胸闷、出汗、尿频、尿急、便秘、性欲减退、阳痿、闭经等。这类非特异性症状常在综合医院被诊为各种自主神经功能紊乱。

(9) 精神病性症状:患者可以在一段时期出现幻觉和妄想。内容可与抑郁心境相协调,如罪恶妄想,伴嘲弄性或谴责性的幻听等;也可与抑郁心境不协调,如贫穷、被害妄想或没有情感色彩的幻听等。

儿童和老年患者的抑郁症状常不典型。儿童患者多表现为兴趣减退,不愿参加游戏,退缩,学习成绩下降等;老年患者除抑郁心境外,焦虑、易激惹、敌意、精神运动性迟缓、躯体不适主诉等较为突出,病程较长,易发展成为慢性。

2. 躁狂发作 躁狂发作(manic episode)的典型临床表现是情感高涨、思维奔逸、活动增多的“三高”症状,可伴有夸大观念或妄想、冲动行为等。发作应至少持续 1 周,并有不同程度的社会功能损害，可给自己或他人造成危险或不良后果。躁狂可一生仅发作一次，也可反复发作。

(1) 情感高涨：情感高涨是躁狂发作的主要原发症状。典型表现为患者自我感觉良好，主观体验特别愉快，生活快乐、幸福；整日兴高采烈，笑逐颜开。其高涨的情感具有一定的感染力，言语诙谐风趣。症状轻时可能不被视为异常，但了解他(她)的人可以看出这种表现的异常性。有的患者尽管情感高涨，但情绪不稳，时而欢乐愉悦，时而激动易怒。部分患者可表现为易激惹、愤怒、敌意等特征。

(2) 思维奔逸：患者联想速度明显加快，思维内容丰富多变，自觉脑子聪明，反应敏捷。语量大、语速快，口若悬河，有些自感语言表达跟不上思维速度。联想丰富，或引经据典，或高谈阔论、信口开河。由于患者注意力随境转移，思维活动常受周围环境变化的影响致使话题突然改变，讲话的内容常从一个主题很快转到另一个主题，即意念飘忽(flight of ideas)，严重时可出现“音联”和“意联”。

(3) 活动增多、意志行为增强：多为协调性精神运动性兴奋，即内心体验、行为方式与外界环境相协调。患者自觉精力旺盛，能力强，兴趣范围广，想多做事，做大事，想有所作为，因而活动明显增多，整日忙碌不停，但多虎头蛇尾，有始无终。有的表现为喜交往，爱凑热闹，与人一见如故，爱管闲事，爱打抱不平，爱与人开玩笑，爱接近异性；注重打扮装饰，但并不得体，行为轻率或鲁莽(如挥霍、不负责任或不计后果等)，自控能力差。患者无疲倦感，声称“全身有使不完的劲”。病情严重时，自我控制能力下降，举止粗鲁，可出现攻击和破坏行为。

(4) 夸大观念及夸大妄想：患者的思维内容多与情感高涨一致。在情感高涨的背景上，常出现夸大观念(常涉及健康、容貌、能力、地位和财富等)，自我评价过高，言语内容夸大，说话漫无边际，自命不凡，盛气凌人。严重时可达到妄想的程度。有时也可出现关系妄想、被害妄想等。

(5) 睡眠需求减少：睡眠明显减少，患者常诉“我的睡眠质量非常高，不愿把有限的时间浪费在睡眠上”，终日奔波但无困倦感，是躁狂发作特征之一。

(6) 其他症状：可有食欲增加、性欲亢进，有时可在不适当的场合出现与人过分亲热而不顾别人的感受的情况。体格检查可发现瞳孔轻度扩大、心率加快且有交感神经兴奋症状等。多数患者在疾病的早期即丧失自知力。

3. 混合发作 躁狂和抑郁可在一次发作中同时出现，如抑郁心境伴以连续数日至数周的活动过度和言语迫促，躁狂心境伴有激越、精力和本能活动降低等。抑郁症状和躁狂症状也可快速转换，因日而异，甚至因时而异。如果在目前的疾病发作中，两类症状在大部分时间里都很突出则应归为混合发作。

4. 环性心境障碍 环性心境障碍是指情感高涨与低落反复交替出现，但程度均较轻。轻度躁狂发作时表现为十分愉悦、活跃和积极，且在社会生活中会作出些承诺；但转变为抑郁时，不再乐观自信，而成为痛苦的“失败者”。一般环性心境障碍相对正常的间歇期可长达数月，其主要特征是持续性心境不稳定。这种心境的波动与生活应激无明显关系，与患者的人格特征有密切关系，过去有人称为“环性人格”。

5. 恶劣心境 恶劣心境指一种以持久的心境低落为主的轻度抑郁，而从不出现躁狂。常伴有焦虑、躯体不适感和睡眠障碍，患者有求治要求，但无明显的精神运动性抑制或精神病性症状，生活不受严重影响。恶劣心境患者抑郁常持续2年以上，其间无长时间的完全缓解，如有缓解，一般不超过2个月。此类抑郁发作与生活事件和性格都有较大关系，也有人称为“神经症性抑郁”。焦虑情绪常伴强迫症状。躯体症状诉说也较常见。睡眠障碍以入睡困难、噩梦、睡眠较浅为特点。可有头痛、背痛、四肢痛等慢性疼痛症状，尚有自主神经功能紊乱症状，如胃部不适、腹泻或便秘等。但无明显早醒、昼夜节律改变及体重减轻等生物学方面的改变。

（三）治疗与预防

心境障碍的治疗主要包括药物治疗、心理治疗和物理治疗（包括无抽搐电休克治疗）。

1. 抑郁障碍的治疗

（1）治疗目标：抑郁障碍的治疗要达到以下三个目标。①提高临床治愈率，最大限度地减少病残率和自杀率，尽早消除临床症状；②提高生存质量，恢复社会功能；③预防复发。

（2）治疗原则：抗抑郁药是当前治疗各种抑郁障碍的主要药物，能有效解除抑郁心境及伴随的焦虑、紧张和躯体症状，有效率为60%～80%。抗抑郁药的治疗原则如下：①全面考虑患者症状特点、年龄、躯体状况、药物的耐受性、有无并发症，因人而异地个体化合理用药。②剂量逐步递增，尽可能采用最小有效剂量，使不良反应减至最小，以提高服药依从性。停药时应逐渐减量，不要骤停，避免出现撤药综合征。③小剂量疗效不佳时，根据不良反应和耐受情况，增至足量（有效药物上限）和足够长的疗程（>4周）。如仍无效，可考虑换药，换用同类另一种药物或作用机制不同的另一类药。④尽可能单一用药，应足量、足疗程治疗。当换药治疗无效时，可考虑两种作用机制不同的抗抑郁药联合使用。一般不主张联用两种以上的抗抑郁药。⑤治疗前向患者及其家人阐明药物性质、作用和可能发生的不良反应及对策，争取他们的主动配合，能遵医嘱按时按量服药。⑥治疗期间密切观察患者病情变化和不良反应，并及时处理。⑦在应用抗抑郁药治疗的过程中应密切关注诱发躁狂或快速循环发作的可能。⑧在药物治疗基础上辅以心理治疗，可望取得更佳的效果。⑨积极治疗与抑郁共病的其他躯体疾病、物质依赖、焦虑障碍等。

2. 双相障碍的治疗

（1）综合治疗原则：应采取精神药物治疗、物理治疗、心理治疗（包括家庭治疗）和危机干预等措施治疗，其目的在于提高疗效、改善依从性、预防复发和自杀、改善社会功能、提高患者的生活质量。

（2）个体化治疗原则：个体对精神药物治疗的反应存在很大差异，制订治疗方案时需要考虑患者性别、年龄、主要症状、躯体情况、是否合并使用药物、首发或复发、既往治疗史等多方面因素，选择合适的药物，从较低剂量开始，其后根据患者反应而定。治疗过程中需要密切观察治疗反应、不良反应及可能出现的药物相互作用反应等，并及时调整，提高患者的耐受性和依从性。

（3）长期治疗原则：由于双相障碍几乎终生以循环方式反复发作，其发作的频率较抑郁障碍高，尤以快速循环患者为甚。因此，双相障碍常是慢性过程障碍，应坚持长期治疗原则以阻断反复发作，近年来临床上常出现因对双相抑郁认识不足而引起误诊和漏诊，导致了不正确的治疗，促使患者转为躁狂，诱发或加重快速循环发作，使发作频度增加、正常间歇期缩短。

二、人格障碍

（一）概述

人格障碍(personality disorder)是指明显偏离正常且根深蒂固的行为方式，具有适应不良的性质，其人格在内容上、本质上或整体上异常，患者遭受痛苦和(或)使人遭受痛苦，给个人或社会带来不良影响。人格的异常妨碍了情感和意志活动，破坏了行为的目的性和统一性。人格障碍通常始于儿童期、青少年期或成年早期，并一直持续到成年乃至终生。部分人格障碍患者在成年后有所缓和。

人格障碍可能是精神疾病发生的素质因素之一。在临床上可见某种类型的人格障碍与某种精神疾病关系较为密切，如精神分裂症患者很多在发病前就有分裂型人格的表现，偏执型人格容易发展成为偏执型精神障碍。

（二）分类

在现实生活中，多种人格障碍合并的情况很常见，人格障碍类型是根据不同出发点提出的，故不同诊断标准对人格障碍的分型也存在差异。CCMD-3、ICD-10 及 DSM-Ⅴ三种诊断标准对人格障碍的分型见表 9-2。

表 9-2　CCMD-3、ICD-10 及 DSM-Ⅴ三种诊断标准对人格障碍的分型

CCMD-3	ICD-10	DSM-Ⅴ
偏执型人格障碍	偏执型人格障碍	偏执型人格障碍
分裂型人格障碍	分裂样人格障碍	分裂型人格障碍
反社会型人格障碍	社交紊乱型人格障碍	边缘性人格障碍
冲动型(攻击型)人格障碍	情绪不稳型人格障碍	强迫型人格障碍
表演型(癔症型)人格障碍	表演型人格障碍	表演型人格障碍
强迫型人格障碍	强迫型人格障碍	依赖型人格障碍
焦虑型人格障碍	依赖型人格障碍	反社会型人格障碍
依赖型人格障碍	焦虑(回避)型人格障碍	自恋型人格障碍
其他或待分类的人格障碍	其他特异人格障碍	回避型人格障碍
	人格障碍，未特定	其他人格障碍

（三）临床表现

CCMD-3 将人格障碍分为以下九种类型，其临床表现如下。

1. 偏执型人格障碍　其以猜疑和偏执为特点，男性多于女性，表现至少有下列三项：①对挫折和遭遇过度敏感；②对侮辱和伤害不能宽容，长期耿耿于怀；③多疑，容易将别人的中性或友好行为误解为敌意或轻视；④明显超过实际情况所需的好斗和对个人权利的执意追求；⑤有病理性嫉妒，过分怀疑恋人有新欢或伴侣不忠，但不是妄想；⑥过分自负和以自我为中心的倾向，总感觉受压制、被迫害，甚至上告、上访，不达目的不肯罢休；⑦具有将其周围或外界事件解释为“阴谋”等的非现实性观念，因此过分警惕和抱有敌意。

2. 分裂型人格障碍　其以观念、行为和外貌装饰奇特，情感冷漠，以及人际关系明显缺陷为特点，男性略多于女性，表现至少有下列三项：①性格明显内向（孤独、被动、退缩），与家庭和社会疏远，除生活或工作中必须接触的人外，基本不与他人主动交往，缺少知心朋友，过分沉溺于幻想和内省；②表情呆板，情感冷淡，甚至不通人情，不能表达对他人的关心、体贴及愤怒等；③对赞扬和批评反应差或无动于衷；④缺乏愉快感；⑤缺乏亲密、信任的人际关系；⑥在遵循社会规范方面存在困难，导致行为怪异；⑦对与他人之间的性活动不感兴趣（考虑年龄）。

3. 反社会型人格障碍　其以行为不符合社会规范，经常违法乱纪，对人冷酷无情为特点，男性多于女性，表现至少有下列三项：①严重和长期的不负责任，无视社会常规、准则、义务等，如不能维持长久的工作或学习，经常旷工/旷课、多次无计划地变换工作；有违反社会规范的行为，且这些行为已构成拘捕的理由（不管拘捕与否）；②行动无计划或有冲动性，如进行事先未计划的旅行；③不尊重事实，如经常撒谎、欺骗他人，以获得个人利益；④对他人漠不关心，如经常不承担经济义务，拖欠债务，不抚养子女或赡养父母；⑤不能维持与他人长久的关系，如不能维持长久（1 年以上）的夫妻关系；⑥很容易责怪他人，或对其与社会相冲突的行为进行无理辩解；⑦对挫折的耐受性低，微小刺激便可引起冲动，甚至暴力行为；⑧易激惹，并有暴力行为，如反复斗殴或攻击别人，包括无故殴打配偶或子女；⑨危害别人时缺少内疚感，不能从经验，特别是在受到惩罚的经验中获益。

在 18 岁前有品行障碍的证据，表现至少有下列三项：①反复违反家规或校规；②反复说谎（不是为了躲避体罚）；③习惯性吸烟，喝酒；④虐待动物或弱小同伴；⑤反复偷窃；⑥经常逃学；⑦至少有 2 次未向家人说明的外出过夜；⑧过早发生性活动；⑨多次参与破坏公共财物活动；⑩反复挑起或参与斗殴；或被学校开除过，或因行为不轨而至少停学一次；或被拘留或被公安机关管教过。

4. 冲动型(攻击型)人格障碍　其以情感爆发，伴明显行为冲动为特征，男性明显多于女性，表现至少有下列三项：①易与他人发生争吵和冲突，特别在冲动行为受阻或受到批评时；②有突发的愤怒和暴力倾向，对导致的冲动行为不能自控；③对事物的计划和预见能力明显受损；④不能坚持任何没有即刻奖励的行为；⑤不稳定的和反复无常的心境；⑥自我形象、目的及内在偏好（包括性欲望）的紊乱和不确定；⑦容易产生人际关系的紧张或不稳定，时常导致情感危机；⑧经常出现自杀、自伤行为。

5. 表演型(癔症型)人格障碍　以过分的感情用事或夸张言行吸引他人的注意为特点，表现至少有下列三项：①富于自我表演性、戏剧性、夸张性地表达情感；②肤浅和易变的情感；③以自我为中心，自我放纵，不为他人着想；④追求刺激和以自己为注意中心的活动；⑤不断渴望受到赞赏，情感易受伤害；⑥过分关心躯体的性感，以满足自己的需要；⑦暗示性高，易受他人影响。

6. 强迫型人格障碍　以过分的谨小慎微、严格要求与完美主义及内心的不安全感为特征，男性多于女性（约 2 倍），表现至少有下列三项：①因个人内心深处的不安全感导致优柔寡断、怀疑及过分谨慎；②需在很早以前就对所有的活动作出计划并不厌其烦；③凡事需反复核对，因对细节的过分注意，以致忽视全局；④经常被讨厌的思想或冲动所困扰，但尚未达到强迫症的程度；⑤过分谨慎多虑、过分专注于工作成效而不顾个人娱乐及人际关系；⑥刻板和固执，要求别人按其规矩办事；⑦因循守旧、缺乏表达温情的能力。

7. 焦虑型人格障碍　以一贯感到紧张、提心吊胆、不安全及自卑为特征，总是需要被人喜欢和接纳，对拒绝和批评过分敏感，因习惯性地夸大日常处境中的潜在危险，而有回避某些活动的倾向，表现至少有下列三项：①一贯的自我敏感、不安全感及自卑感；②对遭排斥和批评过分敏感；③不断追求被人接受和受到欢迎；④除非得到保证被他人所接受和不会受到批评，否则拒绝与他人建立人际关系；⑤惯于夸大生活中潜在的危险因素，达到回避某种活动的程度，但无恐惧性回避；⑥因“稳定”和“安全”的需要，生活方式受到限制。

8. 依赖型人格障碍 以过分依赖为特征，表现至少有下列三项：①要求或让他人为自己生活的重要方面承担责任；②将自己的需要附属于所依赖的人，过分地服从他人的意志；③不愿意对所依赖的人提出即使是合理的要求；④感到自己无助、无能或缺乏精力；⑤沉溺于被遗忘的恐惧之中，不断要求别人对此提出保证，独处时感到很难受；⑥当与他人的亲密关系结束时，有被毁灭和无助的体验；⑦经常把责任推给别人，以应对逆境。

9. 其他或待分类的人格障碍 其包括被动攻击型人格障碍、抑郁型人格障碍和自恋型人格障碍等。

三、性心理障碍

（一）性心理障碍的概述

性行为是人类的基本活动，人类通过生殖功能使种族得到繁衍，并且依赖性功能的生物、心理、社会方面的成长和发展，使得种族和社会能够稳定和发展。人类性行为受社会文化的制约，由于不同国家、不同种族不同历史阶段的性行为观点也不相同，因此对性行为的正常与否很难有一个明确的界定，两者的区别只是相对的、有条件的。凡是符合某个社会公认的社会道德标准并符合生物学需要的即可看作是正常性行为，否则就视为不正常。

性心理障碍又称性变态或性欲倒错，泛指在两性行为方面的心理和行为明显偏离正常，并以这类偏离为性兴奋、性满足的主要或唯一方式，从而不同程度地影响和干扰正常性活动。此类性变态是指在有正常异性个体存在或可能获得的前提下出现的，而境遇性的类似情况不属性变态。

（二）临床类型及临床表现

ICD-10 中将性心理障碍分为三个部分，分别是性身份障碍、性偏好障碍、与性发育和性取向有关的心理及行为异常。

1. 性身份障碍 性身份可以理解为心理性别，是人对自身性属性的自我体验和辨析，也就是说一个人的内心对自己的性别的认识是否与其生物学性别相一致。一般来说，二者必然一致，但有极少数人却完全不一致，这就成为性身份障碍或性别同一性障碍。

性身份障碍分为女性性身份障碍、男性性身份障碍及易性症，其中易性症是性身份障碍中比较严重的类别。易性症也称性别转换症，是性身份的严重颠倒。典型易性症者的性器官解剖结构通常没有什么异常，但其对自身性别的认定与解剖生理上的性别特征呈逆反心理，持续存在厌恶和改变本身性别（如使用手术或异性激素）的强烈愿望，并采取各种措施或寻求医药帮助。坚信自己应该属于相反的性别，这类人不仅自我深信并声称自己是异性，而且希望他人也按异性对待自己，其性爱倾向为纯粹同性恋。男性占绝大多数，一般起自青春期，模仿异性的着装体态、举止和言语腔调。如果不满足性别转换的要求，其常内心十分痛苦，具有强烈的自杀或自残倾向。

2. 性偏好障碍　性偏好障碍，或称性欲倒错，从不追求正常性关系，把性对象象征化或把性行为目的化。性偏好障碍患者往往表现出种种其目的不是指向异性完整个体和正常性行为的替代的性满足方式，分别表现为性对象的异常和性行为方式的异常，常有以下几种表现类型。

(1) 恋物症：直接从无生命的物体或异性体表接触的物品中获得性兴奋的一种性偏好，几乎仅见于男性，初发于青少年性成熟期。恋物症者通常无法以一个实际存在的完整异性人作为性爱中心，而是对异性的穿着、佩戴的物品，甚至一些与性无关物品有性兴趣。恋物症者以所恋物品引起性联想、性兴奋，借助手淫等达到高潮。恋物对象可以是任何东西，常见的是女性的乳罩、内裤、长裤、高跟鞋、手绢等，有的对已用过的避孕套感兴趣。恋物症者对物品的迷恋程度不同，典型的恋物症需要视觉和触觉刺激。有时仅视觉刺激，如看到色情画或照片中的女性物品等，即可引起内心一阵愉快的反应。

(2) 异装症：异装症是恋物症的一种特殊形式，表现为对异性衣着特别喜爱，反复出现穿戴异性服饰的强烈欲望并付诸行动，由此可引起性兴奋。其穿戴异性服饰主要是为了获得性兴奋，当这种行为受到抑制时可引起明显的不安情绪，患者性身份辨识没有问题，即其本身对自己的生物学性别持肯定态度，并不希望成为异性，其性定向也是正常指向异性成员的，而只是一种性行为手段方式的异常。

(3) 露阴症：在不适当的环境下暴露自己的生殖器，引起异性紧张性情绪反应，从中获取性快感的一种性偏离。几乎仅见于男性，多发生在青春期，露阴症者在偏僻场所或黑暗角落处守候，当异性走近时突然露出生殖器，在引起对方惊恐反应后迅速离去，一般不对异性采取进一步的攻击行为。露阴症者露阴的频率因人而异，差别可很大。

(4) 窥阴症：反复窥视他人的性活动、裸体以满足其引起性兴奋的强烈欲望，可当场手淫或事后回忆窥视景象并手淫，获得性满足的一种偏离。窥阴症者通常为男性，多有孤僻、不善交际的人格特点，其主要行为特征为偷偷窥视异性裸体或性活动。医学上一般指那些将性兴趣停留在观看他人裸体或性行为，并将其作为性满足唯一手段的情况。窥阴症者的性身份辨识正确，性定向选择也无问题，只是以视觉性性刺激作为性满足的主要内容，而在客观上部分或全部排斥了异性恋的性交行为。

(5) 摩擦症：习惯性和癖好性以身体某一部分摩擦和触摸异性身体的某一部分而获得性满足的一种性偏好，是一种与触觉有关的性行为异常。摩擦症者通常为男性，多在拥挤场合出现。

(6) 施虐症与性受虐症：以向性对象施加虐待或接受对方虐待作为性兴奋的主要手段，其手段为捆绑、引起疼痛和侮辱等，甚至可造成伤残或死亡。前者是指通过在他人(多为异性性对象)身体上造成痛苦和屈辱而产生性兴奋和性快感的一种性心理异常。后者是指在接受性对象或自己施行的虐待里，通过痛楚和屈辱而发泄其情欲并获得性满足的一种性行为异常。

(7) 其他性行为变异：如恋粪癖、恋尿癖、自恋症及嗜粪癖等。

3. 与性发育和性取向有关的心理及行为异常　与性发育和性取向有关的心理及行为异常又称指向障碍，主要指同性恋(homosexuality)。由于各国法律、制度、文化等差异，对同性恋的评判标准有很大差别。目前普遍认为，同性恋作为特殊的性体验与性行为，一般不属于精神疾病的范畴。ICD-10 没有列出同性恋的诊断标准，DSM-Ⅴ 取消了同性恋这一诊断类别。

（三）性心理障碍的治疗与干预

性心理障碍治疗较为困难，患者及其家人往往感到非常痛苦，但对症支持治疗仍有帮助。

1. 正面教育 明确指出某些行为的危害性，有些行为违反现行法律、规章制度，不符合现代文化及风俗习惯，教育患者通过意志力克服其性偏离。

2. 心理治疗 使患者回顾自身的心理发展过程，了解性心理障碍是在何时、何阶段、由哪些因素导致的，使患者正确理解和领悟并进行自我心理纠正。

3. 行为矫正 可采用厌恶治疗，如给患者看同性的健康图片和同性恋的录像之后随即给予厌恶性刺激。恋物症者同样可采取厌恶治疗。

4. 其他 性偏好异常患者多为男性，降低某些男性患者的雄激素是心理治疗的辅助手段。因此，在欧洲通常使用一种睾酮拮抗剂——醋酸环丙孕酮来降低患者的雄激素水平，而在美国多使用醋酸甲羟孕酮。但是缺乏足够的证据来判定其效用。

四、物质使用或成瘾行为导致的障碍

（一）概述

WHO 最新报道，有害使用酒精每年导致 330 万人死亡，联合国毒品与犯罪办公室发布的《2019 年世界毒品问题报告》显示，全球 3500 万人患有药物滥用障碍，仅 1/7 的人获得治疗，近 1100 万人注射药物，其中 140 万人感染艾滋病病毒，560 万人感染丙型肝炎，100 万人同时感染艾滋病病毒和丙型肝炎。报告指出，2017 年，约有 2.71 亿人在前一年使用过毒品，占全球 15～64 岁的人口的 5.5%。全球阿片类药物使用者增加了 56%，超过 5300 万人。非洲、亚洲、欧洲和北美使用阿片类药物比例，以及北美洲、南美洲和亚洲使用大麻的比例不断增高。物质滥用及毒品成瘾不但给个体带来身心损害，而且严重危害社会，其防控形势非常严峻。

1. 基本概念

(1) 精神活性物质(psychoactive substance)：能够影响人类情绪、行为、改变意识状态，并有致依赖作用的一类化学物质，人们使用这些物质的目的在于取得或保持某些特殊的心理、生理状态。具有很强成瘾性，如阿片类、可卡因、大麻、苯丙胺类兴奋剂等药物。

(2) 依赖(dependence)：一组认知、行为和生理症状群，使用者尽管明白滥用成瘾物质会带来问题，但仍然继续使用。自我用药导致耐受性增加、戒断症状和强制性觅药行为(compulsive drug seeking behavior)，即使用者冲动性使用药物，不顾一切后果，是自我失去控制的表现。

传统上将依赖分为躯体依赖(physical dependence)和心理依赖(psychological dependence)。躯体依赖也称生理依赖，它是由于反复用药所造成的一种病理性适应状态，主要表现为耐受性增加和戒断症状。心理依赖又称精神依赖，它使使用者产生一种愉快满足的或欣快的感觉，驱使使用者为寻求这种感觉而反复用药，表现出所谓的渴求状态(craving)。

(3) 滥用(abuse)：在 ICD-10 分类系统中称为有害使用(harmful use)，是一种适应不良方式。反复使用药物可导致明显的不良后果，如不能完成重要的工作、学业，损害了躯体、心理健康，可导致法律上的问题等。

(4) 耐受性(tolerance)：一种状态，指使用者必须增加使用剂量方能获得所需的效果，或使用原来的剂量则达不到使用者所追求的效果。

(5) 戒断状态(withdrawal state)：停止使用药物或减少使用剂量或使用拮抗剂占据受体后所出现的特殊的心理生理症状群，其机制是由于长期用药后，突然停药引起的适应性的反跳(rebound)。不同药物所致的戒断症状因其药理特性不同而不同，一般表现为与所使用药物的药理作用相反的症状。例如酒精(中枢神经系统抑制剂)戒断后出现兴奋、不眠，甚至癫痫样发作等症状群。

2. 精神活性物质的分类　能产生依赖的物质很多，最常见的有香烟、酒类等。有的是天然的，有的是半合成的，有的是非法的，有的是合法的，它们各自有着不同的药理特性和毒性作用。

根据药理特性，常把精神活性物质分为以下几类。

(1) 阿片类药物：具有镇静、镇痛、止咳、安眠、呼吸抑制、降温等中枢抑制作用，主要的药物有吗啡(morphine)、可待因(codeine)、海洛因(heroin)、哌替啶(pethidine)、芬太尼(fentanyl)、美沙酮(thadone)、丙氧酚(propoxyphene)等。

(2) 中枢神经系统兴奋药：可使个体处于高度警觉、活动增加、情绪振奋、睡眠减少、呼吸兴奋、血管收缩、升高体温和抑制食欲等中枢兴奋状态，严重滥用的主要有以下两种。

①可卡因：当前所有滥用药物中成瘾性最强的，它成瘾快、作用更强。

②苯丙胺类：麻黄素类似物，为作用较强的拟交感神经胺类中枢神经兴奋药。20 世纪 80 年代后期，合成了兴奋作用更强、依赖性更高的甲基苯丙胺，因其外观似水晶体而称为“冰毒”，另外还有摇头丸、减肥药(如芬氟拉明)等。

(3) 大麻类药物：大麻是一年生草本植物，其成分多且复杂，其中起作用的最主要的有效成分是四氢大麻酚。大麻是一种独特的精神活性物质，它的化学结构及药理作用难以归类到现有的任何种类的精神药物中。小剂量时，既有兴奋作用，又有抑制作用；大剂量时，以抑制作用为主。此外，对免疫、生殖及心血管系统均有影响。

(4) 中枢神经系统抑制药：中枢神经系统抑制药能抑制中枢神经系统，有镇静、催眠、抗惊厥的作用，酒精也属于中枢神经抑制剂。中枢神经系统抑制药主要包括以下三大类。

①巴比妥类：根据药物作用出现的快慢与作用时间的长短，可把巴比妥类药物分为长效、中效、短效三类，如巴比妥、苯巴比妥为长效类，戊巴比妥、异戊巴比妥属中效类，司可巴比妥为短效类。

②苯二氮䓬类：地西泮、三唑仑、阿普唑仑、氯硝西泮、劳拉西泮和硝西泮等。

③其他：近年开发应用的非苯二氮䓬类药物，已用于临床的有扎来普隆(zaleplon)、佐匹克隆(zopiclone)、唑吡坦(zolpidem)。此外还有临床已经比较少用的甲喹酮、导眠能及醛类的水合氯醛、副醛等。

(5) 致幻剂：在不影响意识和记忆的情况下，能改变人的知觉、思维和情感状态，当达到一定剂量时可引起幻觉和情绪障碍，也称迷幻药物、拟精神病药物等。主要有麦角类衍生物中的麦角二乙酰胺(LSD)，北美仙人球毒碱(麦斯卡林)，人工合成致幻剂如苯环己哌啶(PCP)以及我国常常被滥用的氯胺酮(ketamine)等。

(6) 挥发性有机溶剂：挥发性有机溶剂的作用与酒精和巴比妥类的中枢抑制药类似，常见滥用的挥发性溶剂有醇类(如甲醇和异丙醇等)、脂肪族碳氢化合物(如汽油、樟脑油等)，芳香烃类(如苯、甲苯等)，还有丙酮、四氯化碳等其他类化合物。

(7) 烟草烟碱：烟草中的主要生物碱成分，烟碱的作用复杂，同时具有兴奋和抑制作用。

在国际管制上，精神活性物质分为两大类。①麻醉药品(narcotics)：主要包括三大类，即阿片类、可卡因类和大麻类。②精神药物(psychotropics)：也包括三大类，即苯丙胺类中枢神经系统兴奋药、镇静催眠药和致幻剂。

(二) 常见成瘾物质导致的精神障碍

1. 阿片类物质导致的精神障碍 阿片类物质(opiates)是指任何天然的或合成的、对机体产生类似吗啡效应的一类药物。阿片是从罂粟果中提取的粗制脂状渗出物，粗制的阿片含有包括吗啡和可待因在内的多种成分。吗啡是阿片中镇痛的主要成分，大约占粗制品的10%。

阿片类药物具有镇痛、镇静、抑制呼吸中枢、抑制咳嗽中枢、兴奋呕吐中枢、抑制胃肠蠕动和致欣快作用等。

(1) 戒断反应：由于所使用阿片类物质的剂量、对中枢神经系统作用的程度、使用时间的长短、使用途径、停药的速度等不同，戒断症状强烈程度也不一致。短效药物(如吗啡、海洛因等)的戒断反应一般在停药后8～12 h出现，极期在48～72 h，持续7～10天。长效药物(如美沙酮)的戒断反应出现在1～3天，性质与短效药物相似，极期在3～8天，反应持续数周。

典型的戒断反应可分为两大类。①客观体征：如血压升高、脉搏增加、体温升高、起鸡皮疙瘩、瞳孔扩大、流涕、震颤、腹泻、呕吐、打喷嚏、失眠等。②主观症状：如恶心、肌肉疼痛、骨头疼痛、腹痛、不安、食欲差、无力、疲乏、发冷、发热、渴求药物等。

(2) 治疗：治疗一般分两步走，即急性期的脱毒治疗和脱毒后防止复吸及社会心理康复治疗。

2. 酒精所致精神障碍 酒精是最常使用的精神活性物质之一，在欧美国家，终生饮酒率为80%。饮酒常常始于青少年期，根据社区的流行病学调查结果，5.4%～7.4%的人群可以诊断为酒依赖或酒滥用。

有关描述酒成瘾的术语很多，如酒中毒(alcoholism)、酒瘾(alcoholic)以及酒依赖(alcohol dependence)等。不同学派、不同背景的专家对这些问题有着不同的定义。

1976年，英国学者 Edwards 等提出酒依赖模型，基本假设是依赖不是全或无现象，而是有不同严重程度。酒依赖的特征如下。

(1) 固定的饮酒方式：多数饮酒者大多能控制自己的饮酒行为，根据环境调整自己的饮酒方式。但是，酒依赖者饮酒方式比较固定，如晨起饮酒、在不应该饮酒的时间和场合也饮酒，主要是为了维持体内酒精浓度，以免出现戒断症状。

(2) 特征性寻求饮酒行为：酒依赖者把饮酒作为第一需要，为了饮酒可以不顾一切，可以采取任何手段。患者明知道继续饮酒的严重后果，但难以自制。

(3) 酒耐受性增加：表现为饮酒量增加，但在晚期，由于肝功能受损，耐受性反而下降，表现为“一喝就醉”，但又“不喝不行”。酒耐受性增加的同时，对其他药物(如巴比妥类、苯二氮䓬类)也会出现交叉耐受。

(4) 戒断症状:可轻可重,重者可危及生命,与个体差异和依赖程度有关。戒断症状的发生与体内酒精浓度有关,依赖严重者晨起就要饮酒,目的是缓解戒断症状。戒断症状主要表现为震颤、恶心、出汗、烦躁、焦虑等。

(5) 渴求:特别想喝酒,渴求往往与环境有关。诱发渴求的因素如戒断症状、焦虑、抑郁、情绪兴奋、到了喝酒的场所等。饮酒者知道应该少喝酒,但就是不能控制饮酒量。

(6) 多次戒酒失败:这是成瘾行为的共性,饮酒者多次戒酒,但总是维持不了多长时间,又再次饮酒。

酒精所致精神障碍的临床表现主要有急性酒精中毒、单纯性酒戒断反应、酒精性癫痫、酒精性幻觉症、酒戒断性谵妄、酒精性记忆障碍等。

酒精所致精神障碍的治疗首先要克服来自患者的"否认",取得患者的合作。其次,要积极治疗原发病和并发症,如人格障碍、焦虑障碍、抑郁障碍、分裂样症状等。还要注意加强患者营养,补充机体所需的蛋白质、维生素、矿物质、脂肪酸等物质。

3. 网络成瘾　网络成瘾障碍(internet addiction disorder,IAD)是指慢性或周期性的对网络的着迷状态,不可抗拒的再度使用的渴望与冲动,上网后欣快,下网后出现戒断反应,出现生理或心理的依赖现象,最早由美国心理学家 Goldberg(1985)提出。根据网络成瘾的内容,分为网络色情成瘾、网络交友成瘾、网络交易成瘾、网络信息收集成瘾、计算机游戏成瘾等。美国心理学会调查了近 20000 名网络使用者,发现其中 6%的被调查者有成瘾现象,主要是青少年和从事专业技术的人群。

有不少学者认为不是真正的成瘾,可能是其他病症的表现。

(1) 诊断标准:网络成瘾的诊断标准包括:①耐受性增强;②成瘾症状;③上网频率总是比事先计划的要高,上网时间总是比事先计划的要长;④企图缩短上网时间,总是以失败告终;⑤花费大量时间在和互联网有关的活动上;⑥因上网使社交、职业和家庭生活受到严重影响;⑦虽然能够意识到上网带来的严重问题,但仍然继续花大量时间上网。该标准规定,如果网络用户在 12 个月中的任何时期有多于所列的三种症状出现,即为网络成瘾。

(2) 对心理与社会的不良影响:

①心身障碍:成瘾者睡眠节律紊乱,自主神经功能失调,机体免疫功能降低,诱发心血管疾病,胃肠神经官能症,紧张性头痛、焦虑症、抑郁症等。也可导致视力下降等眼疾,腰背肌肉劳损,脊柱疼痛变形。

②人格障碍:成瘾者在虚拟的网络世界遨游,与现实生活越来越远,甚至分不清现实与虚拟世界的界限,心理适应能力也会越来越差,反过来更趋向网络逃避,最后形成一种恶性循环,最终导致人格偏差或人格障碍。

③社会功能损害:成瘾者现实生活中多有社会功能失调和个人生活的破坏,包括人际障碍、生活适应不良、学习适应不良、家庭适应不良等,严重时会出现违法乱纪等反社会行为。

(3) 网络成瘾的心理学理论:

①成瘾的精神运动刺激理论:Wise 和 Bozarth 提出成瘾行为均有精神激动剂的作用,能激活一种共同的奖赏机制,这种内部的奖赏机制比任何环境刺激更有力地影响和控制着成瘾。

②成瘾的强化理论:强化理论是基于条件反射的基本原理而提出的,认为成瘾行为的强

化机制包括正强化和负强化。前者把网络成瘾作为一种正强化物，能给成瘾者奖励并产生愉悦，成瘾行为的主要动机即是寻求成瘾行为满足所致的欣快感觉。后者是指网络成瘾可减轻或暂时免除个体的痛苦和不快，使其产生重复的成瘾行为。

③成瘾人格：研究发现网络成瘾者像其他的药物滥用者一样会形成一种生活风格，而这种风格会微妙地影响个体的人格。成瘾者常常逃避广泛性的社会关系，而与其他沉溺于相似成瘾行为的人群发生联系。很多网络成瘾者以前是或同时是酗酒者和其他物质的上瘾者。

（4）预防和治疗：网络成瘾治疗的根本宗旨是预防为主，心理治疗采用警示卡、团体治疗和家庭治疗。采用药物加心理治疗加行为规范加家庭治疗的综合疗法能帮助患者戒除网瘾。

五、起病于儿童青少年时期的心理行为障碍

下面介绍一组包括精神发育迟滞、心理发育障碍以及主要起病于儿童和青少年时期的行为和情绪障碍。

（一）精神发育迟滞

精神发育迟滞（mental retardation，MR）并不是单一的疾病，而是指一组精神发育不全或受阻的综合征，即指个体在18岁之前，由于许多不同的生物学因素或心理社会因素所引起的，以智力低下和社会适应困难为特征的一组精神发育受阻和不完全的综合征。

1. 病因 从胎儿到18岁以前影响中枢神经系统发育的因素都可能导致精神发育迟滞，包括生物学因素和社会文化因素，多数患者以生物学因素为主，以社会文化因素或两者兼有者为少数。目前已明确的病因主要有以下几个方面。

（1）遗传因素：

①染色体异常：如常染色体和性染色体的单体型、三体型、多倍体等染色体数目异常，染色体的倒位、缺失、易位、重复，环形染色体和等臂染色体等结构异常。导致精神发育迟滞的常见原因：唐氏综合征、先天性卵巢发育不全、先天性睾丸发育不全、脆性X染色体综合征等。

②基因异常：如DNA分子结构异常使机体代谢所需酶的活性不足或缺乏，导致遗传代谢性疾病，可有精神发育迟滞的临床表现。其中苯丙酮尿症、半乳糖血症、戈谢病、家族性黑蒙性痴呆、脂质沉积病、黏多糖病、脑白质营养不良等常见。

另外先天性颅脑畸形，如家族性小脑畸形、先天性脑积水、神经管闭合不全等疾病都可能导致精神发育迟滞。

（2）围生期有害因素：母孕期各种感染（如巨细胞病毒、风疹病毒、流感病毒、肝炎病毒、HIV病毒、弓形虫、梅毒螺旋体等）、妊娠期疾病和并发症（如糖尿病、严重贫血、肾脏病、甲状腺疾病等，先兆流产、妊娠高血压、先兆子痫、多胎妊娠等）、放射线和电磁波、用药不当等可导致精神发育迟滞；另外，母亲妊娠年龄偏大、营养不良、抽烟、饮酒，遭受强烈或长期的心理应激产生持续的情绪、抑郁、焦虑等都可能与精神发育迟滞有关。

（3）出生后不良因素：大脑发育成熟之前各种影响大脑发育的疾病如脑损伤脑炎、脑膜炎等中枢神经系统感染、颅内出血、颅脑外伤、脑缺氧、甲状腺功能低下、重度营养不良等可

能导致精神发育迟滞。

另外，听觉或视觉障碍、贫困、与社会隔离等因素使儿童缺乏接受文化教育或人际交往机会，影响智力发育。

2. 临床表现　主要表现为不同程度的智力低下和社会适应困难。WHO 根据智商将精神发育迟滞分为以下四个等级。

(1) 轻度：智商在 50～69 之间，成年以后可达到 9～12 岁的心理年龄，在全部精神发育迟滞中占 85%。患者在幼儿期即可表现出智能发育较同龄儿童迟缓，如语言发育延迟，词汇不丰富，理解能力和分析能力差，抽象思维不发达。就读小学以后学习困难，经常不及格或者留级，最终勉强完成小学的学业。

(2) 中度：智商在 35～49 之间，成年以后可达到 6～9 岁的心理年龄，在全部精神发育迟滞中占 10%。患者从幼年开始智力和运动发育都明显比正常儿童迟缓，语言发育差，表现为发声含糊不清，虽然能掌握日常生活用语，但词汇贫乏以致不能完整表达意思。计算能力为个位数加、减法的水平，不能适应普通小学的就读。能够完成简单劳动，但质量差、效率低。在指导和帮助下可学会自理简单生活。

(3) 重度：智商在 20～34 之间，成年以后可达到 3～6 岁的心理年龄，在全部精神发育迟滞中占 3%～4%。患者在出生后即可出现明显的发育延迟，经过训练最终能学会简单语句，但不能进行有效语言交流。不会计数，不能学习，不会劳动，日常生活需人照料，无社会行为能力。可同时伴随显著的运动功能损害或脑部损害。

(4) 极重度：智商在 20 以下，成年以后可达到 3 岁以下的心理年龄，在全部精神发育迟滞中占 1%～2%。完全没有语言能力，对危险不会躲避，不认识亲人及周围环境，以原始性的情绪，如哭闹、尖叫等表达需求。生活不能自理，大小便失禁。常合并严重脑部损害，伴有躯体畸形。

3. 预防与治疗　精神发育迟滞一旦发生难以逆转，因此重在预防。监测遗传性疾病，做好围生期保健、避免围生期共发症、防止和尽早治疗中枢神经系统疾病，是预防精神发育迟滞的重要措施。精神发育迟滞的治疗原则是以教育和康复训练为主，辅以心理治疗，仅少数需要药物，对伴有的精神症状进行对症治疗。

(1) 教育和康复训练：由学校教师、家长、康复训练师和临床心理治疗师相互配合进行。

(2) 心理治疗：行为治疗能够使患者建立和巩固正常的行为模式，减少攻击行为或自伤行为，心理教育和家庭治疗使患者的父母了解疾病的相关知识，减轻焦虑情绪，有助于实施对患者的教育和康复训练。

(3) 药物治疗：

①病因治疗：适合于病因明确者。例如，对半乳糖血症患者和苯丙酮尿症患者给予相应饮食治疗；对先天性甲状腺功能低下患者给予甲状腺激素替代治疗；先天性脑积水、神经管闭合不全等颅脑畸形患者可考虑相应外科治疗。对一些单基因遗传性疾病，国外已开展基因治疗。

②对症治疗：精神发育迟滞患者伴有精神症状，可根据不同的精神症状选用相应药物治疗。

(二) 心理发育障碍

在儿童心理发育过程中，若受到各种不良因素的影响，会导致心理发育的迟缓、倒退或偏离正常,心理的各个方面达不到相应年龄的水平,影响儿童的社会功能,表现为学习困难、人际交往困难和社会适应能力下降,被称为心理发育障碍。

1. 儿童孤独症 儿童孤独症(childhood autism)又称儿童自闭症,是一种起病于3岁前,以社会交往障碍、沟通交流障碍、兴趣与活动内容的局限、重复与刻板为主要特征的心理发育障碍,是广泛性发育障碍中最具代表性的疾病。男孩多见,病因及发病机制未明,是带有遗传易感性的个体在特定环境因素作用下发生的疾病。

(1)临床表现:该障碍起病于3岁之前,多数患儿出生后逐渐起病,约1/3患儿经历1～2年相对正常发育阶段退行起病。主要表现为社会交往障碍、沟通交流障碍、兴趣与活动内容局限、重复与刻板。在社会交往方面,患儿回避目光接触,呼之少理,缺乏与其他儿童交往的兴趣,缺乏根据社交情境和各种线索调整自己社交行为的能力。在沟通交流方面,患儿言语交流障碍较非言语交流障碍更加突出,语言发育迟缓或无语言,言语理解能力受损,言语形式及内容异常,言语运用能力受损。在兴趣行为方面,患儿兴趣范围狭窄,行为方式刻板重复,还可能出现刻板重复动作和奇特怪异行为。除上述表现外,部分患儿出现情绪不稳、易激惹、多动、自伤、冲动、攻击等症状,约3/4患儿伴有精神发育迟滞,部分患儿在智力落后的背景下具有某方面较好的能力。

(2)治疗原则:应采取综合治疗措施治疗儿童孤独症。

①教育训练:可运用应用行为分析、结构化教学、人际关系发展干预、地板时光等方法对孤独症儿童进行系统的教育训练,促进患儿社会交往能力、言语和非言语交流能力、认知能力、自理能力等发展。

②行为治疗:对于患儿存在的情绪行为症状,如发脾气、自伤、冲动、攻击、刻板、自我刺激行为等,可运用行为治疗予以改善和消除。

③药物治疗:如患儿存在明显的情绪行为症状,可根据症状表现特点、药物的药理作用、适应证、禁忌证和不良反应选择用药。

④家庭支持和家长培训:应对孤独症儿童家庭加强支持,同时,对孤独症儿童家长进行培训,帮助家长了解孤独症,掌握照料、管理和训练孤独症儿童的方法。

2. Asperger 综合征 Asperger 综合征最早由奥地利儿童精神病学家 Hans Asperger 报道。Asperger 综合征患者以语言沟通和人际交往困难,兴趣和行为局限、刻板为临床特点,智力正常,预后良好。

目前缺乏准确的流行病学数据,国外调查患病率为3.6‰,男女比例为4∶1～9∶1。确切病因不清。亲属特别是父亲有相同疾病的患病者比孤独症患者更多,遗传因素明显。

(1)临床表现:

①人际交往困难:患者愿意与人交往、与同伴玩耍,但是缺乏交往技巧,不理解面部表情等非语言表达的信息,采用的交往方式刻板、生硬、程式化。因此难以形成和维持良好的人际关系,不能发展友谊,不能灵活应对不同情境,常被同伴孤立。

②语言交流困难:尽管患者的语言发育正常,但是使用语言来进行沟通的能力差。在交谈过程中察言观色能力差,不关注对方的反应,不管对方对所谈内容是否感兴趣,也不顾忌别人的感受。在交谈中使用较多的书面语言,咬文嚼字给人以古板、生硬、夸张的感觉。对于对方的谈话,患者只能理解简短、清晰明了的语句,难以领会幽默、含有隐喻、双关意义的语句。

③特殊的兴趣爱好：患者常有某些特殊的兴趣爱好或收藏，如记忆火车时刻表、彩票获奖者、名山或大厦的高度、收藏电话卡等，对某些学科知识有强烈的兴趣。

④仪式化的行为：如患者上学必须走相同的路线、物品必须按照自己规定的方式摆放，若不能实现患者会为此而烦恼。

(2) 治疗：与孤独症相似，主要是创造良好的教育和支持环境，训练患者的人际交往技能。应当鼓励和利用患者的特殊兴趣爱好，让他们成年后从事相关的职业或研究。

3. 注意缺陷与多动障碍 注意缺陷与多动障碍(attention deficit and hyperactivity disorder，ADHD)主要临床表现是明显的注意力不集中和注意持续时间短暂，活动过多和冲动，影响学习效率和人际交往。

国内调查发现注意缺陷与多动障碍患病率为1.5%～10%，国外报道学龄儿童患病率为3%～5%，男性多于女性，男女比例为4∶1～9∶1。美国儿童和青少年精神病学会最近的流行病学研究结果显示小学生患病率中男性为10%，女性为5%。

(1) 临床表现：

①注意障碍：本病的最主要症状，表现在听课、做作业或其他活动时注意难以持久，容易因外界刺激而分心，或常常不断从一种活动转向另一种活动。患者在活动中不能注意到细节，经常因为粗心发生错误。

②活动过多和冲动：患者经常显得很不安宁，小动作多，在座位上扭来扭去，在教室或其他要求安静的场合擅自离开座位，到处乱跑或攀爬，难以从事安静的活动或游戏，仿佛精力特别旺盛；在采取行动前缺乏思考，不顾及后果；情绪不稳定，容易过度兴奋，也容易因受挫折而情绪低沉或出现反抗和攻击性行为。

③学习困难：因为注意缺陷和多动症状影响了患者在课堂上的听课效果、完成作业的速度和质量，致使学习成绩低于其智力所应该达到的水平。

④神经和精神的发育异常：患者的精细动作、协调运动、空间位置觉等发育较差。

此外，患者常共患其他精神障碍。其中共患品行障碍40%、焦虑障碍31%、抽动障碍19%、环境障碍4%。

(2) 治疗：根据患者及其家庭的特点制订综合性治疗方案。药物治疗能够短期缓解症状，对于疾病导致患者及其家庭的一系列不良影响则更多地依靠非药物治疗方法。

①药物治疗：早在20世纪30年代(Bradly，1937)就已经发现中枢兴奋剂对控制儿童多动症有效。经过数十年的研究和使用，中枢兴奋剂对儿童多动症的治疗效果得到肯定。

常用中枢兴奋剂包括利他林(哌甲酯，methylphenidate)，苯丙胺(amphetamine)，匹莫林(苯异妥因，pemoline)。其中利他林最为常用。

②心理治疗：主要采用行为治疗和认知行为治疗。

③家长培训及学校干预：可采取单个家庭或多个家庭参与的小组形式，干预内容主要有给父母提供良好的支持性环境，让他们学习和掌握解决家庭问题、与孩子共同制订明确的奖惩协定、有效地避免与孩子之间的矛盾和冲突等技巧，掌握使用阳性强化方式鼓励孩子的良好行为，使用惩罚方式消除孩子的不良行为的正确方法。

教师需要针对患者的特点进行教育，避免歧视、体罚或其他粗暴的教育方法，恰当运用表扬和鼓励的方式提高患者的自信心与自觉性，通过语言或中断活动等方式否定患者的不良行为，课程安排时要考虑到给予患者充分的活动时间。

4. 品行障碍 品行障碍(conduct disorder)指儿童青少年持久性违反与其年龄相应的社会道德规范和行为规则，侵犯他人或公众利益的行为。这些异常行为较之正常儿童的调皮或少年的逆反行为更为严重。ICD-10 分类中品行障碍主要包括局限于家庭内的品行障碍，未社会化的品行障碍，社会化的品行障碍和对立违抗性障碍。

我国调查发现品行障碍患病率为 1.45%～7.35%，男性高于女性，男女比例为 9∶1，患病高峰年龄为 13 岁。英国调查显示 10～11 岁儿童患病率约为 4%。美国 18 岁以下人群中男性患病率为 6%～16%，女性患病率为 2%～9%，城市患病率高于农村。

(1) 临床表现：

①反社会性行为：表现为偷窃贵重物品或大量钱财，勒索或抢劫他人钱财，入室抢劫；强迫他人与自己发生性关系，或有猥亵行为；对他人进行躯体虐待(如捆绑、刀割、针刺、烧烫)等；持凶器(如刀、棍棒、砖、碎瓶子等)故意伤害他人；故意纵火；经常逃学，擅自离家出走或逃跑，流浪不归；参与社会上的犯罪团伙，从事犯罪行为等。

②攻击性行为：表现为对他人进行攻击，如经常挑起或参与斗殴，采用打骂、折磨、骚扰及长期威胁等手段欺负他人；虐待弱小、残疾人和动物；故意破坏公共物品等。

③对立违抗性行为：指对成人，特别是对家长所采取的明显不服从、违抗或挑衅行为，多见于 10 岁以下儿童。如经常说谎、暴怒或好发脾气，怨恨他人，对他人怀恨在心或心存报复，不服从、不理睬或拒绝相关要求或规定，因自己的过失或不当行为而责怪他人，与他人争吵、与父母或老师对抗，故意干扰别人，违反校规或集体纪律，不接受批评等。

④合并问题：常合并注意缺陷与多动障碍、抑郁、焦虑、情绪不稳或易激惹，也可伴有发育障碍，如语言表达和接受能力差、阅读困难、运动不协调、智商偏低等。

(2) 治疗：采用心理治疗以及家庭、学校和社区共同参与的心理社会干预为主的综合性个体化治疗方案。

5. 儿童少年时期情绪障碍 儿童少年时期发生的情绪障碍可划分为两类。第一类是与成人相同的情绪障碍，如心境障碍、强迫障碍、惊恐障碍、广泛性焦虑障碍等；第二类特发于儿童期，或是具有儿童患者特征的情绪障碍，如分离性焦虑障碍、恐惧性焦虑障碍、社交焦虑障碍等。以下主要介绍第二类。

据国内调查发现，儿童少年时期各类情绪问题发生率为 17.7%，女性多于男性，城市患病率高于农村。

(1) 临床表现：

①儿童分离性焦虑障碍：儿童与所依恋的对象离别时产生的过度焦虑情绪，并影响患者的正常生活、人际交往和学习。依恋对象多是患者的母亲，也可是祖父母、父亲及其他亲密抚养者或照管者。

儿童分离性焦虑障碍多起病于 6 岁以前，表现为与依恋对象离别前过分担心依恋对象可能遇到伤害，或者一去不复返。过分担心依恋对象不在身边时将发生自己走失、被绑架、被杀害或住院等不良情况，甚至担心可能自己再也见不到亲人。每次离别时出现头痛、恶心、呕吐等躯体症状，或因害怕离别而不想上学，甚至拒绝上学。也可表现为离别时或离别后出现过度的情绪反应，如烦躁不安、哭喊、发脾气、痛苦、淡漠或社会性退缩。有的患者在没有依恋对象陪同的情况下绝不外出活动，晚上没有依恋对象在身边时不愿意上床就寝，或反复出现与离别有关的噩梦，夜间多次惊醒。

②儿童恐惧性焦虑障碍：儿童持续性或反复发生对日常生活中某些客观事物和情境产生异常的恐惧情绪，并竭力回避这些事物和情境。恐惧超过了患者的心理发育年龄相当的程度，使患者的日常生活能力和社会功能严重受损。

儿童恐惧性焦虑障碍多发生于学龄前儿童，表现为患者过分害怕并不具有危险性的事物和情境，或者虽有一定危险性但患者所表现的恐惧大大超过了客观存在的危险程度。当患者面对恐惧对象时，表现极度恐惧的情绪，或哭闹、发脾气，可能伴有心跳加速、面色煞白、出汗、小便不能自主控制等自主神经功能紊乱，并竭力迅速远离恐惧对象。

③儿童社交焦虑障碍：患者对新环境或陌生人产生焦虑、恐惧情绪和回避行为。在新环境中，或与陌生人包括同龄人交往时，持续性紧张不安，过分害羞、尴尬，过分关注自己的行为。或进入新环境时过分纠缠父母、尾随父母，与父母寸步不离，或哭喊、发脾气、不语、退缩、冷漠。可伴有出汗、面红、心悸、震颤腹泻、尿频等躯体焦虑，或头痛、身体不适等躯体症状。因此，患者极力回避所害怕的社交场景，拒绝面对陌生人，如上台发言、表演，或去人多的地方。但是，患者与家人或熟悉者在一起时社交关系良好。

（2）治疗：治疗原则是以心理治疗为主，一般不需要药物治疗。主要心理治疗方法有支持性心理治疗、家庭治疗和行为治疗。

（谭成万）

复习思考题

1. 什么是心理障碍？如何判断心理障碍？
2. 什么是心境障碍？简述抑郁障碍的主要症状和治疗目标。
3. 反社会型人格障碍的主要表现有哪些？
4. 什么是网络成瘾？其对个体的危害有哪些？

第十章　心理评估

本章要点

（1）心理评估的概念、过程和常用方法。

（2）心理测验的目的、要求和注意事项。

（3）常用心理测验量表的基本情况和施测方法。

什么是好的治疗方案？有研究者提出，好的治疗方案应该包括以下三点。①准确的诊断，并由相应的诊断工具确认与验证。②成熟的治疗技术，并被患者所接纳。③应用适当的测量方法对整个治疗过程和结果进行测量和评估。

科学而全面的评定是制订和实施正确治疗方案的前提，也是检验治疗效果的必要手段。评估包括界定问题、诊断障碍、监控和管理治疗进程以及症状改善。因此，评估在医疗过程中显得尤为关键，在生理-心理-社会的医学模式下，完整而科学的评估应至少包括生理、心理和社会三个维度。心理评估是对心理现象进行定性和定量的客观描述，是医学心理学与临床实践的重要方法之一，更是现代医学生必须掌握的基本技术之一。

本章将主要介绍心理评估的概念、心理评估的过程和常用方法，以及常用心理测验量表的基本情况和施测方法。

第一节　心理评估概述

在心理卫生和临床实践中，对群体心理卫生状况的了解，是卫生行政部门制订提高人群健康计划和防治疾病措施的重要依据；全面了解个体心身状况则是向个体提供有效帮助和治疗的前提，心理评估在以上方面发挥了重要的作用。本节主要介绍心理评估的基本概念、特征、作用、发展历史以及常用心理评估方法。

一、心理评估的理论基础

（一）心理评估的概念

心理评估（psychological assessment）是应用心理学的理论和方法对个体的某一心理现象作全面、系统和深入客观描述的过程。心理评估在心理学、医学、教育、人力资源、军事和司法等领域有着广泛的用途，其中当运用于临床医学时，则称为临床心理评估（clinical psychological assessment）。在中国，临床心理评估作为一种有计划的职业行为和技术，须由具有资格的心理学或相关专业的专业人员严格按照评估要求施测。此外，心理评估必须使用被实证研究证明能提供准确和真实信息的评估程序和心理测验工具。

（二）心理评估的特征

心理评估的对象是人，而人的心理活动是复杂的，人与人的心理活动各有特点，加之目前我们对大脑的认识尚待完善，因此，心理评估具有以下特征。

1. 间接性　心理评估的对象是人的内在心理过程或特征，通常都是通过评估对象的既往行为轨迹、即时的外在行为或言语反应等外显表现来间接反映。由于各种原因，被评估者可能掩饰、夸张甚至刻意扭曲自己的外在行为或言语，从而增加了心理评估的难度。

2. 相对性　任何测量都具有一定程度的误差和主观性，其结果的准确性和客观性都是相对的。但由于心理现象的复杂性和不稳定性，心理评估的结果受到来自评估对象、评估者、评估工具、评估过程等诸多因素的影响。因此，对评估结果的准确性和客观性需要谨慎、科学地对待。

3. 互动性　心理评估的评估者和被评估者都是受各种因素影响的人，而心理评估的过程往往需要评估者和被评估者双方良好的沟通，我们常常发现，在评估过程中评估者的认知、情绪和行为表现对被评估者的后续表现有很大影响，反过来，评估者的评估态度、对标准的判断和操作过程也会受到被评估者言行的影响。因此，评估过程的互动性就会影响结果的真实性。

相对于自然界物质属性的评估，对人的心理现象做出科学、全面和准确的评估本身就是一个比较困难的任务，良好的知识基础、扎实的专业技能和娴熟的沟通技术均有助于提高心理评估的效度。

（三）心理评估的作用

医学心理学中一个重要的研究领域是临床心理学，而临床心理学有两个主要部分：心理评估和心理干预。评估是干预的基础，也是干预效果的检验手段。此外，临床心理评估在心理和医学诊断、精神和心理障碍的预防和治疗措施的制订，以及医疗措施的疗效判断等方面也有着广泛应用。

在医学心理学的其他领域，如临床心理咨询与治疗、护理心理学、心身疾病的预防和治疗、健康心理学等方面，心理评估的用途也非常广泛。例如，心理评估是临床心理咨询和治疗的前提并提供依据；心理疾病的研究者可以借助心理评估研究各种影响因素及其作用机制；在护理过程中，护理人员利用心理评估了解患者的心理状态并为心理护理提供参考依据，也可以用于评估护理效果；在临床问诊过程中，医务人员通过心理评估收集患者资料，辅助临床诊断。

（四）相关概念的区分

1. 心理评估与心理诊断　在临床心理学中，有时使用心理诊断（psychological diagnosis）的概念，指的是对有心理问题或者心理障碍的个体做出心理方面的判断和鉴别，其主要目的是对个体的心理或精神异常情况做出性质和程度的判断。可见，心理诊断侧重于异常心理的辨别，而根据心理评估的概念，评估所包含的对象更加广泛，评估的目的也更为丰富，因此，心理评估的范畴比心理诊断的范畴更加广泛。

2. 心理评估与心理测验　心理评估有时会被等同于心理测验（psychological test），两个概念彼此交替使用，但严格来说，两者是有区别的。心理测验是心理评估最重要的方法，它是借助标准化的测量工具将人的心理现象或行为进行量化。心理评估比心理测验概念宽泛，它还可以通过访谈、观察、调查等方法来收集评估对象的相关资料，包括定性和定量的资料。

二、心理评估的应用发展

（一）中国古代有关心理评估的思想

心理评估的发展历史可以追溯到古代先哲对人类个体差异的观察和思考。我国古代教育家孔子将人按“智力”分为上智、中人和下愚三类，并提出了“因材施教”的教育观点。儒家的代表人物孟子认为：权，然后知轻重；度，然后知长短。物皆然，心为甚。这是典型心理评估的观点。在民间，婴儿“周岁抓周”的习俗，也蕴含着人的心理特征是可知可测的观点。从公元前的夏朝实施的文官考试，到隋唐之际完善的文官科举考试制度都与现代根据心理测量选拔人才有类似之处。然而，中国古代的心理测量思想都是描述性的，有明显的主观色彩，缺乏数量化和客观化的特征。

（二）西方心理测验的兴起和发展

现代科学意义的心理评估是伴随着科学心理学的诞生而产生的，特别是借鉴了实验心理学的方法和技术才发展的。1879 年，科学心理学创始人、德国的心理学家冯特（W. Wundt）在莱比锡大学建立了世界上第一个心理学实验室，从事人的感知觉和反应时的研究。英国生物学家高尔顿（F. Galton）是第一个直接推动心理测量运动的学者，他于 1884 年在伦敦的国际博览会上建立了人类测量实验室，测量了近万人的生理和心理特征，为人的个别差异积累了大量的资料。高尔顿另外一个重要的贡献是将统计学方法运用于心理测量，使得测验结果数量化。

高尔顿的研究对美国心理学家卡特尔（J. M. Gattell）影响很大，后者于 1890 年发表了《心理测验和测量》一文，正式使用了“心理测验”的概念，他还将实验心理学和心理测量结合起来，并指出心理测验应当建立在统计学与实验室的基础之上。1905 年，法国心理学家比奈（A. Binet）和助手西蒙（T. Simon）为甄别入学儿童的智力编制了世界上第一个智力量表——比奈-西蒙智力量表（Binet-Simon intelligence scale），该量表的诞生标志着人们对智力的鉴别进入了数量化的阶段。量表一共 30 个条目，1908 年和 1911 年该量表被两次修订，它的发表引起了全世界心理学家的关注，很快被多个国家的学者翻译和修订，其中最著名是 1916 年由美国斯坦福大学的推孟教授（L. Terman）发表的斯坦福-比奈智力量表。斯坦福-比奈智力量表首次采用了“智商”的概念，使不同年龄的被评估者的智力衡量有了统一的尺度，该量表在世界上广为流传，沿用至今。

到了 20 世纪早期，心理测验进入全面发展期，各国的心理学家们创造一批重要的心理测验，如韦克斯勒智力量表、罗夏墨迹测验、主题统觉测验、明尼苏达多相人格调查表、斯特朗兴趣问卷等。同时施测方法也不断创新，如发展了团体测验、非文字测验、投射测验等。到了 20 世纪 40 年代，心理测验的发展到了一个高峰期，除了传统的心理测验外，临床上还出现了许多评定量表，到目前为止，国际上大约有上千种心理测验在应用。进入 20 世纪 60 年代，随着认知心理学的兴起，实验法、观察法和测验法相结合，产生了研究个体心理机制的信息加工测验，成为心理测验发展的新趋势。

（三）心理评估未来的发展趋势

进入21世纪以来，心理评估的发展有两个新趋势：一是强化心理评估工具对各种潜在认知加工成分的评估；二是心理评估的计算机化和智能化。

随着认知神经科学的飞速发展，人们对个体的行为表现下潜在的心理过程及神经加工机制有了更加深入的兴趣。同时，无创性脑成像技术为人们的探索提供了有力的手段，如功能性核磁共振成像(FMRI)、正电子发射计算机断层扫描(PET)、单光子发射计算机断层扫描(SPECT)等脑代谢功能成像技术，事件相关电位(ERPs)等脑电生理成像技术。在这些高科技手段的支持下，研究者在分析感知客体、形成和使用表象、阅读、语言加工和记忆等基本认知过程及其神经生理机制等方面均有丰富的研究成果。在心理评估工具的研发过程中，如能与以上研究成果相结合，运用测验分离不同认知成分，并增强对某些特异认知损伤的检测灵敏度，必将推动心理评估向科学化和客观化的方向前进一大步。

计算机和网络的高速发展在许多方面改变着人的生活方式，对临床心理评估也产生了一定的影响。研究者借助计算机取代了手工进行各种复杂的分数转换、统计分析和测验结果的解释工作；通过标准化的人机互动，测试者可以直接在网络上进行心理测验的操作、评分和结果分析；计算机技术还促进了新的测验方法的产生，如将项目反应方法与计算机结合编制而成的计算机化自适应测验，计算机会根据被评估者的前后回答自动给出相应难度的问题，从而达到在最短时间内准确测量被评估者心理特征的目的。可以预测的是，随着计算机和人工智能技术的飞速发展，未来计算机在心理评估领域的用途会越来越广泛，扮演的角色也将越来越重要。

三、评估过程

心理评估因其目的不同，其具体程序也有所区别。但是心理评估的基本程序是类似的，主要包括确定评估目的、决定评估内容、收集评估资料和结果描述与分析环节，它与医学诊断的过程其实是比较相似的。

1. 确定评估目的　首先要确定被评估者的首要问题是什么，进而确定评估目的。在教育、医疗、司法和人事管理领域，心理评估常被用来诊断、筛查、预测和进程评估。

2. 决定评估内容　根据希望解决的问题决定评估的具体内容，临床评估常常要求解决的问题是被评估者是否有心理问题以及问题的性质和程度如何等。

3. 收集评估资料　根据评估目的和内容，采取恰当的方法收集评估所需的资料是心理评估的主体，通常临床评估的资料包括被评估者问题描述、既往精神和躯体疾病史和家族史、个人成长环境和重要事件以及人格特点和社会支持情况等。

4. 结果描述与分析　将所收集的资料进行整理、分析和处理，不仅要写出评估报告、做出结论，还需要与有关人员交流解释评估结果，必要时还需要进行追踪性评估。

四、评估方法

（一）观察法

观察法(observational method)是通过对被评估者的行为表现直接或间接的观察或观测

进行心理评估的一种方法。观察法的依据之一是人的行为是由其基本心理特征所决定的，在观察下得到的行为表现和印象可以推测被评估者的人格特征及存在的问题。但也有人认为，观察时的情境十分重要，实际上人的行为反应离不开对情境的确认和调试，即有什么样的情境就会有相对应的反应。

观察法可分为自然情境下的观察和特定情境下的观察两类。自然情境指被评估者生活、学习或工作未被干扰下的原本状态。在自然情境下对被评估者进行观察有时是十分必要的，因为当事人或其周围的人所提供的情况很可能与实际情况不一致，而需要评估者在实际情境中进行观察，加以判断。自然观察虽然有效，但也面临着一些困境。一是评估者的反应，失去了一定的自然真实性。如果暗中观察，不让其发现，又面临着道德和法规的约束，有时是不被允许的。

特定情境的含义有两个方面，一是平时很少遇到的、比较特殊的情境，如遇到大的灾难、身处战场、面临重大的考试或比赛等。在这样的情境下，一个人面临重大的考验，往往会表现出比较典型的、特殊的行为反应，对考察一个人的心理品质十分有意义。但这样的情境比较难遇，也较难控制。另一个含义是心理评估者人为设置的、可以控制的情境，在这样的情境下观察并记录被评估者的反应。第二种方法用得较多，如对儿童行为的观察，以及对一些特定人群的行为观察，如入院的精神障碍者、需要司法鉴定的犯罪嫌疑人等。观察可采用比较传统的"单向玻璃室"，即被评估者在一间房活动，评估者在另一间房间可以通过一个单向的玻璃窗看到他们的活动，而被评估者却看不到评估者。目前，摄录像技术在此种方法中的应用也较为普遍，对被评估者的行为可以进行重演、分析和研究。但要注意到，除了一些特殊的情况，如被评估者有犯罪的嫌疑或其不具备自知能力，一般被评估者需要被告知他(她)正在被观察。对那些不具备自知能力的被评估者也需要告知其监护人或家属。这是由心理学的伦理道德规则所规定的。

（二）会谈法

会谈法(interviewing method)也有称作交谈法、晤谈法等。是通过评估者与被评估者面对面交谈评估其心理状态的一种基本方法。会谈的形式包括自由式会谈和结构式会谈两种。前者的谈话是开放式的，气氛比较轻松，被评估者较少受到约束，使他们有更多的机会表述自己的想法。不足的是用时相对较多，有时会谈内容可能较松散，影响评估的效率。在会谈中评估者的主观印象甚至偏见有时也是不可避免的。这些主观印象及偏见有时也会影响到会谈的结果评价，后者是根据评估目的预先设计一定的结构提问，再根据被评估者的回答进行评定。在应用结构式会谈时，评估者既可以根据自己的经验对被评估者的反应做出评定，也可以简单地依据一份详细的评估记录单记分。结构式会谈的最大优点是节省时间、效率高，但有时也会使被评估者感到拘谨，有例行公事的感觉。

会谈是一种互动的过程。在会谈中评估者起着主导作用。因此，评估者掌握和正确使用会谈技术是十分重要的。会谈技术包括语言沟通和非语言沟通(如表情、姿态等)两个方面。语言沟通中，包括了听与说，听有时比说更重要。评估者要耐心地倾听被评估者的表述，抓住问题的每个细节，还要注意收集被评估者的情绪状态、行为举止、思维表达、逻辑性等方面的情况，综合地分析和判断，为评估提供依据。听的过程同时也是观察的过程。说也有许多技巧，如重述、释义、澄清、共情等。在非语言沟通中，可以通过微笑、点头、注视、身体前倾等表情和姿势表达对被评估者的接受、肯定、关注、鼓励等。促进被评估者的合作，对被评估者进行启发和引导，将问题引向深入。

（三）调查法

调查是当有些资料难以从当事人那里获得时，就要从相关的人或材料那里得到。因此，调查是一种间接、迂回的方式。调查可分为回顾性调查和现状调查两类。回顾性调查主要是了解被评估者过去的一些情况，如各种经历、表现、所获得的成绩或惩处、以往的个性、人际关系等。调查的方式一般侧重于档案、书信、日记、各种证书、履历表以及与当事人有关的任何事等。现状调查主要围绕与当前问题有关的内容进行，如在现实生活中的表现如何，适应能力的水平等，以与当事人关系密切的人（如同学、同事、父母、亲友、老师、领导、兄弟姐妹等）为调查重点。虽然从周围的人那里获得信息是十分必要的，但有时忽视了信息提供者与被评估人之间的个人感情很好或者有个人利益的关系，他（她）就会倾向于提供对被评估人有利的资料；相反的话，他（她）也会提供不利的资料。因此，在向周围人进行调查时特别要注意这一点，间接的旁证也并不总是客观的。调查方式除一般询问外，还可采用调查表（问卷）的形式进行。调查法的优点是可以结合纵向与横向两方面的内容，广泛而全面。不足之处是调查常常是间接性的评估，材料的真实性容易受到被调查者主观因素的影响。

（四）心理测验法及临床评定量表

医生看病，经常要对一些生理指标（如血压、血细胞计数、尿蛋白含量等）进行测量。人的心理现象也可以通过测量而进行鉴别。所谓心理测量就是依据一定法则，用数量化手段对心理现象或行为加以确定和测量。心理测验是一种心理测量的工具。人们往往将这两个概念混用，但这并不影响对测验实质的理解。为了使测量结果便于比较和数量化分析，心理测量主要采用量表的形式进行。量表是由一些经过精心选择的、一般能较正确而可靠地反映人的某些心理特点的问题或操作任务所组成。测量时让被评估者对测量内容做出回答或反应，然后根据一定标准计算得分，从而得出结论。

在心理评估中，心理测验（psychological test）占有十分重要的地位。尽管前述的一些基本方法（会谈法、调查法、观察法）应用普遍，但是这些都无法取代心理测验的作用。因为测验可对心理现象的某些特定方面进行系统评定，并且测验一般以获得标准化参照系、数量化症状为原则，所得到的结果可以参照常模进行比较，可避免一些主观因素的影响，使结果更为客观。心理测验的应用范围很广，种类也十分繁多。在医学领域内所涉及的心理测验内容主要包括器质性和功能性疾病的诊断与心理学有关的各方面问题，如智力、人格、特殊能力、症状评定等。目前，人们对心理测验的应用与解释尚有许多不同意见，对此我们应有辩证的认识，不可夸大测验的作用，也不可滥用测验，而应在一定范围内结合其他资料正确发挥测验适当而有效的作用。

目前在临床和心理卫生工作中还应用许多精神症状及其他方面的评定量表。评定量表与心理测验有许多相似之处，如大多采用问卷的形式测评，多以分数作为结果的评估，以标准化的原则为指导等。但评定量表与心理测验的显著不同在于评定量表强调简单明了、操作方便，因此其编制的标准化程度并不那么严格，大多数测验的材料也无须严格保密，允许出版发行。自评量表使用者不需经过特殊培训，评定量表的应用也比较广泛。

第二节　心理测验概述

心理测验的发展虽然只有百余年的历史，但发展迅速，应用广泛。通过心理测验可以对人们的各种心理活动与行为进行客观的或量化的评估，这已经逐渐成为临床医学诊断和心理健康评估的重要方法。本节主要介绍心理测验的性质、目的、条件、分类、基本要素和实施过程以及注意事项等内容。

一、心理测验的目的

心理测验是心理评估常用的方法之一，在教育、咨询、临床、人事管理等多个领域发挥着重要的作用，尤其在临床心理方面。心理测验在心理评估和心理干预中发挥着以下三个方面的作用。一是协助临床医生做出决定。临床心理科医生在确定诊断、制订治疗方案、实施治疗措施之前，借助心理测验来对个体进行心理评估，以协助做出科学的决定。二是形成印象。印象的正确与否，取决于评估时获得的信息，而标准化的心理测验为医生提供科学的参考资料。三是核实假说。将通过观察和其他途径获取的信息综合成整体，形成一个初步假说，在通过心理测验加以核实和修正，以便形成新的假说。例如，通过观察和对一般信息的了解，认为某个患者可能存在智力方面障碍，有了这一初步假说后，可以借助智力测验进行检查和核对。

二、心理测验的分类

心理测验的种类繁多，数量巨大，据统计，已经出版的心理测验有 5000 余种，而且还在不断增加，但经常为人们所用的心理测验并不多，按照心理测验的功能、测量方法、测验材料的性质和测验的组织方式可以有不同的分类。

（一）根据测验功能分类

1. 智力测验　智力测验以测量个体的智力水平为目的。常用的智力测验量表有比奈-西蒙智力量表、斯坦福-比奈智力量表、韦克斯勒儿童智力量表和韦克斯勒成人智力量表、丹佛发育筛查测验(DDST)等。在临床上主要用于智力发育水平的鉴定以及作为脑器质性损害及退行性病变的参考指标，此外有的也可作为特殊教育或者职业选择时的咨询参考。

2. 人格测验　人格测验主要测量个体的兴趣、动机、态度、气质、性格等。常用的人格测验量表有明尼苏达多相人格调查表(MMPI)、卡特尔 16 种人格因素问卷(16PF)、艾森克人格问卷(EPQ)、罗夏墨迹测验和主题统觉测验(TAT)等。在临床上常用于某些心理障碍患者的诊断以及预后的参考，也可以用于科研和心理咨询与治疗中对个体人格的评价等。

3. 神经心理学测验　神经心理学测验主要用于评估个体脑功能的状态。常用的神经心理学测验有个别能力测验，如感知运动测验、记忆测验、联想思维测验等，还有一些成套测验，如 H-R 成套神经心理测验等。在临床上，这些测验可用于脑器质性损害的辅助诊断和脑与行为关系的研究。

4. 评定量表　目前在临床和心理卫生工作中，还应用一些评价精神症状及其他方面的评定量表，如心理健康量表、抑郁量表、焦虑量表、生活事件及应对方式量表、行为倾向量表等，此类测验种类和数目繁多，最早始于精神科临床，以后逐渐推广到其他广泛的临床、教育和研究领域。

（二）根据测验材料性质分类

1. 问卷法　测验多采用结构化的问题方式，让被评估者以"是""否"回答或在有限的几个选择中做出回答。这种方法的结果评分简单，便于统一处理。如 MMPI、EPQ 和一些评定量表均是采用问卷法的形式。

2. 作业法　让被评估者实际动手操作完成所要求的任务，用于测量感知和运动等操作能力。作业法主要用于婴幼儿或受文化教育因素限制的被评估者，如韦克斯勒智力量表的木块图、图形拼凑等。

3. 投射法　测验材料没有严谨的结构，也没有固定的意义，测验的问题模糊，对被评估者的反应也没有明确规定。如一些意义不明的图片、一片模糊的墨迹或者一个不完整的句子等。被评估者根据自己对材料的理解和感受做出描述或回答，从而诱导出被评估者真实的经验、情绪或内心冲突。投射法多用于测验个体的人格，如罗夏墨迹测验和主题统觉测验等，也用于异常思维的检查，如自由联想测验、填词测验等。

（三）根据测验施测方法分类

1. 文字测验　文字测验项目只包括文字材料，如词汇、句子等，要求被评估者用文字或者语言回答。文字测验的优点是实施方便，缺点是容易受被评估者文化程度的影响。

2. 非文字测验　非文字测验也称操作测验，项目多属于对图形、实物、工具、模型的辨认和操作。由于无须使用言语作答，非文字测验不受文化因素的限制，可用于学龄前儿童和不识字的成人但实施过程费时，不宜进行团体施测。

（四）根据测验组织方式分类

1. 个别测验　每个评估者只测试一个被评估者，个别测试程序复杂，通常由评估者与被评估者面对面进行，评估者需要较高的训练与素养，一般人不易掌握。

2. 团体测验　由一个或几个评估者对多个被评估者同时实施测验，主要用于军队、学校、团队等测验。团体测验优点是评估者不必接受严格的专业训练，缺点是对被评估者的行为不能进行切实的控制。

三、心理测验工具的基本要求

标准化是心理测验有效性的保障，否则测验结果的数据的科学性就无从谈起。所谓的标准化是指测验编制与实施等遵循一套标准程序，其目的是确保测量结果的准确性和客观性。标准化的内容主要包括测验材料的标准化、测验实施的标准化、测验评分的标准化和测验解释的标准化。心理测验由众多的题目所构成，题目质量的优劣制约着整个测验质量的好坏，因此标准化的前提首先是心理测验工具的标准化，一个好的心理测验工具必须满足常模（norm）、信度（reliability）和效度（validity）三个基本条件。

（一）常模

要比较，就要有标准。常模是心理测验结果的参照标准，指的是标准化样组在某一测验上的平均水平,我们可以利用常模来表示个体分数在团体中相对位置的高低。常模是心理测验的必备条件之一,没有常模,我们就无法从测验的结果中获得有价值的信息。

心理测验重在结果对个体的意义而并非只提供给个体一个分数,因此就需要对测验分数建立相应的标准,常模就是用来解释测验结果的标准之一,它是一个参照系,在心理测验中,经常应用的分数解释方法是参照常模解释分数,即将被评估者的分数直接或者转化后以在某个团体中的相对位置或相对等级来表示。由于个体的相对等级随着比较的常模团体的不同而有很大变化,因此,不同群体常模也有所区别,用来比较的参照团体,称为常模团体,例如艾森克人格问卷,则既有美国常模,也有经过我国龚耀先教授制订的中国常模。

常模的建立是一个复杂的过程。首先常模样本的选择要有代表性,它是建立常模的依据。通常取样的原则需要根据测验对象按照人口分布情况进行分层取样,并且保证有足够的样本,且每个层次的取样规模相当。样本的来源和保证与测验的使用范围一致,否则,必然会影响常模的实际使用价值,最后导致测量失真。其次是对样本利用心理测验工具进行测量,测量所得到的结果还要进行统计处理,常用的常模形式有平均值、标准分、Z 分数、百分位等,其中大多数标准化测验采用的是标准分的形式。

（二）信度

信度是对测量结果的可靠性或一致性的估计,包括在时间上的一致性,也包括内容和不同评分者之间的一致性。在测量学上,测验信度就是估计误差在测验分数总方差中所占的比例。信度是标准化心理测验的基本要求之一,若测验的信度不够理想,测验所测量的结果就无法被认为可以代表被评估者的一致和稳定的行为表现。

信度的确定方法是根据不同的测量误差来源划分的,信度一般由相关系数表示,常用的信度表示方法主要有重测信度、复本信度、分半信度和评分者信度。

1. 重测信度(test-retest reliability) 使用同一测验,在不同时间对同一样本施测两次所得测验分数的相关系数,即为重测信度,重测信度评价的是时间抽样误差。

2. 复本信度(parallel-forms reliability) 以两个等值但题目不同的测验来测量同一群体,然后计算被评估者两个测验上得分的相关系数,即为复本信度,复本信度考虑的是内容取样误差。

3. 分半信度(split-half reliability) 将问卷项目按照难度排序,再按照项目序列的奇、偶数分为两半,对其所测量的结果进行相关分析所得系数,即为分半信度,分半信度主要反映测验项目之间的关系,其测量的误差来源是内容取样误差和所取样的行为变量的异质性。

4. 评分者信度(scorer reliability) 随机抽取若干份问卷,由两个独立的评分者打分,再计算每份问卷两个分数的相关系数,即为评分者信度,评分者信度用于评价不同评分者之间所产生的评分误差。

信度检验结果数值在－1～1 之间,绝对值越接近 1,表示误差越小,代表测验结果越可靠;绝对值越接近 0,表示误差越大,测验的结果不可靠。通常,能力测验的信度要求在 0.80 以上,人格测验的信度要求在 0.70 以上。

（三）效度

效度指的是一个测验反映出所要测量内容准确性的程度,也就是测验工具的有效性。对物理测量工具而言,因为其工具测量的内容是比较清楚的,效度问题不是十分突出。然而,由于心理评估对象的复杂性、间接性和不确定性,使得心理评估工具的效度问题变得十分重要。

测验的效度受到随机误差和系统误差的影响,因而信度高的测验其效度并不一定好,然而如果一个测验其效度好,其信度必然较高,因而,信度是效度的必要条件。

因此,在考虑标准化心理测量工具时,必须首先关注它的效度如何,其次才是信度。由于评估的方面不同,估计效度的方法也有多种,常用的效度有以下三种。

1. 内容效度(content validity) 内容效度是指一个测验对欲测内容的覆盖程度,目的主要是探讨测验题目取样的恰当性问题。测验是通过被评估者回答具有代表性问题来评估其心理特征的。内容效度是编制任何测验必须考虑的基本内容。确定内容效度的方法主要有专家判断法、统计分析法和经验推测法。

2. 结构效度(construct validity) 结构效度又称为构想效度,结构或构想是解释心理行为理论框架或心理特质的抽象概念,结构效度是指心理学理论对所测行为的解释程度,也就是说一种测验分数能够根据某种心理学结构来解释的程度。证明一个测验的结构效度通常遵循三个过程:首先从某个构想的理论观点出发,提出关于某一个心理特质的假设,然后根据理论框架编制测验项目并进行施测,最后是通过对其结果数据进行逻辑和统计分析,验证其理论观点。检验结构效度的方法主要有测验内方法和测验间方法。

3. 校标效度(criterion validity) 校标效度反映了测验预测个体在某一环境中行为表现的有效性程度。校标效度一般是在实践中进行检验,故又称统计效度或实证效度。校标是衡量测验有效性的外在标准,亦即检验测验效度的参照标准。一个好的校标必须具备四个条件:其一,好的校标能有效地反映测验的目标;其二,好的校标稳定可靠,具有较高的信度;其三,好的校标是可测量、可量化的;其四,好的校标测量方法简单易学,省时省力,符合经济有效的原则。校标效度的评估方法有多种,其中较为常见的有校标系数、组的分类、预期表、命中率等。

四、实施心理测验的注意事项

尽管心理测验有用且有效,但是在实践过程中却不能滥用。一个测量工具无论多么精良,如果不按照正确方法使用,都无法很好地发挥其效用,只有对心理测验的正确使用才能充分发挥心理测验在心理评估中的优势。

(一)施测者应具备的知识和技能

1. 专业知识和技术要求 使用心理测验的施测者应具有一定的医学和心理学的有关知识,尤其是临床心理学、心理测量学和心理评估学的相关知识,还需要掌握心理测验的一般原则、实施程序和有关测验工具,并具备良好的沟通技能,对于某些有严格要求的指导语和实施程序进行心理测验时,在实施前还应该接受专业的培训,以确保施测者掌握问卷的原理和施测程序。

2. 心理素质要求 施测者是心理测验的主持人,前面提到的施测条件和方法都要靠主持人来掌握,因而测量的准确与否与施测者有很大的关系。同时,施测者的主观因素也会影响到测验误差,如施测者对被测者的偏好态度、对结果的预期等会影响被测者的反应;施测者的情绪好坏、疲劳与否、前后对比效应会影响对评分标准的把握。因此,心理测验的施测者要求具备良好的心理健康水平、客观合理的认知态度和尊重接纳的人际沟通能力。

3. 职业道德要求 心理测验涉及个人的生理、心理活动内容的隐私问题，例如，测验题目可能涉及个人的内心冲突、人际关系、道德判断等方面的内容，因此在开展心理测试时施测者应该恪守职业道德要求，以严谨严肃的态度管理好评估工作；以认真客观的态度实施心理测试；对被测者个人信息、测验结果等有关利益的信息要严格保密。

（二）应用心理测验的基本原则

1. 标准化原则 标准化原则是保证测验结果的准确性和客观性的基础。对于施测者而言，标准化原则意味着在使用心理测验的过程中，应尽量控制无关变量，使所欲测量的心理特征和行为成为测验情境中唯一的自变量。因此，施测者在应用心理测验时，首先要选择经过标准化处理的心理测验；其次在施测过程中，应采用标准化的指导语并严格按照标准化的施测方法施测；最后在计分时，按照使用手册规范计分，并在结果的统计分析和解释时，选择有代表性的常模。

2. 保密性原则 保密是心理测验的伦理要求。保密性原则主要涉及两个方面：其一是测验工具的保密，包括测验的内容、答案及计分方法等，不允许随意扩散，更不允许未经许可在出版物上公开发表；其二是对被测者测验结果的保密，由于测验结果涉及被测者的隐私，因此有关人员应当尊重被测者，对被测者的测试结果保密，以免对被测者产生不良影响。

3. 客观性原则 任何测验都不可能准确无误地测量出个体的真实面貌，测量结果和真实情况之间总会存在一定的误差。心理测验结果反映的是被测者在测验情境中的表现，可能与被测者日常生活中心理特征或者行为不完全相同；甚至，由于被测者对测验的态度、动机、练习效应等多种因素的影响，其测验的结果并不能代表其真实的心理特征。因此，在对测验结果进行解释时，应当遵循客观性原则，不能仅仅因为一次测验结果就下某种定论，而是应当结合被测者的一般背景资料、个人的成长经历、家庭情况、既往史和目前症状表现以及社会环境等因素，必要时还应借助观察法、访谈法等其他评估方法，对被测者的心理特征进行综合评估，相互印证，以做出准确、全面、科学的判断。

（三）心理测验实施时的注意事项

为了达到心理测验的预期目标，在实施心理测验时应该注意以下问题。

首先，应根据实际情况谨慎地选择合适的心理测验工具，防止心理测验的滥用和乱用。

其次，在实施心理测验的过程中，施测者注意做好工作记录，认真观察被测者的外显行为、情绪情感表现和身体特征，多方位地收集资料，为测验结果的数据分析做好参考准备。

再次，在实施心理测验之前和实施过程中，施测者应该与被测者建立良好的工作关系和有效沟通，以确保测验结果的准确性。

最后，在书写心理测验报告时，应严格按照评估报告的格式，规范书写。

第三节 常用心理测验

在心身医学领域，心理测验的应用价值越来越受到人们的关注，心身疾病的发生、发展、诊断、治疗、康复和预防中的心理社会因素都需要使用相应的测验或评定方法，目前世界上常用心理测验已超过千余种，本节主要介绍在健康和临床心理领域中被广泛使用的心理测验量表。

一、智力测验

智力测验(intelligence test)是评估个体一般智力水平的方法，它是根据有关智力的理论或智力概念经标准化过程编制而成的。智力测验不仅是临床上的用于智力研究和其他病理情况不可或缺的工具，而且在教育、司法、人事管理等诸多领域中也被广泛使用。例如：在教育过程中，通过对儿童智力水平进行筛查，进而对智力落后儿童采取特殊教育和训练；在人事管理中，人力资源专家根据被试的智力结构特点，按照任职匹配的原则选拔合适的人才；在司法鉴定工作中，司法人员根据被试的智力水平来判断个体的责任能力。

(一) 智力、智商和智力水平的分级

1. 智力　尽管智力研究到今天已经有一百多年的历史，但智力的实质究竟是什么，如何给智力下一个确切、大家都能接受的定义却仍然没有统一的共识，不同的心理学家根据对智力的理解提出了不同的定义。就智力的功能来说，人们只有通过智力活动，才能达到积极的、创造性的环境适应(包括自然环境和社会环境的适应)。人们在适应环境时需要学习知识和掌握技能，需要运用所学的知识和技能来解决所面临的实际问题。因而就功能而言，智力是人们在获得知识和掌握技能，以及运用知识和技能来解决实际问题时所必备的心理条件或特征。

智力活动就其机制来说是神经系统、特别是大脑的高级神经活动的某种特性，其活动过程包括了全部认知过程，是一种最复杂、综合的认知过程。智力活动就其结构来说包括多种因素(心理特征)，人们在通俗用语中常用聪明(感觉敏锐)、过目不忘(记忆力)、举一反三(逻辑推理)、另辟蹊径(创造力)等来描述智力。心理学家们提出了智力结构的多因素学说，用于指导智力测验的编制。

由于智力目前尚无统一的定义，心理学家往往根据自己对智力的定义来编制智力测验。因此，在使用某一智力测验时必须熟悉编制者所采用的智力定义。韦克斯勒智力量表的作者韦克斯勒对智力的定义如下：智力是个人有目的的行动，是合理的思维和与环境有效沟通的整体能力。比奈和西蒙对智力进行的描述如下：在智力中存在某种基本才能，它的改变或欠缺，对于实际生活至关重要；这种才能包括判断力、辨别力、主动性和适应能力。善于判断、善于理解、善于推理等，这些都是智力的基本活动。

2. 智商　智商(intelligence quotient，IQ)是智力的量化单位，即通过智力测验将智力水平数量化，以数值的形式表达出来，便于理解和比较。智商的计算公式有两种：比率智商和离差智商。比率智商由斯坦福大学推孟教授提出，其公式如下

$$IQ=(MA/CA)\times 100$$

式中：MA(mental age)表示个体的心理年龄(又称智力年龄)，是某一儿童在智力测验的成绩所达到的水平，MA 是以一群同龄儿童(样本)在该测验的平均成绩为标准而得到的。CA (chronological age)代表该儿童在测验时的实际年龄。例如，某儿童智力测验时的 CA 为 8 岁，他的智力测验成绩达到了 10 岁儿童的平均水平(MA 为 10)，由比率智商公式计算出该儿童的 IQ 为 125。另一 10 岁儿童在智力测验的成绩为 8 岁儿童的平均水平(MA 为 8)，则

IQ为80。

比率智商建立在儿童的智力水平随着年龄增长而增长的线性关系的基础上，但实际上智力发展到一定年龄时便停止发展，呈稳定的状态，老年人的智力水平还有所下降。因此，韦克思勒提出了离差智商公式，他认为人类智商在任何年龄均呈正态分布，可以用标准分的方法计算智商，其公式为

$$IQ=100+15(x-m)/s$$

式中：m为该年龄阶段样本在智力测验的平均成绩；x为某受试者在智力测验的成绩；s为样本成绩的标准差。在该公式中$(x-m)/s$是标准分(Z)公式，如果$x-m=0$，为了不使IQ为0，故升值为100；同时使每个Z分都升值15倍。离差智商计算方法克服了比率智商计算方法受年龄限制的缺点，成为目前通用的智商计算方法。

3. 智力水平的分级 智力量表编制后，经过科学的采样，可以将智力水平根据IQ值进行分级，通常是将智商平均值(100)和其上、下一个标准差(15)的范围定义为平常智力，其余依据高于或低于平常智力水平依次分级，其分级方法如表10-1所示。

表10-1 智力水平的分级

智力水平	IQ值	标准差范围
天才	145～160	$+3\sim4s$
极超常	130～145	$+2\sim3s$
超常	115～130	$+1\sim2s$
平常	85～115	$\pm1s$
边界	70～85	$-1\sim2s$
轻度智力低下	55～70	$-2\sim3s$
中度智力低下	40～55	$-3\sim4s$
重度智力低下	25～40	$-4\sim5s$
极重度智力低下	<25	$-5D$以下

以上介绍的是国际常用的分级方法，有的智力量表编制者使用自己的分级方法，应用时要仔细阅读智力量表的使用手册。

（二）常用智力测验和发展量表

评估智力水平多采用智力测验和发展量表(developmental scale)，主要原因是4岁以前婴幼儿的智力和生理功能的发展和分化不完全，测验方法难以清晰地划分，因此，0～3岁采用发展量表来评估智力水平，4岁以后采用智力测验和适应量表(adaptive behavior scale)来评估智力水平。国际上通用的智力测验包括韦克斯勒智力量表、斯坦福-比奈智力量表、瑞文测验和考夫曼儿童能力成套测验等，在临床医学中用得最多的是韦克斯勒智力量表。

1. 韦克斯勒智力量表 韦克斯勒智力量表简称韦氏智力量表，是以1939年发表的韦克斯勒-贝勒维智力量表为基础，经过多次修订而成，包括言语和操作量表两个部分。韦氏智力量表目前有成人(16岁以上)、儿童(6～16岁)和学龄前期(4～6岁)三个年龄版本。最早版本是韦克斯勒在1939年出版的W-BI，W-BI是第一个针对成人编制的智力量表，并且测量了与智力相关的多种能力，经过修订，现分为韦氏成人智力量表(Wechsler adult intelligence scale，WAIS，其修订本为 WAIS-R）、韦氏儿童智力量表（WISC，修订本为 WISC-R）和韦氏学前和初级小学儿童量表（WPPSI）。我国已有 WAIS、WISC 和 WPPSI 的修订本，而且其中的 WISC 和 WPPSI 还有多种修订本。在此只以 WAIS 为例作介绍。

韦氏成人智力量表分为言语部分和操作部分，分别评价被评估者言语发展及与空间知觉有关的智力功能，被认为反映了大脑优势半球和非优势半球的功能。其中言语部分包含 6 个分测验，操作部分包含 5 个分测验。韦克斯勒用全量表智商（FIQ）、言语智商（VIQ）和操作智商（PIQ）来表示被评估者的智力发展水平，韦氏智力量表的这种结构是为了临床应用，并非他认为智力是由这些能力所组成。WISC 和 WPPSI 的结构除分量表所包括的分测验数目不同外，其余均相同。根据测验使用的保密原则，因此下面的举例并非原测验题目，只是内容相似的举例。

（1）言语量表的分测验及其主要功能：

①知识（I）：由若干常识（涉及历史、天文、地理、文学、自然现象和日常生活）问题组成，主要测量人们的知识及兴趣范围和长时记忆。

②领悟（C）：由一些有关社会价值观念、社会公共道德和法律习俗的问题所组成，大年龄组的条目还包含一些成语条目，主要测量人们所掌握的实用知识、评价和应用既往经验的能力，也测量被评估者的行为准则、社会成熟性和判断能力。

③算数（A）：由一些心算题组成，算法只涉及加减乘除，主要测量数的概念、数的运算能力、注意集中能力以及解决问题的能力。该测验是言语量表中唯一有时限的分测验，心算速度快者可得到奖励分。

④相似性（S）：相似性要求被评估者找出两物（名词）的共同性并解释理由。相似性测量了与言语有关的抽象概括和逻辑推理能力。

⑤背数（D）：被评估者听到评估者读数后立即照样背出来（顺背）或听到评估者读数后按原来数字顺序的相反顺序背出来（倒背）。主要测量被评估者的瞬间听觉记忆、注意力，倒背部分还测量心理过程的可逆性。

⑥词汇（V）：由一系列词组成，要求被评估者解释每个词的含义。词汇测验测量人们的言语发展的情况、词汇量和对语义的理解能力，词汇测验还能测量言语表达能力。

（2）操作量表的分测验及其主要功能：

①数字-符号（DS）：用一系列无意义的符号来标记一系列数字（一位数）或几何图形。该测验测量了被评估者的手眼协调、短时记忆、注意力和操作速度。

②填图（PC）：每张图卡都缺一个重要的部件，要求被评估者说明所缺部件名称和指出所缺部位。该测验主要测量被评估者的视觉分析和转换能力、视觉再认能力以及扫视时辨别细节的能力。

③积木图案（BD）：测验材料包括 9 个红白相间的立方体和图案，要求被评估者按照模型或示例摆出与之相同的图案。若在规定的时间内正确完成，依据速度的快慢还可以获得奖励分。该测验主要测量被评估者的空间知觉、视觉分析综合能力、非言语的概念形成和逻辑推理能力。

④图片排列（PA）：每一条目由 3～6 张图卡构成一个完整的小故事，要求被评估者按照故事情节调整无秩序的图片使之成有意义的序列。该测验主要测量被评估者的逻辑联想能力、计划行动能力、预测结果能力和时空概念等。这是一个有时限的测验，被评估者完成的

速度快则可以获得奖励分。

⑤拼物(OA):该测验要求被评估者在规定时间内将碎片复原为一物。正确完成的速度越快,便可能得到较多的奖励分。该测验测量的是被评估者的想象力、抓住线索的能力以及手眼协调能力。

本量表属于个别测验,评估者按照手册将各分测验的项目逐一进行施测。分数的评定均按照手册规定的评分标准计算,一个分测验中的各个项目分之和即为原始分,原始分按照手册上的相应用表再转换成量表分。所有分测验量表分相加,成为全量表分。从各分量表和分测验得到的三种智商,其中 FIQ 可代表被评估者的总智力水平,VIQ 代表言语智力水平,FIQ 代表操作智力水平。对被评估者的智力进行分析时,不仅根据三种智商的水平,而且还要比较 VIQ 与 PIQ 的关系,以及分析各分测验的成绩分布剖图来进行。

由于韦氏智力量表可以提供所有年龄段的 FIQ、VIQ、PIQ,在对同一被评估者的不同年龄进行施测时,该量表具有特别的价值,如可以推测教育年限对个体智力的影响。因此,它被公认为是较好的智力测验。

2. 斯坦福-比奈智力量表 比奈-西蒙智力量表(B-S)于 1905 年为法国比奈(A. Binet)和西蒙(Simon)所编制,是世界上第一个智力量表,该量表分别于 1908 年和 1911 年作了修改。1916 年美国推孟教授在斯坦福大学对该量表作了修订,最突出的贡献是第一次提出 IQ 及其计算法(比率智商计算法),此量表被称为斯坦福-比奈智力量表(S-B)。该量表中的测验项目仍沿用 B-S 方法,按难度依年龄组排列,每一个年龄组包括 6 个项目,每通过 ·项计月龄两个月,6 项全通过,说明被评估者的智力达到了这个年龄水平。这种项目排列法在心理测量学上称“混合列车”式。至 1960 年,该量表改比率智商计算法为离差智商计算法,至 S-B4 又将项目的混合列车式排列,改成“专列”式排列,即是仿 W-S 方式,将功能相同的项目集中成分测验,所以量表由许多测验组成,而不按年龄组分段。于是 S-B4 的形式与 W-S 的也相似了。S-B4 有 15 个分测验,组成四个领域,即词语推理、数量推理、抽象/视推理以及短时记忆。最初 B-S 为预测儿童学习能力而编制,S-B 仍沿其意思,所以此量表一直在教育上用得多,临床上用得少。我国陆志伟于 1937 年修订过 S-B 的 1916 年版本,后有吴天敏根据陆氏修订本再作修改(1986)。

3. 瑞文测验 瑞文测验是英国心理学家瑞文(J. C. Raven)于 1938 年编制的一种非文字智力测验,主要测量的是个体空间分析和逻辑推理能力,分为标准型、彩色型和高级型。标准型是瑞文测验的基本型,适用于 6 岁以上被评估者;彩色型适用于 5～7 岁的儿童及智力落后的成人;高级型适用于智力水平较高者。1986 年我国张厚粲及全国协作组完成了对瑞文标准型的修订。1989 年李丹、王栋等人完成了标准型和彩色型合并本联合型瑞文测验(CRT)中国修订版的成人、城市和农村儿童三个常模的制定工作。

4. 考夫曼儿童能力成套测验 考夫曼(Kaufman)采用了 Luria 信息处理方法和 Sperry 大脑特异性功能理论来编制考夫曼儿童能力成套测验(K-ABC)。该量表主要适用于 2～12.5 岁儿童,在临床、教育评估及心理学基础研究方面均有一定应用价值。

5. 儿童发展量表 婴幼儿的心理活动是在神经系统逐渐发育成熟的基础上,在环境的作用下,逐步产生和发展起来的,一般而言,智力要发展到 5～6 岁时才有较好的预测性。所以在此以前的年龄阶段评定智力主要是通过观察婴幼儿的发育情况来判断其发展水平的。儿童发展量表就是通过对婴幼儿的行为发育进行经验观察来评估婴幼儿的发展水平,从而测量其智力。儿童早年发展主要包括身体生长和心理发展两大内容。其中心理发展又以适应行为为重。婴幼儿期所观察到的主要是一些本能和动作以及一些初级的智力活动，虽然与以后的智力水平相关程度不高，但临床上需要了解这一时期的智力发展水平，因此发展量表具有较大的临床应用价值。常用的量表有贝利婴幼儿发展量表（2～30 个月），丹佛发展筛查测验（2 周至 6 岁），盖塞尔发展诊断量表（2.5～6 岁）等，国内各有相应的修订本。

6. 适应行为量表 适应行为（adaptive behavior）是指个人独立处理日常生活与承担社会责任的能力达到其年龄和所处社会文化背景所期望的程度，也就是个体适应自然和社会环境的有效性。适应行为主要是个体在后天环境下的获得性行为技能，适应行为量表用于评估个体适应行为发展水平和特征，广泛应用于智力低下的诊断、分类、训练及特殊教育等方面。常用的适应行为量表有 AAMD 适应行为量表、Vineland 适应行为量表、儿童适应行为量表等。

二、人格测验

人格是研究个体差异的领域，有着复杂的心理结构。关于人格的心理学研究，学派众多，众说纷纭。但无论是哪种人格理论，均认为人与人的本质差异在于人格，且这些差异是可以测量和评估的，并通过寻求测量这些差异的方法来精准的描述个体的人格。

人格测验指的是系统获得个体或群体的人格资料或对人格进行全面系统的描述，使用的手段包括熟练评价者的评分资料、自我评定资料和实验情境或测量资料等。人格测验的技术和方法很多，包括观察、晤谈、作品分析、行为评定量表、问卷法、投射测验等，最常用的方法是问卷法（自陈量表）和投射法，前者包括明尼苏达多相人格调查表、艾森克人格问卷、卡特尔 16 种人格因素问卷等；后者包括罗夏墨迹测验、主题统觉测验等。人格心理学家认为投射法和问卷法反映了两个完全不同的动机系统：前者是潜意识的，后者是意识的、自我归因的。

1. 明尼苏达多相人格调查表 明尼苏达多相人格调查表（MMPI）由美国明尼苏达大学哈特卫（S. R. Hathaway）和麦金利（J. C. Mckinley）两位教授于 1944 年根据经验校标法合作编制而成，最初只作为鉴别精神病的辅助量表，后来经过修订逐渐发展成为人格量表。自问世以来，该量表对人格测验的研究进程产生了巨大的影响，成为人格量表发展史上的一个重要里程碑。MMPI 应用非常广泛，是世界上最常引证的人格自陈量表，适用于多种不同的情况，不仅可以提供临床医学上的诊断，同时可以用于正常人的个性评定。我国中科院研究员宋维真等人于 1980 年开始 MMPI 的修订工作，1984 完成修订并建立中国常模。

MMPI 适用于 16 岁以上，至少有 6 年教育年限者。MMPI 共有 566 个自我陈述形式的题目，分为 566 道题目版本和 399 道题目版本。其中 1—399 题是与临床相关的，其他属于一些研究量表。MMPI 题目内容范围很广，包括身体各方面的情况、精神状态以及家庭、婚姻、宗教、政治、法律、社会等方面的态度和看法。被评估者根据自己的实际情况对每个题目做“是”或“否”的回答，不能判定的则不作答。然后，根据被评估者回答情况进行量化分析，或做人格剖面图，现在除手工分析方法外，多以计算机分析和解释系统来对结果进行统计。在临床工作中，MMPI 常用 4 个效度量表和 10 个临床量表。

效度量表包括 Q 量表、掩饰 L 量表、效度 F 量表和校正分 K 量表，各分量表具体内容如下。

Q 量表(question):表示被评估者无法回答的题目数,在 566 题目版本中如超过 30 个题目或 399 版本超过 22 个题目,测验结果不可靠,视为无效测验。

掩饰 L 量表(lie L):共 15 个题目,测量被评估者对该调查的态度,原始分超过 10 分测验无效。高 L 分反映被评估者防御、天真、思想单纯等,因而测验的效度不可靠。

效度 F 量表(validity F):又称为诈病量表,共 64 个题目,该量表由一些古怪或荒唐的题目构成,其中有些题目还包括在精神分裂症量表内。该量表测量的是被评估者任意回答问题的倾向。高分表示任意回答、诈病或存在偏执。

校正分 K 量表(correction K):也称为修正量表,共 30 个题目。是对测验态度的一种衡量,测量的是被评估者过分防御或不现实倾向,高分表示被评估者对测验持较强的防御态度。

临床量表包括 10 个分量表,各量表基本情况如下。

疑病量表(hypochondriasis,Hs):共 33 个题目,测量被评估者疑病倾向及对身体健康的过分关注。高分表示被评估者有许多身体上的不适、不愉快、以自我为中心、敌意、需求、寻求注意等。得分高者往往有疑病症、神经衰弱、抑郁等临床诊断。条目举例:我常会恶心呕吐。

抑郁量表(depression,D):共 60 个题目,测量的是被评估者情绪低落、焦虑等问题。高分表示情绪低落,缺乏自信,有自杀观念,有轻度焦虑和激动。得分高者常被诊断为抑郁症。条目举例:我常有很多心事。

癔症量表(hysteria,Hy):共 60 个题目,测量被评估者用转换反应来对待压力或解决矛盾的倾向。高分反映以自我为中心、自大、自私、期待更多的注意和爱抚,与人的关系肤浅、幼稚,并缺乏自知力。条目举例:每星期至少有一两次,我会无缘无故地觉得周身发热。

精神病态性偏倚量表(psychopathic deviation,Pd):共 50 个题目,测量被评估者的社会行为偏离特点。高分反映个体脱离一般社会道德规范,无视社会习俗,社会适应差,冲动敌意,攻击性倾向。在精神科的患者中,多诊断为人格异常,包括反社会型人格和攻击型人格等。条目举例:我童年时期中,有一段时间偷过人家的东西。

男子气或女子气量表(masculinity-femininity,Mf):共 60 个题目,测量被评估者的男子女性化或女子男性化倾向。男性高分反映敏感、爱美、被动等女性倾向,女性高分则反映粗鲁、好攻击、自信、缺乏情感、不敏感等男性化倾向。条目举例:和我性别相同的人最容易喜欢我。

偏执量表(paranoia,Pa):共 40 个题目,测量被评估者是否具有病理性思维。高分提示被评估者具有多疑、过分敏感,孤独及烦恼等性格特点,平时思维方式为容易指责别人而很少内疚,有时可表现强词夺理、敌意、愤怒甚至侵犯他人。得分高者(T>70 分)则可能存在偏执妄想,极端高分者极可能被诊断为精神分裂症偏执型和偏执性精神病。条目举例:有人想害我。

精神衰弱量表(psychasthenia,Pt):共 48 个题目,测量被评估者神经衰落、强迫、恐怖或焦虑等神经症特点。高分提示被评估者强迫观念、严重焦虑、高度紧张、恐怖等反应。条目举例:我似乎比别人更难以集中注意力。Pt 量表与 D、Hs 量表同时升高则是一个神经症剖析图。

精神分裂症量表(schizophrenia,Sc):共 78 个题目,测量被评估者思维异常和行为古怪等与精神分裂症有关的临床表现。高分提示被评估者思维古怪,行为退缩,可能存在幻觉妄想,情感不稳。极高分数者(T>80 分)可表现妄想、幻觉、人格解体等精神症状及行为异常。条目举例:有时我会哭一阵笑一阵,连自己也不能控制。

轻躁狂量表(mania,Ma):共 46 个题目,测量被评估者的情绪紧张、过度兴奋、夸大、易激惹等轻躁狂症的特点。高分者常有联想过多过快、情绪激昂、夸大、易激惹、活动过多、精力过分充沛、行为无拘束等特点。极高分数者,可能表现为情绪紊乱、反复无常、行为冲动,也可能有妄想。Ma 得分极高者(T>90 分)可考虑双相情感障碍躁狂相。条目举例:我是个重要人物。

社会内向量表(social introversion,Si):共 70 个题目,测量被评估者的社会化倾向。高分提示被评估者性格内向、胆小退缩、不善社交、过分自我控制性格特点等;低分反映个体外向、爱交际、好攻击、冲动、任性、不受拘束等性格特点。条目举例:但愿我不要太害羞。

MMPI 各量表结果采用 T 分形式,可在 MMPI 剖析图上标出。一般某分量表 T 分高于 70 则认为存在该量表所反映的精神病理症状,但具体分析时应综合各量表 T 分高低情况解释。除根据各分量表分数进行解释外,MMPI 还采用了两点编码形式对结果进行解释,所谓两点编码就是将出现高峰的两个量表的数字号码联合起来所得到的一个剖析图,某些特定的剖析图常对应着某种心理障碍或精神疾病的症状表现。例如在量表 2(D)和量表 3(Hs)上分别得到第一个和第二个高分,这张剖析图的编码即为"23/32",这个剖析图则对着抑郁性神经症的症状表现。因此,MMPI 的结果解释是一项专业性很强的工作,需要由经过专门训练和具有一定经验的心理学家和精神科医生来进行。

1989 年,明尼苏达大学出版社正式发表了 MMPI-2(修订版),共有 567 题和 370 题两个版本,可用于 13 岁以上青少年和成人,MMPI-2 提供了成人和青少年常模,采用原 MMPI 所没有的"一致性"T 分计算法。修订后的 MMPI-2 弥补了 MMPI 使用过程中的不足之处,使其对测验结果的分析和解释更明确。

2. 艾森克人格问卷　艾森克人格问卷(Eysenck personality questionnaire,EPQ)由英国伦敦大学心理学家艾森克(Eysenck)夫妇根据人格结构三个维度的理论共同编制,于 1975 年在 1952 年和 1964 年两个版本的基础上修订而成,分为儿童(7～15 岁)和成人(16 岁以上)两个版本,在国际上被广为应用。国外 EPQ 儿童版本有 97 项,成人版本有 101 项。我国龚耀先修订的成人和儿童版本均为 88 项;陈仲庚修订本成人版本有 85 项。

EPQ 由三个人格维度量表和一个效度量表组成。

神经质(neuroticism,N)维度:测查情绪性行为的稳定性。高分反映易焦虑、抑郁和较强烈的情绪反应倾向等特征。举例:你容易激动吗?

内-外向(introversion-extroversion,E)维度:测查内向和外向人格特征。高分反映个性外向,具有好交际、热情、冲动等特征;低分则反映个性内向,具有好静、稳重、不善言谈等特征。举例:你是否健谈?

精神质(psychoticism,P)维度:测查与精神病理有关的人格特征。高分可能具有孤独、缺乏同情心、不关心他人、难以适应外部环境、好攻击、与别人不友好等特征,也可能具有极其与众不同的人格特征。举例:你是否在晚上小心翼翼地关好门窗?

掩饰(lie,L)效度:测查被评估者的掩饰、假托及自身隐蔽或测定其朴实、幼稚水平。在国外，高分表明掩饰、隐瞒，但在我国 L 分高的意义仍未十分明了。举例：你曾经拿过别人的东西(哪怕一针一线)吗？

EPQ 结果用标准分 T 分表示，根据各维度 T 分高低判断人格倾向和特征。还将 N 维度和 E 维度组合，进一步分出外向稳定(多血质)、外向不稳定(胆汁质)、内向稳定(黏液质)、内向不稳定(抑郁质)四种人格特征，各型之间还有移行型。

EPQ 为自陈量表，实施方便，有时也可以用于团体测验，是我国临床应用最为广泛的人格测验。但因其条目较少，反映的信息量也相对较少，故反映的人格特征类型有限。

3. 卡特尔 16 种人格因素问卷 卡特尔 16 种人格因素问卷(16 personality factor questionnaire，16PF)由卡特尔(Cattell)根据人格特质学说，采用因素分析方法编制而成。卡特尔认为 16 个根源特质是构成人格的内在基础因素，只要测量出 16 项基础因素在个体身上的表现程度，即可知道个体的人格特征。与其他类似的测验相比较，它能以同等的事件测量更多方面主要的人格特质，并可作为了解心理障碍的个性原因及心身疾病诊断的重要手段，也可以用于人才的选拔。

16PF 测量的 16 个根源特质包括：A 乐群性，B 聪慧性，C 稳定性，E 恃强性，F 兴奋性，G 有恒性，H 敢为性，I 敏感性，L 怀疑性，M 幻想性，N 世故性，O 忧虑性，Q1 激进性，Q2 独立性，Q3 自律性，Q4 紧张性。

目前，16PF 共有 A、B、C、D、E 式五种版本。A、B 为全本，均有 187 项；C、D 为缩减本，有 105 项。前四种版本适用于 16 岁以上并有小学以上文化程度者；E 版本专为阅读水平低的人而设计，共有 128 项。16PF 主要用于确定和测量正常人的基本人格特征，并进一步评估某些次级人格因素。1970 年，我国刘永和、梅吉瑞将 A、B 版本合并，发表了中文修订版及全国常模。

B、C、D 版本均有三种答案可供选择："A. 是的；B. 介于 A 与 C 之间；C. 不是的"。凡答案与记分标准相符记 2 分，相反记 0 分，中间给 1 分；E 式有两种答案选择其一。条目举例：我喜爱球赛。

16PF 结果采用标准分(Z)。通常认为 4 分以下(1～3 分)为低分，7 分以上为高分(8～10分)。高、低分结果均有相应的人格特征说明。

16PF 因素、名称、特征简介如表 10-2 所示。

表 10-2 16PF 因素、名称、特征简介

名称	低分特征	高分特征
乐群性(A)	缄默，孤独，冷淡	外向，热情，乐群
聪慧性(S)	思维迟钝，学识浅，抽象思考力弱	聪明，富有才识，善于抽象思维
稳定性(C)	情绪激动，易烦恼	情绪稳定而成熟，能面对现实
恃强性(E)	谦逊，顺从，通融，恭顺	好强，固执，独立，积极
兴奋性(F)	严肃，审慎，冷静，寡言	轻松兴奋，随遇而安
有恒性(G)	敷衍塞责，缺乏奉公守法精神	有恒负责，做事尽责
敢为性(H)	畏怯退缩，缺乏自信心	冒险敢为，少有顾虑
敏感性(I)	理智感，注重实际，自食其力	敏感，感情用事

续表

名称	低分特征	高分特征
怀疑性(L)	信赖随和,易与人相处	怀疑,刚愎,固执己见
幻想性(M)	现实,合乎成规,力求稳妥合理	富于想象,狂放任性
世故性(N)	坦白,直率,天真	世故,精明强干
忧虑性(O)	安详,沉稳,有自信	忧虑,烦恼,抑郁
激进性(Q1)	保守,尊重传统观念与行为标准	自由开放,不拘泥成规
独立性(Q2)	依赖,随群附和	自立自强,当机立断
自律性(Q4)	矛盾冲突,随心所欲	知己知彼,自律严谨
紧张性(Q4)	心平气和,宁静闲散	紧张困扰,激动挣扎

4. 罗夏墨迹测验 罗夏墨迹测验是投射测验中最常用的一种测验。所谓投射测验(projective test)是指通过观察个体对一些模糊的或者无结构材料所做出的反应以及个体的想象,揭露其内心深处的心理活动的一种测验,从而了解个体的人格特征和心理冲突。瑞士精神病学家 Rorschach 在 1921 年为了精神分裂症的临床诊断编制了罗夏墨迹测验,罗夏墨迹测验的材料是模糊和不确定的墨迹图,包括 10 张墨迹图(其中 5 张全黑色的,2 张黑色和红色的,其余 3 张是彩色的),对被评估者仅要求按照墨迹图的顺序说出所看到图片可能是什么,没有其他严格限制(图 10-1)。

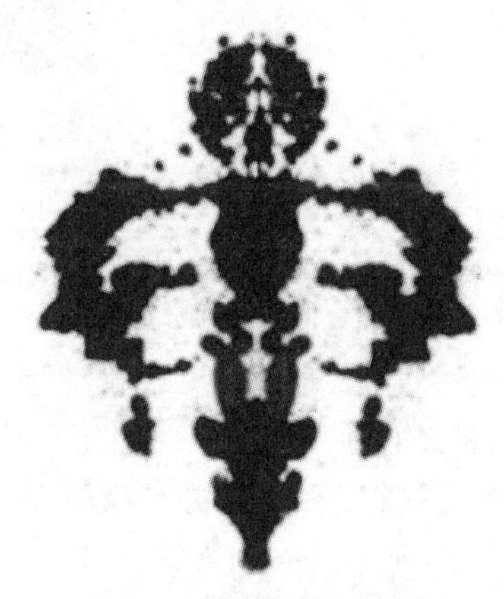

图 10-1 罗夏墨迹测验墨迹图

虽然罗夏墨迹测验结果主要反映了个人特征,但也得出对临床诊断和治疗有意义的精神病理指标,在临床上对患者人格特征分析有一定的参考借鉴作用。但由于其非结构性和经验性,在结果的解释和有效性等方面一直饱受争议。1974 年,研究者在根据统计结果将计分系统中已有的那些重要的、价值较大的成分综合到一起,形成了一个新的计分系统,成为综合系统,建立了常模,提高了信效度。

5. 主题统觉测验 主题统觉测验(thematic apperception test,TAT)是由美国心理学家莫瑞(Murray)和摩根(Morgen)等人于 1936 年所创立的。主题统觉测验是一种窥探个体主要动机、情绪、情节和人格矛盾的方法,其特殊的价值在于它揭示了被评估者潜在的被抑制的内在心理特征。

现在普遍使用的是 1943 年的修订版,测验材料包括 30 张人物和风景的黑白图片和一张空白卡片,要求被评估者对这些图片编故事。评估者通过对故事的分析,便可以了解个人行为特征和人格特点(图 10-2)。经过几十年的研究,证明主题统觉测验是测量个体成就需要的有效工具。其缺点是缺乏标准化的施测程序和计分系统。

三、神经心理学测验

随着神经心理评估的不断发展,神经心理学测验成为神经心理学研究和临床实践的重

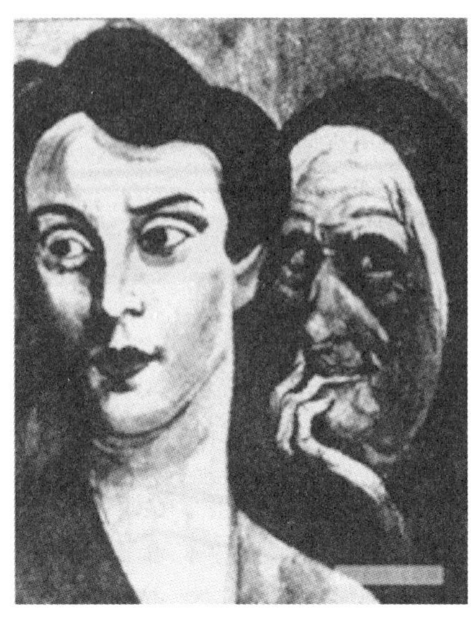

图 10-2　主题统计测验中的一张卡片

要手段，主要用于人类大脑功能的心理行为的评估，包括感知运动、言语、注意、记忆、思维等。它既可以用于正常人神经功能的测试，更常用于脑损伤患者的临床诊断和严重程度评估。按测试形式，神经心理测验分为单项测验和成套测验两种。前者只有一种项目形式，测量一种神经心理功能，常用于神经心理筛选；而后者有多种项目形式，能全面地测量被评估者的神经心理功能。

1. 单项测验　该类测验用于评估患者是否有神经方面的问题，并初步判断问题的性质是属于器质性还是功能性的，以评估患者是否进行全面的神经心理学功能和神经病理学检查。常用的单项神经心理筛查有以下几种。

(1) Bender-Gestalt 测验：Bender-Gestalt 测验主要测查空间能力。要求被评估者临摹一张纸上的 9 个几何图形，根据临摹错误多少和错误特征判断测验结果。目前此测验常作为简捷的空间能力测查和作为有无脑损伤的初步筛查工具。

(2) Benton 视觉保持测验(BVRT)：该测验是 Benton 于 1955 年编制的，适用年龄为 5 岁以上。本测验有三种不同形式的测验图(C、D、E 式)，主要用于脑损伤后视知觉、视觉记忆、视觉空间结构能力的评估。

(3) Wisconsion 卡片分类测验(WCST)：该测验首先由 Berg 于 1948 年应用，测查的是抽象思维能力、任务转换和自我调节行为的灵活性。测验工具由 4 张模板和 128 张卡片构成。卡片上有不同形状(三角形、五角星形、十字形、圆形)、不同颜色(红色、黄色、绿色、蓝色)、不同数量(1、2、3、4)的图形。要求被评估者根据 4 张模板对 128 张卡片进行分类，测试时不告诉被评估者分类的原则，评估者只说出每次测验是否正确。该测验对额叶背外侧病变较敏感。

(4) 皮肤电反应(GSR)：GSR 测量的是皮肤的电阻。从生理角度而言，GSR 反映的是汗腺活动及交感神经系统的变化。交感兴奋导致汗腺活动增加，进而引起电阻的增加，电阻的微弱变化，都能通过手掌或指尖的电极反映出来。由于交感神经活动和情绪唤醒之间存在着联系，所以 GSR 也被用于许多的领域，如 1973 年 Raskin 将它用作测谎仪的一部分。

(5) 快速神经学甄别测验(QNST):该测验为 M. Mutti 等所编,主要用于测量与学习有关的综合神经功能。主要测量运动发展,控制粗大与精细肌肉运动的技巧,运动和计划的顺序性,速度和节奏感,空间组织,视知觉和听觉技巧,平衡和小脑前庭功能,学习相关功能等。QNST 对学习困难儿童具有较好的鉴别作用。

(6) 线段中分试验:要求被评估者在没有尺子、不把纸对折的条件下,画出 A4 纸上数条水平线段的中点,往某侧的偏移往往指示存在对侧空间的相对忽视。临床研究证实,在某些特殊情况下,单侧大脑病变患者会持续地犯某种方向特异性的错误。比如右顶叶病变患者,存在对左侧空间的忽视,在试验时会把中点标在实际位置的右侧。因此,该试验能区分大脑右侧病变、左侧病变、双侧弥漫性病变患者及健康对照,还可作为对疾病预后的评估手段,如急性中风。测试前需考察被评估者的利手。另外,被评估者的年龄、性别、文化背景、试验时目测方向(从左到右或反之)、所用的手(利手或非利手)等因素都会影响对中点的判断。

(7) Stroop 字色干扰测验(SCWT):该测验要求被评估者看着一系列彩色词,说出这些词的实际颜色。第一阶段,词语和颜色是匹配的;第二阶段,词语和颜色是不匹配的,比如蓝笔写的“红”字。该测验通过记录两个阶段的反应时间、两者之差、第二阶段的错误率,来测查被评估者注意力的选择性和灵活性。通常,命名颜色所花的时间比阅读词汇花的时间长,此效应称为 Stroop 效应。Stroop 效应表明大脑接收到矛盾信息时,信息间的干扰影响了大脑处理信息的速度。该测验反映选择性抑制和冲动控制能力。

2. 成套测验 成套测验一般含有多个分测验,各分测验形式不同,分别测量一种或多种神经心理功能,从而可以对神经心理功能作较全面的评估。

成套神经心理测验问卷较多,其中应用最广泛的是 Halsted 编制的 H-R 成套神经心理测验(HRB)。该测验最初是生物性智力的研究工具,后来主要用于测查多方面的心理功能或能力状况,包括感知觉、运动、注意力、记忆力、抽象思维能力和言语功能等。此测验有成人、儿童、幼儿三式,成人版的 H-R 成套神经心理测验由 10 个分测验组成,包括 6 项分测验和 4 个检查。我国龚耀先等分别于 1986 年、1988 年及 1991 年进行了修订。下面以我国修订的 HRB 成人式为例简要介绍如下。

(1) 范畴测验:要求被评估者通过尝试错误发现一系列图片(156 张)中隐含的数字规律,并在反应仪上做出应答,测查被评估者分析、概括、推理等能力。此测验主要测量概念形成以及抽象和综合能力,有助于反映额叶功能。

(2) 触觉操作测验:要求被评估者在蒙着双眼的情况下,凭感知觉将不同形状的形块放入相应的木槽中。分利手、非利手、双手三次操作,最后使之回忆这些形块的形状和位置。此测验测查被评估者的触觉、运动觉、上肢运动协调能力、手部技巧动作、空间结构能力和触觉定位能力,左右侧操作成绩比较有助于反映左右半球功能的差异。

(3) 音乐节律测验:要求被评估者听 30 对音乐节律录音,辨别每对节律是否相同,测查注意力、瞬间记忆力和节律辨别能力。此测验有助于了解右半球功能。

(4) 手指敲击测验:要求被评估者分别用左、右手指快速敲击计算器的按键,测量单位时间内左、右手食指敲击动作的速率。比较左、右手敲击快慢的差异有助于反映左、右半球精细运动控制功能差异。

(5) 失语甄别测验:测验内容包括命名、阅读、听辨、书写、心算、临摹、指点身体部位等,测查被评估者言语接受和表达功能,以及有无失语。

(6) 语声知觉测验：要求被评估者在听到一个单词或一对单词的发音(录音)后，从 4 个被选词中找出相应的词，共测 30 个(对)，测查被评估者注意力和语音知觉能力。其主要反映颞叶功能。

(7) 侧性优势检查：通过对被评估者写字、投球、拿东西等动作的询问和观察，判断其利手或利侧，进一步判断大脑半球优势侧。

(8) 握力测验：要求被评估者分别用左、右手尽其最大力量紧握握力计，测查运动功能。左、右握力比较有助于反映左、右半球功能和运动功能差异。

(9) 连线测验：此测验有两种类型，分 A、B 两式，A 式要求被评估者将一张 16 开的纸上散在的 25 个阿拉伯数字按顺序连接；B 式除数字系列外，还有英文字母系列，要求被评估者按顺序交替连接阿拉伯数字和英文字母。测量被评估者运动速度、视扫描、视觉运动综合、空间知觉、思维灵活性和转换等能力。

(10) 感知觉障碍测验：此测验包括听觉检查、视野检测、脸手触觉辨认、手指符号辨认和形状辨认等方面，测试被评估者有无周边视野缺损、听觉障碍、触觉和知觉障碍，以及了解大脑两半球功能的差别。

四、症状评定量表

在心理测量学中，症状量表(rating scales)是用来测量观察中所得印象的一种测量工具，为在心理健康评估中收集资料的重要手段之一。评定量表多是以实用为目的，强调实用性，理论背景不一定严格，多是在一些问卷的基础上进行结构化、数量化而发展起来的。评定量表另一个突出特点是简便易操作，如对被评估者的检查常用筛查工具(而不做诊断用)，评价也多采用原始分直接评定。此外，评定量表也不像心理测验那样控制严格，有些可公开发表，许多评定量表非专业工作者稍加训练就可掌握。评定量表的形式多种多样，既有他评性质的评定量表(由经过训练的评估者根据被评估者的表现或回答进行评定)，也有自陈性质的评定量表(由被评估者根据自己实际情况作答)，还有问卷、调查表和检核表等形式。在医学心理学中，常用的评定量表包括心理健康评定量表、与心理应激有关的生活事件量表、应对方式量表和社会支持等量表等。

1. 自评量表 自评量表是指被评估者根据量表的题目和内容自行选择答案做出判断的评定量表。这里仅介绍一些医学心理学常用的自评量表。

(1) 90 项症状自评量表(symptom check list 90，SCL-90)(表 10-3)：由 Derogatis 于 1975 年编制，用于评定被评估者精神症状，包含比较广泛的精神病症状学内容，是临床上快速评估个体心理健康水平常用的量表之一。该量表包含 9 个心理症状因子：躯体化、强迫症状、人际关系敏感、抑郁、焦虑、敌意、恐怖、偏执和精神质，以及 1 个附加因子。因子分用于反映有无各种心理症状及其严重程度。每个项目按“没有、轻度、中度、偏重、严重”5 个等级以 1～5 分或 0～4 分选择评分，由被评估者根据自己最近一周以内的情况和感受对各项目选择符合自己描述的评分。通过分析量表总分、总平均水平、各因子的水平以及表现突出的因子，了解被评估者精神症状的范围、表现以及严重程度等。SCL-90 可进行追踪性测查，以观察病情发展或评估治疗效果。

表 10-3　90 项症状自评量表(SCL-90)

序　　号	问　　题
1	头痛
2	神经过敏,心中不踏实
3	头脑中有不必要的想法或字句盘旋
4	头晕或昏倒
5	对异性的兴趣减退
6	对旁人责备求全
7	感到别人能控制自己的思想
8	责怪别人制造麻烦
9	忘性大
10	担心自己的衣饰整齐及仪态的端正
11	容易烦恼和激动
12	胸痛
13	害怕空旷的场所或街道
14	感到自己的精力下降,活动减慢
15	想结束自己的生命
16	听到旁人听不到的声音
17	发抖
18	感到大多数人都不可信任
19	胃口不好
20	容易哭泣
21	同异性相处时感到害羞不自在
22	感到受骗,中了圈套或有人想抓自己
23	无缘无故地突然感到害怕
24	自己不能控制地大发脾气
25	怕单独出门
26	经常责怪自己
27	腰痛
28	感到难以完成任务
29	感到孤独
30	感到苦闷
31	过分担忧
32	对事物不感兴趣
33	感到害怕

续表

序　　号	问　　题
34	自己的感情容易受到伤害
35	旁人能知道自己的私下想法
36	感到别人不理解自己、不同情自己
37	感到人们对自己不友好,不喜欢自己
38	做事必须做得很慢以保证做得正确
39	心跳得很厉害
40	恶心或胃部不舒服
41	感到比不上他人
42	肌肉酸痛
43	感到有人在监视自己、谈论自己
44	难以入睡
45	做事必须反复检查
46	难以作出决定
47	怕乘电车、公共汽车、地铁或火车
48	呼吸有困难
49	一阵阵发冷或发热
50	因为感到害怕而避开某些东西,场合或活动
51	脑子变空了
52	身体发麻或刺痛
53	喉咙有堵塞感
54	感到对前途没有希望
55	不能集中注意力
56	感到身体的某一部分软弱无力
57	感到紧张或容易紧张
58	感到手或脚发沉
59	想到有关死亡的事
60	吃得太多
61	当别人看着自己或谈论自己时感到不自在
62	有一些不属于自己的想法
63	有想打人或伤害他人的冲动
64	醒得太早
65	必须反复洗手、点数目或触摸某些东西
66	睡得不稳不深

续表

序号	问题
67	有想摔坏或破坏东西的冲动
68	有一些别人没有的想法或念头
69	感到对别人神经过敏
70	在商店或电影院等人多的地方感到不自在
71	感到任何事情都很难做
72	一阵阵恐惧或惊恐
73	感到在公共场合吃东西很不舒服
74	经常与人争论
75	单独一人时神经很紧张
76	别人对自己的成绩没有作出恰当的评价
77	即使和别人在一起也感到孤单
78	感到坐立不安心神不宁
79	感到自己没有什么价值
80	感到熟悉的东西变成陌生或不像是真的
81	大叫或摔东西
82	害怕会在公共场合昏倒
83	感到别人想占自己的便宜
84	为一些有关"性"的想法而很苦恼
85	认为应该因为自己的过错而受到惩罚
86	感到要赶快把事情做完
87	感到自己的身体有严重问题
88	从未感到和其他人很亲近
89	感到自己有罪
90	感到自己的脑子有毛病

SCL-90的具体分析指标包括以下几种。①总分：所有项目原始评分相加即为总分。②阳性项目数：大于或等于2的项目数。③因子分：将各因子的项目评分相加后除以该因子的项目数，即得到因子分。

根据总分、阳性项目数、因子分等评分结果情况，判定是否有阳性症状及其严重程度，或是否需进一步检查。因子分越高，反映的症状就越多，障碍就越严重。

10个因子的定义、项目数及其含义如下。

躯体化：包括1、4、12、27、40、42、48、49、52、53、56、58共12项，主要反映主观的身体不舒适感，包括心血管、呼吸、消化和其他系统的主诉不适，以及头痛、背痛、肌肉酸痛等躯体表现和焦虑的其他躯体表现。

强迫：包括3、9、10、28、38、45、46、51、55、65共10项，主要反映强迫症状，包括那些明知道没有必要但又没有办法摆脱、实际上毫无意义的思想、冲动和行为等表现，对一些比较一般的感知障碍的行为表现也在这一因子中得到了反映。

人际敏感：包括 6、21、34、36、37、41、61、69、73 共 9 项，主要反映个人的不自在感和自卑感，往往在与其他人相比较时表现更为突出。在人际交往中的自卑感、心神不定、明显局促不安以及人际交往中的自我意识和消极期待是这方面症状的典型原因。

抑郁：包括 5、14、15、20、22、26、29、30、31、32、54、71、79 共 13 项，主要反映抑郁症状，包括对生活兴趣减退、情绪低落、丧失活力等，此外，也包括失望、悲哀以及与抑郁有关的其他感知和躯体方面的问题，还包括有关死亡和自杀观念。

焦虑：包括 2、17、23、33、39、57、72、78、80、86 共 10 项，主要反映焦虑症状，一般包括烦躁、坐立不安、神经过敏、紧张以及由此产生的躯体表现，这些表现通常都在临床上与焦虑症状明显相关。

敌对：包括 11、24、63、67、74、81 共 6 项，主要反映敌对表现，包括思想、感情及行为。其项目的具体内容涵盖了从厌烦、争论、摔物和难以抑制的冲动等各个方面的表现。

恐惧：包括 13、25、47、50、70、75、82 共 7 项，主要反映恐怖症状。项目与传统的恐惧状态所反映的内容基本一致。

偏执：包括 8、18、43、68、76、83 共 6 项，主要反映猜疑和关系妄想等精神症状，如投射性思维、猜疑、敌对、关系妄想、被动体验和夸大等。

精神病性：包括 7、16、35、62、77、84、85、87、88、90 共 10 项，主要反映各式各样的急性症状和行为，以及有代表性的、限定不严的精神病性过程的指征。也可以反映幻听、思维扩散、情感控制等精神病性行为的继发征兆和分裂性生活方式的指征。

附加项：包括 19、44、59、60、64、66、89 共 7 项，主要反映睡眠和饮食情况（表 10-3）。

（2）抑郁自评量表（self-rating depression scale，SDS）：由 Zung 于 1965 年编制。量表包含 20 个项目，采用四级评分方式。该量表使用方法简便，能相当直观地反映患者抑郁的主观感受及严重程度，使用者也不需经特殊训练。目前多用于门诊患者的粗筛、情绪状态评定以及调查、科研等。

评分：大多数项为正向评分。1 分：很少有该项症状。2 分：有时有该项症状。3 分：大部分时间有该项症状。4 分：绝大部分时间有该项症状。但部分项目为反向评分题，反向计分。由被评估者按照量表说明进行自我评定，依次回答每个条目。

总分：将所有项目得分相加，即得到总分，如果总分超过 41 分可考虑筛查阳性，即可能有抑郁存在，需进一步检查。抑郁严重指数＝总分/80。指数范围为0.25～1.0，指数越高，反映抑郁程度越重。

（3）焦虑自评量表（self-rating anxiety scale，SAS）：由 Zung 于 1971 年编制。量表由 20 个与焦虑症状有关的项目组成，用于反映有无焦虑症状及其严重程度，适用于焦虑症状的成人，是心理门诊中了解患者焦虑情绪的一种有效的自评工具。

评分：每项问题后有四级评分选择。1 分：很少有该项症状。2 分：有时有该项症状。3 分：大部分时间有该项症状。4 分：绝大部分时间有该项症状。部分项目为反向评分题，反向计分。由被评估者按照量表说明进行自我评定，依次回答每个条目。

总分：将所有项目评分相加，即得到总分，如果总分超过 40 分可考虑筛查阳性，即可能有焦虑症状，需进一步检查。分数越高，反映焦虑程度越重。

2. 他评量表 他评量表是由评估者根据被评估者的行为观察或访谈所进行的量化评估。一般对使用者的专科知识以及量表使用经验等要求较高。他评量表方式在情绪和外显行为定量评估中广泛应用，下面以汉密尔顿抑郁量表、汉密尔顿焦虑量表为例加以介绍。

(1) 汉密尔顿抑郁量表(Hamilton depression scale，HAMA)：由 Hamilton 于 1960 年编制，是临床上评定抑郁状态时应用得最普遍的量表。HAMD 评定方法简便，标准明确，便于掌握，可用于抑郁症、躁郁症、神经症等多种疾病的抑郁症状评定，尤其适用于抑郁症。本量表有 17 项、21 项和 24 项等 3 个版本。利用 HAMD 作一次评定需 15～20 min。这主要取决于患者的病情严重及其合作情况，如患者伴有严重阻滞时所需时间将更长。HAMD 大部分项目采用五级评分法：0 分为无，1 分为轻度，2 分为中度，3 分为重度，4 分为很重。少数项目采用三级评分法：0 分为无，1 分为轻到中度，2 分为重度。

在评定过程中，需要注意以下事项：该量表适用于具有抑郁症状的成年患者；评定时应由经过培训的两名评定者对患者进行 HAMD 联合检查；一般采用交谈与观察的方式进行检查，结束后，两名评定者分别独立评分；评定的时间范围：入组时，评定当时或入组前一周的情况。治疗后 2～6 周，以同样方式，对入组患者再次评定，比较治疗前后症状和病情的变化；HAMD 中，有的项目依据对患者的观察进行评定；有的项目则根据患者自己的口头叙述评分；尚需向患者家属或病房工作人员收集资料。

该测验的总分能较好地反映病情严重程度的指标，病情越轻总分越低，病情越重总分越高。而且治疗前后总分的变化情况可用来评估患者病情的变化情况。

按照 J M Davis 的划界分，总分超过 35 分，可能为严重抑郁，超过 20 分，可能是轻或中度的抑郁，小于 8 分，表示患者没有抑郁症状。一般的划界分，HAMD17 项分别为 24 分、17 分和 7 分。

(2) 汉密尔顿焦虑量表(Hamilton anxiety scale，HAMA)：由 Hamilton 于 1959 年编制，是临床上评定焦虑状态时应用得最普遍的量表。本量表包括 14 个项目，所有项目采取 0～4分的五级评分法，其评分标准、注意事项与 HAMD 基本一致，可参考上述有关内容。HAMA 仅分躯体性和精神性两大类因子结构，其中躯体性焦虑由肌肉系统、感觉系统、心血管系统、呼吸系统、消化系统、生殖泌尿系统和自主神经系统组成。因子分析不仅可以具体反映患者的心理病理学特点，也可以反映靶症状群的治疗结果。该测验的总分能较好地反映病情严重程度的指标，总分超过 29 分可能有严重焦虑，超过 21 分有明显焦虑，超过 14 分有焦虑，超过 7 分可能有焦虑。HAMA14 项分界值为 14 分。

3. 应激相关(生活事件)量表 社会事件量表是测量社会生活事件对人们心理刺激强度影响的定量性工具，国内外有多种生活事件量表。其中 1986 年由杨德森、张亚林编制的生活事件量表(life event scale，LES)在国内临床和心理健康评估上广泛应用。

该量表适用于 16 岁以上成人，主要应用于神经症、各种躯体疾病以及重型精神病的病因学研究，在指导心理危机干预、了解自身精神负荷、维护心身健康和提高生活质量等方面有重要的作用。该量表包含家庭生活方面(28 条)、工作学习方面(13 条)和社交及其他方面(7 条)三个方面的内容，涵盖了我国常见的 48 个生活事件，另外有 2 条空白项目，供填写被评估者已经经历而表中并未列出的某些事件。

LES 是自评量表，由被评估者自己填写。填写者须仔细阅读和领会指导语，然后逐条一一过目。根据评估者的要求，将某一时间范围内(通常为一年内)的事件记录。对于表上已列出但并未经历的事件应一一注明“未经历”，不留空白，以防遗漏。然后，由填写者根据自身的实际感受而不是按常理或伦理观念去判断那些经历过的事件，对本人来说是好事还是坏事、影响程度如何、影响持续的时间有多久。影响程度分为五级，从毫无影响到影响极重分别记 0、1、2、3、4 分。影响持续时间分三个月内、半年内、一年内、一年以上四个等级，分别记 1、2、3、4 分。

统计指标为生活事件刺激量，计算方法如下。

(1) 单项事件刺激量＝该事件影响程度分×该事件持续时间分×该事件发生次数

(2) 正性事件刺激量＝全部好事刺激量之和

(3) 负性事件刺激量＝全部坏事刺激量之和

(4) 生活事件总刺激量＝正性事件刺激量＋负性事件刺激量

生活事件刺激量越高反映个体承受的精神压力越大。负性事件刺激量的分值越高对心身健康的影响越大；正性事件的意义尚待进一步研究。

4. 特质应对方式问卷 应对是心理应激过程的重要中介因素，与应激事件性质以及应激结果均有关系。近 10 年来应对方式受到广泛的重视，出现许多应对方式量表，特质应对方式问卷(trait coping style questionnaire，TCSQ)是其中之一。

特质应对方式问卷是自评量表，由 20 条反映应对特点的项目组成，包括两个方面：积极应对与消极应对(各含 10 个条目)。用于反映被评估者面对困难挫折时的积极与消极的态度和行为特征。被评估者根据自己大多数情况时的表现逐项填写。各项目答案从“肯定是”到“肯定不是”采用 5、4、3、2、1 五级评分。积极应对分数高，反映积极应对特征明显。消极应对分数高，反映消极应对特征明显。实际应用中，消极应对特征的病因学意义大于积极应对，其原因有待进一步研究。

(程　坤)

复习思考题

1. 什么是心理评估？它有哪些特征？
2. 心理测量工具的基本要求有哪些？
3. 试述心理测验的基本原则。
4. 实施心理测验应注意哪些事项？
5. 试述智商的概念及其表达方式。

第十一章　心理咨询与心理治疗

本章要点

(1) 心理咨询与心理治疗的概念及意义。

(2) 心理咨询与心理治疗的原则及步骤。

(3) 心理咨询与心理治疗的技巧。

(4) 心理咨询与心理治疗的基本理论与方法。

《“健康中国2030”规划纲要》第五章第三节明确提出要促进心理健康，加强心理健康服务体系建设和规范化管理。加大全民心理健康科普宣传力度，提升心理健康素养。加强对抑郁症、焦虑症等常见精神障碍和心理行为问题的干预，加大对重点人群心理问题早期发现和及时干预力度。加强严重精神障碍患者报告登记和救治救助管理。全面推进精神障碍社区康复服务。提高突发事件心理危机的干预能力和水平。到2030年，常见精神障碍防治和心理行为问题识别干预水平显著提高。

我国的心理咨询与心理治疗主要分为医疗、教育、社会三种机构运营模式。

(1) 医疗模式：20世纪80年代初期，医疗机构中开始开设心理咨询门诊。2002年，卫生部实行心理治疗师职称考核，标志着医疗系统内心理治疗的专业化。

(2) 教育模式：始于20世纪80年代，高等院校开始设立针对大学生的心理咨询与心理治疗相关服务机构，其后又从高校逐渐发展到中小学。

(3) 社会模式：始于20世纪90代，当时我国出现最早的社会心理咨询机构。

当前，我国的心理咨询与心理治疗队伍已具有一定规模，持证心理治疗师主要在医疗系统内工作。然而，调查显示，无论专业水平如何，其中真正从事心理咨询的不足1/10。如果参照西方发达国家现有水平，即每1000～1500人对应一位专业心理咨询人员的比例，估算我国需要心理咨询与治疗工作者总数为86万～130万，目前我国在真正能够提供心理咨询与心理治疗的专业人员数量与质量上仍存在很大的不足。

目前，我国心理咨询、心理治疗的相关专业标准正逐步形成和完善。如，中国标准化研究院与中科院心理研究所于2013年底发布了《心理咨询服务》国家标准，有关专家在2014年出版了《心理咨询与心理治疗技术操作规范》等，相关规范标准文本的出现是我国心理咨询与心理治疗逐步实现职业化的表现。

第一节　概　　述

心理咨询与心理治疗均是可以帮助人改善心理症状、促进心理健康的方法。两者稍有差异，但在工作的基本原则、基本步骤、工作技巧和理论方法上大体是相同的。

一、心理咨询与心理治疗的含义

（一）心理咨询与心理治疗的概念

心理咨询与心理治疗至今没有统一的概念，但大多数学者对其表述都有基本的共识。

一般认为心理咨询(psychological counseling)是受过专业训练的心理咨询师，运用心理学的理论和方法，在良好咨访关系的基础上，通过协商、讨论帮助来访者解决心理问题、促进成长的过程。心理治疗(psychotherapy)是受过专业训练的心理治疗师，运用心理学的理论和方法，在良好的人际关系基础上，通过语言和非语言技术，矫治患者认知、情绪、行为等方面的障碍，促进人格完善，恢复心理与环境协调的过程。

（二）心理咨询与心理治疗的关系

心理咨询与心理治疗的关系在学界一直存在分歧，有的学者认为它们有很多相似之处，不需要区分，有的学者认为仍然存在细微差异需要区别。可见两者关系非常紧密。

1. 相似之处

(1)理论、方法大多一致：心理咨询和心理治疗在工作中多采用精神分析性心理治疗、行为治疗、以人为中心疗法、认知疗法、森田疗法等理论和方法。

(2) 遵循原则大体相同：两者均要求咨询师或治疗师在工作中应遵循同理、保密、促进成长等基本原则。

(3) 工作目标一致：两者工作的最终目标都是解除来访者或患者的心理困扰，使疾病得以康复，身心与环境协调，达到人格的健全和成长。

2. 相异之处

(1) 主要的工作对象不同：心理咨询的主要工作对象是健康和亚健康者，或者是康复中的患者；而心理治疗的主要工作对象是有心理障碍的患者。

(2) 针对的问题不同：心理咨询的工作多针对生活中各种矛盾所致的心理问题，如考试焦虑、学习问题、人际关系问题、就业问题、工作压力、婚恋问题、子女教育问题等。而心理治疗的工作常针对各种神经症、情感障碍、人格障碍、性心理障碍以及各种心身疾病导致的精神疾病，多与精神内在冲突有关。

(3) 工作的模式和方式不同：心理咨询主要遵循发展与教育的模式，通过会谈方式侧重于对来访者的支持、启发、教育、引导。而心理治疗则遵循生物-社会-心理的医疗模式，除会谈方式外，还辅以药物和仪器治疗等方式，侧重于分析与治疗，消除症状，重建人格，矫正不良行为。

(4) 从业人员背景不同：心理咨询的从业人员主要是具有心理学、教育学以及社会学等背景的工作者。心理治疗的从业人员大多是医疗工作者，特别是有精神病学理论和实践的医疗卫生工作者。

心理咨询与心理治疗虽有所区别，但非本质差异。

（三）心理咨询与心理治疗的特点

心理咨询与心理治疗不同于其他的医疗活动，有其自身的特点。

1. 主要通过会谈干预或治疗心理问题　心理咨询与心理治疗的会谈不同于日常或社交交谈的随意、漫无边际或表浅，它是咨询师/治疗师运用心理学的理论、方法和技术，引导来访者/患者认识自己的问题，转变非理性观念，矫正不合理情绪和行为，促进其人格健全的会谈过程。因此这种会谈具有干预和治疗心理问题的效果。

2. 良好的人际关系为工作基础　心理咨询与心理治疗工作开启、继续以及达到最终目标均需要以咨询师/治疗师与来访者/患者建立良好互信的人际关系为基础。这是一种特殊的人际关系，只存在于工作过程中，工作之外一般不发展私人亲密关系，否则不利于咨询师/治疗师中立地处理来访者/患者的心理问题，不利于来访者/患者心理健康发展。

3. 具有独特的工作设置　心理咨询与心理治疗具有独特的工作设置，是咨询师/治疗师和来访者/患者都需共同遵守的规则，包括预约时间、地点、频次、付费等，如来访者/患者需要事先预约；个体心理咨询一般一次 50 min，一周 1～2 次；采用付费方式咨询等。这种设置可以明晰咨访双方的界限，过程中的责任和投入，促进工作目标的实现，取得咨询和治疗的效果。

（四）心理咨询与心理治疗的意义

1. 缓解心理压力和困扰　现代社会学习、工作的紧张和高要求，竞争的压力，理想和现实的冲突，身兼多重角色的责任和义务等都带来身处其中的人们心理压力和精神困扰。而心理咨询和心理治疗可以帮助人们认识自身问题，舒缓心理压力，解决心理冲突，卸下心理负担，轻装前行。

2. 认识和接纳自我　人在生活中遭遇的各种人和事件都可能影响自我概念、自我经验，而人的很多不良心理行为都源于对自我的不合适认知。心理咨询和心理治疗可以帮助人们客观合理地认识自我，接纳自我，既不狂妄，又不自卑，有助于人们心理成长。

3. 干预和矫治不良的情绪和行为　生活中人们遭遇挫折、失败、打击、不如意、各种压力而出现的沮丧、抑郁、愤怒、焦虑、恐惧等，当无法自我调节、身陷痛苦时，心理咨询和心理治疗可以帮助人们宣泄消极情绪情感，理解支持内心渴求，转变内在不合理认知，帮助人们消除消极情绪和矫正不良的行为。

4. 促进心理健康　心理咨询和心理治疗不仅帮助人们矫正不良的心理行为，还能激发人们内在的积极潜能，维护和增进心理健康，促进人们获得心灵成长和人生幸福。

二、心理咨询与心理治疗的基本原则

为顺利地开展工作，完满地达到工作目标，心理咨询与心理治疗工作者在工作中必须遵循一定的基本要求和规范，即基本原则。这些基本原则是人们在长期实践中总结积累的经验，是实际工作的方针和指南。

（一）尊重

咨询师/治疗师能在人格、价值等方面平等看待来访者/患者，理解来访者/患者所思所想所为，将其看成一个有着各种思想情感的、独特的、自主的个体。尊重的原则是心理咨询和治疗开展的基础和前提，也是良好咨访关系的基础。尊重的原则不仅要求咨询师/治疗师对来访者/患者以礼相待，更重要的是无条件地平等对待、接纳、信任来访者/患者，以来访者/患者利益为重，使其感到被重视、被接纳，感受到自己的存在和价值，这有助于其敞开心扉，开启和继续心理咨询/治疗。

（二）保密

保密是心理咨询/治疗中最重要的原则，即咨询师/治疗师对来访者/患者的情况予以保密，包括来访者/患者的个人信息、身份、咨询内容、测试资料及咨询档案等都应予以保守秘密，除非征得来访者的同意，不随意谈论来访者/患者隐私，并拒绝一般性的对来访者/患者情况的查问。

严守来访者/患者的秘密是作为咨询师/治疗师的职业伦理要求，是咨访关系建立和维系的基础，是来访者/患者信任咨询师/治疗师、获得安全感的前提，更是取得良好咨询与治疗效果的保证。当然，咨询与治疗工作中也存在保密例外的情况。如当来访者/患者存在自杀，或有伤害他人的意图，或有从事违法行为时，或者司法机关查问来访者/患者相关信息，或者是针对心理咨询师的法律诉讼，或者是出现法律规定的保密限制（如报告虐待老人、儿童等）时，咨询师/治疗师可告知合适的相关人员，尽量将暴露控制在最小范围。

另外当在教学、科研、健康教育等工作中需要引用某些案例时，必须事先征得当事人同意，并且隐去当事人的个人身份信息，对案例内容作技术性处理，以避免伤害到当事人的声誉和利益。

（三）知情同意

知情同意是指咨询师/治疗师对于咨询/治疗中的目标、治疗程序及方法、设置等需要来访者/患者了解、知情并自主决定是否遵从的原则。在咨询之初，来访者/患者需要签署知情同意书，自主同意寻求心理咨询/治疗，遵从咨询/治疗的相关约定（如咨询时间和费用等）。咨询过程中咨询师/治疗师和来访者/患者一起讨论咨询的目标，就咨询方法告知其原理和意义等，该原则不仅是尊重来访者/患者的权益体现，也是保护自身工作避免法律纠纷的举措。

（四）保持中立

保持中立指咨询师/治疗师在心理咨询/治疗过程中，对来访者/患者的思想、价值、行为不予任何批评指责和是非判断，不替来访者/患者做决定或选择，表现客观中立的立场。咨询师/治疗师具有自己的价值观、道德观，但在工作中仍要坚持中立原则，对来访者/患者思想言行可以进行价值的功能性干预，而避免价值内容上的干预。同时不能替来访者/患者做决定或选择，而应清醒地注意作为心理咨询师/治疗师的限制，保持中立的原则，避免妨碍来访者/患者的成长。

（五）促进自主成长

该原则要求咨询师/治疗师在心理咨询/治疗过程中引导来访者/患者认识自己的问题和困扰，学习直面现实和合理地处理现实困难，促进其心理成长。心理咨询和心理治疗是一个帮助人的过程，帮助来访者/患者摆脱负面、消极、非理性的认知、情绪和行为，而代之以正面、积极、理性的认知、情绪和行为。但这种帮助不是替其思考，代替其解决问题，而是引导来访者/患者认识自己，促进其自主地、独立地解决生活中的困难，这是一个助人自助的成长过程。

缺乏经验的心理咨询师/治疗师，常急于按自己思维模式对来访者/患者进行问题分析、劝告和指导，势必会剥夺或影响来访者/患者自我成长的机会，压抑其潜能的释放。

（六）转介或转诊

转介或转诊指心理咨询师/治疗师在工作中发觉自己不适于或不能为来访者/患者提供充分的专业帮助，工作胜任力缺乏时，应将来访者/患者转为介绍给其他合适的咨询师/治疗师，以利于来访者/患者心理问题的解决和心理康复。这是尊重和维护来访者/患者利益的原则。

三、心理咨询与心理治疗的基本步骤

心理咨询与心理治疗是心理咨询师/治疗师引导来访者/患者认识自己的心理问题，帮助其转变不合适的心理行为，学习建立合理的心理行为的过程。在这个过程中，一些认识、转变、学习和帮助不是自然发生的，而是心理咨询师/治疗师依据心理学的理论和方法有计划、有步骤地进行的工作。心理咨询与心理治疗一般包括建立关系和了解基本信息、探索和评估问题、帮助转变和引导学习、巩固和结束四个阶段。

（一）建立关系和了解基本信息

心理咨询与治疗伊始，工作重点为咨询师/治疗师积极与来访者/患者建立良好的关系。咨询师/治疗师通过热情亲切地接待来访者/患者，并表达真诚意愿帮助他们，同时简单介绍心理咨询/心理治疗的性质和原则，特别表明尊重隐私的保密性原则，以消除来访者/患者的顾虑和紧张，开启良好咨访关系。

良好咨访关系的建立，这就要求咨询师/治疗师在会谈时秉持尊重、真诚、同理和积极关注的原则认真倾听来访者/患者的述说，并对其所表述的重要信息作出反应，尊重来访者/患者，为其提供安全温暖的氛围，以减少其防御心理，增进对咨询师/治疗师的信任，有助于良好信任的咨访关系的建立，有利于咨询/治疗的顺利进行。

在建立良好关系过程中，咨询师/治疗师还需通过摄入性会谈技术（收集信息的一种会谈技术）了解来访者/患者的基本信息，如姓名、性别、年龄、婚姻、家庭及其生活的社会文化背景，这些信息有助于分析来访者/患者心理问题产生的原因。

（二）探索和评估问题

探讨和评估来访者/患者的心理问题是本阶段的重点。咨询师/治疗师通过摄入性会谈技术了解来访者/患者心理问题及其程度、持续时间、原因等，并对其所反映的问题进行分析、评估和诊断。咨询师/治疗师和来访者/患者一起探讨来访者/患者的心理问题所属类型：如是学习问题，或是工作问题，或是人际关系问题，或是青春期发育问题，或是情感问题，或是婚姻家庭问题等；来访者/患者心理问题的严重程度，如是正常人的情绪不安、短暂的心理失衡，还是神经症、精神障碍，或是人格障碍等；来访者/患者心理问题持续时间；社会功能损害程度（生活自理能力、社会生活能力等）；来访者/患者心理问题产生的原因（童年创伤、不合理认知）等方面都是该阶段探讨的主要内容。在此过程中咨询师/治疗师运用同理、提问、情感反应、复述、具体化等技术探索、明晰问题，并依据心理学理论、精神疾病的相关知识分析、评估和诊断来访者/患者的心理问题。需要时可辅以心理测验，以获取来访者/患者人格特点、智力水平、心理健康程度等方面的参考信息，以帮助评估和诊断来访者/患者的心理问题。

该阶段为后续咨询/治疗的目标、方案建立奠定坚实的基础。

(三) 帮助转变和引导学习

此阶段主要是咨询师/治疗师帮助来访者/患者转变原有的不合理观念,学习建立新的合理信念,改变消极情绪,矫正不良的行为,学习应对压力技巧的过程。在此过程中咨询师/治疗师通过面质、解释、指导、内容表达、自我开放等技术引导来访者/患者从不同的角度、以不同的方式看待自己、他人和环境;学习如何决策;学习管理情绪以及应对挫折的方法;学习改善人际关系的技巧等。同时咨询师/治疗师根据自己的理论倾向,针对来访者/患者的心理问题,可采取精神分析性心理治疗、认知疗法、行为治疗、以人为中心疗法,也可结合几种方法综合干预和治疗。

此阶段是心理咨询/心理治疗的最重要阶段,是咨询和治疗的核心所在。咨询师/治疗师需和来访者/患者一起协商咨询/治疗的目标,商定咨询/治疗的方案,并实施方案。在此过程咨询师/治疗师始终坚持促进成长、保持中立的原则,引导来访者/患者实现自我成长,但不能替其做决定,代其解决问题;切忌为来访者/患者硬性规定行动方案,而是与来访者/患者进行讨论,制订适合且能接受的行动方案。

(四) 巩固和结束

此阶段主要为巩固咨询/治疗的成果,总结咨询/治疗过程,结束咨询/治疗等工作。

咨询师/治疗师需要与来访者/患者做一次全面总结,明确来访者/患者此次咨询/治疗的心理问题及其原因,咨询/治疗中的学习和转变,清楚今后的努力方向。

咨询师/治疗师需要帮助来访者/患者总结咨询/治疗中所学到的经验,并引导其将学到的经验应用到日常生活中去,鼓励其自行处理生活中的困难和问题。结束不等于完全终止工作,咨询师/治疗师还需对来访者/患者结束咨询后的心理状况进行追访,以便总结经验,提高心理咨询/治疗的水平。

心理咨询/治疗的各阶段都同属于一个完整过程,没有截然的分界线,上下阶段间彼此可重叠。每一次咨询都是在上一次咨询的基础上延伸和提高,以实现预期的咨询/治疗目标。

第二节　心理咨询与心理治疗的技巧

成功的心理咨询/治疗不仅需要咨询师/治疗师的真诚、可信赖、扎实专业理论、丰富的社会阅历,还需要咨询师/治疗师有娴熟的会谈技巧和丰富的会谈经验。高超的会谈技巧有助于与来访者/患者迅速地建立良好的咨访关系,有利于咨询的深入和问题的显现,有助于有效地影响来访者/患者的信念和行为改变。

一、建立关系的技术

(一) 同理

咨询师/治疗师深切地体会来访者/患者的倾诉内容,设身处地地理解来访者/患者的思想、情绪情感的技能即为同理(empathy),或共情、神入、同感等。人本主义心理学家罗杰斯指出同理或共情是体验来访者/患者内心世界的能力。

同理主要包括三层含义,咨询师/治疗师通过倾听来访者/患者的叙述能深入其内心,体验其思维和情绪情感;依据知识和经验理解来访者/患者的体验及经历的实质和原因;运用会谈技术将自己对来访者/患者的同理传达给来访者/患者,并引其共鸣等。

咨询师/治疗师对来访者/患者可有不同层次的同理,包括初层次同理和高层次同理。初层次同理是咨询师/治疗师对来访者/患者倾诉的理解和回应的内容部分或全部反映来访者/患者表面的思想和体验,没有扩展和引申。高层次同理是咨询师/治疗师对来访者/患者倾诉的理解和回应的内容是来访者/患者叙述中隐含的思想和感受,能更深入地理解来访者/患者,协助来访者/患者了解自己未知或回避的思想和体验。

同理技术在整个咨询/治疗过程中都需要运用,但不同层次的同理技术运用有所不同。初层次同理技术主要运用于咨询/治疗的初期,有助于良好信任的咨访关系的建立,而在咨询/治疗的中、后期则适用于高层次同理技术,将咨询/治疗向纵深发展。

同理不仅是一种技术,也是一种态度。咨询师/治疗师通过同理,可以准确理解来访者/患者思想情感;使其感到被尊重、被接纳,促进良好咨访关系的建立;可引导来访者/患者进行深入的自我探索和认识;对来访者/患者也是一种温暖和支持。

(二)工作同盟

工作同盟(working alliance)指咨询师/治疗师与来访者/患者在咨询/治疗过程中建立相互信任和理解的一种关系。表现为双方在咨询/治疗目标和方案确立和实施上的互相合作,全情投入,彼此情感联结,共同致力于达到咨询/治疗目标等活动,即工作目标的确立,任务的实践,信任关系的共建;其核心是咨询师/治疗师与来访者/患者之间的合作和协商。工作同盟是咨询/治疗关系中最基本的成分,是咨询/治疗结果的重要预测变量。

1. 工作目标的确立　心理咨询/治疗中,咨询师/治疗师需要与来访者/患者讨论、协商确立咨询/治疗的目标。工作目标最初双方往往不一致,来访者/患者多是急于解决自己当下的矛盾冲突,咨询师/治疗师需要协助来访者/患者认识理解自己的问题,以便于工作目标达成共识,促进工作同盟的建立。若工作目标不一致,则工作同盟难以建立或关系脆弱,咨询效果减弱,或来访者/患者脱落,导致咨询中断。

2. 工作任务的实践　工作任务是咨询师/治疗师和来访者/患者在咨询/治疗中要完成的学习和转变的工作。来访者/患者在咨询/治疗中的学习和转变基于来访者/患者信任咨询师/治疗师,理解、认同并配合实践咨询师/治疗师指导的学习转变的任务,同时将咨询/治疗中学习到的经验技巧运用到生活中,以强化巩固咨询/治疗的转变。因此工作任务的实践需要咨访双方共同协作、积极投入、合作互信。

3. 信任关系的共建　咨询师/治疗师和来访者/患者之间彼此就来访者/患者心理问题进行倾诉-了解、探索-分析和指导-执行工作,逐渐建立起更加亲密的联结,也渐渐开始关心对方对自己的感觉。当咨询师/治疗师同理到来访者/患者的内心体验时,来访者/患者会对咨询师/治疗师产生一种稳定、真实的信任联结。这种信任关系有助于咨访双方相互理解、信赖,并成为为共同目标而努力的动力。

二、参与性技术

（一）倾听

倾听(listening)是咨询师/治疗师通过倾听来访者/患者的述说获取信息，与其建立信赖关系的一种技术。倾听是心理咨询/治疗最基本的技术。在会谈过程中，咨询师/治疗师应专注倾听，使来访者/患者感到被关注、被接纳，促使其敞开心扉。咨询师/治疗师的倾听不是被动消极地听，不是听自己想听的内容，不是以自己的经历解读来访者/患者的故事，不是未听完整就急于作出主观判断。倾听不仅要听来访者/患者说些什么，还要注意听其以何种方式表达，同时敏锐观察其表述时的态度、声调、面部表情、目光、身体活动等非言语信息。来访者/患者述说时的迟疑、激怒、发笑、岔开话题或沉默等都有其心理意义。因此咨询师/治疗师的倾听可获得来访者/患者语言信息和非语言信息，这有助于揭示来访者/患者的心理症结，以便能共同探讨。

在倾听过程中，咨询师/治疗师注意避免漫不经心、厌烦、倨傲的不合适态度，否则将会打击来访者/患者倾诉的勇气，损伤其自尊心，妨碍来访者/患者对咨询师/治疗师建立信任感，甚至使来访者/患者质疑咨询师/治疗师的职业操守，影响咨询/治疗的效果。

（二）积极反应

咨询师/治疗师在倾听来访者/患者述说的过程中需要做出积极的反应（active reaction)，包括提问、鼓励、复述、情感反应、内容反应、具体化和概述等技巧。积极的反应可促进来访者/患者倾诉的深入，引导来访者/患者审视自己的思想、情绪情感、行为等问题。

1. 提问　提问是最易于获取具体明确和详细信息，引导谈话向纵深发展的技术之一。它包括封闭式提问和开放式提问。

(1) 封闭式提问：用如“是”“否”“有”“无”“多”“少”等简短字词回答的提问。如“你的职业是什么?”“你紧张吗?”“你觉得父母过分干涉你吗?”这种提问方式可查证具体信息，澄清事实，缩小讨论范围。但这种提问方式切忌过多运用，滥用会限制来访者/患者倾诉，妨碍获取更多更广泛的信息，同时令来访者/患者处于被动地位，造成来访者/患者产生倾诉被阻遏、压抑、被讯问的不愉快感受，易妨碍咨访双方平等关系的发展。一般在需要查证某些问题或补充了解某些信息时，或来访者/患者谈话漫无边际、偏离主题时可采用此提问方式。

(2) 开放式提问：不能用简短的词句回答的提问方式，常用包含“什么”“怎么”“为什么”“如何”等词语的问句来提问。如“你有什么问题需要我帮助吗?”“你是怎样看这件事的?”“你为什么说大家都看不起你?”这种提问方式一般在收集信息时使用，可使来访者/患者自由表达，获取更多的信息。一般运用“什么”的问句可采集到问题的事实信息，用“怎么”的问句可获取来访者/患者对问题的看法以及事情的经过等，用“为什么”的问句常引出来访者/患者对某事件的观念、态度、情绪情感等。运用开放式提问时，咨询师/治疗师应本着尊重、中立的原则，在咨访关系良好的基础上适度适时提问，并注意语气语调亲切、平和，使来访者/患者感到被真诚地尊重、被关心，感到咨询师/治疗师是出于帮助自己的目的而进行的询问，但应避免连续发问或语气冷肃给咨询者造成咄咄逼人或指责的印象。

2. 鼓励　鼓励是咨询师/治疗师对来访者/患者表示重视，对其所谈的感兴趣，并促其继续和深入倾诉的一种技巧。主要通过非语言表情，如点头、眼神关注、表情关切等；或一些支持性的语言，如“请继续”“我理解”“是的”；或一些示意语，如“嗯”“怎样”“后来呢”等达到促进来访者/患者继续倾诉的效果。鼓励使来访者/患者感到被接纳，自己的讲述被重视，自己的感受被关注，这可促使来访者/患者更进一步敞开心扉，并使咨访关系更加亲密。

3. 复述 复述是咨询师/治疗师对来访者/患者倾诉中的一些关键词或显示重要信息的语句进行简短重复的叙述。复述能突出重点、引导谈话进一步深入，有助于来访者/患者审视自己的所思、所感，并且能核实咨询师/治疗师对来访者/患者倾诉的理解是否准确。如来访者/患者说：“我感觉大家不喜欢我，不愿意理睬我，我不想上学。”咨询师/治疗师说：“哦，你觉得大家不喜欢你，你感到被排斥，感到孤独，所以不想上学。”在会谈中，恰当的复述既可凸显重要信息，抓住问题的重点，表达对来访者/患者的理解，又可促进来访者/患者审视此时此刻的自己感受。

4. 情感反应 情感反应指咨询师/治疗师用自己的语言对来访者/患者在会谈中所表达出来的情绪情感予以反应的技术。这要求咨询师/治疗师对人类丰富的情绪情感有较敏锐的感悟能力，并能用语言准确地表述出来，如内疚、懊悔、恐惧、焦虑、抑郁、高兴、骄傲、悲哀、愤怒、孤独等。在咨询与治疗中，有的来访者/患者可能说不清自己的内心体验和真实感受；有的可能只说事情的经过，不说自己的感受。这都需要咨询师/治疗师能将来访者/患者那些朦胧、模糊的情绪情感予以准确表述，将其不愿表达的感受加以显现，使来访者/患者清晰地、明确地感受自身的情绪情感，正视自己的情绪情感。这有助于来访者/患者对自己情绪情感的理解和疏导，也有助于咨询师/治疗师对来访者/患者的同理，促进彼此关系的紧密和和谐。

5. 内容反应 内容反应也称为释义或说明，指咨询师/治疗师用自己的语言综合、概括地将来访者/患者所表达的内容回应给对方的技术。该技术可达到协助来访者/患者清晰明了自己的表达，检验咨询师/治疗师对来访者/患者所叙述的理解程度，协助来访者/患者认识自己，促进咨访双方进一步沟通，导引谈话到重要方向的效果。运用该技术时，咨询师/治疗师注意回应的内容不应超越来访者/患者叙述的内容和范围，同时又不要遗漏来访者/患者叙述中的重要含义，尽量用自己的语言回应。

6. 澄清 澄清也称为具体化，是咨询师/治疗师对来访者/患者倾诉中那些语意不明确、含糊、笼统、抽象的表述请其明确、具体说明的技术。如来访者/患者说：“这段时间我常感到烦躁不安。”咨询师/治疗师说：“你常感到烦躁不安，那能不能具体谈谈是些什么事令你焦虑难安呢？”来访者/患者解释：“唉，说不清，可能是工作上压力太大的原因吧。”咨询师/治疗师进一步说：“能说得多些、具体些吗？”具体化可使含混、模糊的问题更加清晰明了，使表述的事实、情绪情感更加丰富翔实，有助于咨询师/治疗师把握来访者/患者问题的实质，能更好理解来访者/患者，以便能与之达到共情境地。

7. 概述 概述是咨询师/治疗师将来访者/患者咨询中所讲述的内容(包括事实、认知、情绪情感及行为等)全面地、有条理地、扼要地概括表述出来的技术。这是咨询师/治疗师每次会谈必用的技术。它可提供咨访双方整理思想的机会，既回顾了咨询中所谈的内容，使来访者/患者再次审视自己的问题，并进一步探查是否还存在其他的问题，同时核实咨询师/治疗师对来访者/患者的理解程度。概述既可在每次会谈即将结束时运用，也可在会谈中进行。

三、影响性技术

心理咨询与心理治疗的核心工作是咨询师/治疗师通过自己的专业理论、技术与方法影响来访者/患者，改变其不合适的认知、情绪、行为，达到促进成长、恢复心理健康的目的。影响来访者/患者的技术主要包括面质、解释、指导、自我开放。

（一）面质

面质(confrontation)又称质疑、对质等，是咨询师/治疗师在工作中指出来访者/患者在思想、情绪情感及行为方面所存在的矛盾、不一致现象，引导来访者/患者的自我反思和探索的技术。来访者/患者在咨询/治疗中可能表现出各种矛盾，如言行不一致、前后矛盾、语言信息与非语言信息不协调、理想与现实的冲突、来访者/患者与咨询师/治疗师的意见不一致等，而这些矛盾常体现来访者/患者的心理问题所在，来访者/患者往往缺乏充分的意识。咨询师需要使用面质技术，协助来访者认识自己，清醒地了解自己的信念、感受、行为及所处境况；帮助来访者/患者放下防御心理，直面自己、直面现实；促进来访者/患者言语和行动的统一、理想的"我"与现实的"我"的协调；协助来访者/患者认识到被自己所忽略或否认的能力、优势，即自己的资源，并善于加以利用，产生富有建设性的活动；引导来访者/患者学习、模仿咨询中面质的技术，指导其应用于生活中，从而能自己发现自己的问题，质疑自己的矛盾，明确自己的信念，解决自己的困惑，实现自我的心理成长。

在心理咨询和心理治疗过程中，咨询师/治疗师使用面质技术时应注意在建立良好咨访关系的基础上，以事实(来访者/患者确实存在的矛盾)为依据，同时注意使用面质技术时的语言、语气，避免使来访者/患者有受到无情攻击和个人发泄的误解。

（二）解释

解释(interpretation)是咨询师/治疗师依据某种理论、某些知识或个人的人生经验来分析、说明来访者/患者心理问题的形成原因和性质，或是对来访者/患者某些复杂的心理现象或活动进行解说的技术。解释是重要的影响技巧，它可为来访者/患者提供看待自身问题的一种新的思维方式、新的态度和观念、新的方法，使其认识到自己心理问题的成因，有所领悟；认识到自己心理、行为中的非理性和幼稚，转变认知观念，进而改变不良的心理和行为。

解释是影响技巧中最为复杂的技术，不同于内容反应和概述等技术，它侧重于分析和解说。咨询师/治疗师在工作中运用解释技术时需要注意：不同的理论对同一问题的解释是不同的，不能生搬硬套理论或采用不合情理的解释，以免来访者/患者怀疑其专业能力；解释过多或过度可能使来访者/患者烦厌，产生抵触、抗拒心理；情况不清，信息不全时急于解释，可能导致解释与事实不符或偏差，也会使来访者/患者反感，降低对咨询师/治疗师的信任感，影响咨访关系，不利于来访者/患者接受后续咨询师/治疗师的指导和劝告。因此咨询师/治疗师在工作中运用解释技术时应合理、灵活、富有创造性。

（三）指导

指导(direction)为咨询师/治疗师在工作中直接指示、引导来访者/患者如何说、怎样做、如何想、做什么等的技术。咨询师/治疗师的指导大多是依据一定的心理学理论，引导来访者/患者的思想、言语及行动，促使其原有的思维方式、情绪情感、观念、行为甚至性格的转变。如咨询师/治疗师依据行为主义学派的原理指导来访者/患者进行放松练习、自信训练等;依据心理动力学派的思想引导来访者/患者自由联想,以探寻其心理症结;依据合理情绪疗法原理指导来访者/患者质疑自己不合理观念,并用合理信念代替不合理信念;依据森田疗法原理指导来访者/患者对其心理问题"顺其自然""为所当为";依据暗示疗法的原理指导来访者/患者善用积极语言激励自己。

指导是对来访者/患者影响最显著的咨询技术。咨询师/治疗师运用此技术应在建立良好信赖的咨访关系基础上进行,不应以权威自居强迫来访者/患者接受指导,否则易导致反感,影响后续咨询与治疗。同时咨询师/治疗师应清楚提供给来访者/患者指导的内容和效果,并让来访者/患者真正理解指导的内容。

(四) 自我开放

自我开放(self-disclosure)也称自我暴露,是咨询师/治疗师将自己个人的一些信息或感受分享给来访者/患者,以达到增进同理和影响来访者/患者目的的技术。在咨询和治疗工作中,咨询师/治疗师将自己的思想、情感与来访者/患者分享,如咨询师/治疗师说:"你能主动来咨询,我觉得你很了不起。"咨询师/治疗师可开放表达对来访者/患者的评价和感受,如咨询师/治疗师说:"我注意到最近两次你没有事先请假就没来咨询,我不知道是什么原因,也许你这段时间都很忙,忘了事先请假,也许你是对我咨询有什么想法,你能和我讨论一下这事吗?"咨询师/治疗师谈及自己曾经与来访者/患者相类似的经历,如咨询师/治疗师说:"我也曾经失恋过,那时也很痛苦,很自卑,觉得生活没有什么意义。但后来想到我的颓废、自暴自弃会让人瞧不起。我告诉自己应该振作起来,用实际行动证明自己的价值。"

这些均是咨询师/治疗师自我开放技术的应用。咨询师/治疗师通过自我开放增进与来访者/患者的共情,巩固和促进咨访关系;通过自我开放向来访者/患者表达自己真诚的态度,增进彼此的理解和相互信任;通过自我开放现身说法使来访者/患者更易于接受指导、劝告。有研究证明咨询师/治疗师的自我开放可以促发来访者/患者更多的自我开放,并能增进彼此真诚、信任的治疗关系。

但咨询和治疗中咨询师/治疗师过多的自我开放可能会令来访者/患者怀疑其专业指导能力;会占用来访者/患者太多的时间,令来访者/患者反感;也可能转移来访者/患者的注意力,关心起咨询师/治疗师的问题。因此咨询师/治疗师工作中自我开放的内容、深度和广度都应与来访者/患者所谈及的主题有关,谨慎应用,适可而止。

第三节　心理咨询与心理治疗的方法

心理咨询与心理治疗一百多年的发展历程中涌现出大量的理论、学派,具有各自独特的视角,形成各具特色的多种方法。如精神分析性心理治疗探索人的潜意识活动,分析人的心理病症;行为治疗注重矫治人的不良行为,建立合适的行为;以人为中心疗法以积极关注、无条件接纳、尊重人的价值来促进个体的自我探索和成长;合理情绪疗法从质疑人的思维观念非理性中寻找不良情绪行为问题的成因等。各种方法具有一定的咨询与治疗的工作贡献,但也存在一定的局限性,在咨询和治疗工作中都有无法解答和奏效的问题和案例。因此,心理咨询与心理治疗当今的发展更趋向于将各个学派、各种理论的精华整合、兼收并蓄，在工作中综合应用，更好地帮助来访者/患者，使其恢复身心健康，促进个性完善和成长。

一、精神分析性心理治疗

（一）概述

精神分析性心理治疗(psychoanalytic psychotherapy)由弗洛伊德于 19 世纪末创立，曾在西方心理治疗领域占有极其重要的地位。有广义和狭义之分，狭义的精神分析性心理治疗仅指弗洛伊德所创立的理论和方法，广义的精神分析心理治疗还包括弗洛伊德的弟子们在弗洛伊德理论和方法的基础上所创立的方法。在此介绍狭义的精神分析心理治疗。尽管弗洛伊德的理论有其局限性，但是一些思想对当前心理治疗仍然具有重要的指导意义。

精神分析理论认为人的早年未解决的心理矛盾冲突会被压抑沉积在潜意识中，继续对人的心理施以影响。在以后的生活中，在一定条件下(如精神刺激、素质因素等)，这些潜意识的心理冲突，通过心理转换机制转化为各种症状(神经症、心身疾病等)、梦、失误等形式。精神分析性心理治疗通过"自由联想""释梦"等方法，帮助来访者或患者将压抑在潜意识中的各种心理冲突，主要是幼年时期的精神创伤和焦虑情绪体验，带入意识中，使无意识的心理冲突成为意识的内容，促使来访者/患者了解、领悟心理症状的真正意义，重新认识自己，并改变原有的行为模式，增强并调节自我功能，从而达到咨询/治疗心理病症的目的。

（二）主要技术

1. 自由联想 自由联想(free association)是精神分析的基本方法，即咨询师/治疗师要求来访者/患者毫无保留地诉说其头脑中所想到的一切事物，包括一些自认为是荒谬、微不足道、奇怪、羞耻、与治疗无关的想法。弗洛伊德认为浮现在脑海中的任何事物都不是无缘无故的，都是有一定原因的。通过自由联想，来访者/患者无意识的世界不知不觉被打开，未解决的无意识的心理冲突可能会浮现于意识层面，咨询师/治疗师通过对来访者/患者所讲述信息的分析，找出来访者/患者心理症状所隐含的内心冲突，并使之有所领悟，从而重新认识自己，进而重建新的思维方式、完善人格。

2. 阻抗 阻抗(resistance)又称抗拒，在咨询/治疗过程中，来访者/患者对咨询/治疗存在有意或无意的抗拒、回避的现象，其表现有多种形式。①表现在设置上：如来访者/患者迟到、早退，擅自取消会谈，送礼，不修边幅或太过修饰等。②表现在咨询/治疗过程中：如来访者/患者正在自由联想时突然沉默，或者推说记不起来了，或者反复地讲述某件事，不能深入下去；或者一边在言语上迫切要求咨询/治疗，而行动上并不积极配合转变；或者认为分析治疗没有意义，要求终止治疗等。弗洛伊德指出大多数来访者/患者表现为无意识阻抗，这些阻抗实际是来访者/患者无意识阻隔被压抑的心理冲突(早年未得到满足和没有妥善解决的情结)进入意识层面，为避免痛苦意识而产生的一种自我保护性方式。那些不愿谈论、不愿面对的事物比其谈论的事物更有咨询/治疗的意义。来访者/患者出现阻抗往往是其心理症结之所在。因此，咨询师/治疗师在整个工作中需不断分辨，并引导来访者/患者认识、承认阻抗，了解阻抗的可能原因及其对心理问题解决的阻碍，帮助其克服阻抗，将压抑在潜意识中的情感宣泄出来。每克服一个阻抗，来访者/患者在意识层面又重新认识了自己，咨询/治疗也就向前跨进一步。因此阻抗既是咨询/治疗中的障碍，又是咨询/治疗中的重点。

3. 释梦　释梦(dream interpretation)是弗洛伊德独创的心理分析的重要手段。弗洛伊德在《梦的解析》中指出,梦是一种有价值、有意义的精神现象,是通往梦者无意识领域的重要途径。梦的内容与被压抑的无意识的心理活动有着某种联系。弗洛伊德将梦分为显梦和隐梦。梦者所记住和所知觉到的梦的具体内容是显梦,隐梦是显梦背后具有象征符号的无意识的含义,是梦的本质内容。由于人的防御机制的存在,人的潜意识欲望、需求等内容不能直接表达,通过化装、变形存在于显梦中。咨询师/治疗师运用释梦的技术,通过分析、解释来访者/患者显梦中表现出的符号象征,揭示其潜在的或隐藏的真正含义。

4. 移情　移情(transference)被认为是精神分析性心理治疗的重要内容。即在咨询和治疗过程中来访者/患者可能将自己过去的某些情绪情感活动不自觉地转移到咨询师/治疗师身上的现象。移情有正移情(positive transference),即来访者/患者将咨询师/治疗师当成自己过去生活中喜欢、依恋、热爱的对象;也有负移情(negative transference),即来访者/患者将咨询师/治疗师当成自己过去生活中憎恨、敌视、厌恶的对象。精神分析性心理治疗认为,移情是一种特殊的阻抗,可增加咨询师/治疗师心理负荷,妨碍深入分析来访者/患者的心理问题。在咨询/治疗过程中来访者/患者都可能产生移情,咨询师/治疗师应保持清醒、冷静的头脑,不被来访者/患者移情所困、所惑。通过分析来访者/患者的移情,咨询师/治疗师借此观察来访者/患者生活中的潜意识情感问题,引导来访者/患者认识、领悟压抑在内心对生活中某个或某些"重要人物"的情感或看法,并促其讲述过往内心冲突的经历,使移情成为咨询/治疗的动力。

咨询和治疗过程中还可能出现反移情,即咨询师/治疗师对来访者/患者产生的情感反应,是咨询师/治疗师对来访者/患者的移情。这反映出咨询师/治疗师潜意识冲突的结果。反移情可以表现为咨询师/治疗师对来访者/患者的情感认同,也可是对来访者/患者生活中某个"重要人物"的认同。反移情很难避免,但需要处理,使之转化为咨询/治疗的较好的工具,否则会成为工作中的障碍。因此咨询师/治疗师工作中应警觉反移情的发生。当反移情出现时,咨询师/治疗师应接受督导,通过督导和自我分析,发现来访者/患者的主要心理冲突,同时探索自身反移情反映的潜意识中心理症结,并了解自身的心理问题,及时进行处理问题和完善人格。

5. 解释　解释(interpretation)是咨询师/治疗师向来访者/患者分析、说明其心理症状的含义,指出其心理症状与潜意识心理冲突的关联,揭示其抗拒、移情、梦境等真正内涵,使来访者/患者达到认识、领悟的方法。解释是精神分析最常用的技术。解释就是咨询师/治疗师透过来访者/患者的心理症状探究、剖析这些症状的内在意义的过程。通过解释,可以帮助来访者/患者认识、正视自己的心理问题及其形成原因,当来访者/患者接受了咨询师/治疗师的解释时,则其认知、情感和行为等就会发生改变,从而就可达到消除症状、治疗疾病的目的,解释便起到咨询/治疗的作用。

(三) 适宜性和评价

精神分析疗法适用于各种神经症的来访者/患者,以及有某些心身疾病的患者。这种方法要求来访者/患者有一定的文化程度、智力水平,能准确表达自己的思想和感受,同时来访者/患者还需有一定的内省能力,能遵守治疗的规则。对于来访者/患者的人格也有所要求,那些高度依赖型人格、高度猜疑的边缘性人格障碍者不适合精神分析疗法。但该疗法过多强调病因与早年的创伤以及潜意识活动的关联，过分夸大心理症结的生物学（性本能）意义，由于缺乏理论实证、脱离社会文化因素分析疾病和症状关系，以及治疗时程太长、费用太高等问题，使其运用和疗效存在很大的局限性。

二、行为治疗

（一）概述

行为治疗（behavioral therapy）作为心理咨询与治疗的第二大学派，是心理咨询与治疗的重要方法之一。行为治疗又称为行为矫治疗法，是通过学习和训练矫治不良行为，建立合适行为的治疗方法。行为治疗始于 20 世纪 50 年代末，其原理植根于一些心理行为的实验基础，以后受认知心理学的影响，吸收有关认知改变的技术，发展出更具影响力的认知行为疗法（cognitive behavioral therapy）。

行为治疗主要依据行为主义的学习理论来认识和治疗心理问题，其理论基础主要包括巴甫洛夫的经典性条件反射、斯金纳等人的操作性条件反射以及班杜拉的社会学习的理论。行为治疗的主要思想认为人的各种心理症状是后天学习而形成并固定下来的。因此来访者/患者可以通过一些程序和方法经学习而戒除那些不良或不适应的行为；同样，也可通过学习建立适应性行为，以消除人的心理问题。

行为治疗注重对人的病理心理及问题行为进行行为方面的识别、分析，注重人的适应性目标行为的数量、质量和整体水平考量。

（二）方法

行为治疗主要包含系统脱敏疗法、满灌疗法、模仿学习、强化法、惩罚法、代币法、消退法等多种方法。

1. 系统脱敏疗法 系统脱敏疗法（systematic desensitization）又称对抗条件疗法、交互抑制法。该方法由南非精神科医师沃尔普（J. Wolpe）创立和发展。其基本原理为当引起焦虑或恐惧等病理性反应的刺激物出现时，让身体放松以对抗或削弱病理性反应，直至最终切断刺激物与病理性反应的条件联系，从而消除病理性反应。这实质上是一种交互抑制（reciprocal inhibition）过程。

其操作步骤如下：①学习放松技术：引导来访者/患者学习并掌握一种渐进性自我放松技术，包括音乐放松、想象放松、肌肉放松、呼吸放松等方法，当焦虑或恐惧情境出现时能主动地运用自我放松技术以对抗焦虑或恐惧反应。②制订焦虑或恐惧情境等级表：咨询师/治疗师与来访者/患者一起讨论，划分出引起来访者/患者焦虑或恐惧的各个具体情境，建立由弱到强排列成等级次序表。③脱敏训练：咨询师/治疗师按照等级表由弱到强的顺序，引导来访者/患者在充分放松的状态下，想象自己身处等级表上的每个情境，若能保持放松状态，则可达到对每一等级情境所致焦虑或恐惧的去条件化。依此操作，由弱到强按等级表各层级逐级去条件化，使来访者/患者完全对整个焦虑或恐惧的情境不再出现过敏反应。若某层级来访者/患者无法充分放松，仍存在过敏反应，则需在这一等级反复训练直至能轻松应对。

2. 满灌疗法 满灌疗法又称为冲击疗法。不同于系统脱敏疗法的逐级脱敏，该方法将来访者/患者置身于最为强烈的焦虑情境或想象的情境中，不允许来访者/患者逃避，保持一段时间，以达到消除来访者/患者对某刺激的焦虑或恐惧反应的目的。该方法简单、疗程短、疗效较好，能使来访者/患者直接面对最令其焦虑或恐惧的情境，而没有伤害发生，使其获得顿悟，不再焦虑或恐惧。但该方法使来访者/患者突然处于巨大的恐惧或焦虑的痛苦中，可能导致病理反应加剧，因此运用该疗法时应慎重，应因对象而异，以防某些来访者/患者出现强烈反应，而导致治疗失败，甚至诱发意外事件，如心肌梗死、昏厥等。

3. 模仿学习　模仿学习也称为示范法，即引导来访者/患者通过模仿学习他人的适应性行为而建立合适的行为的方法。其原理来源于社会学习理论。社会学习理论认为人的行为是在后天环境中通过观察、学习而建立起来的。因此，希望来访者/患者建立一种适应性行为，可通过给予其一个榜样、一种示范，使之效仿，从而获得某种行为。该方法常用于儿童的行为矫正，如矫正儿童交友问题（如挑逗、攻击等），治疗者可通过播放正常人际交往的录音、录像，或指导其观察那些受欢迎同学与人交往的言行，或通过交往的示范角色扮演，以便问题儿童模仿学习，从而建立人际交往的合适行为。

4. 强化法　强化法是指某种行为发生后，给予奖励即强化的方法。强化法是基于操作性条件反射的理论，给予某行为一定强化，可以增加该行为发生的概率。强化法有正强化与负强化两种形式。正强化是一个行为后给予好的刺激，如奖励（物质奖励、精神奖励等），以建立一个适应性行为。负强化是一个行为后去掉坏的刺激，如减少或停止惩罚，以引发所希望的适应性行为。如对吮吸手指的小学生实施惩罚，他一旦不吸手指就立即停止惩罚。

5. 惩罚法　惩罚法是某种行为后给予厌恶刺激或停止奖励，以消除某种不良行为的方法。惩罚法也包括正惩罚（施加一个坏刺激）与负惩罚（去掉一个好刺激）两种形式。正惩罚如厌恶疗法。

厌恶疗法是给予某一问题行为附加上厌恶刺激（如催吐剂、体罚、电击、厌恶想象等），使人发生问题行为时感到身体不舒适或痛苦，从而达到抑制和消除该问题行为的目的。其基本原理为操作性条件反射的理论。该疗法运用时应注意，厌恶刺激须与问题行为同时出现，且要有足够的强度使个体产生痛苦，持续时间较长，使个体趋利避害，不再发生问题行为，否则难以见效。另外，运用该方法需要注意伦理学问题。厌恶刺激不能让来访者/患者受到极大伤害，事先要征得来访者/患者或家属的知情同意。厌恶疗法常用于酒精依赖或药瘾、性欲倒错（如同性恋、恋物癖、窥阴癖等），以及其他冲动性或强迫性行为障碍的治疗。

负惩罚是撤掉个体正享受的正性强化物，如对攻击他人的学生实施惩罚，撤去其班干部头衔或取消其奖学金等，以惩戒其不合适行为。

6. 代币法　代币法也称为代币治疗或代币管制法，即以替代钱币的筹码来奖励来访者/患者的适应性行为，此筹码可换取一定的实物奖励。这是运用正强化的原理，以促进适应性行为发生。代币可以是小红旗、奖牌、小红花、兑换券等。代币法常用于培养儿童良好的行为习惯，也用于精神病院的患者适应行为的训练。

7. 消退法　消退法即对来访者/患者的不适应行为不予以注意，不予以强化，使之减弱或消退，直至不适应行为戒除。相反，可能收效甚微，甚至变本加厉。如对儿童的不适应行为，成人不管是运用正强化还是负强化，都可能使这些行为固着，不利于问题行为的消除。采用消退法则可消除问题行为，又不会对儿童心理造成伤害。如矫正儿童吮吸手指行为，成人可以不注意、不批评、不体罚此行为，而通过给他玩具或要其做某件事，使其放弃吮吸手指，从而逐渐消除此行为。

（三）适宜性和评价

行为治疗的应用相当广泛，不仅适用于各种神经症（如强迫症、恐怖症、焦虑症、抑郁性神经症等）、某些心身疾病（如高血压、慢性疼痛和失眠等），还适用于不良行为习惯（如吮吸手指、咬指甲、口吃、遗尿、抽动症等）、性功能障碍、品行障碍、多动注意缺陷障碍、孤独症以及精神发育迟滞等。

行为治疗是以实证研究为理论基础，有具体的治疗目标行为，有清楚的治疗方法和步骤，治疗过程明快简洁，易于操作，其疗效可观察也可验证，因此有其广泛应用优势，但行为治疗也有其局限和不足之处。行为治疗的方法多依据动物实验原理，强调环境刺激与个体行为之间关系，忽略个体内在心理活动，如认知、情感、意志等，而人的许多心理障碍都源于认知、情感等障碍，而只矫治不适应行为，忽略人的内在心理问题，治疗效果很难有根本实质保证。

三、以人为中心疗法

（一）概况

以人为中心疗法（person-center therapy），又称为患者中心疗法或来访者中心疗法，由美国心理学家罗杰斯（C. R. Rogers）于 20 世纪 40 年代创立，并发展成为继精神分析和行为治疗两大方法之后的第三大疗法。

以人为中心疗法的基本理论是以罗杰斯有关人性、自我的观念作为核心内容。罗杰斯认为：人是理性的，有正面的人生取向；人有追求美好生活、为美好生活而奋斗的倾向；人是建设性和社会性的，是可信赖，可以合作的；人有潜在的能力可以有效地解决生活问题；人有能力自我导引，追求自我实现。人的行为是基于其对自己的看法而定的。当自我与自我概念的实现倾向一致时，人就达到一种自我实现的理想状态。自我得到的经验、体验与自我概念冲突时，自我概念受到威胁便产生恐惧。当经验、体验与自我概念的不一致被意识到时，焦虑就产生了。

罗杰斯相信人最基本的生存动机是全面发展自己的潜能，不断成长和实现自己潜能的需要。人基本上是生活在自我的主观世界之中，具有一种与生俱来的实现的倾向。在适宜的环境下，人具有积极、成长的潜能，能自我探索，发现自我概念中的问题，有能力调整、控制和指导自己。因此，咨询师/治疗师的任务主要是通过尊重、真诚、同理创造一个使来访者/患者自我发现、自我成长的环境和氛围，启发其潜能的释放，引导来访者/患者自我探索，使之从否定自己的某些情绪、情感和扭曲的自我感觉中，转而理解、接受自己，并依靠自身的成长战胜不良的情绪和行为。

（二）基本方法

罗杰斯强调心理咨询/治疗应以来访者/患者为中心，来访者/患者是自我实现受阻、被压抑的人，具有理解和处理自己的问题的能力，咨询师/治疗师应是无条件地理解、接纳、支持来访者/患者，提供其自我发现、成长的环境。他认为心理咨询/治疗是一个过程而不是一套技术。在此过程中，咨询师/治疗师协助来访者/患者认识、理解自己真实的情绪、情感，不对来访者/患者施加那些解释、指导，而给予其真诚理解和尊重，为其提供自由表达的空间，协助来访者/患者的成长。因此咨询师/治疗师的态度、个人特质以及咨访关系的性质是咨询/治疗的首要决定因素。

1. 无条件的积极关注、尊重与接纳　这是咨询师/治疗师应具有的最基本的工作态度。咨询师/治疗师应态度亲和、真诚，专注地倾听来访者/患者的述说，并能适时适当地反应。无条件尊重、接纳来访者/患者，对其表达出的各种消极情绪情感、不良行为予以真诚的理解、接受，不歧视，不排斥，不指责，不任意打断来访者/患者的谈话或改变话题，努力以来访者/患者的观点去理解其情绪情感和行为，不以自己的价值观试图说服、控制来访者/患者，避免阻碍来访者/患者自我理解、自我成长。

咨询师/治疗师在工作中应尽量避免解释、指导，不以“权威”自居，不代替来访者/患者思考和做决定，避免对其劝告，压抑来访者自我能力的发挥，而妨碍来访者/患者的自我成长，影响咨询/治疗的效果。

2. 共情式理解　咨询师/治疗师努力以来访者/患者的视角，设身处地地理解来访者/患者。理解来访者/患者的认知、情绪情感及行为的发生是有原因的，是来访者/患者对环境的反应。咨询师/治疗师在工作中应表达对来访者/患者倾诉的理解式的反应，可通过复述来访者/患者某些话，或对来访者/患者表达的模糊的、未意识到的、隐藏在语意中的某些情绪情感加以具体化、澄清，使之能认识、理解，审视自己的情绪情感，并帮助来访者/患者认识到这些消极的情感是其自身的一部分，无须对其采取压抑、否认等防御措施。

3. 建立可信任、和谐关系　罗杰斯认为，咨询师/治疗师的主观态度影响咨询/治疗的质量，而咨询/治疗关系对来访者/患者人格的改变所产生的影响远远大于咨询师/治疗师所采用的治疗技术起的作用。咨询师/治疗师应积极地与来访者建立良好的信赖关系，尊重、理解、接纳来访者/患者，相信其具有自我成长的潜能，使其感受到被关注、被接受、被信任，使来访者/患者能以同样的态度对待自己，理解、接纳自己，能尽情地表达那些被压抑的、消极的、否定自己的情绪，并通过自我分析、自我探索，重新认识自己，并从中获得全新的领悟，使积极的情绪、理性的思维就此引发出来，促使来访者/患者逐渐改变、成长。因此，可信任、和谐的关系是咨询/治疗的基础和前提，是咨询/治疗得以继续的保障。

（三）适宜性和评价

以人为中心疗法适用于有着各种心理问题的正常人（如社会退缩、社会适应不良者等）和某些神经症者（如强迫症、焦虑症、抑郁症者等）。

以人为中心疗法的观点和理论，如正面而积极的人性观，来访者/患者具有自我探索、自我发现、自我负责与指导的潜能，强调人的内在主观经验，以来访者/患者为中心，注重人而不是人所表现的问题，工作以良好咨访关系为导向等，对心理咨询与治疗的理论和方法的发展都提供了很好的启示和指导，做出重要的贡献。但该方法有一定的局限性。有批评者指出该疗法只给予来访者/患者支持，不挑战其心理问题，咨询/治疗的效果难以评估。也有学者指出该方法可能存在多元文化中的局限，如那些寻求解决危机或减轻心身症状的来访者/患者、期待指导的来访者/患者等，该疗法可能不能给予其充分的帮助。同时该疗法是以来访者/患者具有一定文化程度为基础的。

四、认知疗法

(一) 概述

认知疗法(cognitive therapy)是 20 世纪 60 年代兴起的一种心理治疗技术。该疗法最初由美国宾夕法尼亚大学精神病学博士贝克(A. T. Beck)发展起来,并最早以认知疗法命名。贝克在治疗抑郁症过程中发现抑郁根源于患者的负性认知,他吸取了阿德勒、艾利斯、班杜拉等思想发展出认知疗法。该疗法及其思想也被广泛吸收,应用并扩展。

认知疗法的主要理论认为人对事物的认知决定了人的心理行为,即人对事件和环境的认知评价影响了人的情绪和行为反应。人的情绪行为问题常是人的不良认知和思维方式所导致的,这种不良的认知是那些不合理、消极、歪曲的信念或思想,是非功能性认知。矫正人的非功能性认知模式,便能改变其生活态度,纠正其不适应性情绪和行为,改善心身状况。

(二) 基本方法

认知疗法因其疗效肯定、应用广泛也发展出多种方法,在此主要介绍合理情绪疗法和贝克认知疗法。

1. 合理情绪疗法

(1) 基本理论:合理情绪疗法(rational emotive therapy,RET)是认知心理治疗的方法之一,由美国心理治疗家艾利斯(A. Ellis)于 20 世纪 50 年代末创立。该疗法的主要思想认为人既可以是理性的,也可以是非理性的,当人按照理性去思维、行动,人就会快乐,行动也富有成效。当人处于非理性时,常常通过内化言语重复某种不合理的信念导致情绪困扰、行为异常。因此艾利斯提出:人的情绪困扰、行为结果(consequences,C)不是由某一诱发性事件(activating events,A)所引起的,而是由经历了这一事件的人对这一事件的信念(beliefs,B)、认知评价所导致的,即 ABC 理论。因此改变人的情绪困扰不是改变环境事件,而应当改变人的认知。

(2) 合理情绪疗法的基本步骤:该疗法的中心工作是围绕着寻找、确认并批驳不合理的信念而进行的,基本步骤如下。①咨询师/治疗师和来访者/患者交流、讨论,找出来访者/患者情绪困扰以及问题行为的具体表现(C)、相关的诱发性事件(A);②向来访者/患者指出其情绪困扰来源于自身所持有的不合理的信念、不合适的思维方式,并分析出那些不合理信念(B);③挑战、质疑来访者/患者不合理信念,在争辩、驳论中,使来访者/患者发现、领悟自己思维方式、信念的不现实、不合逻辑,并使其认识到目前的情绪困扰与不合理信念之间的关系;④建立合理的思维方式和信念,以取代不合理的思维和信念,消除情绪和行为问题;⑤引导来访者/患者分析和领悟其生活中存在的不合理信念,改变不合理信念,养成理性思维的习惯,维护心理健康。

以上步骤中,第三步挑战、质疑来访者/患者不合理信念是关键的一步。辩论方式可通过咨询师/治疗师向来访者/患者的发问。如质疑式发问:“你是说你应该受到所有人的喜欢吗?”“你认为凡事都应按你的想法去做才对,是吗?”如夸大式发问:“是否别人都不做事围着你看?”这样的挑战和质疑,能促使来访者/患者反思、认识信念中的不合理成分,以及自身情绪、行为问题与不合理信念之间的关系,促使其与咨询师/治疗师争辩,在辩论中逐渐认识自己信念中的非理性和不合逻辑性,逐步动摇直至放弃不合理信念,以理性信念取代非理性信念。

2. 贝克认知疗法

（1）基本理论：贝克在长期的临床实践中发现人处于心理障碍时，认知过程常歪曲、紊乱，无逻辑性，常有负性自动化想法。他指出每个人都有自动化思维。心理障碍者多有负性自动化思维，这些负性自动化思维是人在生活中未觉察、反省、批判，建立起的一些错误认知，并形成固定思维习惯而保存下来。以后生活中遭遇事件时，便依据以往经验，通过负性自动化思维，加以判断，推理，产生错误认知。

贝克发现情绪困扰者倾向于犯一种逻辑错误，即将现实向自我贬低方向歪曲评价。贝克总结了一些认知歪曲导致的错误推断及推理思维。①绝对化：看问题走极端，用全或无、非黑即白等方式思考，任何事情都要尽善尽美。②以偏概全：或选择性概括，只根据个别信息就对整个事件做出结论。③任意推断：缺乏事实依据，主观下结论或想象最糟糕的结局。④过度引申：将偶然事件的结论不恰当地应用到不相似事件上，或依据一件事而做出关于一个人整个人格、品行的普遍性结论。⑤过度夸大或缩小：比现实或大或小地感知事物，如夸大失误、缺陷或痛苦，忽视、贬抑成绩或优点。这些认知上的曲解、不合逻辑的思维，导致来访者/患者自我挫败，引发情绪、行为问题。因此贝克认为通过改变不良认知，可以达到消除情绪、行为障碍的目的。

（2）基本方法：

①识别负性自动化思维（identifying negative automatic thoughts）：负性自动思维是来访者/患者在生活中不知觉形成的，非逻辑性的自动化一连串的思维活动，固着难以改变，消极地影响着来访者/患者对自我、他人以及事物的认知。因此，咨询师/治疗师在工作中和来访者/患者讨论，帮助他们识别负性自动思维。可以采用提问、指导来访者/患者想象或通过角色扮演来显现、分析、发掘和识别负性自动想法。

②识别认知性错误（identifying cognitive errors）：情绪障碍者常表现出消极、悲观的认知态度和评价，因为他们的思维容易犯逻辑错误，如绝对化、任意推断、以偏概全、过度引申、夸大或缩小等。这种认知模式是来访者/患者惯常思维方式，影响着他们对自己、对人或事的看法。它比负性自动想法更难识别，也更影响人的惯常情绪、行为。因此，识别认知错误更显重要。咨询师/治疗师应注意在工作中敏锐觉察并记录来访者/患者的诉说中反映的负性自动想法以及不同的情境和问题，然后和来访者/患者讨论，引导其归纳出一般规律，找出其认知性错误。

③现实性检验（reality testing）：检验并诘难来访者/患者的错误信念，这是认知疗法的核心。识别负性自动想法、认知错误，并不能真正地使来访者/患者认识并改变不合理认知。只有对来访者/患者的认知观念进行现实性检验，才能使其认识、理解信念中的非理性、不合逻辑、歪曲事实的成分，动摇其错误信念，最终能放弃不合理信念，建立合理的信念。咨询师/治疗师可引导来访者/患者将其负性自动想法、错误认知当作一种假设，并设计一种方法调查、检验这种假设，如来访者/患者认为自己一无是处，没有什么优点，那么可以鼓励来访者/患者去问自己的亲朋好友自己有什么优点。这种现实检验使来访者/患者发现其观念的歪曲、不合理性。

④监控情绪变化（monitoring emotion change）：情绪障碍患者往往认为他们的焦虑、抑郁永远持续下去，但现实的情况是，情绪是波动的，有一个产生、上升至高峰和消退的过程。

因此,咨询师/治疗师应对来访者/患者宣讲情绪变化的基本知识,并鼓励其对自己的焦虑或抑郁水平进行自我监测,引导其认识焦虑或抑郁波动的特点,增强抵抗焦虑或抑郁的信心。

（三）适宜性和评价

认知疗法应用较广,适用于各种神经症(如抑郁症、焦虑症、强迫症、疑病症等)、自杀及自杀企图、情绪障碍、进食障碍(如厌食症、贪食症等)、婚姻及家庭矛盾、儿童品行障碍、人格障碍、性功能障碍、一些心身疾病(如高血压、冠心病、偏头痛等)。

认知疗法着眼于矫治人的不合理认知和不良的思维方式,对很多心理问题和心理疾病有较好的治疗效果,其理论方法对心理咨询与治疗有着重要的贡献。但认知疗法忽视人的过去的经验对心理行为的影响,忽视人的潜意识的作用,也不能很好地解释认知、情绪和行为之间的关系。认知疗法只能解决一部分心理问题和障碍,表明其存在一定的局限性。

五、家庭治疗

（一）概述

家庭治疗(family therapy)于 20 世纪 50 年代创立,美国精神分析师兼儿童精神科医师纳森·阿克曼(Nathan Ackerman)首次提出"家庭治疗"这个概念,确立该心理治疗的方法,以后迅速发展,被认为是继精神分析、认知行为及人本取向的心理治疗方法之后的另一大流派,被称之为心理治疗的"第四势力"。20 世纪 80 年代末该技术引进我国,已被越来越多的业内人士所采用。

家庭治疗是以家庭为对象的心理治疗方法。治疗师通过与全部或部分家庭成员的治疗性会谈,协助家庭成员改善家庭关系,建立良性的家庭成员互动模式,改进家庭心理功能,促进家庭成员的心理健康。

在家庭治疗发展过程中各流派纷纷兴起:20 世纪 60 年代以沟通式家庭治疗为主;70 年代结构式家庭治疗成为主流;80 年代后系统式家庭治疗以及策略式家庭治疗成为主导。家庭治疗与其他心理治疗学派兼容并蓄、互相渗透并不断创新。

1. 沟通式家庭治疗 沟通式家庭治疗也称联合家庭治疗,或人本家庭治疗,家庭治疗学派创始人萨提亚(Satir)认为,人生活在环境、关系(或系统)中。一个人在原生家庭中经历的各种关系以及各种应对方式,对人的一生影响最为重要。家庭生活中有很多关于人与人之间沟通和互动的规定。每个人从小即面对原生家庭中的许多规定。健康的家庭规定不多且保持一致。这些规定符合人性,具有弹性,能应对不同的情境。家庭成员间沟通良好,家庭氛围是开放、自由的,各成员既亲密、相互分享感情和感受,又能接纳彼此的差异,并支持家庭成员向外面世界的探索。功能失调的家庭规定多且僵化,常有无法符合情境的要求。家庭成员沟通封闭,成员既无独立感,又无法建立彼此亲密关系,常用家庭规定掩饰对成员差异需求的恐惧。萨提亚指出家庭困扰主要来源于沟通障碍。家庭成员的沟通不良,导致了各种压力、情绪和症状的产生。她认为每一个家庭都有各种潜能。鼓励不同个性的家庭成员表达自己,在同一情境中,每个成员可以有不同的意见与感受,可以说出所看到、想到、感觉到的,使之公开化。她认为治疗目标就是促进家庭成员清楚、流畅的沟通,所有的改变要从自己开始,提高家庭成员的察觉能力,激发成长的潜能,人们只要有一小部分开始变化,内在其他部分也会跟着变化。

2. 结构式家庭治疗　20世纪70年代，萨尔瓦多·米纽庆(Salvador Minuchin)创立的结构式家庭治疗是家庭治疗领域内极具影响力的一个流派。米纽庆关于家庭结构的理论简单实用，影响深远。结构式家庭治疗最核心的概念是家庭结构(family structure)、亚系统(subsystem)和边界(boundary)。其理论认为家庭由亚系统组成，亚系统可按辈分、性别、行为、功能以及共同兴趣划分，并由人际交往界限分割开。家庭成员的关系是依据支配其互动的特定规则建立。米纽庆认为一个功能良好的家庭应该具有阶层化的结构。家庭有其内在组织和结构，每个家庭成员在家庭中担当相应角色和责任，同时重视老幼有别、尊卑有序的权力架构。通过有边界的子系统的相互作用，维持和调节家庭的稳定。米纽庆认为家庭的失衡往往因家庭的权力分配不合理所致。某个家庭成员的问题或症状的产生是家庭结构不良、家庭功能失调所导致的；也可能是家庭互动模式或背景不良起作用。咨询师/治疗师为解决某个家庭成员的问题或症状必须先探讨家庭结构，挑战那些僵化、重复出现的互动模式，然后"解冻"这些模式；通过改变界限和重塑子系统，改变家庭结构和互动模式，创造出家庭结构重组的机会，个人的症状才可能解除。治疗中强调采用角色扮演技巧，重视家庭成员的互动过程而不仅是谈话的内容，以显示整个家庭结构的全貌和互动特点，个体或亚系统治疗才会产生根本改变。

3. 系统式家庭治疗　系统式家庭治疗又称为多世代家庭治疗。Bowen基于精神分析观点创立该学派的主要理论，并将系统理论引入家庭治疗，作为分析家庭的一种思维方式。该方法是对精神分析理论的拓展，为在家庭中研究人类的行为和问题提供了更为宽泛的视野。Bowen关注到多代关系网络的家庭对个体亲情的相互影响及塑造，认为家庭成员间过度的情感联系和家庭功能失调有着直接的联系，并提出了相互关联的六个概念：自我分化、三角关系、核心家庭情感程序、代际传递过程、情感隔离、社会情感过程。自我分化强调在家庭中个体能自制，能够将自己从本能情绪反应中分离出来，表现为理性的行为反应；在面对家庭中其他焦虑的个体时能维持不焦虑的状态；能够不让自己不由自主地陷入家庭系统的情绪控制中。自我分化是家庭成员必要的成长目标。三角关系是家庭中三个人组成的亚系统。家庭中两个家庭成员间关系紧张，往往拉入第三个成员，形成三人互动，企图通过三角关系来缓解冲突，解决问题。家庭融合程度越高，三角关系就越稳固；自我分化程度越低的人，越容易采用三角化(triangularization)的方式来处理关系中的情绪压力，也容易受到伤害，出现的症状往往具有特定的功能。Bowen理论的重要贡献是关于家庭问题大多是三角关系的复杂化的认识，成为家庭治疗的启蒙观念。Bowen主张治疗的目的在于降低家庭成员的融合和焦虑，解除症状，最终提升个人在核心家庭和原生家庭的分化程度。

4. 策略式家庭治疗　该方法开创者杰·哈利(Jay Haley)认为所有的症状或问题都是特定情境的产物。人际关系中某种特定行为模式实际隐藏着一个谋求控制权的过程，即家庭的某些症状出现，意味着某个家庭成员试图改变家庭内部权力关系的欲求。现实的症状是当前家庭系统功能不良的一种隐喻，是由于家庭成员间无效的潜意识交流方式所造成。策略式家庭治疗将焦点集中于当前问题的解决，能够灵活地组织各种行为策略，来应对当前迫切需要解决的问题。咨询师/治疗师根据不同家庭问题设计不同的治疗方案，并经常制订出更新的策略，帮助家庭预防破坏性行为的重复发生。整个咨询/治疗的目的是减轻家庭症状/问题，而不是探讨其根源或潜在的意义。

（二）基本方法

家庭治疗常用的技术有以下几种。

1. 干预性的谈话 系统化家庭治疗主张咨询师/治疗师在工作中对来访的家庭成员不判断、不责备，只是倾听。咨询师/治疗师的每一个问题都带有某种意图或是源于某种假设。这些问题的实际意图是咨询师/治疗师能够把握来访者/患者的处境和经历，或主要是为了激起咨询/治疗上的改变。这些问题主要可分为四种：直接的问题（调查性的，了解家庭成员的现状及其相互关系）、迂回的问题（探索性的，引出成员的认知、情感、行动、观念、事件等之间的反复或循环关系）、策略性的问题（矫正性的，影响来访者/患者和家庭）和内省性的问题（促进性的，指导、鼓励来访者/患者及其家庭调动自身的资源以改变）。

2. 提问技术

（1）循环性提问：当着全家人的面请每位成员轮流表达对另一位成员的行为观察，或对另两位成员关系的看法，或提问一个成员的行为与另一个成员的关系。这种提问方式对家庭成员极具启发性、暗示性。

（2）差异性提问：提请来访者/患者思考和分辨问题或症状出现的差异，这是基于症状性行为发生是有条件的假说的方法。

（3）前馈提问：对未来的前瞻或预想的提问。这种提问可以激发来访家庭构想未来，并暗示为“自我应验性语言”；或者提请家庭成员思考问题行为或症状再次出现时的预防性行为。

（4）假设性提问：提出基于对来访家庭的了解而设计的家庭可能发展不同方向的假设。这有助于来访家庭从多重角度看待问题、看待自己及彼此的关系，采用互动模式，激发家庭成员的思考和领悟。

3. 正性暗示 咨询师/治疗师引导来访者/患者及其家庭成员对当前的症状或问题，从积极的方面重新进行描述，放弃挑剔、指责，而以一种新的正面的态度代之。这有助于建设性的改变家庭内部互动关系。

4. 仪式行为 咨询师/治疗师为来访家庭布置一系列任务，如举行家庭活动，某些家庭成员做什么、在什么地方做、何时做、以什么样的方式做等，以建立一种情境行为。目的是对来访家庭中互动关系混乱的地方建立起明晰的行为。

5. 重塑家庭边界 咨询师/治疗师对来访家庭重新调整和明晰家庭亚系统及其边界界限。对于相互过分涉入的家庭，强化亚系统的边界，鼓励家庭成员独立自主；对于过分解离的家庭，鼓励家庭成员不要回避冲突，要大胆、直接地交流、讨论和交往。

（三）适应性和评价

家庭治疗适用于：家庭、婚姻矛盾冲突；家庭代际关系问题；子女教育问题；家庭遭遇重大生活事件引起的问题；家庭生命周期的不同发展阶段需要面对的特殊心理问题（如子女出生、子女结婚等）；各种精神、神经症状及情感问题、人格障碍。

家庭治疗有着显著的特点和优势，是针对家庭实施的团体心理治疗模式。不只是着眼于分析或改变来访者/患者个人的心理状态和行为，而是将视角放在来访家庭系统内的互动与关系上。这对根本上改变来访者/患者问题或症状，协助家庭改变不良关系和状况，执行健康的家庭功能，改善来访者/患者心身健康有着重要意义。但家庭治疗因其需要除来访者/患者外的家庭其他成员参与，可能因其他成员的抗拒参与、拒绝内省、抵触改变而使治疗收效甚微，存在一定局限性。

六、森田疗法

（一）基本原理

森田疗法(Morita therapy)是20世纪20年代日本精神病学家森田正马创造的一种治疗神经症的方法。其基本理论包括：神经症者有着疑病性素质，并且有强烈的生存欲。神经质实际是注意固着状态，个体素质缺陷，加上其错误的人性观，在偶然事件的诱因影响下，通过精神交互作用，个体注意力固着于生理、心理反应上，导致反常苦恼，形成神经质症状。神经症发生的根本原因在于来访者/患者试图以主观愿望控制客观现实，而引起精神拮抗作用的加强，导致思想矛盾，造成精神冲突，内心苦恼。因此咨询/治疗的出发点在于改变其疑病性素质，打破精神交互和拮抗作用，消除思想矛盾。其核心理念为“顺其自然，为所当为”。

（二）基本方法

森田疗法分为住院治疗和门诊治疗两种方式。住院治疗是森田正马在长期临床实践探索中所创立的。住院治疗主要是来访者/患者在一个全新的环境里，通过咨询师/治疗师的指导，获得领悟新生活的经验。住院治疗包括绝对卧床、工作治疗(轻工作活动期、重工作活动期)和社会康复三个阶段。其具体方法如下：咨询师/治疗师先让来访者/患者阅读森田疗法的工作小册子，然后与来访者/患者进行一次细谈，使其对森田疗法有一定的了解，消除疑虑，加强咨询/治疗的信心，以积极的态度配合咨询/治疗。森田疗法的住院环境要求来访者/患者有单人房间，房间布置如同家庭一样。来访者/患者在住院期间可以发现有许多与他类似的人，使他认识到并不只是他才有这样的问题。

1. 绝对卧床阶段　此阶段要求来访者/患者安静卧床4～7天。除了洗漱、吃饭及上卫生间外，不得有其他活动(如读书、看报、吸烟、谈话及娱乐等)，也不允许家属探视或有书信往来，但可考虑问题及睡眠。最初来访者/患者较安定，但随着终日卧床，各种想法不断涌入头脑中，来访者/患者只能直接面对焦虑，其精神能量全部指向内心世界。最初来访者/患者幻想回避焦虑，但不成功，其症状可加重。有些来访者/患者烦躁、苦闷达到极点时，症状在极短暂的时间里会突然消失，即森田所谓的“烦闷即解脱”。但绝大多数来访者/患者的症状改变不大。继续卧床，来访者/患者会出现无聊的感觉，总想立即起床做点什么，此时精神能量开始向外部世界释放。

在此期间，咨询师/治疗师每天仅短暂地与来访者/患者会见一次，主要是了解来访者/患者的情况，监督其静卧，一般不回答其神经症问题。

2. 工作治疗阶段　此阶段可分为两个时期：①轻工作活动期：白天让来访者/患者带着症状从事一些轻体力的简单工作，如扫地、做室内卫生等，为期一周。②重工作活动期：要求来访者/患者进行一些劳动强度较大的工作，如砍柴、种菜、培植花木、烹饪、做木工活等，此期也为一周。

此阶段，咨询师/治疗师指导来访者/患者专注于当前的活动，不考虑其他(如自身症状、疗法等)，并体验活动和症状减轻之间的关系，引导来访者/患者将注意力由自身内在转向外界，在不断强化外部行为(劳动、工作)同时理解接受自己心身的自然状态。而且要求来访者/患者每天晚上记日记。咨询师/治疗师每天要阅读他们的日记，并写出意见，次日归还给他们。

3. 社会康复阶段 社会康复阶段又称为生活训练阶段。此阶段咨询师/治疗师应指导来访者/患者回归社会环境，恢复原社会角色，为出院做准备。可允许来访者/患者白天外出，如去商店、回学校/工作单位或做些其他工作。但每晚仍回病房，并坚持记日记。住院期通常为 60～120 天，也可短至 45 天。

住院期间，咨询师/治疗师应避免对来访者/患者进行过多的说教，咨询/治疗的重点应着眼于引导来访者/患者理解顺应自然的道理，转移对症状的过分注意，重视自己的行动，消除内心矛盾，从而获得精神的解脱。

（三）适应性和评价

森田疗法适用于 15～40 岁的神经症者，其适应证包括疑病症、强迫思维、焦虑神经症和自主神经功能紊乱等。抑郁神经症可结合药物治疗，癔症则不适合。森田疗法在不断继承和发展中，其治疗适应证已从神经症扩大到某些精神疾病、人格障碍、酒精药物依赖等，还扩大到正常人的生活适应和生活质量改善中。

森田疗法因其注重现在、不问过去，关注行动、忽略症状，在生活中指导、在生活中改变，陶冶性格等特点，而一直被肯定和受欢迎。但该疗法适用于那些有一定文化程度、有内省能力同时有强烈生存欲望的敏感者，同时症状持续时间也影响其疗效。

七、暗示疗法和催眠疗法

（一）暗示疗法

1. 概述 暗示疗法(suggestion therapy)是一种古老的心理治疗方法，它是指咨询师/治疗师利用暗示(含蓄的语言或非语言提示)对来访者/患者施加积极的影响，使来访者/患者接受咨询师/治疗师的意见，以减轻或消除其症状的一种方法。

一般来说，暗示包括实施暗示与接受暗示两个方面。实施暗示是动机的直接“移植”，而非说理论证；也就是通过语言或动作的刺激，使受暗示者产生观念的过程。接受暗示是下意识地接受信息，转变为自我观念，不加分析、判断地遵照行动。

暗示的发生有其生理心理基础。巴甫洛夫认为，暗示乃是人类最简单、最典型的条件反射。研究表明人的生理活动和心理活动是相互影响、相互作用的。格雷厄姆 1960 年对荨麻疹与雷诺病的被试进行态度诱导实验，发现患者的皮肤温度发生了与原疾病相反的改变。也有学者发现暗示能改变人的行为与动机，甚至重新唤起了消失的记忆。暗示可以使受暗示者出现明确的生理与心理的变化。因此，人们可以利用暗示这一现象治疗疾病。

2. 方法 暗示疗法可分为觉醒状态下与非觉醒状态下两类。觉醒状态下的暗示疗法又分直接暗示疗法和间接暗示疗法。直接暗示疗法即治疗师用事先编好的暗示性语言对静坐的患者进行治疗。间接暗示疗法是借助于某种刺激或仪器的配合，并用语言强化来实施的治疗。非觉醒状态下的暗示疗法是治疗师使患者处于催眠状态时实施的治疗。

暗示疗法常用的方法：①言语暗示：将暗示的信息通过言语的形式传达给受暗示者，使其心理上产生反应。如治疗师对焦虑患者说：“你吃了这个药就不焦虑了。”那些易受暗示的患者服药后会感到放松、安静。②操作暗示：通过对受暗示者进行某些操作，如躯体检查、仪器检测或虚拟的简单手术而使其心理、行为的改变。③药物暗示：给患者使用某些药物，利用患者对药物已有的观念而进行的暗示。安慰剂治疗是一种药物暗示。④其他：还有环境暗示、笔谈暗示、自我暗示(auto suggestion)等多种方法，均可以取得一定的疗效。

3. 适应性和评价　暗示疗法一般对那些易受暗示或依从性较高的人效果较好，否则无效。暗示疗法适用于癔症及其他神经症；疼痛、瘙痒、哮喘、心动过速、过度换气综合征等心身障碍，对阳痿、遗尿、口吃、厌食等心身障碍或行为习惯问题也有不同程度的疗效。

(二) 催眠治疗

1. 概况　催眠即被试通过催眠师一定的言语和非言语诱导、暗示方法(催眠术)，进入到一种既不同于睡眠又不同于觉醒的特殊的恍惚意识状态，又称为催眠状态。在此状态，被试接受暗示性增高，自主判断能力、自主意愿及行为能力明显减弱或丧失，感知觉、记忆及生理功能也会发生不同程度的歪曲、改变或丧失。

催眠疗法(hypnotherapy)是应用一定的催眠技术，使人进入催眠状态，并用积极的暗示控制被催眠者的心身状态和行为，以解除和治愈被催眠者躯体疾病或精神疾病的一种心理治疗方法。

古代祭祀时，巫医呼神驱魔、祛邪去病就是应用了催眠。到了18世纪，奥地利医生麦斯默(Mesmer)对催眠现象进行了较为系统的研究。他将催眠状态视为一种动物磁性感应现象，命名为“通磁术”，并开始将催眠用于临床治疗。英国外科医生布莱德(J Braid)将麦斯默的理论加以改造，提出了“催眠术”的术语以及“单一观念状态”的催眠方法，对催眠术附以科学的形式。法国的精神病学家南锡学派和巴黎学派的医生先后对催眠术进行研究并加以发展，南锡学派李厄保是第一位用催眠术开业的医师，巴黎学派沙可对催眠治疗癔症进行了实验研究。

催眠是一种极其复杂的现象。精神分析理论认为催眠状态是被催眠者一种精神倒退的表现，像幼儿样富于模仿性和无条件顺从性，是被催眠者将过去经历中的心理冲突向催眠者投射，出现对催眠者移情的表现。因此，通过催眠者的催眠，使被催眠者回到早年被压抑的潜意识精神活动中，使早年心理创伤、焦虑得到宣泄，从而达到治愈心理疾病的目的。生理心理学理论认为，催眠是脑的选择性抑制，给予一个单调重复的刺激(如催眠词)，会在大脑皮层产生神经性抑制，形成一种只与催眠者保持高度注意和接受的单线交流，而对其他外界的注意缩小或丧失的特殊意识状态。沃斯特(West)提出催眠是通过良性词的刺激，引起被催眠者一系列生理变化，从而使机体功能得到恢复。

2. 方法

(1) 准备工作：催眠者首先要积极与来访者/患者建立起良好的信赖关系，并且向来访者/患者解释催眠治疗的原理和治疗过程，消除其对治疗的疑虑，增强对催眠者的信赖。①选择安静、舒适、昏暗、大小适宜的房间，以防止来访者/患者注意力分散。安置舒适的催眠床或躺椅、沙发等，便于来访者/患者可以坐卧放松。②充分掌握来访者/患者的背景材料，如家庭背景、个人学习、工作经历、社交活动、恋爱婚姻、幼年生活经历等。③进行暗示敏感性测定，掌握来访者/患者的催眠感受性、人格特点以及对催眠治疗的态度等。

(2) 催眠诱导：催眠者诱导来访者/患者进入催眠状态。催眠者在此过程中注意一方面要诱使来访者/患者的意识进入一种全面的抑制状态，仅能接受催眠者的指令；另一方面又要保持来访者/患者和催眠者(治疗者)之间的信息联系。催眠诱导的基本技术是语言诱导,因此,催眠者使用的暗示性诱导语言必须清晰、简单、明确,模棱两可、含糊不清的语言会使被催眠者无所适从,而难以进入催眠状态。

催眠诱导的方法很多,常用的方法如凝视法。凝视法是通过刺激被催眠者的视觉器官,而使其注意力集中的方法,可分为光亮法、吸引法和补色法,其中光亮法的具体操作如下。①身体放松:要求被催眠者平卧于治疗床上(或坐在舒适的沙发里),四肢自然伸直,全身肌肉放松,排除一切杂念,平缓呼吸。②催眠诱导:要求被催眠者凝视催眠者手中的发光物体(如电珠、戒指、硬币等),发光物体距被催眠者眼睛 10 cm 左右。催眠者开始用单调、低沉、舒缓、重复的语言进行诱导,被催眠者逐渐闭上眼睛后,撤掉发光体。③检查催眠状态:继续用语言诱导,并同时检查催眠的深度。可通过面容、眼睑、口咽、颈部、四肢、呼吸、脉搏、感知觉、暗示性、交往等多项指标来观察被催眠者催眠状态的深度。催眠状态下被催眠者会出现主动反应减低、注意狭窄化、知觉扭曲与幻觉、旧记忆浮现、暗示接受度高、催眠中角色扮演等。

催眠诱导还有其他方法,如进行性肌肉放松法(言语诱导逐步放松全身肌肉)、倾听法(刺激听觉器官使其注意力集中)、抚摩法(通过刺激皮肤使其注意力集中)、观念运动法(通过体验某种观念并与身体某个部位运动相结合,使其注意力集中,如示指紧贴法、双手并拢法、身体摇摆法等)。

(3) 实施治疗:催眠本身不是心理治疗,而是心理治疗所借助的手段或技术。催眠的目的在于解除来访者/患者的防御机制,以便易于接受引导,改善情绪、缓解症状,分析病因、寻找症结,消除病症,健全人格等。因此,对处于催眠状态下来访者/患者的治疗更为重要。主要方法有直接暗示、引发想象、催眠分析、年龄回归等。催眠治疗可以与其他心理治疗方法联合使用,如精神分析性心理治疗、行为治疗、漂浮疗法等。

(4) 催眠唤醒:整个治疗结束后,再次应用催眠使被催眠者逐渐苏醒的过程。催眠唤醒是治疗中的必要环节。唤醒方法应得当,否则造成被催眠者不舒适的感觉(如头晕、乏力、心悸等),影响治疗效果和医患关系。唤醒被催眠者前,应用暗示语暗示其自我感觉良好、精神轻松愉快、精力充沛、富有活力,通常采用数数暗示法、定时暗示法、转入睡眠法、快速唤醒法。

3. 适应性和评价 催眠治疗主要适应证为失眠、癔症、焦虑症、抑郁症、恐惧症等神经症及心身疾病、性功能障碍、儿童行为障碍等。催眠治疗是一种简便易行并行之有效的方法,但治疗前慎选实施对象,只有那些受暗示性高、愿意接受治疗的对象才是合适的人选,同时催眠治疗一般只有经过专门训练的心理医生和精神科医生才能较好运用。催眠处理不好,可能会导致被催眠者出现不适感以及医患矛盾。精神分裂症以及其他精神疾病者、严重心血管疾病者不适于采用催眠疗法。

八、生物反馈疗法

(一) 概述

20 世纪 30 年代,美国学者雅克布森(Jacobson)创立了一种松弛方法,是通过肌电仪监测患者肌电活动,让其观察到自己的肌肉紧张程度,并训练患者学习让自己放松全身肌肉的方法。随着 20 世纪 40 年代控制论、信息论兴起，这一方法吸取先进的思想并不断发展，引入医学心理学领域，从而产生了一种认知行为疗法——生物反馈疗法。

生物反馈(biofeedback)是借助仪器(生物反馈仪)，将人体各器官、系统不易感知到的各种生物活动信息(如肌电、皮肤电、皮肤温度、心率、血压和脑电活动等)，加以记录、处理、放大并转换成能被人们所感受和理解的信息(如听觉或视觉的信号)显示出来(信息反馈)的过程。生物反馈疗法(biofeedback therapy)又称生物回授疗法，或称自主神经学习法，是个体通过对这些生物反馈信号加以认识和体验，并学会有意识地自我调控这些生物活动，从而达到调整机体功能和防病治病的目的。因此，生物反馈疗法实质是通过学习来改变自身某些生物活动，是在行为疗法的基础上发展起来的一种心理治疗技术和方法。

生物反馈疗法的运用包括两个方面：一是让来访者学习放松训练，以便能减轻身体和心理上过度紧张，使身体达到一定程度的放松；二是当来访者学会放松后，运用生物反馈仪了解并掌握身体的生理功能信息，采用放松技术让机体生物信息处于良好状态，直到形成操作性条件反射，以恢复正常的生理功能。

生物反馈疗法的原理主要来源于操作性条件反射以及信息论、控制论的基本思想。一些实验研究显示人可以主动控制自己过去认为不能支配的内脏活动。1967 年，米勒(Miller)等最早发现，对大鼠进行调节血压下降的训练，经过学习(灯光、尾巴电刺激)，大鼠会做出血压下降的"正确"反应，来获得免遭电击的"奖赏"。此后又有学者在人体试验中发现，人的血压、脑电、心率、皮肤温度等可通过学习来自主调节。这些实验都提供了生物反馈疗法的重要理论基础。控制论、信息论的观点是奠定生物反馈疗法的强大理论基础。控制论、信息论认为机体本身就是一个"自动控制"系统。中枢神经系统作为控制部分发出的信息，调节各器官系统即受控部分的活动，受控部分以感受的刺激和反应作为信息又反馈给控制部分，并不断调整控制部分对受控部分的影响，如此往复，主控和受控之间进行信息双向传递，以达到精确完善的调节。因此这一过程中反馈可促进调节。

目前临床应用的生物反馈种类多样，主要有肌电反馈、皮肤电反馈、心率血压反馈、皮肤温度反馈、括约肌张力反馈、脑电反馈等。生物反馈仪在生物反馈疗法中是一个重要的媒介或工具。目前国内不仅有反映单信息的单导生物反馈仪，还有可同时记录多种信息的多导生物反馈仪。

(二) 方法

生物反馈疗法实际是利用现代生理科学仪器，通过人体内生理或病理信息的自身反馈调控，消除病理反应、恢复身心健康的一种认知行为疗法，因此，治疗者不能将自己定位于操作生物反馈仪的人员，而应遵循心理治疗原则，积极与患者建立良好的医患关系，耐心、细致地引导患者进行行为训练，改善症状，治疗疾病。

1. 治疗动机和环境准备 在治疗前，治疗者向患者介绍生物反馈的原理和方法，使患者对该方法有心理准备，避免由于无知造成内心紧张，使治疗难以进行。同时让患者了解疾病与心理应激、情绪之间的关系，使患者能建立起治疗动机，积极参与治疗，主动地调节心身状态适应治疗训练。

治疗环境应选择安静、舒适、室温适宜的单独的房间，避免受外界的干扰。

2. 治疗实施过程 治疗者让患者衣着宽松地躺在或坐在治疗床上，根据患者的具体情况以及疾病的性质，决定电极安放的位置。肌电反馈的引导电极可放置于额部、上臂、下肢、腰背部；皮肤温度反馈的引导电极多放置在利手的中指末节指端；脑电反馈的引导电极常放置左枕叶、颞枕叶或前额区。

治疗者指导患者学习放松技术，放松的程度通过生物反馈仪显示。治疗者和患者都要注意看或听反馈仪显示或发出的信息，治疗者运用指导语引导患者调节身心使其放松，以使机体生物信息处于良好水平。放松应循序渐进。训练中引导患者体验放松的感觉，靠自我体验主动进入深度放松状态。患者熟悉了操作过程后，则可自行运用指导语调节自己身心。每次训练前后测出患者的机体生物信息水平，以便作为疗效观察的依据。

治疗结束后，治疗者指导患者要将在诊室中学会的放松训练，带到生活中独自重复练习(每天 2～3 次，每次 20 min)，学会在脱离仪器和特定训练环境的条件下也能够放松，最终抛开生物反馈仪，能进行自我放松。

生物反馈疗法一个疗程一般需要 4～8 周，每周 2～3 次，每次 20～30 min。

（三）适应性和评价

生物反馈疗法适用于多种心身疾病和症状，如原发性高血压、支气管哮喘、心律失常、紧张性头痛、偏头痛、偏瘫后遗症、各类语言障碍、痛经、腰背痛等。此外，还可用于生活应激训练和心理训练。

生物反馈疗法中治疗者是教练，生物反馈仪是学习的工具，患者从被动学习到主动学习，矫治自己的疾病。但该疗法受病例、疗程、病程、疾病类型的影响而影响疗效。

九、团体心理治疗

（一）概述

团体心理治疗(group psychotherapy)也称集体治疗或小组心理治疗，是受过专业训练的团体领导将疾病类型和心理行为问题及病情程度相同或相似的求助者组成团体，通过团体情境以及成员的互动提供心理帮助与指导的一种心理咨询与治疗的方法。

20 世纪初，美国医生普拉特(Pratt)召集住院的数十名肺病患者一起学习有关肺病的常识、治疗与疗养的方法，鼓励并激发大家战胜疾病的信心而深受好评，后来普拉特被公认为团体心理治疗之父。1919 年，精神科医师马什(Marsh)效仿普拉特，将团体心理治疗应用于住院的精神病患者。第二次世界大战后，面对大批饱受战争创伤的士兵，团体心理治疗作为一种经济、简捷和高效率治疗手段被用于战后士兵的精神病或心理障碍治疗。20 世纪 60 年代，罗杰斯(Rogers)所倡导的以“会心团体”为标志的人类潜能运动，如“敏感性训练小组”“任务定向小组”“创造力工作坊”“机能发展小组”等对团体心理治疗产生重大推动和影响。20 世纪 80 年代末，霍尔姆斯(Holmes)、赫克尔(Heckel)和戈登(Gordon)等人在临床实践与研究中发展出一套对临床甚至是正常青少年的成长和适应都行之有效的青春期团体心理咨询与治疗方法。团体心理咨询与治疗不断发展和应用，已逐步在心理咨询与治疗领域确立起自己的地位，并成为心理咨询与治疗的一种新的发展趋势。

团体心理治疗主要原理为相似境遇，被他人接纳认同，宣泄倾诉，成员间情感支持，相互学习与模仿，享受团体凝聚性、领悟互助的正性体验，重复与矫正“原生家庭经验”和支持体验“感情纠正经验”等。随着团体活动的进展，团体成员逐渐形成一种亲近、合作、相互帮助、相互支持的关系和氛围。通过团体成员的互动，促使个体在团体中观察、体验、学习、领悟，通过其他成员的分享认识自我、探讨自我、接纳自我，改善与他人的关系，学习新的人际交往的态度和合适的行为方式，发展良好的社会适应能力。

（二）团体心理治疗的基本过程

团体心理治疗一般是由1～2名咨询师/治疗师主持，来访者/患者可由8～15名具有相同或不同问题的成员组成。团体心理治疗以聚会的方式出现，每周一次，每次1.5～2 h，咨询/治疗次数可视来访者/患者的问题和具体情况而定，一般为6～10次。

治疗期间，团体成员就共同关心的问题进行讨论，分享、观察和分析与自己和他人有关的心理与行为反应、情感体验和人际关系，从而使自己的问题得以改善。

1. 团体的组建

(1) 团体成员的选择：选择适宜的治疗对象是团体心理治疗的一项重要工作。治疗者主要根据自己所持的理论和团体的性质选择相应心理行为问题的对象，同时考虑团体治疗所共有的选择原则，如是否有意愿寻求他人的帮助，是否愿意向他人倾诉自己的问题，是否具有基本与他人相处的能力，身体状况是否适合加入团体等。

(2) 团体的同质性与异质性：这是一个经常富于争论的问题。咨询师/治疗师可根据自己的倾向组建同质或是异质性团体。持“团体凝聚力理论”观点的咨询师/治疗师认为，各方面有相同或相似特点的人更有团体的凝聚力和协调性。持“社会缩影理论”观点者认为，团体成员的复杂和差别能反映来访者/患者的实际生活情境，在此团体里学习和改变，有利于来访者/患者在生活中转变。一般对团体组合的各种因素可以有不同的处理，例如在年龄、社会成熟度、主要问题等方面，倾向选择同质性的成员；而在成员性别、生活环境、职业背景等方面选择异质性的成员则较合适。

(3) 团体的封闭性与连续性：治疗团体包括封闭式和连续式两种。封闭式团体是成员一旦确定下来就不再更换，除非有特殊情况。而连续性团体是成员可以是随时变化的，一位成员离开，可以再补一位新的成员进来。

不同方式的团体有不同优势。封闭式团体的主要优点为稳定可靠，可以不断积累成员资料；而连续性团体的优点在于新成员会重新激起团体内活力，而且新成员在老成员带动和帮助下会迅速地成长。

2. 治疗过程　尽管各种团体治疗方法因所依据的理论不同可能有很大差别，对具体的治疗过程和所使用的技术也难以有一致性的描述，但总体来说，团体治疗包括以下四个阶段。

①治疗准备阶段：治疗前的准备工作。治疗者根据自己所持的理论确定团体治疗的性质和目的，选择适合团体治疗的对象。

②关系形成阶段：此阶段治疗者的主要任务是引导各成员自我介绍，相互认识，促使形成团体工作发展的关系和气氛，同时使他们对团体的结构和性质有一定的认识。

③治疗阶段：整个团体治疗的重心。在此阶段，各成员通过团体获取其他成员所提供的接纳、支持、帮助，以及各种有关信息，发现和体验到他人与自己的相同情绪情感；在互助的气氛中去帮助他人，在相互分享、反馈中彼此支持、启发、效仿与学习；能够有机会彻底处理自己的问题，取得治疗效果。

④结束阶段:此阶段治疗者带领团体成员总结团体的工作,组织讨论团体治疗成员的收获,如治疗前不良的情绪或行为反应的改善情况,人际交往的能力提高水平,还存在哪些未解决的问题,以及如何在实际生活中加以改变等问题。这种总结式的讨论可强化成员在治疗中所获得的积极经验,并指导他们将这些积极经验转化为现实生活的实际行动。

(三)适应性和评价

团体心理治疗特别适合人际关系适应不良的来访者/患者,适应范围主要如下:①各种社交焦虑或社交恐怖等神经症或神经症反应;②轻度的人格障碍,特别是人际关系敏感或有交往缺陷者;③青少年心理与行为障碍;④心身疾病,如高血压、冠心病、糖尿病、胃溃疡等;⑤重性精神疾病缓解期,特别是社区中的康复期患者;⑥各种应激性及适应性问题。

团体心理治疗是一个治疗者对多个团体成员,节省咨询/治疗的时间和人力,提高咨询/治疗的效率。因团体成员的支持、接纳和相互学习,促使成员的咨询/治疗效果易于巩固。但由于是团体,各成员的深层次问题不易暴露,成员互动可能使有的成员带来伤害,成员个人的差异性需求难以周全,特别是成员的隐私存在无意泄露的风险,同时团体心理治疗对咨询师/治疗师专业能力要求更高。因此团体心理治疗也存在一定的局限性。

(韩　娟)

复习思考题

1. 心理咨询与心理治疗的概念是什么?
2. 心理咨询与心理治疗的主要特点是什么?
3. 简述心理咨询与心理治疗的意义。
4. 开展心理咨询与心理治疗工作应遵循什么原则?
5. 心理咨询与心理治疗工作包含哪些步骤?
6. 简述精神分析性心理治疗方法的基本思想。
7. 简述行为治疗的基本原理。
8. 简述以人为中心疗法的基本思想。
9. 简述认知疗法的基本思想。

第十二章　心理卫生服务

本章要点

(1) 心理卫生服务的定义、基本目标和原则。

(2) 心理卫生服务的三级预防。

(3) 社区心理卫生服务的定义、宗旨、内容以及学校心理卫生服务的目标和原则。

(4) 心理卫生服务的方式,社区心理卫生服务的方式,学校心理卫生服务的内容,慢性病和危重患者的心理特点和干预。

(5) 社区心理卫生服务的需求评价。

全球精神障碍的负担现况

全世界所有国家的精神疾病负担持续增加,对健康产生显著影响,并在社会、人权和经济方面造成重大后果。数据显示,至2017年全球各年龄层共有约9.7亿人患精神障碍,导致健康寿命损失年(YLDs)高达1.2亿,较10年前增加了13.5%,约占全部疾病负担的14%。其中2.64亿人患有抑郁症,最严重时,抑郁症可导致自杀。全球每年有近80万人因自杀死亡,自杀是15～29岁年龄组人群的第二大死亡原因。在大多数国家,因为缺少公共资金支持的综合精神卫生服务网络,家庭承担了大部分经济负担。家庭负担还会导致社会负担,比如照顾残疾家庭成员带来的情绪负担,降低了照顾者的生活质量,并丧失了未来自我发展的机会。

精神障碍的负担对社会各阶层的影响并不是均一的。处于不利环境及资源少的群体易感这些精神障碍,面临着最高的负担。精神卫生服务普遍资金不足,发展中国家尤其如此。近28%的国家没有单独的精神卫生预算。在有单独精神卫生预算的国家,37%在精神卫生上的花费占卫生预算总数的1%都不到。在发展中国家,62%的国家精神卫生预算不到卫生总预算的1%;发达国家中16%也是这样。低收入和中等收入国家,76%～85%的严重精神疾病患者得不到相应治疗,而高收入国家这方面的比率也很高,在35%～50%之间。因此,精神障碍负担与可用于精神卫生服务资源之间的差距是巨大的。

第一节　心理卫生服务概述

随着人们的生活节奏明显加快,竞争压力不断加剧,个体心理行为问题及其引发的社会问题日益凸显,引起社会各界广泛关注。一方面,心理行为异常和常见精神障碍人数逐年增多,个人极端情绪引发的恶性案(事)件时有发生,成为影响社会稳定和公共安全的危险因素。另一方面,心理健康服务体系不健全,政策法规不完善,社会心理疏导工作机制尚未建立，服务和管理能力严重滞后。现有的心理健康服务状况远远不能满足人民群众的需求及经济建设的需要。加强心理健康服务、健全社会心理服务体系迫在眉睫。

一、心理卫生服务的概念

心理健康是人在成长和发展过程中，认知合理、情绪稳定、行为适当、人际和谐、适应变化的一种完好状态。心理健康是健康的重要组成部分，关系到广大人民群众的幸福安康，影响社会和谐发展。

心理卫生服务(mental health service)也称为精神卫生服务，是运用心理学及医学的理论和方法，预防或减少各类心理行为问题，促进心理健康，提高生活质量。心理卫生服务主要包括心理健康宣传教育、心理咨询、心理疾病治疗、心理危机干预等。加强心理卫生服务、健全社会心理服务体系是改善公众心理健康水平、促进社会心态稳定和人际和谐、提升公众幸福感的关键措施，是培养良好道德风尚、促进经济社会协调发展、培育和践行社会主义核心价值观的基本要求，是实现国家长治久安的一项源头性、基础性工作。

《中华人民共和国精神卫生法》第三条规定：精神卫生工作实行预防为主的方针，坚持预防、治疗和康复相结合的原则。为了防止精神障碍的发生，减少精神障碍所致的疾病负担和残疾，预防是最好的措施之一。

心理卫生服务包括如下三级预防。

一级预防：病因预防，旨在消除或减少病因或致病因素，防止或减少各种精神障碍的发生，这是最积极、最主动的预防措施。一级预防的主要内容包括以下几点。①对公众进行精神卫生知识教育，提供心理卫生咨询与行为指导，促进心理健康。②加强遗传咨询，禁止近亲结婚，做好围生期保健。③对易患精神障碍的高危人群采取相应心理干预措施。④开展流行病学调查，研究精神障碍在人群中的患病率、分布情况、流行规律与影响因素，为政府制定防治规划提供依据。

二级预防：早期发现、早期诊断、早期治疗精神障碍患者，争取完全缓解与良好预后，防止复发。二级预防的主要内容包括以下几点。①向公众宣传精神障碍有关知识，提高人们早期识别患者的能力，同时，改变社会及家庭对精神障碍患者的不正确看法，做到及时就诊，早期干预，把疾病控制在萌芽状态。②综合医院开设精神科门诊或心理治疗门诊，提高精神障碍的预防和诊治能力。对非精神科医务人员进行精神卫生知识培训，提高其识别精神障碍的技能，及早发现、诊治精神障碍患者。③对确诊或可疑的患者，指导及时就诊，明确诊断，使其接受合理、系统的药物和心理治疗，力争完全缓解，防止复发。

三级预防：做好患者的康复训练，促进患者生理、心理、社会和职业功能恢复，减少功能性疾病。三级预防的主要内容包括以下几点。①对病情趋于稳定的患者，进行形式多样的心理治疗与康复训练。使患者能正确认识疾病、正确认识自己，正确处理和对待现实生活中各种心理社会问题和矛盾。同时，指导患者按时按量服药，防止疾病复发，减少残疾发生。②对出院患者开展定期随访，使患者能经常接受医疗服务，减少复发。指导改善患者生活环境，动员家庭成员支持和参与患者的康复活动，为患者制订生活计划，解决患者的心理健康问题和日常生活中的实际困难。③努力构建政府重视、部门支持、全社会参与的精神障碍防治康复工作体系，重视心理、社会环境对疾病预后和复发的影响，妥善解决患者的工作与就业问题。

二、心理卫生服务发展历史

早在2000多年前,《管子·内业》中提到促进心理健康的方法是“平正、守一”,即人心神要静、和平中正、专心致志、独乐其身。孔子曾强调用诗歌、音乐等来陶冶人的性情。古希腊的希波克拉底则提出气质学说,认为人的身体是否健康、人格是否健全,皆与体内的四种体液(血液、黄胆汁、黑胆汁和黏液)比例是否恰当有关,实现心理健康的基本途径是保持四种体液平衡,或者把已经紊乱的体液恢复到正常状态。

在中世纪,欧洲人认为精神问题是由超自然力量导致的,与魔鬼或神灵附体有关。17世纪早期,出现了将精神错乱理解为躯体状况的世俗解释。1600—1700年,在欧洲和北美,患有精神障碍的穷人越来越多地被囚禁在公共监狱、矫正院、贫民窟、综合医院和私立收容所。早期对精神错乱的医学解释并不鼓励宽容或忍耐,而是暗示这种残障的躯体状况是患者过度纵欲所致,因此应当受罚。18世纪初,对精神紊乱者的主流看法是“他们是无可救药的下等人,应当生活在糟糕的生活环境中,并且在拘押处应当使用躯体约束措施。”改革这些收容院的压力恰逢18世纪人道主义风气抬头,许多收容院引入了道德治疗项目。道德治疗的成功导致在欧洲及北美各国兴建了许多收容院。然而,在这些大型公共收容院中,大多数并不能成功地重复需要奉献精神的道德治疗。资金不足、患者数量庞大以及缺乏具有成本效益的替代疗法,使这些州立精神病院迅速变成了监押式的收容院。

20世纪发生巨大转变,开始从强调监护到强调对患者进行护理和治疗,并发明了更人道的方法。1908年,患精神病康复后的比尔斯(C. Beers)以自己的亲身体验所著的《一颗失而复得的心》使人们了解到当时精神病患者被当作疯子,在类似监狱的精神病院中遭受了非人待遇,最终结束了这样的“看护”和“管理”。这使心理卫生运动迅速得到医生、心理学家、精神病学家及社会各界的广泛支持。1908年5月世界上第一个心理卫生组织“康涅狄格州心理卫生协会”成立。该协会宗旨有五项:①保持心理健康;②防治心理疾病;③提高精神病患者的待遇;④普及关于心理疾病的正确知识;⑤与心理卫生有关的机构合作。

第二次世界大战以后,人权运动得以扩展,大规模侵犯基本人权的情况获得关注,包括侵犯精神障碍患者的人权。在国际上,越来越意识到许多收容院居住环境很差和治疗护理不足,需要政府设法保护精神障碍患者的权利。在人道主义潮流下,精神收容院信誉遭到质疑,导致了减少州立精神病院慢性病患者人数、缩减和关闭某些医院的运动,并开始发展社区精神卫生服务作为替代,这就是知名的去住院化运动。有几个国家见证了从以医院为基础的体系到以社区为基础的服务的迅猛转变,精神病院病床数大量减少,有些情况下,精神病院被彻底关闭。在意大利,1978年的精神卫生改革突出地体现了这一潮流。有些地区的精神病院都被关闭,并代之以社区为基础的服务,提供医疗照顾、心理社会康复和对急性发作的治疗。同时,引入了保护性住所和就业方案,使精神障碍患者有更多机会融入社区。

然而,去住院化并不只是把患者都系统地送出院,而是一个复杂的过程。随着去住院化,如果没有足够的资金和人力投入来建立替代性的以社区为基础的服务,精神障碍患者可去的精神卫生服务机构会更少,现有服务的职责范围可能会大得难以承受。最近,来自英美的报告显示,由于预算限制和关键职责的混乱(指由谁负责提供资金,由谁负责提供社区精神卫生服务)，服务的提供处于一种失序状态。

虽然，许多发展中国家的精神病院是在殖民地时代建立的，精神病院覆盖的人口却不像发达国家那样广泛。在很多发展中国家，西方式的精神卫生服务开始时是由国家力量或殖民地政权推动的，在 19 世纪晚期或 20 世纪初建立了精神病院。一般来说，发展中国家精神病院系统覆盖的人群没有发达国家那样广泛。某些发展中国家已经能够提高其精神病院的基本服务和在地区综合医院建立新的精神科病房，或能够通过对初级保健人员培训精神卫生知识，将基本精神卫生服务融入一般卫生保健。然而，在大多数发展中国家，精神科服务还很稀少，只能覆盖人口中的一小部分。而且，面临着训练有素的人员和适当机构设施的双重严重短缺。

1949 年中华人民共和国成立后，伴随着国家经济社会的发展，中国的心理卫生服务有了快速发展，经历了几个重要的阶段。

第一阶段：1949—1961 年，中国心理卫生事业快速发展阶段。1949 年，全国只有 9 家精神病医院，有 1142 张床位，没有精神科医师的确切统计数字。在此期间，胰岛素休克、电休克和氯丙嗪药物治疗等现代精神卫生服务技术也快速传入我国，成为治疗精神分裂症等重性精神疾病的有效手段。精神卫生服务模式的突出特征：以大型专科医院为主，提供封闭式的治疗和看护，患者需要在医院治疗较长时间，出院患者平均住院日在 120 天左右。

第二阶段：1962—1978 年，心理卫生发展从徘徊到稳步发展阶段。在此期间，经历了“文化大革命”，精神病院学术发展几乎中断，精神病院渐渐破败，专业人员流失严重。胰岛素休克、电休克和药物治疗仍然是精神病医院的主流治疗手段，封闭式治疗管理服务模式也没有大的变化，患者平均住院日维持在 105 天，病床使用率 1962 年为 84.7%，其余年份均在 90%以上，最高的 1965 年高达 97.2%。

第三阶段：1978—2009 年，心理卫生服务快速发展和改革阶段。经济的发展促进了心理卫生服务资源和服务能力的快速增加和提高，至 2009 年，中国精神病医院增加到 637 所，床位增加到 19.12 万张，医生增加到 1.88 万人，达到了每万人口 1.43 张精神科床位和每 10 万人 1.4 名精神科医生的水平，精神卫生服务能力大大增强。

目前，我国心理卫生服务资源仍十分短缺且分布不均，精神卫生专业机构主要分布在省级和地市级，精神障碍社区康复体系尚未建立。部分地区严重精神障碍患者发现、随访、管理工作仍不到位，监护责任难以落实，部分贫困患者得不到有效救治，依法被决定强制医疗和有肇事肇祸行为的患者收治困难。公众对焦虑症、抑郁症等常见精神障碍和心理行为问题认知率低，社会偏见和歧视广泛存在，讳疾忌医多，科学就诊少。总体上看，我国现有心理卫生服务能力和水平远不能满足人民群众的健康需求及国家经济建设和社会管理的需要。世界卫生组织《2013—2020 年精神卫生综合行动计划》提出，心理行为问题在世界范围内还将持续增多，应当引起各国政府的高度重视。

三、心理卫生服务的目标和原则

2013 年 5 月 27 日，世界卫生组织(WHO)通过了《2013—2020 年精神卫生综合行动计划》，计划中提出总体目标和原则如下。

行动计划的整体目标是促进精神健康，预防精神疾病，提供照护，加强恢复，促进人权并降低精神障碍患者的死亡率、发病率和残疾发生率。具体目标如下:①加强精神卫生的有效领导和管理;②在以社区为基础的环境中提供全面、综合和符合需求的精神卫生与社会照护服务;③实施精神卫生促进和预防战略;④加强精神卫生信息系统、证据和研究。

行动计划依靠六种跨领域的原则。

(1) 全民健康覆盖。无论年龄、性别、社会经济地位、种族、民族或性倾向,本着公平的原则,精神障碍患者应当能够在不造成贫穷风险的情况下获得必要的卫生和社会服务,使他们能够实现康复并获得最可能的健康水平。

(2) 人权。精神卫生战略、行动以及治疗、预防和促进的干预措施必须符合《残疾人权利公约》及其他国际和区域的人权文书。

(3) 以证据为基础的做法。精神卫生战略以及治疗、预防和促进的干预措施需要以科学依据和/或最佳做法为基础,并考虑到风俗文化。

(4) 生命全程方法。精神卫生政策、计划和服务需要考虑到婴儿期、儿童期、青春期、成年期和老年期等生命过程中各阶段的卫生和社会需求。

(5) 多部门的配合。综合性和协调的精神卫生应对措施需要与众多公立部门形成伙伴关系,根据国情可酌情包括卫生、教育、就业、司法、住房、社会及其他相关部门及私立部门等。

(6) 赋权于精神障碍和社会心理残疾患者。应当赋权于精神障碍和社会心理残疾患者并使他们参与精神卫生倡导、政策、计划、立法、服务、监测、研究和评价。

2016 年,我国 22 部门联合印发的《关于加强心理健康服务的指导意见》(国卫疾控发〔2016〕77 号)中提出了中国心理健康服务的基本目标和原则。

我国心理健康服务的基本目标如下。到 2020 年,全民心理健康意识明显提高。各领域各行业普遍开展心理健康教育及心理健康促进工作,加快建设心理健康服务网络,服务能力得到有效提升,心理健康服务纳入城乡基本公共服务体系,重点人群心理健康问题得到关注和及时疏导,社会心理服务体系初步建成。到 2030 年,全民心理健康素养普遍提升。符合国情的心理健康服务体系基本健全,心理健康服务网络覆盖城乡,心理健康服务能力和规范化水平进一步提高,常见精神障碍防治和心理行为问题识别、干预水平显著提高,心理相关疾病发生的上升势头得到缓解。

我国心理健康服务的基本原则如下。

(1) 预防为主,以人为本。全面普及和传播心理健康知识,强化心理健康自我管理意识,加强人文关怀和生命教育,消除对心理问题的偏见与歧视,预防和减少个人极端案(事)件发生。

(2) 党政领导,共同参与。进一步强化党委政府加强心理健康服务、健全社会心理服务体系的领导责任,加强部门协调配合,促进全社会广泛参与,单位、家庭、个人尽力尽责。

(3) 立足国情,循序渐进。从我国基本国情和各地实际出发,将满足群众需求与长远制度建设相结合,逐步建立健全心理健康和社会心理服务体系。

(4) 分类指导,规范发展。坚持全民心理健康素养提高和个体心理疏导相结合,满足不同群体心理健康服务需求,促进心理健康服务科学、规范、有序发展。

四、心理卫生服务的方式

心理卫生服务的方式主要有以下几种。

(1) 各种类型的精神病医院、疗养院分别为儿童、成人精神病患者提供短期或长期住院治疗和康复等方面的服务。

(2) 不同类型的心理卫生或精神病治疗所，包括农村流动诊所和医院设立的家庭病床，分别为儿童、成人提供心理或精神障碍的诊断和药物、物理、心理治疗以及康复辅导。

(3) 建立社区心理卫生组织，开展为精神病患者进行团体治疗、为经医院治疗出院的精神病患者进行康复或生活照顾、为精神失常者和精神病患者家属进行心理卫生咨询辅导，以及进行心理卫生教育等方面的服务。

(4) 各种专门机构提供心理卫生服务，如少年犯管教单位、收容有不轨行为的流浪儿童的教养单位、收养智障低能儿童的社会福利单位开展各种心理卫生教育活动，各类学校和教育行政机关提供学生心理辅导服务等。

(5) 各种专业性的心理卫生咨询服务组织，如青少年心理咨询中心、老年心理咨询中心、婚姻家庭咨询中心、自杀预防中心，以及其他特殊性的心理咨询组织所进行的服务。

知识拓展：全球心理卫生服务机构

根据 WHO 的报道，全球现有心理卫生服务主要包括初级保健中的心理卫生服务、以社区为基础的心理卫生服务和精神病院的住院服务，其具体组成部分如图 12-1 所示。

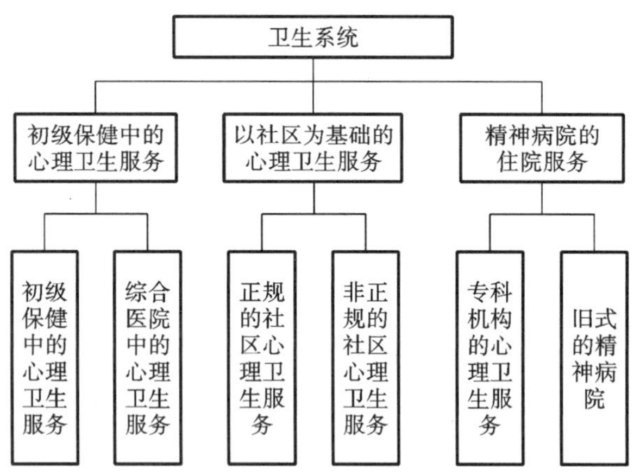

图 12-1 心理卫生服务的组成部分

(1) 初级保健中的心理卫生服务：包括由初级保健人员实施的治疗、预防和健康促进。初级保健服务提供者可以包括：为精神障碍者提供诊断、治疗和转诊服务的普通医师、护士和其他初级保健所的卫生医疗人员；为处理精神障碍而家访的普通医师、护士和其他工作人员；在乡村提供基础卫生服务的非医学初级保健人员；参与健康促进和预防活动的非医学初级保健人员；为遭受自然灾害和暴力行为的创伤患者提供信息、教育、指导和治疗的初级保健工作者和救援人员。

(2) 综合医院中的心理卫生服务：许多心理卫生服务可以由普通卫生系统的二级区医院或三级学术/中心医院来提供。综合医院提供的心理卫生服务包括：急性住院治疗；危机稳定治疗；部分（日间或夜间）住院项目；为普通躯体疾病患者提供联络会诊服务；强化/计划好的门诊项目；短暂更换照顾者；为初级保健服务提供专家咨询、支持或培训；与其他地方和省级相关部门（如学校、雇主、劳教服务、福利）有联系的精神科多学科小组，以及非政府组织参与部门之间的预防和健康促进活动；为特定精神障碍患者和相关康复项目提供专科病房。这些服务可以由精神卫生专科人员提供，如精神科医师、精神科护士、精神科社会工作者、心理医师和受过精神科专业培训的普通医师。

(3) 正规的社区心理卫生服务：包括大批设施，以及由精神卫生专业人员和专业辅助人员（在专业人员身边工作、具有辅助能力的人）所提供的不同水平的医疗服务。这些服务包括以社区为基础的康复服务、医院分流项目、流动危机小组、治疗及居所监护服务、家庭帮助和支持服务，以及针对特殊人群（如创伤受害者、儿童、青少年和老年人）的以社区为基础的服务。社区心理卫生服务并不是建立在医院环境基础上的，但是需要与综合医院和精神病院保持紧密的工作联系。这些联系可以包括双向转诊系统：综合医院和精神病院接受患者进行短期处理，再将可以出院的患者转回社区。如果社区心理卫生服务能够与初级保健服务以及在社区工作的非正规医疗人员保持紧密联系，就能达到最佳工作状态。

(4) 非正规的社区心理卫生服务：除了普通卫生领域或精神卫生领域的专业人员和专业辅助人员，当地的社区成员也可以提供多种心理卫生服务。虽然这些人几乎没有受过精神卫生技能的正规培训，但是能够提供许多必要的照料，特别是精神障碍患者与家人在家庭中共同生活时所需要的照料。根据国家和地区的不同精神卫生资源状况、社会政治现状，非正规的社区心理卫生服务提供者可以是多样化的。他们可以是信仰医治者、灵魂医治者、宗教治疗者，或者是本土医疗系统或替代医疗系统中的行医者。

(5) 专科机构的心理卫生服务：这些通常是以专科的公立或私立医院为基础的机构，能在住院病房和专科门诊部提供各种服务。它们不仅仅是现代化的精神病院，而且考虑到了对环境的特定需求。人们不希望由这种机构提供针对一般人群的初级心理卫生服务，而是行使二级和三级接收转诊服务的职能。这些服务包括急性和高度安全的病房、儿童和老年专科，以及其他专科服务，如司法精神科服务。

(6) 旧式的精神病院：主要提供长期的看管服务。在许多地方，旧式精神病院是唯一的精神卫生服务提供场所，或者提供一部分精神卫生服务。许多旧式精神病院只提供那种在监狱中才有的看管式服务，往往临床疗效差，存在人权侵害，人们通常不愿使用这些服务，除非这是最后的求助方法。

图 12-2 显示的是各种理想的心理卫生综合服务。很明显，绝大多数的服务是自我照管、非正规的社区心理卫生服务和由初级保健人员提供的以社区为基础的心理卫生服务；接下来是以综合医院为基础的精神科服务和正规的社区心理卫生服务；最后是专科心理卫生服务。要想把重点放在以综合医院为基础或以正规的社区心理卫生服务所提供的心理卫生服务，不仅要看现有心理卫生或普通卫生系统的优势，还要由文化和社会经济因素来决定。

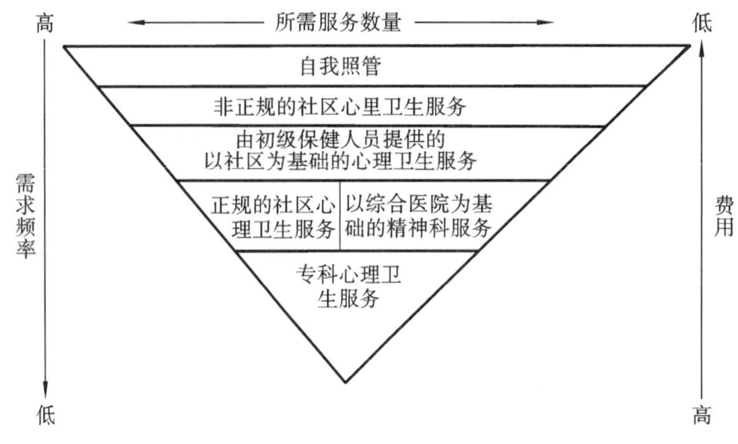

图 12-2 各种理想的心理卫生综合服务

第二节 社区心理卫生服务

社区心理卫生服务是指以社区为单位，在社区从事心理健康服务的工作人员利用心理学的相关理论、方法及技术，根据心理健康的规律，对社区内居民提供以维护和促进人群心理健康为主要内容的服务，从而提高个体的整体心理素质和社会适应能力，减少心理疾病和行为问题的发生。其宗旨在于：促进儿童青少年心理的正常发展，培养健全人格；保持成年人的心理正常发展，预防、识别和处理各种心理障碍；消除引起心理压力和各种不良心理的因素。社区心理卫生服务具有以下特点：以整体社区人群为对象；以预防疾病和促进健康为目的；以提供咨询服务、心理健康教育为主要形式；工作者具有一定心理卫生服务专业水平。社区卫生服务中心心理卫生科是开展社区心理卫生服务的部门，也是我国目前开展基层心理卫生服务的最主要部门。

WHO 心理卫生专家指出：与精神病医院相比，社区心理卫生服务不仅更便于严重精神残疾患者获得，而且在照顾他们的需要方面更为有效。社区心理卫生服务还可能减少在精神病医院经常遇到的忽视和侵犯人权的可能性。社区心理卫生服务是一种灵活、方便的卫生服务方式，它能及时解决一些尚处于萌芽状态的心理卫生问题，避免这些问题可能带来的不良后果。基于社区定位，社区心理卫生服务部门在社区居民的心理卫生知识普及、心理卫生教育、社区居民心理卫生问题的发现及预防方面发挥着精神卫生专科医院和综合医院精神科不可替代的功能和作用。

一、社区心理卫生服务对象

(1) 普通人群。对普通人群主要以提供心理健康教育和心理咨询服务或辅导的预防性服务为主。社区卫生服务中心、乡镇卫生院、妇幼保健院等基层卫生服务机构，以及不同年龄组人群学习、工作的机构或场所是提供正常人预防性服务的主要场所。

(2) 心理行为问题者。对有心理行为问题者除了心理健康教育和心理咨询或辅导的预防性服务以外，还提供心理危机干预和精神疾病的早期识别服务。社区卫生服务中心、乡镇卫生院、妇幼保健院等基层卫生服务机构、综合性医院（精神科及其他相关科）、精神科医院、具有心理卫生治疗人员的其他医疗机构是提供心理行为问题者心理卫生服务的主要机构，而具有专业的心理咨询人员和/或职业指导人员的机构提供非医疗性服务。

(3) 常见精神疾病患者。常见精神疾病是相对于重性精神疾病而言，如抑郁症、焦虑症、应激相关障碍等。常见精神疾病患者是精神疾病患者的主要人群，占精神疾病患者总数的90%以上。其中，病情严重的部分患者需要门诊和住院治疗。精神专科医院、综合性医院（精神科及其他相关科）、社区卫生服务中心、乡镇卫生院、妇幼保健院等基层卫生服务机构对常见精神疾病患者提供医疗服务，对于病情严重者需要从综合性医院等非精神卫生专业机构转诊到精神卫生专业机构医治，同时需要患者家庭和所在的单位、学校和社区对其提供适当的支持，帮助其尽快恢复，重返社会生活。

(4) 重性精神疾病患者。重性精神疾病包括精神分裂症、双向障碍、偏执性精神病、分裂情感障碍等。重性精神疾病患者在人群中所占比例为1%左右，发病时可出现具有严重危害社会安全和自身安全的伤人或自伤等暴力行为。重性精神疾病患者在急性期需要得到门诊或住院治疗，并且为了后期的社区管理，需要详细登记患者的姓名、住址、疾病诊断等个人信息，并录入重性精神疾病管理治疗信息网络系统。精神专科医院、综合性医院精神科提供重性精神疾病患者急性期的门诊、住院治疗服务，负责登记和报告患者的相关信息。患者经过急性期治疗后，进入恢复期治疗阶段。恢复期患者需要继续观察病情变化，可以继续在精神专科医院或综合性医院精神科接受医院内巩固治疗和功能恢复训练，或者回到社区在社区卫生服务中心或乡镇卫生院接受治疗随访和管理。患者所在单位、学校、社区对其提供适当的支持，有助于患者及早恢复生活能力和社会功能，减少精神残疾，重新回到社会。

(5) 慢性精神疾病患者。慢性精神疾病患者是指遗留有部分功能残疾的常见或重性精神疾病患者。轻度的或短期的残疾一般可以通过康复训练得到大部分或部分恢复。慢性精神疾病患者在康复训练期需要继续监测病情变化、接受随访治疗，获得生活、职业功能训练及康复指导，这些服务主要由社区卫生服务中心、乡镇卫生院等基层卫生机构提供，或由承担慢性精神疾病患者康复功能的精神专科医院提供。残疾程度较重、发病时间较长、有康复困难的患者，主要由承担慢性精神疾病患者康复功能的精神专科医院、社区卫生服务中心和乡镇卫生院等基层卫生机构提供照料服务，同时监测病情、提供治疗和简单的功能训练及康复指导。

二、社区心理卫生服务需求评价

一般来说，要了解社区居民对社区心理卫生服务的需求，需要经过以下几个步骤。

（一）准备工作

建立评价组织，熟悉被评价对象的全部内容，收集相关的信息。评价组织包括评价领导小组、评价技术小组和评价实施小组。

（二）制订评价计划

(1) 确定评价目的。明确评价计划的可行性、评价实施的进度、评价计划实施的结果。

(2) 确定评价对象。大多数是以一个地区、一个单位或特定的人群、特定项目为基本评价单位。

（3）确定评价的价值标准、评价指标，建立指标体系。评价是在价值体系下的判断，是价值取向的直接反映。指标是反映变化的参数，是具体化可测量的目标。选择指标时应考虑指标的有效性、可行性、灵活性、特异性和可靠性。

（三）评价实施

在评价实施之前，要求所有的参与者熟悉评价方案，包括熟悉调查目的、调查对象、调查方法和调查表，以便大家对评价方案的形式、内容、步骤达成共识。因此，调查员的培训非常重要，在一定程度上，培训的质量决定了评价的质量。

（四）资料整理分析

（1）描述性分析。将综合评价按指标体系不同层次或类型进行分布分析，被评价对象之间排序比较，找出差异，分析原因。

（2）投入、产出分析。将指标体系中投入与产出指标评价值计算其综合值，然后做产出/投入分析比较，如效率分析、成本-效果分析、成本-效益分析。

（3）投入、产出和效果三维分析。将指标体系中投入、产出和效果指标评价值，分别计算各自综合值，并分出高低等级，然后三者做交叉分析，分出若干类型（如“低投入、高产出、高效果”），进一步分析优缺点及改进对策。

三、社区心理卫生服务内容

社区心理卫生服务实质上是一种整合性服务，需要医院、社区、患者、家庭的多方协作和心理卫生服务集成，并通过跨学科的多种合作途径来改善患者病情。其服务内容包括以下方面。

（1）预防服务。预防服务主要针对正常人和心理行为问题者，目的在于促进人群的心理健康，提高人们的心理适应能力，预防或减少不良心理行为问题和精神疾病的发生。预防服务的主要服务方式有心理健康教育、心理咨询和心理辅导、精神疾病和心理行为问题的早期识别和处理，以及提供心理危机干预等。

（2）治疗和康复服务。由精神专科医院、综合性医院精神科及相关科室、妇幼保健院、社区卫生服务中心和乡镇卫生院构成医疗服务网络，对常见精神疾病患者、急性期和恢复期的重性精神疾病患者、康复训练期的慢性精神疾病患者提供连续性的识别、诊断、治疗、随访、康复和管理服务。

（3）针对受灾人群的心理健康服务。灾害不仅直接影响人民的生活，还会引起明显的心理行为问题，严重的可引起急性应激障碍、创伤后应激障碍、抑郁障碍、各种焦虑障碍、物质滥用（如药物和酒精成瘾）等，需要进行心理和医疗干预。干预的主要手段包括将心理卫生救援工作纳入救灾防病和灾后重建工作，采用科学手段评估受灾人群的心理卫生需求，确定灾后心理卫生干预的重点人群，提供电话心理咨询、门诊治疗和各种危机干预服务。

四、社区心理卫生服务方式

（1）开展社区心理普查，科学评估社区整体心理健康水平。从整体上了解社会群体心理健康状态，并据此不断修正社区心理卫生保健工作的思路。开展心理健康抽样调查，掌握不同社区群体心理健康状态，为更好地为广大居民服务奠定基础，进一步为心理干预措施提供依据。同时筛查可能存在一定程度心理问题的社会个体，并为之进行案例分析和研究。

(2) 普及心理健康知识。编制心理健康宣传材料，普及心理卫生知识，定期召开会议，分析社区群众的心理卫生问题，制订集体心理咨询和心理健康教育活动计划；针对社区不同年龄、不同人群的具体情况，以及公众关心的热点问题，举办心理健康知识讲座，普及并宣传心理卫生知识，提高公众对心理健康重要性的认识。心理专干积极了解企事业单位工作人员、学生、军人、居民的心理健康需求，结合实际，开展心理健康大课堂工作，使心理健康教育工作更趋于规范化和经常化。

(3) 开展个体心理咨询。在社区设立心理咨询门诊，配备 1～2 位心理咨询师或心理治疗师，购置必要的心理评估和治疗设备，开展防治工作，其主要任务是门诊心理咨询和心理治疗。严重精神障碍者可送往精神病专科医院治疗。除开展日常个体来访咨询外，还可开通心理热线，向广大市民提供电话咨询和电话预约的绿色心理通道服务。建立心理咨询网站，通过网络向广大市民提供心理咨询，宣传并普及心理卫生知识，提供社区情感支持。

(4) 开展团体心理培训活动。针对社区参与人数多、受众范围广的特点，开展适合社区实际需求的团体心理培训活动。团队训练对于锻炼个体意志、团队精神具有良好的效果。在活动中有效地激发参与人员的潜能，提高和强化个人心理素质，激发出团队更高的工作热情和拼搏创新的动力，使团队更富凝聚力和集体荣誉感。由于参与人数多、效果迅速、受众范围广，团体心理培训比较适合社区的实际需求。如开展家庭亲子团队、父母效能训练课程及情绪管理工作坊等。

(5) 开展家庭心理治疗。家庭是每个人心理发展的摇篮，对每个人在社会中扮演的社会角色有着重要的影响。家庭可以提供足够的情感支持，以适应和抵御心理应激的不良影响，家庭的关心和照顾对患者的康复起促进作用，而指责和敌视可引起病情的恶化和复发。因此，家庭作为社区康复的一个基本单位，是巩固患者疗效、帮助患者康复的重要途径和环节。家庭心理治疗通过对患者家属进行心理干预，使他们获得相关心理疾病的基本知识，从而改善对患者的态度，加强对患者的照管，为患者创造良好的康复环境。

第三节　学校心理卫生服务

学校心理卫生服务属于一级预防和二级预防的范畴。工作的重点是增加和提升学生群体的心理卫生知识和心理保健技能，提高心理素质，面对和承受来自社会生活中各方面压力的挑战，预防各种心理卫生问题的发生。《中国精神卫生工作规划(2015—2020 年)》指出，各级各类学校应当设置心理健康教育机构并配备专职人员，建立学生心理健康教育工作机制，制订校园突发危机事件处理预案。中小学设立心理辅导室并配备专职或兼职教师，高等院校普遍设立心理咨询与心理危机干预中心(室)并配备专职教师，高等院校要与精神卫生专业机构建立稳定的心理危机干预联动协调机制，并设立心理健康教育示范中心，保证在校学生心理健康核心知识知晓率达到 80%。

一、学校心理卫生服务目标

(1) 帮助学生认识自己,接纳自己,管理自己。

(2) 认识和适应环境。

(3) 学会解决问题,应付压力和危机,增强面对压力和危机的信心和能力。

(4) 消除不良心理症状,化解内心冲突和不良思想情感。

(5) 鼓励学生寻求、了解生活的意义,发挥个人潜能。

(6) 帮助学生学会选择,自己做出决策并制订行动计划,建立健康、有意义的、自我满足的生活方式。

二、学校心理卫生服务原则

(1) 教育性原则。注意培养学生积极进取的精神,重视正面的启发教育和引导,帮助学生树立正确的人生观、价值观和世界观。

(2) 全体性原则。学校心理卫生工作的对象是全体学生,而不仅仅是有心理问题或者处于心理危机中的学生。

(3) 差异性原则。关注、重视个别差异,根据不同师生的不同需求开展形式多样、针对性强的心理卫生工作,因材施教。

(4) 主体性原则。所有工作应以学生为中心,充分发挥学生的主观能动性,使学生的主体地位得到充分体现,把教师的教育、辅导和学生的自主参与有机结合起来。

(5) 整体性原则。运用系统论的观点指导自己的工作,注意师生心理活动的有机联系和整体性,对他们中存在的心理问题进行全面考察和系统分析,注意克服工作的片面性。

三、学校心理卫生服务内容

(一) 心理健康教育

心理健康教育是学校健康教育的重要组成部分,可有效预防学生在校期间可能出现的各种心理卫生问题,促进其心理健康发展、顺利完成学业。尤其是各学段衔接(如转学、小升初、中考、高考等)期以及心理发展的敏感期或转折期,通过采取心理卫生措施,予以观察和指导。

(1) 健康教育的目标。教育部《中小学心理健康教育指导纲要(2012 年修订)》明确了心理健康教育的总目标:提高全体学生的心理素质,培养学生积极乐观、健康向上的心理品质,充分开发学生的心理潜能,促进学生身心和谐可持续发展,为学生健康成长和幸福生活奠定基础。具体目标是使学生学会学习和生活,正确认识自我,提高自主自助和自我教育能力,增强调控情绪、承受挫折、适应环境的能力,培养学生健全的人格和良好的心理品质;对有心理困扰或心理问题的学生进行科学有效的心理辅导,及时给予必要的危机干预,提高其心理健康水平。

(2) 健康教育的内容。健康教育的内容应符合儿童青少年的发展特点。①为低年级小学生提供健康生活模式,纠正不良生活习惯,改善个人卫生,加强体育锻炼;伴随年级升高,学习负担加重，应着重指导如何科学安排生活节奏与作息时间。②针对青少年开展生殖健康教育，包括生理、心理、道德伦理和自我防卫能力等。

（二）学习指导

学生的多数心理卫生问题和学习相关。为学生提供学习指导是预防心理卫生问题发生的有效措施。指导内容包括入学适应训练，了解学习特性、学习动机、方法和策略指导，预防学习疲劳指导。

(1) 入学适应训练。儿童刚入小学时易发生适应困难。适应需要一个过程。可通过辅导，加快儿童课程适应、校规适应、人际适应和团体适应。外来务工人员子女入学和转学等过程，尤其需要相关辅导和适应训练。

(2) 了解学习特性。帮助学生了解不同学科的特点，以及自身在学习中的特点和不足。首先应尊重个体差异，坚持因材施教，提升学生自信；针对个体特征，帮助学生调整在某些薄弱学科上的学习策略和技巧。通常可根据学生的各科成绩，结合能力测验及班主任老师的评语等进行评估，作为开展针对性学习辅导的客观依据。

(3) 学习动机、方法和策略指导。可根据教育学理论，以训练的方式（成就动机训练、归因训练等）来激发学习动机；在认知理论基础上，对学生进行基本学习策略训练、支持性学习策略训练、元认知策略训练、工具强化训练等来提高学习效率。

(4) 预防学习疲劳指导。长期过度学习可使大脑出现保护性抑制，产生疲劳，导致学习效率下降。疲劳有两大时相：早期疲劳，由大脑产生的保护性抑制引起，可通过休息较快解除；若疲劳持续、反复发生，可积累并形成慢性疲劳，很难在短时间内恢复，对学习的不利影响很大。因此，须以预防慢性疲劳为重点，合理安排各科课程，重视教学卫生，确保学生有充分的休息、睡眠时间与营养，坚持体育锻炼，避免疲劳的时相转化。

（三）生活指导

生活指导是通过提高学生的心理-社会适应能力，来预防不良行为的发生。指导内容包括情绪自我调控指导、人际交往指导、性心理卫生指导、休闲消费指导、行为自我管理指导等。

(1) 情绪自我调控指导。情绪自我调控指导的目标是使学生做到以积极正向情绪为主，反应适度。生活中不时出现消极情绪是正常现象，应教会学生将消极情绪宣泄和表达出来。表达方式要适当，合乎节度，利于改善人际关系。随着学生年龄增长，也要指导学生有效控制情绪。

(2) 人际交往指导。人际交往对培养学生良好的自我意识具有重要意义。人际交往指导的目标是使学生学会互相接纳、彼此探索、交流感情，提高人际交往水平。指导应结合学生的行为规范进行。一方面，对那些行为退缩、内向、不善交际的学生提供特别指导，维护其自尊和自信，鼓励他们积极参与集体活动，多给他们创造和体验成功的机会。另一方面，对那些社交不当、攻击行为多的学生，帮助其调整环境，以参与式教学为主，配合行为矫正、挫折-耐受训练等方法，帮助他们逐步消除不良行为。

(3) 性心理卫生指导。性心理卫生指导的主要目标是帮助青少年认识自己，了解青春期性生理、性心理知识；懂得认识自己是控制自己的前提，控制自己则有赖于对自身优缺点、特长等的客观认知；引导学生积极投身有益身心健康的活动，使性冲动得到合理转移，使过剩的精力得以正常宣泄;鼓励正常的异性交往,避免采用单一封堵防范的方法,而是善于发现他们在异性交往中的各种问题,通过讨论和共同探索来解决。

(4) 休闲消费指导。休闲活动可分为娱乐、体育、交往、审美、求知等类型,教育、引导学生学会如何选择休闲活动,懂得休闲的伦理,提倡和遵从文明的休闲方式。青少年期价值观正在形成,学生对社会上各种不健康的消费方式、消费行为缺乏辨别能力。要指导学生在物质消费方面坚持节俭原则,在精神消费方面坚持高尚原则。引导青少年提高鉴赏能力和精神消费品位,同时理解和掌握自己作为消费者的权益和责任。

(5) 行为自我管理指导。通过指导学生对自己的行为进行自我管理,学习、运用相关知识和技能,达到消除不良行为、促进身心健康的目标。行为自我管理指导适用于认知已达到一定水平的学生,常用来防治各种心理-行为障碍(如情绪障碍)、某些躯体疾病危险(如青少年肥胖),纠正健康危险行为(如吸烟、酗酒)等方面。其主要步骤如下。①目标选择:帮助学生根据自身能力和特点,确定适宜而具体的活动目标。②信息收集:围绕既定目标收集相关信息,为活动的有效实施提供依据。③信息加工和评估:不同信息各有利弊,帮助学生分析、整理、归纳、取舍,其中的有益信息将为决策提供依据。④决策和行动:帮助学生掌握多种解决问题的方法,最终采取其中最科学又简便实用的方法,并在该决策下进行活动。⑤自我反馈:对个人行为的回顾和评价,包括学生的自我体验和指导老师的客观评价。

(四) 职业辅导

职业辅导主要包括培养主动、积极的择业意识,帮助学生正确认识自己,提供相关就业信息,指导学生自我探索,强化择业的价值观指导,指导学生选择与作出决定。职业辅导宜围绕下列顺序展开。①职业选择:明确哪些职业是国家需要,也适合自己。②谋取职业:应针对自己所谋职业的要求作哪些准备,通过哪些途径和方式来获取其资格。③职前准备:包括获取相关信息、参与职业培训等。④职业活动:如何使自己成为组织中的成员,扮演好个人的职业角色。⑤职业变换:若在正式就职前或就职后发现自己并不适合现有职业,或想变换其他职业,应如何权衡得失,通过哪些途径,做好哪些准备,履行哪些职责等。

(五) 心理危机干预

心理危机干预指发生严重突发事件或创伤性事件后采取的迅速、及时的心理干预。危机会造成心理失衡的状态,学校作为人口稳定且密集的场所,危机对其造成的影响更加广泛、持久。因此,学校有必要承担起心理危机干预的责任,尽量减轻危机给师生带来的身心影响,恢复其正常的功能。完整而系统的学校心理危机干预体系应包括危机发生前的预防和准备、危机发生后的心理危机处理以及心理危机干预的有效性评估三个方面。

(六) 心理评估和咨询

(1) 心理评估。心理评估是根据心理发展理论和标准,应用心理学评价方法与工具,对学生个体的心理状态、行为及其成长环境进行描述、分析、归类、鉴别。对前来咨询的学生进行心理辅导前,有必要进行适当的心理评估或测量,以确定症状的特征或症结,为开展心理辅导或行为干预提供依据。

(2) 心理咨询。心理咨询是运用心理学方法,对心理适应方面出现问题并企求解决问题的来访者提供心理援助的过程。学校常见的儿童青少年心理行为问题多为一般性情绪问题、厌学逃学、攻击行为、品行问题、学习困难、团体适应困难等,因而在实施时,可根据对象的年龄和主要问题，综合各种相关理论，灵活运用各种技术进行干预。对存在严重心理-行为障碍者，应尽快转介到专业机构接受系统治疗。

此外，还应重视对家长和教师的心理评估和咨询。咨询师通过心理评估和咨询，可给家长、教师提供指导，帮助他们调整和改善师生关系、亲子关系，还可了解学生心理问题的发生原因和背景，协调应对学生的心理卫生问题。

第四节　特殊人群心理卫生服务

一、残疾人的心理卫生服务

残疾是指由于心理、生理、人体结构上受到损害，以致社会功能减退到一定程度的一种状态。先天性残疾、外伤性残疾患者等伴有显著的躯体残疾，工作、学习功能受损，甚至自理的生活功能也受损，患者自主性的显著下降和自尊的缺失，往往表现出自卑、抑郁、绝望等多种严重的负性情绪，严重者可能自杀。

（一）残疾人的心理特点

(1) 认知活动改变。认知活动是在大脑作用下人们输入、储存、加工和编码各种信息的活动，即人脑对客观事物的现象和本质的反应过程，包括感觉、知觉、记忆、思维、想象等。残疾患者因生理功能的损伤或丧失，会导致某些认识活动发生变化。例如，有些患者出现感知觉迟钝或过敏，有些患者的记忆力减退，患者的逻辑思维能力也可出现异常，如分析能力、逻辑判断能力下降等。也有很多患者会出现对躯体残疾的错误认知评价，如否认、认同延迟等。

(2) 情绪情感问题凸显。残疾患者最明显的心理问题是情绪情感问题。由于残疾，多伴有形象的破坏，因而出现对自我形象的不满意，自卑、羞愧、孤独，不愿参加社交活动，自我封闭，由此引起空虚感、孤独感、焦虑、抑郁、悲观、绝望甚至自暴自弃，缺乏康复信心。

(3) 行为反应异常。残疾人容易出现一些行为反应异常，主要有逃避社交，行为退化和依赖行为增多，敌对和攻击行为，无助和自怜，物质滥用等。

（二）残疾人的心理干预

干预的主要目标是让患者和家庭对由于残疾带来的改变更容易适应和做出调整。患者认识到疾病带来的后果，修正病前已形成的行为处理方式，重新审视和构建新的人生观和价值观，学会新的情绪和认知管理功能，运用到现实的人际关系模式中，修正人际关系，改变适应功能丧失的现状。与患者相关的人（如家庭成员、朋友、同事等）也需要适应这个现状，有效调整对此的情绪反应，改变以往的交流和共处方式。

国卫疾控发〔2016〕77 号发布的《关于加强心理健康服务的指导意见》指出，残疾人心理卫生服务应做到：发挥残疾人社区康复协调员、助残社会组织作用，依托城乡社区综合服务设施，广泛宣传心理健康知识，为残疾儿童家长、残疾人及其亲友提供心理疏导、康复经验交流等服务。通过开展“志愿助残阳光行动”“邻里守望”等群众性助残活动，为残疾人提供心理帮助。护理院、养老机构、残疾人福利机构、康复机构要积极引入社会工作者、心理咨询师等力量开展心理健康服务。

具体干预措施包括以下几种。

(1) 心理健康教育。通过各种医学相关知识的宣教,提高患者对疾病的认识,帮助患者树立战胜疾病的信心。同时,为照料者提供知识、心理和技能方面的支持,提高照料者对患者的照料能力和应对技巧。

(2) 建立心理康复的社会支持系统。社会支持系统包括社会各个部分,如政府、社团组织、社区支持、家庭和社会关系网。残疾人回归家庭和社会后,社会支持系统的作用非常重要。要提高家庭成员的认识水平和支持程度,包括经济支援、训练帮助、日常照料等,也包括情感、交流等非正式的社会支持。发挥社区中有关专家与相关人员的作用,在患者出现心理问题的时候,随时给予必要的支持和帮助。

(3) 心理咨询和治疗。运用各种心理学技术和方法,对残疾人的心理问题进行咨询和治疗,使他们的心理功能得到不同程度的补偿,减轻或消除症状,改善情绪,调整心理状态,达到全面康复的目的。常用的治疗技术有行为治疗、认知疗法、团体心理治疗、家庭心理治疗、艺术治疗等。

二、慢性病生存者的心理卫生服务

(一) 慢性病生存者的心理特点

慢性病是指病情持续时间长、发展缓慢的疾病。常见的慢性病包括心血管疾病(如心脏病发作和中风)、癌症、慢性呼吸道疾病(如慢性阻塞性肺疾病和哮喘)以及糖尿病等。随着迅速而无序的城市化、不健康生活方式的全球化以及人口老龄化等因素的影响,慢性病成为威胁人类健康的主要疾病。据统计,近年来我国慢性病发病呈快速上升趋势,中国现有确诊慢性病患者近3亿人,其中,一半慢性病发生在65岁以下人群。慢性病的危害主要是造成脑、心、肾等重要脏器的损害,易造成伤残,影响劳动能力和生活质量,给患者带来巨大的负担。

(1) 抑郁心境。迁延不愈的慢性病使患者的事业、家庭和经济受到巨大损失,让患者感觉自己成为家庭的负担甚至累赘。患者容易出现郁郁寡欢、忧心忡忡、自责、自罪、孤独、悲观等心理,有时甚至产生轻生的念头。

(2) 人际关系紧张。有些慢性病患者会采取投射的防御机制以减轻自己的心理痛苦,表现为向医护人员及家属提出过高的医护要求,埋怨家人没有照顾好自己,指责医护人员对自己的治疗和护理不当,从而导致人际关系紧张。

(3) 不遵医行为。慢性病往往需要长期治疗,且常常是对症治疗,难以根治。因此患者常常怀疑治疗方案的科学性和有效性,表现为患者四处求医,有的抗拒治疗,甚至自行更换自认为有效的药物。

(4) 患者角色强化。慢性病患者由于漫长的治疗康复过程,使他们逐渐习惯了别人的关心和照顾,“继发性获益”的机制强化了患者在心理上对疾病的适应,表现出对疾病角色的过度适应状态。但是,如果患者长期依赖于他人的照顾,心安理得地长期休养下去,将削弱治疗康复的主动性,大大延长治疗康复过程。

(二) 慢性病生存者的心理卫生服务

(1) 开展心理健康教育,改变患者不合理的认知。通过医学相关知识的宣教,向患者解释疾病的发展以及常见的心理反应,提高患者对疾病的客观认识,从而减轻患者焦虑情绪和无助感,树立战胜疾病的信心。

(2) 强化患者的心理支持系统。患病本身对于患者是一个负性生活事件,有效调动患者的社会心理支持系统,是缓解患者紧张情绪和顾虑的基本策略。心理卫生服务人员应当促进患者与家人、朋友、同事之间的沟通交流,强化患者的心理支持系统。

(3) 心理咨询和治疗。针对患者特殊的心理问题,可以采用更加专业的心理咨询和治疗技术,如心理放松技术、生物反馈技术、认知行为疗法、暗示催眠疗法和心理危机干预技术等。

三、危重患者的临终关怀

(一) 危重患者的心理特点

危重患者所面临的主要问题是死亡及与死亡相关的事务。此期患者的心理反应取决于患者的人格特点、信仰、教育及有关经验,也同患者在病中所体验到的痛苦与不适程度、医务人员和亲人对其关心程度以及患者以前的生活状况等有密切联系。

1969 年,库伯勒·罗斯(Kubler Ross)通过对 400 名临终患者两年多的深入研究,总结出临终患者从获知病情到濒临死亡的心理反应过程可分为五个阶段。

(1) 否认期(denial)。当患者得知自己的病情已进入晚期,自己即将离开人世时,他们的第一反应通常是否认现实,会认为医生的诊断有误,否认自己的病是不可治的,“病急乱投医”,希望有治疗的奇迹出现。在这个阶段,患者通过否认的防御机制暂时减轻内心的痛苦,避免极度的焦虑和精神崩溃。

(2) 愤怒期(anger)。此期患者已正视现实,确认自己的死亡不可避免,开始埋怨命运,产生“为什么是我”“这不公平”的愤怒反应,经常出现悲愤、烦躁、无故的暴怒、发脾气,甚至敌视周围的人,训斥医务人员,不配合治疗等。

(3) 妥协期(bargaining)。患者承认了患病的事实,积极配合治疗,设法阻止死亡到来,延长生存时间。患者对治疗态度积极,非常合作和顺从,为了延长生命会向医生寻求各种治疗的方法,只要能治好疾病,不惜一切代价。

(4) 抑郁期(depression)。这一阶段的抑郁不同于一般疾病的“反应性抑郁”,可称为“准备性抑郁”。这一阶段开始出现强烈的悲伤和无助感,这时患者不愿多说话,不愿意与人见面,大部分时间表现为极度沮丧、消沉。

(5) 接受期(acceptance)。当患者确信死亡已不可避免,想从极度疲劳中挣脱出来,此时患者反而沉静下来等待死亡的来临。患者能够以比较平静的态度面对现实,接受即将面临死亡的事实,开始处理相关事宜,希望安静的休息。此阶段患者的需求就是没有痛苦地死去。

上述五个心理反应阶段,因人而异,有的可以重合,有的可以提前,有的可以推后,有的可以始终停留在否认期。美国的一位临终关怀专家认为人在临死前精神上的痛苦大于肉体上的痛苦,因此,一定要在控制和减轻患者机体上的痛苦的同时,做好临终患者的心理服务。

（二）危重患者的临终心理卫生服务

危重患者的心理需求有时会远远超过对药物治疗的需要，所以，医务人员和家属应该利用各种确实有效的方法，给予他们心理上的支持和照护，使他们能够坦然面对即将死亡的事实，正确认识人生价值，深切感受到自己的尊严和人世间的温暖，最终满足地离开人世。

临终心理卫生服务的原则主要是发展一种缓和的临终心理卫生服务模式和做到无条件积极关注。常用的心理干预方法包括以下几种。

（1）心理支持法。倾听其心声，了解其心愿，满足要求，给危重患者以亲人般的温暖和关爱。帮助临终者与家人、朋友联系，以体现其生存价值，减少孤独感。帮助患者正确认识疾病与死亡，积极配合诊断治疗，激发患者潜在的生存意识，以脱离痛苦和恐惧，恢复一定程度的和谐和平衡，尽可能在舒适和放松的感受中走完人生旅程。

（2）面对死亡，陪伴“旅行”。“陪伴人生最后的旅程”是现代临终心理关怀的基本方法之一。它体现了人与人之间真诚的、实实在在的平等坦率信任的关系。为了实现临终心理关怀的目标，我们必须帮助患者勇敢面对死亡，只有面对死亡，才能使临终者从恐惧、愤怒、焦虑和抑郁等不良情绪中解脱出来。

（3）音乐治疗。危重患者的生命即将走向生命终点，常有焦虑、抑郁和恐惧等情绪。音乐治疗可以帮助临终者平静安详地离去。临终者静听音乐后，收缩压明显下降，焦虑和抑郁明显改善，同时音乐治疗还可以减轻化疗等引起的恶心、呕吐。遇到沟通困难的患者，医务人员及家属可利用音乐和微笑的表情，安抚临终者，使其情绪稳定。

（李秀红）

复习思考题

1. 什么是心理卫生服务？心理卫生服务的三级预防是什么？
2. 中国心理卫生服务的目标和原则是什么？
3. 什么是社区心理卫生服务？它服务的宗旨和对象是什么？
4. 试述社区心理卫生服务的内容。
5. 试述学校心理卫生服务的目标和原则。
6. 试述残疾人的心理特点和干预方法。

第十三章 病人心理

本章要点

(1) 病人的心理需要与心理反应。

(2) 不同年龄阶段的病人心理。

(3) 不同疾病病人的心理。运用病人角色及病人心理特征的有关知识,分析临床各类、各期病人的心理活动,发现病人疾病行为中的心理变化并进行干预。

> "心理手术"——眼科手术术前焦虑及其干预
>
> 在眼科手术中,准分子激光治疗近视是用时较短的手术,全过程一般需要 15 min 左右。实际上,单眼激光操作只要 30 s。但大多数病人对手术有可能面临危险(如疼痛、出血、术后感染等)的印象,在术前多有紧张、焦虑,甚至恐惧、失眠等心理反应。
>
> 为了缓解病人的紧张、焦虑和恐惧,上海某五官科医院特意为这样的手术病人推出了一项新服务,即先期通过观看手术过程消除术前的心理反应。透过玻璃窗,10 位近视病人在指定的"手术参观处"目睹了一场准分子手术的全过程:一位病人安静地躺在病床上,医师先在病人的患眼表面滴入麻醉剂,用器械撑开眼睑,切下约 130 μm 的角膜瓣,暴露角膜基质,然后用激光切割、修边,再将角膜瓣复位。手术就完成了!与手术室里面正在真正接受手术的病人不同,这些病人接受的是一种特殊的"心理手术"。
>
> 大多数经历了这样一种特殊"心理手术"的病人,感觉轻松了不少,紧张、焦虑甚至恐惧、失眠等心理反应基本消失。

世界卫生组织(WHO)确立的健康的实质是人体与环境统一、心身统一和机体内环境的相对稳定。患病的个体即为病人。"病人"一词,不同的时期有不同的理解。传统的观点把有求医行为的或处于医疗活动中的人称为"病人"。

一般而言,患病通常去寻求医疗帮助,但是并非所有患病者都有求医行为,同时也并非所有有求医行为的人就一定是病人。现实生活中,有些人患有某些躯体疾病,如龋齿、皮肤病,他们可能不认为自己有病,而同健康人一样照常工作,担负相应的社会责任。此外,有些人由于某种原因而诈病,为了其不良目的(如取得假条、伤残证明或赔偿)而前往医院就诊,临床上也常将此类人误认为"病人"。因此了解病人角色和心理特征,对于分析临床各类、各期病人的心理活动,发现病人疾病行为中的心理变化并进行干预具有重要作用。

第一节 病人角色与病人行为

"了解什么样的人得了病比了解一个人得了什么病更为重要。"希波克拉底这句名言告诫我们，对病人的心理认识要比单纯熟悉并治疗病人所患疾病重要得多。而要了解病人的心理现象，就必须学习病人患病后进行的医疗求助和寻求社会心理支持等相关内容。

一、病人角色

如上所述，患有疾病的人称为病人。那么，什么是疾病呢？疾病(disease)是指个体由于致病因素的侵袭，正常的生理、心理活动偏离常态，机体系统的功能协调有序性被破坏，社会适应性受损。疾病是致病因素对机体的侵害和机体与之对抗的相互斗争的过程，结果可能是痊愈或残疾，甚至个体死亡。导致疾病的因素可分为以下三种。①外界环境中的致病因素：如有害的物理因素、化学因素、生物因素、气候和地理环境等自然因素。②心理社会因素：如生活环境不良、人际关系不和谐、不良行为方式及医药使用不当等可直接或间接地伤害人的心理，产生应激反应，直接或间接损害大脑皮层的调控功能，损害内分泌和免疫功能导致疾病的发生。③机体内在致病因素：如致病的遗传基因、机体的代谢功能紊乱、防御功能低下和易感性等。机体是否发病取决于对致病因素的易感性以及机体的防御功能。

每个人在社会上都同时扮演着多种角色，社会心理学理论认为，一个人就是他所扮演的各种社会角色的总和。当一个人被确诊患有某种疾病后，他就又获得了另外一个角色——病人角色(patient role)。病人角色又称病人身份，这一概念是由帕森兹(Parsons T)提出的，是一种特殊的社会角色，是患病个体在患病状态的同时有求医的要求和医疗行为的社会角色。人的一生都有进入病人角色的可能，有的甚至与病人角色终身相伴。

（一）病人角色的特点

个体在具有了病人身份后，在心理和行为上也就发生了变化。

1. 社会角色退化 个体患病后，可以从原来的社会角色中脱离出来，他原本承担的社会与家庭责任、权利和义务被酌情免除，并可根据疾病性质及严重程度，获得休息或接受医疗帮助。

2. 自控能力下降 个体患病后会出现软弱依赖、情绪多变、意志力减退和自我调节能力、适应能力、控制能力下降等，渴望得到照顾。

3. 求助愿望强烈 处于疾病状态中的个体，都希望摆脱疾病的痛苦，力求痊愈。为了减少病痛的折磨和尽快恢复健康，病人积极寻求他人的帮助。

4. 合作意愿增强 病人都渴望尽快康复，所以都会积极接受诊断、治疗和护理，与医务工作者、亲友或其他病人主动、密切合作，争取早日痊愈。

5. 康复后有承担病前社会责任的义务 病人在康复后，都要走出病人角色，恢复原有的各种社会角色，承担原来的社会责任。

（二）病人角色适应困难

个体患病后，一般情况下，在病情的演变和治疗过程中，会慢慢地适应病人角色，称之为角色适应。病人原来的社会角色的特征与病人角色的特征越接近，如个性比较依赖和顺从、愿意接受别人的帮助、能相信别人的人容易接受病人角色；反之，病人原来的社会角色与病人角色差别越大，越容易产生角色适应困难。病人角色的适应有许多影响因素，如病人的年龄、文化背景、自身的经历和社会环境等都会影响病人角色适应。疾病的性质和严重程度是影响病人角色适应的最常见因素，如症状明显的常常适应困难。可见，角色适应常促使病人能及时就医，反之病人角色适应困难则常漠视疾病，不易进入病人角色。另外，医院的各项规章制度对病人也是一种约束，会对病人的角色适应带来一定影响。他们可能表现为由以往的社会角色进入病人角色时发生困难，或者在康复时由病人角色转变为健康人角色发生困难，这些表现统称为病人角色适应困难。常见的表现类型有以下几种。

1. 病人角色冲突　病人角色冲突是指病人在角色转换时不能够或不愿意放弃原有的社会角色行为，因而与其病前的各种角色发生心理冲突而引起行为的不协调。病人常表现为焦虑不安、愤怒、烦恼、茫然和悲伤。冲突的程度随患病种类及病情轻重而有所不同。这种情况多见于承担社会或家庭责任较多，而且事业心、责任心比较强的人。正常角色的重要性、紧迫性及个性特征等也会影响角色转变的进程。

2. 病人角色强化　有的病人在进入病人角色以后，表现出对疾病状态的过分认同，甚至对疾病康复后要承担的社会角色感到恐惧不安，称为病人角色强化。这些病人主要表现为对自身所患疾病的过分关心，过度依赖医院环境；在治疗好转或痊愈后，不愿从病人角色转为常态角色，往往不承认病情好转或痊愈，诉说一些不易证实的主观症状，不愿出院，不愿离开医务工作者，不愿重返原来的工作、学习和生活环境。有些病人角色强化是由于继发性获益（secondary gain）所致，如患病使其从生活和工作的压力中得到解脱，得到亲人和医务工作者的关心、照顾，可以得到补贴或者赔偿等。

3. 病人角色缺如　病人角色缺如是指病人意识不到或者对疾病持否定态度，对自己疾病的严重程度过于忽视，拒绝按病人角色行事，有的病人并未痊愈就急于脱离病人角色等。有的人可能因为对突然患病缺乏心理准备，不相信自己会患病，满不在乎；还有的人对疾病的严重程度和后果过于忽视，或者因为经济紧张害怕花钱等，其后果可能是拒医，贻误治疗，使病情进一步恶化。

4. 病人角色减退　病人角色减退是指病人进入病人角色后，疾病还未痊愈，由于某种原因导致病人过早地退出病人角色回到社会常态角色，与角色强化的情形相反。病人角色减退常常是因为家庭、工作中的突发事件，比如亲人突然生病、工作单位考评考核、晋升职称等。角色减退多发生于疾病中期，也是一种病人角色冲突的表现，对疾病的进一步治疗和康复不利。

5. 病人角色恐惧　病人角色恐惧是指病人对疾病缺乏正确的认识和态度，患病后表现为对疾病的过度担忧、恐惧等消极的情绪反应，对疾病的后果夸大其词，对进一步治疗缺乏信心，对康复过度悲观失望。他们往往四处求医，希望马上从疾病中解脱，因而病急乱投医，甚至滥用药物。一旦疗效不好，还可能放任疾病发展，拒绝继续治疗。

6. 病人角色隐瞒　病人角色隐瞒是指由于某种原因病人不能或不愿承担疾病所造成的影响及后果，故而隐瞒疾病真相。如艾滋病病人、心理障碍者对自己病人角色的隐瞒，还有病人为宽慰家人而隐瞒自己的疾病。

7. 病人角色假冒　病人角色假冒是指并无疾病，但为了逃脱某种社会责任和义务或为获得某些利益而诈病，假冒病人角色。

病人角色适应过程也会因每个病人的个体情况而各异，但一般情况下，在病情的演变和治疗过程中，病人会慢慢地适应这一角色。许多病人开始时不安心扮演病人的角色，往往急于求成，对医疗要求不切实际，认为疾病能很快被根除。他们需要在病情的演变和治疗过程中逐渐适应，开始关注自己的疾病，逐渐规范自己的角色行为，遵照医嘱，采取必要措施减轻自身疾病或症状等。

二、病人行为

人们在摆脱或适应疾病、恢复健康的过程中，会产生一系列与诊治疾病相关的行为，称为病人行为。求医行为和遵医行为是病人行为中最主要的行为。

（一）求医行为

求医行为是指人得知自己处于疾病状态或产生病感后寻求医疗帮助的行为，是人类进行防病、治病和保持身体健康的一种重要行为。

1. 求医行为的类型 求医决定的做出，可能是病人本身，也可能是他人或社会，可分为主动求医行为、被动求医行为和强制求医行为三种类型。

（1）主动求医行为：人们为治疗疾病、维护健康而主动寻求医疗帮助的行为，这是最普遍的求医行为。但也可见一些对自身健康特别关注的人、疑病症、药物依赖以及病人角色的假冒者。

（2）被动求医行为：病人无法和无能力作出求医决定和实施求医行为，而由第三方帮助代为求医的行为，如患病的婴幼儿，处于休克、昏迷的病人，危重病人等，必须在家长、亲友或者其他护理人员的帮助下才能求医。

（3）强制求医行为：公共卫生机构或病人的监护人为了维护人群或病人的健康和安全而给予强制性治疗的行为，主要对象是有严重危害公众安全的传染性疾病病人、精神病病人和对毒品有严重依赖的人。

2. 求医行为的影响因素 求医行为是一种复杂的社会行为，受到诸多因素影响，大致可概括为以下几个方面。

（1）对疾病症状的觉察、认识和判断水平：包括病人对疾病症状出现的频度、症状的轻重以及该病症可能导致的后果的严重性等的认识，是否有一定的医疗常识，对健康的重视程度等。

（2）社会经济地位：如有无公费医疗、医疗保险及家庭经济状况等。一般社会经济地位高的人往往更为关心自己的身体健康，而需要自己承担高额医疗费用，甚至完全自付医疗费用的个体则多数为消极求医或拒绝求医，只是在迫不得已时才求医。

（3）文化教育程度：通常，文化水平较高的人更能认识到疾病带来的危害，意识到及早防治的重要性，故其求医行为较文化程度低的人更积极。

（4）求医动机：包括疾病诊治、健康检查及非医疗目的的法律纠纷等。

（5）就医条件：如医疗水平、医疗设施、交通状况，以及居住地是否偏远、医疗卫生体制及医疗保险业务的开展与否、医疗手续是否繁杂等。

（6）求医经历：个体的求医经历往往会使其对医疗机构的信赖程度产生变化，影响求医行为。一个人在既往求医过程中对医疗机构有好的印象，他就会很乐意再次求医；在求医经历中有较强挫折感的人，其日后容易出现消极的求医行为。

（7）社会支持：如单位和亲属对求医行为的态度、关注与支持程度等。

（8）心理因素：如乐观与否、个人体验是否敏感等。

此外，还有其他影响因素，如工作太忙，其他动机强于保健动机等。

影响求医行为的因素并非单一的、绝对的，而是多种因素的综合作用。医务工作者应努力做好卫生宣教，增强人们的健康意识，激发正确的求医动机，促使病人实施恰当的求医行为。

（二）遵医行为

遵医行为又称为治疗依从性，是指病人遵从医务工作者所开的处方和遵照医嘱进行检查、治疗和预防疾病复发的行为。良好的遵医行为是影响疾病治疗效果和转归的决定性因素。病人只有和医生密切合作，严格遵守医嘱，才能使身体尽早康复，否则即使医生技术再高超、医院设施再先进也不会达到预期的治疗效果。

遵医行为一般分为两种类型：病人开始求医行为以后，完全服从医务工作者的指导和安排，配合做好诊断治疗，称为完全遵医行为；病人不能全面地遵从医务工作者指导安排，甚至拒绝配合诊断治疗，则称为不完全遵医行为或不遵医行为。

遵医行为看似是病人的单方面行为，实际上在遵医行为背后却有着十分复杂的因素。在生活中，病人的不遵医行为相当普遍，产生不遵医行为的因素很多，主要与以下几个方面有关。①病人所患疾病类型、症状严重程度及病人的就医方式；②医患关系，病人对医务工作者缺乏信任或有抵触情绪；③病人对医嘱有理解上的偏差，或医嘱太复杂，病人记不住；④病人对诊断检查及治疗措施有疑虑或恐惧，害怕带来痛苦或不良后果；或治疗措施与病人的主观愿望不吻合；⑤治疗效果不明显，尤其是慢性病病人容易缺乏对治疗的耐心和信心；⑥医疗知识贫乏，对不遵医行为的后果认识不足；⑦由于继发性获益，企图长期占有病人角色，摆脱社会责任；⑧病人的愿望与医师采取的措施不一致。

因为遵医行为与医院和病人都有关系，故提高病人的遵医率就需要各方面的有效配合。在求医活动中，一些医学术语可能会让病人产生理解偏差；服药烦琐、剂量不一致以及治疗方式复杂，也会使遵医行为发生偏差；老年病人、文化水平低者、智力低下者更容易出现不遵医行为。医院方面要加强医院质量管理，从各个方面提升医务工作者的业务素质和医德修养，提高病人的满意程度，以赢得病人的信任，融洽医患关系。医务工作者在下达医嘱时要简明扼要、通俗易懂，尽量提高病人执行医嘱的可能。病人方面要正确认识遵医的必要性和重要性，提高医药卫生知识素养，及时与医务工作者交流，以消除对检查和治疗的顾虑和偏见。

第二节　病人的心理需要与心理特征

病人的一般心理指个体患病后所具有的常见心理特征。人患病之后，疾病使其将关注的焦点从社会生活层面更多地转移到自身。因此，只要病人意识清楚，时时刻刻都在进行着心理活动，且其心理活动更多地指向自身与疾病。当病人的需要没有被满足或没有被全部满足时，就会导致各种各样的心理冲突，出现各种心理反应。

一、病人的心理需要

人们在健康时往往是自己去满足各种需要。当健康发生问题时，病人无法按照通常方式满足一般人所共有的多种心理需要，作为一个受疾病困扰的特殊群体，还会产生在疾病状态下的特殊心理需要。

（一）患病期间的生理需要

在身体健康时，人们的生存需要，如饮食、呼吸、排泄、睡眠及躯体舒适等很少被特别关注，患病后这些基本生存需要的满足受到阻碍或威胁。例如，禁食病人对食物的需要、病人采取强迫体位时身体舒适的需要，不仅直接影响生理功能，也会极大地影响情绪。

（二）患病期间的安全需要

安全需要对病人来说是最基本的需要。病人的不安全感一方面来自病人的自身感受，另一方面来自医疗机构和医生。疾病本身就是对安全需要的威胁。同时疾病的检查和治疗总是带有一定的探索性，有时甚至可能会有危害性或危险性。因此病人容易产生不安全感。

（三）患病期间的爱与归属需要

爱与归属需要，不仅是指男女之爱，而且包含了情感、关怀、仁慈、亲密以及理解，缺少了则会产生不愉快的情绪。患病时这类需要更为强化，尤其是安全需求得到保证时，这种情感需要油然而生。病人患病住院后进入陌生环境，归属的需要就尤为迫切。

（四）患病期间的尊重需要

尊重需要的满足会令人自信，感觉有存在价值。病人往往因丧失部分能力，处于被动地位，更增加了对自尊的需要和渴望被人尊敬。病人可能通过与医务人员亲切的感情交流而使自己受到重视，那些不善交往者，也希望得到一视同仁的关照。有一定地位的病人更可能会有意无意地透露或表明自己的社会身份。如果病人感到自己在医务人员心目中没有地位，无足轻重，往往会感到伤感，甚至失去自尊心。医务人员的重视、赞扬和尊敬，可提高病人对医务人员的信任和增加战胜病魔的勇气。

（五）患病期间的自我成就需要

在患病时，最难以满足的就是自我成就的需要，主要表现在表达个人的个性和发展个人的能力方面感到力不从心，成就感下降，特别是有些意外事故致残者，其自我成就需要受挫更严重。因此鼓励病人战胜病痛，对生活充满信心就显得尤为重要。

二、病人的心理特征

在患病状态下，病人会由于疾病、医疗活动的影响，出现一些和健康人有所不同的心理现象，称之为病人的心理反应。表现出来的这些心理反应即为病人的心理特征。

（一）病人的认知特征

疾病在改变一个人正常的生活模式和生存状态的同时，也在严重地冲击并改变着病人的心理和行为，对其认知、情绪情感、意志、自我评价乃至人格特征都产生严重的影响。

1. 病人的感知觉特征　知觉具有选择性、理解性等特点，且易受情绪和个性因素的影响，病人受到疾病后果的威胁和痛苦的折磨，注意就会过多地集中在躯体和患病部位。病人的感知觉异常可有以下几种类型。①躯体感受性提高。一方面由于过分注意躯体的变化，病人的症状显得过于严重，与病理改变不平行，有的病人甚至可以感觉到自己的心跳和胃肠蠕动或者出现一些奇特的不适感觉；另一方面有的病人对正常的光线、声音、温度等刺激十分敏感，并伴有烦躁不安、激动等情绪反应。②躯体感受性降低。有的病人由于长期卧床，感受性降低而产生压疮，也有的病人对饮食的香味感觉迟钝，吃饭味同嚼蜡，对食物过分挑剔。③时空知觉异常。有的病人有时间感知错乱，分不清昼夜或上下午，有的病人有度日如年感；还有的病人感知空间方位出现错乱，甚至天旋地转。④幻觉。幻觉在某些疾病的病理过程中也会出现。如截肢以后的病人可能出现幻肢痛，或感到久已不复存在的肢体有蚁行感等。

2. 病人的记忆特征 许多病人有程度不等的记忆减退，不但近期记忆出现障碍，而且原有的知识经验也容易忘记。有的病人对刚刚做过的事情不能准确回忆，有的则不能准确回忆病史或记住医嘱。

3. 病人的思维特征 主要表现为思维能力和判断能力的减低，遇事瞻前顾后，犹豫不决，有的病人干脆不愿思考，请医生或其家属代为做出决定。

（二）病人的情绪特征

对于病人而言，最为普遍存在的情绪特征就是心境不佳，其次是情感脆弱、情绪不稳定，容易激惹，容易接受消极语言的暗示和诱导。临床常见的情绪问题有焦虑、恐惧、抑郁、愤怒等。

1. 焦虑 焦虑是人们面对即将发生的重要事件或危险时出现的紧张不安的情绪状态。处于焦虑状态的病人，有危险即将来临之感，而自己却孤立无援，在疾病面前一筹莫展，对未来没有信心。病人的焦虑一般可分为三类：①期待性焦虑：面临即将发生的但又未能确定的重大事件时的焦虑反应，常见于尚未明确诊断或初次住院的病人，以及不了解自己疾病性质和预后的病人等。②分离性焦虑：病人住院，与自己所熟悉的环境和亲人分离而产生的分离感所伴随的情绪反应。依赖性较强的老年人和儿童尤为明显。③阉割性焦虑：这是一种针对自我完整性的破坏或威胁所造成的心理反应。

2. 抑郁 抑郁是一种现实生活中较为常见的，以情绪低落为特点的情绪状态，是由现实丧失或预期丧失而引起的消极情绪。患病时因器官组织或社会功能的损害，健康受到影响，使抑郁情绪油然而生。老年病人更加明显。

3. 孤独感 医院的陌生环境中接触陌生的人，这本身就使病人产生孤独感。住院后，各种信息减少，各种需要不能满足，每天与他人接触交谈的时间不多，到夜深人静之时，孤独寂寞感会更加突出。依赖心理较强的儿童和老年人表现更为明显。长期住院病人孤独感更为严重。

4. 被动依赖心理 部分病人会出现顺从、被动、依赖、以自我为中心、情感脆弱和行为退化甚至带有幼稚色彩的心理特征，希望获得家庭和社会的支持、关心和照顾。对出现严重被动依赖心理的病人，应鼓励其增强意志和自信，促进康复。

（三）病人的意志特征

治疗过程是一个病人为达到康复的目的而进行的意志活动过程，在这个过程中病人会产生一系列意志行为的变化。

1. 顺从依赖、主动性减低 依赖是病人进入病人角色后产生的一种退化或称幼稚化的心理和行为模式。病人总担心别人会远离自己，怕受冷落、鄙视，希望亲人陪伴。患病后变得幼稚、顺从、被动依赖，能胜任的事情也不愿去做，要求别人更多的关心和呵护。如故意呻吟不止，以得到亲人和同事的照顾，成为人们关怀帮助的中心。如果目的不能满足，还会产生被遗弃的焦虑或成为家庭、社会累赘的自卑感，感到生活无聊乏味，严重影响治疗效果。病人也可由于自我暗示变得生活自理能力降低或丧失。

2. 敏感多疑、缺乏主见 有的人患病后会变得异常敏感，尤其是一些慢性病病人和诊断不明确时表现更加明显。病人对医生的建议半信半疑，想了解病情，又对医生的解释有怀疑甚至曲解。总以为别人在议论自己的病情，疑心医生对自己的诊断有错，治疗不当。有些病人身体稍有异常感觉，便胡乱猜测，惶惶不可终日。有的病人则表现为没有主见，自信心不足，暗示性增强，盲从、被动，甚至接受一些迷信说教。

3. 脆弱、易受激惹 疾病和诊断治疗中引起的不适与副作用，带给病人的痛苦和心理压力，都要求病人用意志努力去接纳和忍受。加之有些病人进入病人角色以后，表现软弱、情感易冲动，不能忍受委屈和挫折，遇事容易气馁、妥协。

（四）病人的个性特征

由于个性具有稳定性的特征，因而一般很难发生改变。但在某些特殊情况下，比如有些慢性迁延性疾病、致命性疾病、毁容、截肢等，有可能导致一个人的人生观、价值观甚至世界观的改变，故而引起个性的改变。

第三节　不同年龄阶段病人的心理

不同年龄阶段的病人，其疾病并不完全相同，其病人心理规则各有其异。因此，提供医疗服务时应注意有针对性，才有利于维护良好的医患关系。

一、儿童期

儿童期病人的特点是年龄小，对疾病缺乏深刻认识，心理活动多随治疗情境而迅速变化。儿童期病人常常表现如下几种典型的心理反应。

（一）分离性焦虑

儿童从 6 个月起，在以母爱为中心的关系上保持着对周围环境的安全感和信任感。一旦孩子离开母亲，会经常哭闹、拒食及不服药，而母亲与孩子一起时，这些反应很快消失。

（二）恐惧不安

患儿不了解入院或进行某项诊疗，或患儿曾经有过一些痛苦性诊疗经历，都会使患儿误认为被父母抛弃或惩罚，患儿也会对医护人员的白色工作服及各种医疗措施有一种生疏感，从而惶惑不安和恐惧。患儿的恐惧不安有时表现为沉默、违拗、不合作；有的表现为哭吵不休、逃跑等。

（三）反抗

有的患儿抗拒住院治疗，乘人不备逃跑；有的患儿即使不逃跑，对医护人员也不理睬，或者故意喊叫、摔东西，拒绝接受各种诊疗；或者对前来探视的父母十分怨恨，面无表情，沉默抗拒，以此种不愉快情绪表示反抗。有些父母对患儿过分照看，对医护人员要求过高或加以指责，家长这种心态可以转变为患儿对护理人员的愤怒或抗拒，如拒绝护士喂吃、注射等。

（四）抑郁自卑

长期遭受疾病的折磨，会使患儿丧失治愈的信心。某些疾病会引起外貌或体形的改变，使患儿产生自卑心理。住院治病，长期不能上学，学龄儿童会担心影响学习成绩，从而忧虑重重。患儿有的表现为沉默寡言，唉声叹气；有的则不愿继续治疗，认为所患疾病没有治愈的可能，严重者拒食，甚至出现自杀的想法；有的则怕自己外貌改变被同学、朋友看见，故拒绝别人探视；有的出现严重的自卑感。

二、青少年期

青少年正处于人生朝气蓬勃的时期，生病后在心理上出现一系列反应。

（一）急躁、焦虑情绪

青少年情绪强烈而不稳定，不如成年人善于调节自己的情感，有时欢快，有时不愉快或愤怒，容易从一个极端走向另一个极端。当疾病发生在他们的身上时，由于缺乏心理准备，对他们有很大的震动，因而表现为急躁、焦虑。患病初期往往不能很快地适应病人角色，有时甚至怀疑医生的诊断；承认自己患病时，又会出现忧心忡忡、紧张、不安等情绪。青少年大多数初尝患病的痛苦，对疾病反应强烈，在治疗过程中，由于疾病的折磨，他们常以发脾气的方式对待疾病的反应，往往迁怒于家长或医护人员。

青少年富于理想和抱负，患病会影响他们的学习或工作，这对他们的心理打击很大，当病人不能正确对待这一挫折时，焦虑情绪加重，甚至导致心理上的失衡，由急躁、焦虑转为沮丧、抑郁。在治疗过程中，常常幻想很快根治疾病，渴望早日治愈出院，如果不能如期好转，就会再次陷入急躁、焦虑之中。

（二）寂寞、孤单感

青少年活泼好动，要求有宽阔的生活领域和社会活动范围，尤其需要刺激感和新鲜感。生病住院后，离开熟悉的家庭环境，住进陌生的医院，环境突变会引起许多心理问题。特别是病房是一个狭小的天地，又有许多必要的限制，周围没有熟悉的同学和朋友，平时又不能常和家人见面，只有自己一个人默默地忍受着疾病的折磨，这一切对于他们是很难适应的。入院初期他们对周围环境感到"窒息"、茫然，而后又由寂寞、无聊、孤独所代替。如果因为病情需要而住进隔离室或重症室，会因为感知觉单调和获得的外界信息骤减而更加孤独、不安，甚至出现思维紊乱或幻觉。

（三）悲观情绪

患慢性病或有后遗症的病人，会产生悲观、失望的心理。少年病人多因患病中途辍学，深感不如同龄人，产生失落心理。如果失学时间较长，又常为自己的前途忧虑，会出现悲伤、自卑、抑郁的心理。青年病人的心理活动更为复杂，他们为自己的前途、工作、生活、婚姻等问题忧虑、痛苦，深感前途渺茫而悲观、失望，有的病人甚至产生自暴自弃心理，变得异常忧郁，拒绝一切治疗和照顾，使自己陷于极度痛苦之中。

（四）思念心理

年龄较小的少年病人，由于未离开过父母，生活上对父母的依赖性还很强，一旦住院时间过久，他们就会产生思念心理。他们想念父母、同学、伙伴，渴望外界自由自在的生活。当父母来医院探望时，他们常常迫切要求出院。

三、中年期

35～55 岁这一阶段称为人的中年期。中年期也是在事业上出成果的“丰收”期，中年人一般有较强的责任感，同时家庭负担也最重，所以患病后心理压力较大。为自己工作、事业的损失而忧虑，为今后能否坚持工作而担心。同时对家庭生活的安排、老人的赡养、子女的教育等一系列问题忧心忡忡。轻者焦虑、抑郁，重者悲观、激愤。

中年期人的体力和精力都达到了顶点，开始向老年期过渡，有的体力的减弱使人感到“未老先衰”，如果患了病，心理会发生急剧的变化，深感衰老已经来临。有些病人常常怀疑自己得了不治之症，对医生的治疗和仪器的检查疑虑重重。

中年期又是体力和精神上的移行期。疾病可以加速这个移行过程的转变，病人表现为行为退化：以自我为中心，希望医护人员多照顾自己；兴趣转移，患病前感兴趣的事现在没有了；情感脆弱，好发脾气。更年期病人尤甚。有的中年病人自主神经功能紊乱，出现如头痛、头晕、失眠、食欲减退、消化不良、心慌气短、手足肿胀、怕热畏寒等症状。

中年人的道德感、理智感和美感都比较成熟，对现实有自己的见解，自我评价明确，自我意识发展有较高的水平，对挫折的耐受力和对疾病的承受力较强，一般能较好地配合医护人员的治疗和护理。

医护人员对中年病人要主动关心，并与单位或家庭取得联系，反映其需求，嘱咐家属子女探望并汇报学习生活情况，减少牵挂。对中年病人要介绍诊断、转归和检查结果，消除疑虑，增强信心。中年人是家庭和社会的主要角色，因此要尊重他们的人格，友善地开导，善意地规劝，并格外关心体贴更年期病人。

四、老年期

一般将年龄大于 65 岁者称为老年人（60～65 为初老）。老年期是毕生发展过程中一个特殊阶段，具有独特的心理和生理特点。随着医疗条件的改善，人均预期寿命的延长，老年人口迅速地增加。而老年人一般都有慢性病和老年性疾病，其中 25％的老年人患有多种较为严重的疾病。

老年病人往往出现以下一些特殊的生理和心理变化。①智能。主要表现为反应速度减慢，快速做出决定和解决问题的能力下降，容易健忘。如果伴有比较严重的慢性病，或者因失去亲人而变得孤独，可加快智力功能减退。有的老年人保持良好的生活规律，经常参加各种社会活动，进行脑力和体力锻炼，其智力功能可保持相当长的时期。②情绪。有的老年人情感变得幼稚，不稳定，甚至像小孩一样，容易激动，有时因小事而兴高采烈，有时不顺心则不安、生气、哭泣。长期独居者，常伴有抑郁。③人格。较多的老年人表现比较顽固，根据自己的观点看待问题，守旧，不易接受新事物和他人意见，猜疑心较重。有的老年人则表现出过多的感慨、伤感，喜欢回忆往事，沉溺于对过去成功事例的追溯之中，通过这种方式以获得一定的心理平衡。④生活方式。老年人多已退休在家，子女大都离家独立生活，经常是家里仅剩老夫妻两人，这种生活环境和角色的变化构成了老人孤独的主要原因。老年不良生活方式，如吸烟、酗酒、缺乏运动等，与心脑血管疾病、糖尿病等慢性病的发生和发展有着密切关系。此外，老年人睡眠时间短，易醒，白天爱打瞌睡。但要与失眠进行区别。

尽管衰老是一种自然规律，但老年人一般都希望自己健康长寿，也不愿别人说自己衰老。因此，一旦生病，意味着对健康产生了重大威胁，故而易产生比较强烈的心理反应。老年人的心理反应一般有如下几种。

（一）否认心理

有些老年人由于害怕别人说自己年老体病，或者害怕遭到家人的嫌弃而拒绝承认患病，不愿就医，故尽管患病，仍勉强操劳，以示自己无病。

（二）自尊心理

老年人一般自我中心意识较强，固执、自怜、自弃、坚持己见，喜欢别人恭顺服从，不愿听从别人安排，尤其不重视年轻医护人员的意见。有的老年病人突然拒绝进行治疗和护理，有的老年病人争强好胜，做一些力所不及的事情，如独自上厕所大小便，走路不要扶，坚持原有饮食习惯等，这样可能引起一些意外事故的发生。

（三）恐惧心理

当病情较重时，老年病人意识到死亡的来临，故而出现怕死、恐惧、激惹等情绪反应。有时害怕发生严重并发症，担心无人照顾，出现焦虑不安。

（四）幼稚心理

有的老年病人表现天真，提出不现实的难以做到的要求，情绪波动大，稍不顺心就与护士、病友发生冲突，容易哭泣，自控力极差。有的老年病人小病大养，不愿出院，对家人和医护人员依赖，自己能做的小事情也要别人帮助。

（五）自卑、抑郁心理

由于长期孤独寂寞、社会角色的改变、家庭地位的下降，很多老年人产生悲观情绪，一旦生病，感到自己在世日子不会太长，许多想做的事情又力所不及，故往往更加悲观、自卑，产生无价值感，因此而自杀的老年病人并不少见。

第四节　不同病期病人的心理

精神因素不论对躯体疾病，还是心身疾病的生理、心理和病理变化呈多元、多层次和多侧面态势，因此，不同病期病人的心理也各不相同。

一、急性期病人

急性期病人，是指那些发病急、病情重因而需要紧急救护的病人。急性期病人有特殊的心理反应，医护人员必须了解病人的心理特征及心理需要，并给予积极的心理支持，才能够调动病人内在主动性和积极性，使其心理处于良好状态，配合治疗和抢救措施，方能获得最佳抢救效果。

（一）意外事件

意外事件，如车祸、严重工伤事故、房屋倒塌、火灾、水灾、地震等，这些意外打击，来势凶猛，常使病人伤势严重。病人缺乏心理准备，紧张恐惧，难以适应。有的病人因突然遭受巨大的躯体和心理创伤，大脑皮层产生超限抑制，发生“情绪休克”，表现为表情淡漠，呼之不应；还有的病人表现为心理应激障碍，如理智丧失，行为退化、情感幼稚、激惹性增高，依赖性增加等，病人有强烈求生欲望，期待尽快得到医护人员的救治。

（二）急性病发作

急性病，如心血管疾病、脑血管疾病、休克、大出血、高热、剧痛等，这类病人大多自认为身体健康，或者仅有轻微症状而不在乎，由于急骤发病而表现极度紧张，甚至有濒死感，迫切希望医护人员采取有效抢救措施，保证其生命安全，顺利度过危险期。

（三）慢性病恶化

对于慢性病急性发作的病人，在迅速进行抢救显效后，医护人员应主动热情地对病人进行心理安慰、鼓励和支持，给濒死的病人以希望，调动病人潜在的生命力。对有自杀倾向的病人应进行心理护理和治疗，矫正消极的认知结构，唤起病人对生的渴望，增加其面对生活的勇气和力量。

二、慢性期病人

慢性病比较复杂，大多数病程较长，会在一般人群中造成一定程度的躯体或心理功能缺损，进而影响社会适应。在慢性病病人身上，存在许多心理问题。

（一）慢性病病人在医疗活动中的心理问题

慢性病病人“久病成良医”，常常根据自己的病情、治疗经验与对于自己疾病的感知，对治疗提一些建议，“参与”治疗活动。有的病人提出一些不切实际的想法，并且固执己见，干扰医护人员的正常诊疗活动。有的病人甚至颠倒了医患关系，反宾为主，耽误了治疗时机。有的慢性病病人不遵医嘱，自作主张。有的病人偏听偏信，乱用药，打乱了治疗程序，造成了不良后果。

（二）慢性病病人的投射心理反应

1. 内向投射的心理反应 内向投射的心理反应是指自我压抑不能接受的意念、感情和冲动，责己甚于责人。慢性病病人丧失了一定的工作与生活能力之后，在事业、经济、社交、家庭等方面，都蒙受了损失，再加上疾病的折磨，情绪沮丧，精神苦恼。病人过去如果属于内倾型性格，待人宽，责己严，就很可能把以上不良心理与精神状态投向自身，责怪自己连累了家庭，给亲人带来麻烦。感觉到活在世上已经是多余的。于是，对生活没有热情，对于疾病失去信心，悲观失望，绝望轻生。

2. 外向投射的心理反应 外向投射的心理反应是将错误或现实推诿于客观情况，责人甚于责己。慢性病病人遇到情绪沮丧，病人如果是外倾型性格，一向责人严、待己宽，就有可能把以上不良心理投向别人。责怪医生不负责任，治疗不力；报怨护士态度敷衍，护理不周；挑剔家人关心不够，无情无义。表现得武断、任性、情绪敏感，向别人滔滔不绝地诉说自己对别人的帮助，对家庭的"贡献"很大却没有得到回报，责骂他人忘恩负义等。

（三）适应病人角色

在健康与疾病相互转化时，病人角色也是一种社会角色，说明人际关系中预期存在的互动行为模式，也是与个体社会地位和身份相一致的行为模式。

1. 进入病人角色　从健康-患病-患慢性病的发展过程看，病人由起初的心存侥幸，否认患病，到在医务人员的帮助下，进入病人角色。在疾病的发展与治疗的事实面前，冷静下来，认识到治疗将是一个长期的过程，从而明确了自己将不得不在一个较长时期中充当病人角色，从心理上缓慢地适应下来。这种心理的适应对于病人正确对待疾病，配合治疗都具有积极作用。

2. 走出病人角色　病人进入病人角色后，由于免除了原来社会角色应该承担的责任与义务，而得到一些实际的利益，如持续休息、物质上的优待、感情上的温暖等，逐渐产生了习惯心理，安于病人角色。如果病人安于病人角色，就会错误地认为，患病将长期延续下去，依赖医务人员的照顾是理所当然的，安心长期休养下去。这种心态，不利于治疗与康复。

三、恢复期病人

恢复期病人经医护人员的精心治疗与护理，即将离开治疗与休养环境，从病房生活又转变到健康的生活环境中去。具有其特有的心理特点。

（一）高兴、愉快、欣慰和感激的心理

病人即将走出医院，回到家中。在经受了疾病对躯体的痛苦折磨，摆脱了治疗护理措施增加的心理紧张和恐惧，病人可以参与工作和学习，为战胜疾病而自豪，内心非常高兴，对医护人员辛勤劳动充满感激之情。

（二）猜疑、依赖和被动心理

部分病人因不能及时恢复到病前的身体状况，害怕恢复不彻底、病情反复，怀疑自己所患疾病迁延不愈或成为慢性病，因此希望晚点出院，能够使自己得到更加全面的治疗。有的人怕某些疾病传染给亲属、同事等周围的人，引起社会或亲友的误解等，要求继续留院。

（三）获益心理

某些工伤病人，个人精神躯体受到损害，认为应在工作、待遇方面得到补偿，住院要特殊照顾，这也是一种心理平衡失调的表现。

第五节　不同类型病人的心理

一、手术病人

手术作为临床上治疗疾病的重要手段，在治疗的同时也给机体造成了创伤，对病人的心理会造成很大影响。病人因手术这一应激性刺激，会在术前、术中和术后产生强烈的心理反应，如得不到适当的控制，不仅会令病人痛苦不堪，而且会直接影响手术效果和病人身体的恢复，甚至会增加并发症的发生率，留下后遗症。

（一）术前心理反应

由于手术类型以及个体不同，不同病人术前心理反应是有差别的，常见的心理反应可概括为以下几种。

1. 情绪反应 最常见的情绪反应是焦虑与恐惧。病人一是害怕手术和麻醉有危险；二是怕手术引起剧烈疼痛、痛苦与不适；三是怕手术会留下后遗症，使自己丧失工作、学习和生活能力，成为家庭和社会的负担。病人对个人和家庭的未来充满忧虑，产生内疚、悲哀、失望、无助和绝望等情绪反应。有些病人则变得易激动，产生愤怒、愤恨和敌对情绪。上述情绪反应使病人坐立不安、夜不能眠，所产生的心理生理反应对病人的手术很不利。

2. 自我防御反应 面对即将到来的手术所引起的恐惧和焦虑，有些病人采用压抑和否认机制予以应付。即不让"手术会有危险"这一念头在头脑中出现，不考虑手术，不寻求甚至尽力回避有关信息。另有一些病人可能采用转移、退行性、合理化、投射和理智化等防御机制。

3. 期望 病人都期望能得到技术高超、责任心强、关心体贴自己的医生的帮助，期望能尽可能减少术中和术后的痛苦与不适；期望医生能尽可能减少手术创伤和出血，保持脏器的完整性。病人还会期望从医护人员处了解有关手术与麻醉的信息，包括术中麻醉的感觉与手术过程，可能会发生的危险及应对措施。

4. 心理冲突 有些病人对手术持矛盾态度，既想通过手术去除多年的病痛，又担心手术会出现生命危险或怕引起疼痛与痛苦，这便使他们陷入趋避冲突之中。病人入院时，较多地考虑到手术的好处，从而满怀信心地期待着手术。可是随着手术日期的临近，病人更多地考虑手术的危险与代价，从而回避手术的倾向急剧增大，以致超过对手术的期待或接受倾向。

（二）术后心理变化

一般而言，如果病人于术前有较充分的心理准备，术中得到良好的麻醉和心理照料，手术又获得了成功，那么术后便可出现一段以喜悦为基调的积极的心理反应期。随着手术切口的逐渐愈合，病人便会进入沮丧、失望、悲观、无助和忧虑的心理反应期。病人开始考虑手术对自己健康、工作、学习和家庭的不利影响，对于不时出现的疼痛与不适感到心烦意乱。随着身体的完全恢复而进入积极乐观的心理反应期。若术后出现后遗症或功能损害时，病人沮丧、失望、懊悔与忧郁的情绪可长期存在。器官切除术可使病人产生失落感或不完整感，病人可能认为自己是个"废人"，产生悲哀、忧愁情绪，自我评价降低。接受他人器官的病人可产生心理上的排斥反应。

涉及经济赔偿和司法纠纷的手术病人可由于继发性获益等原因而难以或不愿摆脱病人角色。泌尿生殖器官手术的病人可出现性心理和性功能障碍，担心影响夫妻关系和家庭生活，从而陷入抑郁和焦虑状态。

整（美）容和矫形手术的病人在术后的不同阶段可能会出现不同的心理反应。术后早期往往表现为恐惧和焦虑，如对手术效果的恐惧、对拆线以后容貌特征的焦虑等；后期往往出现失望和抑郁，常发生于手术效果不佳、失败或者是未能达到预期的目标，主要是对手术期望过高而失望、懊恼、抱怨或愤恨，严重者甚至有自杀的可能；手术的效果，还表现在病人的体征改变是否能为病人所接受，能接受的会表现为心情愉悦，不能接受的则会出现多种心理问题。颜面部手术和截肢术的病人由于躯体的正常形象受到破坏，出现恐惧、悲观、无助乃至绝望等较严重的心理反应，病人的自尊与自信下降，可能变成"心理伤残者"。对这类病人要进行心理疏导，即做好术前和术后两个方面的工作。术前主要是给病人讲清楚手术的目的、方法、过程以及可能产生的效果，让病人有心理准备，切不可夸大手术的效果。术后要特别注意安抚好病人的情绪，对病人的疑虑进行详尽的解答，告知其术后可能出现的常见不适；也可以根据情况给病人讲解手术的效果；要关心病人，特别是在拆除纱布的时候，要避免病人的过度激动，必要时取出术前的照片进行比较，说明手术的效果；对于手术效果确实不好的病人，要做好耐心的解释工作，建议进行二次手术。

接受器官移植的病人在移植早期一般有欣慰感和再生感，随着治疗的继续和并发症的出现常常会变得沮丧万分。术后隔离导致的感觉剥夺、对异体器官的不认同，加上移植前后的心理应激，使接受器官移植的病人对于自身的关注远大于一般手术患者。器官移植的病人一般会经历异体化、部分一体化和完全一体化三个阶段。焦虑和抑郁是器官移植后重要的心理反应，病人常常感到不属于自己的物体进入了体内与自身功能的不协调，自身的完整性遭到破坏。特别是如果提供器官者是出于非自愿时，如器官捐赠者为意外死亡者或被处决的犯人，这类人群的器官被移植到病人体内，特别是一些重要器官如心、肝、肾、肺等，可以使病人在器官移植后产生严重的心理排斥。因此，有必要对病人在器官移植前进行心理状态、人格、性格倾向、气质类型等进行评估、筛选，对于无禁忌证的病人，把器官移植后可能发生的变化告知病人及其家属；评估病人及其家属特别是配偶的接受程度，最大限度地保障器官移植后不因心理排斥、心理社会问题而导致器官移植后生活质量下降。鉴于以上情况，建议器官移植前让专业心理工作者介入，器官移植后长期关注及干预也是器官移植成功及高质量生活的基本保障。

二、恶性肿瘤病人

恶性肿瘤已成为我国居民的主要死因之一，仅次于心脏病和脑血管疾病。社会传统观念认为恶性肿瘤是一种"不治之症"，肿瘤尤其是恶性肿瘤已与"逐渐走向死亡的过程"联系在一起，患了恶性肿瘤的病人，都会产生严重的心理应激，心理变化更为明显。因恶性肿瘤病人的不良心理反应和应对方式对其病情的发展和生存期有显著的影响，故他们的心理反应已日益受到关注。

（一）恶性肿瘤病人的心理问题

病人知悉患恶性肿瘤后，心理反应经过四个时期。

1. 休克-恐惧期 当病人初次得知自己患恶性肿瘤时会出现一个震惊时期，称为诊断休克。病人反应强烈，极力否认恶性肿瘤的诊断，表现为震惊和恐惧，同时会出现一些躯体反应，如心慌、眩晕及昏厥，甚至木僵状态。此期短暂，历时数日或数周。

2. 否认-怀疑期 病人从剧烈的情绪反应中平静下来后，常借助于否认机制来保护自己。病人开始怀疑医师的诊断是否正确，到处求医，希望能找到一位能否定恶性肿瘤诊断的医师，希望有奇迹发生；或千方百计探索民间治疗秘方，采用一些不切实际的治疗方案，以求生存。

3. 愤怒-沮丧期 当病人渐渐接受恶性肿瘤的诊断时，便会陷入极度的痛苦之中，情绪变得异常脆弱，易激惹、愤怒，有时还会伴有攻击行为；病人常常感到悲哀、沮丧甚至绝望，有的病人甚至会产生轻生的念头或自杀行为。

4. 接受-适应期 患病的事实无法改变，病人能冷静地面对事实，心境平静，治疗合作。但多数病人很难恢复到患病前的心境，常轻度抑郁、焦虑；晚期时，病人常处于无望及无助状态，常消极被动应付。

（二）恶性肿瘤病人的心理干预

及时有效的心理干预，可大大提高恶性肿瘤病人的生存质量。

1. 针对性的心理干预 根据病人受教育程度和心理素质的不同，采取不同的心理干预措施。对于受教育程度较低、心理承受能力较差的病人采取不告知病情真相的保护性措施，避免其出现忧郁、恐惧情绪，丧失治疗信心；对于有修养、性格乐观的病人，灵活选择时机和方式，告知病人治疗过程中可能出现的各种副作用和并发症，并做好解释和心理辅导，使病人能较好地适应治疗，并有效配合治疗。医务工作者要努力给予病人安慰和鼓励，与病人建立良好的医患关系，同时鼓励家属给病人以情感支持。

2. 减轻疼痛 疼痛常导致病人出现恐惧、绝望和孤独等心理反应，这些情绪反应又会加重疼痛的主观感受，形成相互影响的恶性循环。所以，减轻病人的疼痛也成为心理干预的措施。可采取经常变换体位、支托痛处、局部按摩、冷敷或热敷等方法。疼痛剧烈者加用镇痛剂。

3. 管理情绪 对处于不同心理反应时期的病人，要采取针对性措施加以引导和管理，帮助病人减轻负性情绪。如，针对焦虑和恐惧情绪，可采用认知疗法纠正病人的错误认知，再结合支持性心理治疗、放松技术、音乐疗法等方法。对于严重焦虑、恐惧的病人，可适当使用抗焦虑药物治疗。

4. 纠正错误认知 随着医学科学技术的发展，恶性肿瘤病人的5年生存率大大提高，所以应纠正病人的“恶性肿瘤等于死亡”的认知；帮助病人了解与自己疾病相关的科学知识，接受并及早进入病人角色，配合治疗。做好健康知识宣传，倡导建立健康的生活方式。

三、危重病人

随着医学的发展，许多危重病人的生命有了拯救的可能。因此，对危重病人的心理问题研究，成为现代医学研究中值得关注的新课题。近30年发展起来的监护病房和临终关怀，是用来抢救危重病人和服务临终病人的。监护病房的创立不仅有利于抢救病人，还有利于更多地了解危重病人的心理问题。

（一）监护病房病人的心理问题

监护病房是一个实施特别监护、封闭的环境，对病人心理有较大影响，一般其心理活动有阶段性。

1. 初期的恐惧 从进入监护病房的第二天开始，病人出现恐惧、痛苦、忧郁、悲伤等心理，主要是对死亡的恐惧，这是合理的心理反应，是原始的心理防御机制的表现。少数病人表现程度较重，伴之以失眠，不安、出汗等，可给予适当的药物治疗，多数病人3～4天后逐渐减轻。

2. 心理否认 进入监护病房第二天就出现否认心理。第三至四天达到高峰。大约50%的病人发生心理否认。由于急性病得到控制，病人在心理上否认自己有病。或者，虽然有病，也不一定需要住监护病房。这是一种心理防御机制的反应，具有保护作用。因为心理否认反应可防止恐怖心理的发生。一般情况下，心理否认反应持续2～3天，也可能出现1～2次反复。

3. 中期的忧郁 忧郁症状一般在第五天后出现，可见于30%的病人。这是心理损失感的反应。病人因感到失去工作能力、生活无法自理、失去了社会活动能力、失去了经济来源及发展前途等而产生的反应。

4. 出监护病房的焦虑 经过精心的治疗，许多病人可以离开监护病房了，由于缺乏足够的准备，或者对监护病房产生了心理依赖，导致焦虑心理的产生。

（二）濒死病人的心理问题

由于病人的年龄、文化、经济、政治地位、修养、生理等许多因素的影响，濒死病人的心理差别很大。有人认为，濒死的心理可分为三个阶段：否认、死亡恐怖和心理接受。有人认为濒死的心理只有二种：接受与不接受。还有一种意见认为，濒死的心理分为六个阶段：回避阶段、震惊阶段、愤怒阶段、讨价还价阶段（又称协议要求阶段，或自我克制阶段）、沮丧阶段（又称抑郁阶段或准备不幸阶段）和接受阶段。

医务人员应该协助病人安详地离开人世，使病人家属得到安慰。护士应该一直守护着濒死病人，帮助病人清洗面部，整理仪容。不可耳语，不可说不利于病人的话。亲人未到而病人离世时，应帮助记录遗言、收拾遗物。

（三）心搏骤停病人的心理问题

现代医学的发展已经救治了不少心搏骤停病人的生命，并使他们保持着良好的适应，继续存活。这些人在抢救前后，心理变化不大，但在停搏期的心理体验尤为重要。

1. 心搏骤停期的心理体验 有的病人回忆停搏期有灵魂出窍感、遨游太空感、与祖先或亡灵有神交感、万籁俱寂感和忏悔往事感，这些心理大多与复苏后的心理状态有关。也有的病人回忆，在心搏骤停期好像听到有人在病床旁边宣告他已经死亡，还听到一些异乎寻常的柔和风声或口哨声，看到远方有一支非常明亮的灯，或者感到自己在黑暗的隧道中行走，当走到篱笆、河岸、山谷边，无法前进，这时，感到需要回头。或者往事历历浮现在脑海中等。病人表示这种灵魂出窍的感受是一种愉快的感受，有了这种感受，以后的情绪适应也是良好的。有的病人有一种罪恶感，或者产生一种恐怖体验。有了这种感受，以后的情绪状态多数不佳，甚至产生了忧郁或消极的情绪。

2. 心脏复苏后，短期内的心理问题 病人主诉记忆力差，噩梦多，一般在1个月内自行消失。害怕没有他人在场再次出现心搏骤停，一人独处时，显得忧虑。因此，病人刚出院时，家属尽量多地与病人在一起，同时，与医院经常保持联系，告诉病人复发的可能性很少，增加病人的安全感。

四、临终病人

临终就是临近死亡，医学上可以细分为濒死期、临床死亡期、生物学死亡期。临终病人心理状态极其复杂，是一个充满痛苦、遗憾和恐惧的过程：临终病人由于受到疾病的折磨，特别是长期患病的病人，常表现得非常痛苦；由于对家庭和生活的依赖、对未完成事业的向往，常表现为遗憾；特别是对即将到来的死亡，表现为极度的恐惧。

（一）临终病人心理活动变化理论

美国精神病学家、著名的临终关怀心理学创始人罗斯在其出版的《死亡与垂危》一书中，提出了临终病人心理活动变化的五阶段理论。

1. 否认期 当得知自己的疾病已经进入晚期后，病人的第一反应就是否认。往往不承认自己病情的严重，对可能发生的严重后果缺乏思想准备。有的怀疑诊断是否出了差错，有的希望奇迹的出现。有的病人不但否认自己病情恶化的事实，而且还谈论病愈后的设想和打算。当然，也有的病人否认是怕家人悲痛，故意保持不在乎的神态，以掩饰内心的极度痛苦。对于这样的病人，医护人员注意劝解病人家属不可当着病人的面难过，就此心照不宣也可使病人得到心理满足。

2. 愤怒期 否认期是短暂的，随着病情的加重，病人常进入愤怒期，以愤怒、怨恨、克制力下降为特征。愤怒的指向是多方向的，不理解病情为何恶化到这种程度，怨自己命不好。也有的病人因治疗效果不好、病情不缓解反而加重而怨恨医务人员，表现得悲愤、烦躁，拒绝治疗，甚至敌视周围的人，或是拿家属和医务人员出气，这是病人失助自怜心理的表露。

医务人员应谅解与宽容病人，真诚对待，说服家属不要计较和难过并与医务人员合作，帮助病人度过愤怒期。

3. 协议期 病人由愤怒期转入协议期，心理状态显得较为平静、安详、友善，沉默不语。这时病人认识到愤怒于事无补反而会加重病情，常采取合作的态度、良好的表现顺从地接受治疗，要求生理上有舒适感。病人寄希望于医务人员的同情、支持与治疗上，希望能延缓死亡的时间，甚至期待能有奇迹发生，把病治好。医务人员应尽量安慰病人，为其解除疼痛，缓解症状，使病人身心舒适。这个时期对病人是有益的。

4. 抑郁期 随着病情及身体状况的日趋恶化，病人已知自己生命垂危，表现出极度悲伤与绝望，常急于安排后事，甚至留下遗言。此期病人的特征是忧愁、抑郁、孤独、无助，无所适从，常有精神涣散、二便失禁、呼吸困难、极度疲乏等。许多病人急切地希望见到自己的亲人或朋友，希望得到更多人的同情和关心。

5. 接受期 这是临终病人的最后阶段。病人对于面临的死亡已有了准备，病人被疾病折磨得虚弱无力，无可奈何地默认了残酷的现实，表现平静，既不痛苦也不害怕，心理上有所准备，等待着与家人的最后分别。

上述各个阶段是一般的规律。有的病人可能不会经历上述的某个特定的阶段，有的病人可能交替出现几个阶段。

（二）临终关怀

各种疾病末期，治疗已经无效，生命即将结束，这时所实施的护理称之为临终关怀。其目的是提高病人临终阶段的生命质量，体现对病人生命价值的尊重。这是符合生物-心理-社会医学模式，强调病人、亲友和社会的整体作用，给予临终病人最大关怀。减轻病人的痛苦，尽量满足病人的需要，控制病人的疼痛，安抚病人的情绪，解除其后顾之忧，尊重病人人格，使病人情绪得到调控，保持良好的心态走完人生之路。

（马存根）

复习思考题

1. 病人角色一般具有哪些特点？
2. 病人角色困难的具体表现有哪些？
3. 试述求医行为类型及其影响因素。
4. 病人的心理特征主要表现在哪些方面？
5. 试述慢性病病人常见的心理表现。
6. 临终病人心理特征主要有哪些表现？

第十四章　医患关系

本章要点

（1）医患关系的概念、医患关系的功能和模式。

（2）影响医患关系的因素。

（3）医患沟通的内容，沟通的言语与非言语技巧。

中国医师协会2018年发布了《中国医师执业状况白皮书》，根据2016—2017年对全国4.46万家医疗机构约14.62万医师的调查：62%的医师发生过不同程度的医疗纠纷；66%的医师经历过不同程度的医患冲突。

医患纠纷、伤医事件在我国媒体上的频繁报道引发人们对医患关系紧张的担忧，也导致医务工作者的职业焦虑。医患关系是影响医疗工作的重要因素，良好的医患关系不仅有利于患者康复，而且对于医务工作者的身心健康也有着重要意义。曾担任世界卫生组织精神卫生处主任的Sartorius博士曾尖锐地指出：在高技术时代，即使患病率与死亡率有很大幅度的下降，但同时对治疗和服务的不满也在增加。他称之为"医学的非人性化"倾向，现在有些医生碰到问题总指望通过单纯的技术方法来解决，而忽视人与人之间密切的相互联系，忽略人际信任对治疗效果的直接影响。医患关系涉及心理、伦理、法律、政策、经济及文化等多个方面，本章仅从医患关系的心理方面进行讨论，主要从心理学的角度，就如何建立良好的医患关系进行阐述，以提升医务工作者在医患关系方面的相关能力与素养。

第一节　医患关系概述

医患关系（doctor-patient relationship）是人际关系在医疗情境中的具体体现，狭义的医患关系指的是医生和患者在医疗过程中形成的相互影响的关系，广义的医患关系则泛指医生、护士、医技人员、医院管理人员等医院系统工作者与患者及其亲属、监护人、单位组织等之间的关系。

一、医患关系概念

医患关系是医疗活动中的人际关系，是人际关系在医疗情境中的一种具体化形式。其本质是以医生为主体的人群和求医患者为主体的人群之间一种特定的人际关系。著名医史学家西格里斯特（H. E. Sigerist）曾经说过："每一个医学行动始终涉及两类当事人：医生和患者，或者更广泛地说，医学团体与社会，医学无非是这两群人之间多方面的关系。"这段话精辟地阐明了整个医学最本质的东西是医生与患者的关系。现代医学的高度发展扩充了这一概念，“医”已由单纯医学团体扩展为医院全体职工；“患”也由单纯求医者扩展为与之相关的社会关系系统。

概括来说，医患关系是医疗情境中的人际关系形式，是以医务人员为一方，患者为另一方的人际关系。其中，医生与患者的关系是医患关系的核心。医生和患者在医学知识方面有着重大的差距是医患关系的一个固有特征。医生经过专业训练，掌握医药卫生知识，又经过漫长的临床实践积累经验过程，才能成为技术精湛的专业医生。与医生相对，患者掌握的医疗健康知识甚少。在医患关系中，医生的作用体现在拥有专业的医学知识和医学技能，能帮助患者去除身体的病痛，而患者之所以寻求医生帮助，就是因为自身不具备这种诊断治疗的专业技能。因而，医生在医患关系中具有话语主导权。同时，患者是其健康行为的主体，有权决定采用什么样的疾病预防与治疗行为。话语权和决定权的分离决定医患关系必然是一个充满张力的关系。

二、医患关系的功能

在医疗活动中，医患关系的重要性早在现代医学出现之前就已为人们所认识，并成为医生治疗手段的一个重要部分。然而，随着近百年的医学技术革命，越来越多去人性化的现代医学生物技术被广泛应用于医疗实践中，导致医学以越来越快的速度向纵深微观方向发展，临床分科越来越细，导致过分关注局部而忽视整体现象的发生。部分潜心于生物医学的医务人员很少有精力和觉悟关注到治疗对象是和自己一样有着思想情感的社会人。他们常常忽视患者的陈述，而习惯于依靠各种检测数据来诊断疾病，缺乏对患者本身的兴趣。患者感觉自己受到医务人员的冷落和忽视，可能导致他们对医务人员是否尽职产生怀疑。因而，伴随就医环境、设备及医技水平改善，医患间的“信任度”降低，并导致医患矛盾甚至医疗纠纷等不良后果。相反，在良好的医患关系中，即便产生一些技术问题，通过医患沟通商量解决，患者也能理解和包容，减少医疗纠纷。医患关系应当引起各级医疗管理部门和医务人员的充分重视。

医患关系的功能体现在以下三个方面。

（一）医患关系是医疗活动顺利开展的必要基础

医疗活动的各个环节都需要医患间的有效沟通和配合。从诊断方面看，医患之间如果没有充分的沟通，医生就很难采集到确切的症状与病史资料；采用新技术、新设备对患者进行检查，也要求患者充分的配合。显然，如果没有患者的密切配合，就难以发挥这些装备的效用；从治疗方面看，患者遵从医嘱是治疗成功的关键，而患者的依从性往往取决于医患关系。此外，预防和康复往往涉及改变患者的生活方式，没有患者的合作这也是很难做到的。患者的合作正是源于对医务人员的信任，源于良好的医患关系。即使在患者还未到医院就诊之前，其对医患关系的不良感知就可能导致他们拖延甚至避免就医行为，因而致使疾病不能得到及时的诊治。

（二）医患关系造就的心理氛围和情绪反应可以影响治疗效果

融洽的医患关系对于患者说，不仅可消除疾病所造成的心理应激，而且可以从良好的情绪反应所致的身体反应中获益。所以良好的医患关系本身就是一种治疗的手段，可以促进患者的康复。医患双方良好的心理气氛和情绪状态不仅可以大大减少医患冲突的发生，而且由此产生的生理生化改变还能够直接有助于疾病的康复。

（三）医患关系影响医生的职业满意感

对于医生来说，从这种充满和谐气氛的医疗活动中也可以得到更多的心理上的满足和工作的成就感。医患关系对医生的工作行为及投入度具有重要影响。医务人员感知到的医患关系越好，其工作投入的活力、奉献和专注程度越高。良好的医患关系对提高医生的工作满意度，进而对增进其整体工作绩效具有重要作用。贺维(J. D. Howe)指出，当医生获得患者的信任和支持时，他们比那些医患关系较差的同事具有更好的工作表现。斯图尔特(M. Stewart)等则强调，良好的医患互动能够有效地促进医生组织公民行为的发生。医患关系紧张显著影响医生的职业认同感、职业耗竭感等，甚至导致医生离职。

三、医患关系模式

医患关系模式是医学模式在人际关系中的具体体现。现在国内外广为引用的医患关系模式是1956年萨斯(T. Szasz)和霍伦德(M. Hollander)在《内科学成就》中提出的。这种理论被广泛应用于临床医学之中。该理论认为有两个要素在医疗措施的决策和执行过程中决定医患关系模式：患者的生理状况，以及医患各自所处地位的主动性大小。根据患者生理状况的严重度与可治愈性，医患关系分为三种模式：医生主动-患者被动模式、医生主导-患者配合模式、医患共同参与模式。许华兹(H. D. Schwartz)与卡特(C. S. Kart)在此基础上进一步提出较理想的医患角色扮演模式：主动-被动型、指导-合作型、共同参与型。

（一）主动-被动型

在患者疾病的治疗过程中，医生是完全占有主动性的，患者则是完全被动的。医生的权威不会受到质疑，患者不会提出任何异议。这种医患关系的特征是医生为患者做决定。在这种模式下，患者就像不能自助的婴儿，医生如同他们的父母。主动-被动型常见于手术、麻醉、抗感染治疗等过程中。休克、昏迷、某些精神疾病、智力严重低下等患者不具备表达意见的能力，这种模式也是适合的。对于一般患者，由于这种模式是单向作用的模式而不是相互作用的模式，虽然医生也确实在为患者尽力，但患者仅仅是医务活动的被动接受者，在诊疗中不利于发挥患者的主观能动作用。

（二）指导-合作型

这是一种医务人员给予指导，患者进行配合的有限度的合作模式。按照这个模式，在临床实践活动中，医生与患者在决定治疗措施中均有主动性，患者可以提出疑问，寻求解释，但医生仍具有技术上的权威性，医生的意见会受到患者的尊重。这种医患关系的特点是医生告诉患者做什么。也就是说，医生是这模式中的主角，患者是配角。患者处于具有一定主动性，又积极配合治疗的情境之下。他们神志清醒，有正常的感知能力，情感、意志和行为尚处于正常范围，只是由于疼痛或有其他不适的症状而主动寻求医疗帮助，而且乐于“合作”。在患者求助于医生时，就赋予了医生权威的地位，尽管这种权力是有限的。由于患者认为医生掌握他们身体病理变化过程的知识和技能，而自己在这方面缺乏能力，所以只能听命于医生的指导和安排。在治疗决策上，指导-合作型模式与主动-被动型模式相比，患者能发挥更多的主动作用，但整个医疗情境中医生的作用仍占优势，处于指导的地位，并要求患者尊重和听从，而患者虽有清醒的意识，但因患有疾病，其康复仍依赖于是否遵循医生的指令。因此，在这个模式下，医生和患者仍然不具平等地位。指导-合作型的医患关系模式常用于术前、术后、理疗等治疗。目前临床上的医患关系多属于此种模式。

（三）共同参与型

这是一种以平等关系为基础的医患关系模式，医患双方对医疗措施的决定与实施有近似的同等权利，在临床实践中强调医生和患者都处于平等的地位，是一种工作同盟式的关系。这种医患关系的特点是医生协助患者自疗自愈。在这个模式中，医患双方都具有治好疾病的共同愿望，他们相互依存、相互需要、相互作用，作为伙伴在一起工作，主动致力于双方都满意的活动。这个模式适用于患有慢性病并愿意和能够在自己的医疗中起积极作用的患者，如患有糖尿病、溃疡病和慢性心血管疾病等的患者。他们不仅是清醒的，而且对自身所患疾病的诊断和治疗都有所了解，甚至“久病成医”。在这种医患关系中，患者需要和医生一起商讨疾病防治措施，共同做治疗决定，并主要由患者自己去执行。慢性病的防治常涉及生活习惯、生活方式、人际关系的改变和调整，共同参与的防治措施便显得十分必要。

共同参与型的医患关系模式是以医患平等关系为基础，使得患者的主观能动作用得以充分发挥。在临床诊疗过程中，这种模式具有重要的现实意义。其原因有以下两点。首先，患者自身的经验常常可以为诊断和治疗提供可靠而重要的线索，医生事实上只起一种提供知识和技术的辅助作用，而不能起主导的决定作用。其次，治疗方案主要是由患者来实施，医生只是协助患者自己治疗。医生必须调动患者自身的能动性，才能对治病的疗效发挥巨大作用。这种能动性调动得越充分，治疗过程中发挥的作用就越大。这种模式是复杂化的心理和社会结构的表现。医生和患者在智力、知识、受教育程度和经验上的相似性越大，在治疗过程中这种医患关系模式就越适合。相反，这种模式不适合儿童、智力落后或受教育程度低的患者。

从表 14-1 可以看出，从主动-被动型到共同参与型关系，医生对患者的主导或控制地位逐渐下降，而患者在自己的疾病诊治中的作用逐渐加大，患者作为“人”的身份也逐渐变得突出。应当注意的是，随着患者主动性的增加，医务人员的作用和责任并没有随之减少。恰恰相反，为了调动患者的积极性，医务人员不仅要充分发挥其技术特长，而且要引导患者配合或共同参与医疗活动以促使其早日康复。由此可见，医务人员的工作不是少了，而是增添了新的内容。

表 14-1　医患关系的三个基本模式

	主动-被动型	指导-合作型	共同参与型
医务人员的作用	为患者做某事	告诉患者做什么	帮助患者自助
患者的作用	接受(不能反对)	合作者(服从)	合作关系的一方
临床应用	严重外伤、昏迷等	急性感染过程等	大多数慢性病
模式的原型	父母-婴儿	父母-儿童	成人-成人

在实际的医疗活动中，医务人员同特定的患者间的医患关系类型不是固定不变的。随着患者病情的变化，可以由一种模式转向另一种模式。例如，对一个因昏迷而入院治疗的患者，应按照主动-被动型模式加以处理。随着患者病情的好转和意识的恢复，就可逐渐转入

指导-合作型模式。最后，患者进入复原或康复期，适宜的模式就变成共同参与型模式了。

另外，除了上述三种模式，还有一些特殊的情况。例如在临床试验中，医患关系中又出现了“研究者”和“研究对象”的特定关系，需要遵守一系列的伦理和法律规定。

（四）医患关系模式的变迁

1977 年，美国的恩格尔（G. L. Engle）教授提出了当时新的医学模式，即生物-心理-社会医学模式，强调从整体化、社会化的观点来研究人体与疾病，既重视生物因素在疾病中的重要作用，又重视患者的心理和社会环境因素的重要影响，把患者、疾病、环境有机地联系起来。由于这种转变，医学与以生命科学学科群为核心的自然科学之间相互渗透，医患关系也逐步从传统的医方主导向医患平等、相互尊重的共同参与型模式转变。这种发展变化体现了两个方面社会发展要求：一方面，患者不断要求平等参与；另一方面，现代社会最常见的卫生问题由急性传染病转向慢性病的流行。有研究表明，较低社会阶层的患者倾向于更顺从地将医生看作权威人物，自己控制健康问题的意识表现得较少；处于中高社会经济地位的患者则倾向于把自己定位为消费者，并积极参与医患互动。随着整个社会人群受教育水平的不断提高，人们更希望也有能力参与到医疗决策中去。随着人们饮食结构和运动习惯等的改变，高血压病、糖尿病、冠心病等慢性病常常需要长期治疗和生活上的调整，这使医生必须与患者相互沟通、长期配合，形成更加密切的工作同盟。

还有一些特殊的医患关系模式值得注意。著名心理学家佛雷德森（Freidson）认为从医患关系双方考虑，还应有患者指导医生的合作模式，甚至是患者主动、医生被动的模式。在实际工作中，确实有些患者以权势或财力来迫使医生听从于他，这种情况不能算是正常的医患关系。但是在一些特殊的医疗领域，如医疗整容，一些演员、外事人员等为形象的塑造、事业的需要，不惜忍受痛苦做整容手术。这种医患关系可以说是患者指导医生合作的模式。这类“患者”是满足高层次的心理社会需求，希望获得社会的承认和赞许，不同于传统的治疗性手术只是满足解除病痛折磨、获得安全感的较低层次心理需求。这种医患关系是由医务人员所服务对象的特殊性所决定的。当然，这并不意味着医生听从患者的任意要求，而是根据治疗技术条件和患者自身条件，与患者充分讨论其治疗要求，特别应注意患者的精神、心理状况，以保证治疗的成功。

近年来，医生在医患关系中的主导性已经发生了重要变化，一种以患者为中心的模式逐渐受到关注。此种模式下，医生尝试进入患者的世界，从患者的角度了解疾病，强调患者的掌控权、自主权，减少医生的主导性，增加多元化参与。另外，临床中大量求知型患者涌现，他们可能并无大碍，但会带着许多与健康、生命相关的问题来就诊或咨询，可能提出一些离奇的现象要求医生解答。如果医生不能对答如流，给他们满意的解释，便会给予医生很低的评价。“亦师亦友”是求知型患者乐于接受的医患关系。但是，由于医患沟通时间不足，鼓励患者主导性的医患关系模式目前在我国还难以实行。

总之，对医患关系模式的探讨，是为了从医学心理学的角度出发，更好地把握医患关系，特别是在当今整个生物医学模式转向生物-心理-社会医学模式后的时代，关注医患关系模式的改变，掌握并及时采取适当的应对措施，是对医疗事业发展的巨大推动，也是对创造和谐医患关系的具体贡献。

第二节　医患关系的影响因素

医患关系是人际关系在医疗情境中的一种具体化形式，既受到人际关系一般影响因素的作用，也受到医生与患者相关的因素作用。

一、影响人际关系的一般因素

社会认知、角色期待、人际吸引与人际关系的形成有密切关系。

（一）社会认知

社会认知（social cognition）主要是指个人对他人的心理状态、行为动机、意向等作出推测与判断的过程。个体的社会行为总是以社会认知过程中作出的各种判断结果为依据。社会认知过程既与外界的有关线索和认知者的过去经验有关，又依赖于认知者的思维活动能力。认知者本身的经验、生活方式、文化背景、个人需求、性格和心理结构的不同，对同一个社会刺激会发生不同的认知结果，从而影响其人际行为反应。

1. 种族　西方关于医患关系的研究中，医院的医生普遍是白人中产阶级，就医的患者则大多是黑人和贫困者，即使排除社会阶级的差异，种族的差异仍然对医患关系具有消极的影响。种族的差异可能影响着医患双方对彼此的认知，形成种族认知刻板印象，从而影响医患关系。

2. 性别　性别也是影响社会认知的重要因素。患者对医生性别的选择期待认为，女性医生的特质与“好医生”的特质相符合。另外，性别也是影响医患主导权、权威性认知的重要因素。男性医生通常被认为更具权威性和主导权，而女性患者的主动权往往得不到重视。

3. 认知方式　认知方式也称认知风格，是指人们在认知活动中所偏爱的信息加工方式。它是一种比较稳定的心理特征，个体之间存在很大的差异。认知方式有场依存型和场独立型、冲动型和沉思型、具体型和抽象型三种分类方式。场依存型的个体对客观事物的判断常以外部的线索为依据，他们的态度和自我认知易受周围环境或背景（尤其易受权威人士）的影响，往往不易独立地对事物做出判断，而是人云亦云，从他人处获得标准。场独立型的个体则常以自己的内部线索（经验、价值观）为依据对客观事物进行判断，他们不易受周围因素的影响和干扰，倾向于对事物的独立判断。冲动型的个体在认知时，总是急于给出问题的答案，不习惯对解决问题的各种可能性进行全面思考，主要运用低层次事实性信息解决问题，有时问题还未搞清楚就开始进行反应。沉思型的人则谨慎、全面地检查各种假设，在确认没有问题的情况下才会给出答案。具体型个体在进行信息加工时，善于比较深入地分析某一具体观点或情境，但必须向他们提供尽可能多的有关信息，否则很容易造成他们对问题的偏见。抽象型的人则能够看到问题或论点的众多方面，可以避免刻板印象，并能够容忍情境的模糊性。不同的认知风格一方面影响个体在与人相处时的行为反应，另一方面关系双方认知风格不同时，容易造成误解和冲突。

（二）角色期待

角色期待，也被称为角色规范，是指社会或个人对某种社会角色应表现出特定行为的期待。一个人的角色行为是否符合他所处的地位和身份，要看他在多大程度上遵从了角色期待。社会对每一个角色均有角色期待，经社会化过程，融入每个人的认知行为系统中，使个体行为符合要求。一个人身兼多个角色之间要求不一致，可能使人处于角色冲突之中，如果人们对一个角色的期待与要求不一致，关系双方不能满足彼此的角色期待，则可能导致人际关系的冲突与矛盾。

医患双方以抵御和战胜疾病为共同目标，双方都希望彼此承担好自己的角色，相互配合，就能顺利达到希望的效果。但是，医患关系中存在多元化的利益主体，这对医生产生了相互冲突的角色期待与角色要求。当医生和患者对医患角色认识存在差异，各种期待之间出现矛盾或个体对过多的角色期待难以应付时，医患双方互不理解，易造成医患矛盾的激化和医患关系的恶化。例如，在癌症患者与医生的关系中，医生与患者对于专家角色认识存在差异，癌症难以治愈，但患者因为恐惧死亡而对医生的专家角色产生很高的期待。同时，随着社会文化的发展，医生更愿意尊重患者的自主权而放弃专家角色，故两者形成差异。

患者对医生具有医疗技术与非医疗技术两方面的期待。在技术方面，期待医生利用医疗检查治疗设备和技术手段对患者的疾病进行精准及时的诊断和治疗。在非技术方面，则涉及求医过程中患者与医生在社会、心理方面的关系，主要针对医生的服务态度、医德、医疗作风等方面。因而，对于医生的角色期望，不仅要求医生受过严格的专业训练，有精湛的医术，而且要求医生有同情心，能亲切地对待患者，保护患者隐私，把患者的疾苦放在首位，具有救死扶伤的献身精神等。大多数患者对医院及医生满意度的判断，首先在于技术方面，例如医生诊断和治疗处置的优劣、医生手术操作的正确和熟练程度等。然而，技术效果通常难以判断，患者的满意度则受医生是否具有耐心、认真的工作态度等非技术期待决定。如果医护人员主要关注和擅长治疗生理性疾病，解决患者心理与社会问题的专业服务能力不足，难以顾及患者心理需求及由疾病引发的各式各样的社会问题，患者就很容易感到不满意。

（三）人际吸引

人际吸引(interpersonal attraction)是指个体之间在情感方面相互喜欢的一种亲和现象，是人际关系建立和发展的一种重要动力。对关系人物的喜爱或厌恶程度是人际吸引力大小的主要表现。

1. 熟悉度与接近性 熟悉能增加吸引的程度。如果其他条件大体相当，人们会喜欢与自己接近的人。熟悉度和接近性二者均与人们之间的交往频率有关。处于物理空间距离较近的人们，见面机会较多，容易熟悉，产生吸引力，彼此的心理空间就容易接近。常常见面也利于彼此了解，使得相互喜欢。但交往频率与喜欢程度的关系呈倒“U”形曲线，过低与过高的交往频率都不会使彼此喜欢的程度提高，中等交往频率时，彼此喜欢程度较高。社区医生、家庭医生可以发挥接近性和熟悉度的作用，与患者建立良好的医患关系。

2. 相似性与互补性 人们往往喜欢那些和自己相似的人。双方有较多的相似性，则容易吸引并产生亲密感。相似性可以表现为社会背景、地位、年龄、经验、信念、价值观、人格特征、兴趣、爱好的相似。让对方感知相似性，可以增强关系的吸引力。医生和患者在医患角色行为之外，可以通过发现双方在各方面的相似性来促进医患关系。

互补性可视为相似性的特殊形式，一方表现出的行为正好是另一方特别缺乏而需要的。人们都希望自己的不足之处可以由他人补足，所以双方在某些方面看起来互补时，人际吸引也会增加。例如男性与女性刚柔相济，外向与内向性格的人动静相依，支配欲强和依赖顺从的人配合默契。

3. 仪表 容貌、体态、服饰、举止、风度等个人外在因素在人际吸引中的作用也很明显。尤其是在交往的初期，人们往往会以貌取人，能产生光环效应，即人们倾向于认为外貌美的人也具有其他的优秀品质，虽然实际上未必如此。但人际交往的时间越长，外表的作用越小。

4. 能力与人格品质 能力和专长一般会增加个体的吸引力，除非这种能力对别人构成社会比较的压力，让人感到自己的无能和失败。研究表明，有能力的人如果犯一些“小错误”，会增加他们的吸引力。

人格品质是影响吸引力的最稳定因素，也是个体吸引力重要的因素之一。影响人际关系重要的六个人格品质是真诚、诚实、理解、忠诚、真实、可信。不受欢迎的人际品质如说谎、假装、不老实等。

二、医护人员相关的因素

医护人员是医患关系中的受过专业训练的一方，强调医护人员因素对医患关系的影响就对医护人员提出了相应的素质要求。

1. 医生对医患关系重要性的认识 很多医生习惯于在信息不对称的情况下展开医疗服务工作，缺乏服务意识，认为患者是来求医的，患者必须听从医生的安排，有“居高临下”的感觉。如果患者配合就称其为“素质高”，否则就“素质低”。这样容易导致对患者心理情感需求的忽视，不重视患者的诉求，造成医疗实践中医患间缺乏信息交流，医患沟通不畅。

2. 医务人员的人文素养 医生具备丰富的人文精神才能更有效地为患者服务。如果医生没有同情心，对患者缺少关怀，则不能敏锐地观察患者的心理感受，不会根据患者的情绪、心理反应给予及时适当的慰藉，从而影响医患沟通。医护人员不能以施恩者自居，无视患者的权利，也不应该把患者争取自己合理权利的行为当成不尊重自己。现实中，有些医生确实把本职工作当成向别人施恩，还向患者索要钱财，这属于严重违反医德、有损医生行业形象的行为。

3. 医务人员的业务素质 医患沟通的过程中需要医生有丰富的知识和经验，有时因为医务人员的业务水平和诊疗经验的限制，沟通中不能向患者提供有效信息，如治疗的风险、药物的副作用、预后等，使医患沟通不良，医生难以取得患者的信任。医疗过程中一旦出现患者不满，则容易引发纠纷。所以要求医生要不断地提高自己的业务水平，不断学习，了解医学前沿信息。

三、患者相关的因素

患者在生病状态下有着特殊的心理状态，对医患关系可能产生特殊的影响。

1. 患者的知识水平 患者的知识水平参差不齐，有相当一部分人完全没有医学常识。即便是文化水平较高的人，对于医学知识也不一定能有全面的认识。医生和患者之间的交流的确有一定困难。患者难以准确地理解医生的信息，是影响医患沟通效果的因素之一。

2. 患者的情绪状态 在患病之后，患者心理压力比较大，一般会有痛苦、焦虑、悲观、恐惧、愤怒、无奈等消极情绪反应。这样的心情会影响他们对病情和医生的判断。患者如果受到药物副作用影响、出现并发症等情况，常会有较大的冲动情绪，对医生产生严重的抱怨、反感情绪。

第三节 医患沟通

沟通是人与人之间进行信息传递、情感交流的过程。只有通过沟通，才能达到人与人之间对信息的共同理解和认识，取得相互之间的了解、信任，形成良好的人际关系。医患沟通是医患关系的主题，医患沟通有助于增加医患间的信任。加强医患沟通是减少医疗纠纷的重要途径。世界医学教育联合会在《福冈宣言》提出：所有医生必须学会交流和处理人际关系的技能，缺少共鸣（共情）应该看作与技术不够一样，是无能力的表现。

一、医患沟通的内容

医患沟通涉及医患之间的信息传递和情感交流两部分。

（一）医患间的信息传递

医疗服务中包含大量的个人信息与专业信息。医患双方的信息交互贯穿整个医疗过程。医生需要从患者获取相关信息以开展诊疗工作，患者则具有获取医疗信息的知情同意权。

1. 采集信息 采集患者的相关信息对诊断极端重要。通常医生为进行诊断而遵循一种“以医生为中心”的封闭式问题方法采集患者的病史，并未从医患关系的角度理解采集信息的过程。对患者满意度、依从性等方面的研究表明，医生不仅需要关注疾病生物学方面的信息，还需要关注患者的心理、人际关系、社会背景等个人生活信息。从更广阔的视野收集患者的相关信息，找出患者感到担心和困扰的问题。

如果患者忘记、掩盖或根本不知道一些事实时，患者家属告知的内容就会变得格外重要。特别是儿童患者，他们的思维能力、认识水平和表达能力都还有限，医生需要从家长那里得到更多的信息。家属所表述的内容可能不完全相同，但有利于医生全面了解患者的病情。

2. 解释与指导 患者迫切需要了解自己病情的相关专业信息。同时，患者有权了解全部实情并参与治疗决策，医生应尊重患者的这种权利。医生需要给予患者充分的解释与指导，让患者进行诊疗方案的选择，并在诊疗过程中积极配合。患者是否同意接受医生的治疗建议等问题，只有通过医患间良好的沟通才能确定。

考虑到很多患者医学知识相对较少，医生有义务告知患者有关治疗过程中的正确信息，无论利弊，均应向患者进行真实客观的介绍。当然，在告知患者具体情况时要具体问题具体分析，例如对癌症患者，在告知其病情时，要有细致的考虑。在检查前，可以与患者及其家属讨论检查结果告知谁，根据家属商量的结果，确定告知病情的对象。

在首诊或治疗初期，医生首先应向患者解释现在的病情，对治疗措施进行讲解，并表明自己的治疗倾向和态度。如果需要做各种检查，可以告知患者这些检查的细节和作用，有可能的话可以让患者观看检查过程的录像，减少其对于检查的担忧。治疗中期或一旦住院，患者会急切地希望尽快了解治疗与愈后相关信息，医生应及时给予回应和解释。疾病治愈和患者出院的时候，应该告知其愈后各种可能遇到的情况和有关恢复过程的各种信息。例如出院后是否需要继续治疗，如需继续用药，应掌握药物用法、剂量以及用药后可能的反应，出院后的休息、活动、饮食等注意事项，以及复诊时间等。患者一般非常希望得到医生的建议。这样能够增加患者痊愈及回归正常生活的信心，使疾病彻底治愈。

（二）医患间的情感交流

情感是人际关系中最重要的元素。医护人员与患者之间一方面需要情感交流建立和谐的医患关系，另一方面疾病导致患者处于特殊的心理状态，需要医护人员尽可能多地给予心理支持，树立治愈的信心。然而，传统的临床方法以科学思维为基础，鼓励医护人员保持客观冷静的态度，避免情感卷入，只关注于患者的身体方面的问题。这导致医患关系中情感交流的缺失，难以建立稳定、和谐、信赖的医患关系。

1. 建立情感连接 医患双方都需要信任、尊重、理解。患者在面对疾病折磨时，特别需要得到心理上的支持。疾病不仅使患者的身体承受痛苦，还使患者的日常生活秩序被打乱，带来焦虑、抑郁、绝望和孤独等多种消极情绪。如果有机会向医护人员表达这些消极情绪，并得到理解和接纳，患者会感到关怀和温暖，建立与医护人员的信赖关系。医护人员需要觉察自己言行可能对患者产生的情绪影响，如直接称呼患者的姓名，而不是患者床号，可以让患者感到自己被尊重。为建立一种和谐的沟通氛围，医护人员需要聆听、理解患者的观点和感受；表达关心、理解和帮助的意愿；即使不同意患者的某些观点，也可以接受患者目前确实持有这样的观点；对于一些敏感性的问题，如性、死亡、糟糕的消息等，医护人员可以设身处地理解患者的感受或处境，慎重处理。

2. 帮助患者调节消极情绪 抑郁和焦虑是患者常见的消极情绪。医务人员要对患者在患病状态下特殊的情感反应有同理心，但不应卷入患者消极情绪，适时根据患者的具体情况，进行有针对性的疏导，帮助他们调节消极情绪。特鲁多(E. L. Trudeau)是美国首位分离出结核分枝杆菌的医生，同时也是一位长期受结核病折磨而最终死于结核病的患者，他将医生的生涯总结为“有时治愈，常常帮助，总是安慰”。医学很少能真正治愈疾病，很多时候医学技术的作用只是帮助患者缓解痛苦，医生常常要用温情对身处困境的患者给予安慰，缓解他们情感上的痛苦。所谓“良言一句三冬暖”，安慰患者通常并不需要花费很大的精力和很多的时间，但是医护人员需要在态度上重视，并在安慰患者的技巧方面应进行专门训练。此外，分享一些治疗成功的案例，可以帮助消除患者对疾病的恐惧感、绝望感，增强战胜疾病的信心。

二、有效沟通的原则

医患之间要达到有效沟通，需要遵循以下原则。

（一）互动性原则

如果仅把沟通看作是信息传递过程，那么医生可能会假定一旦他们表达并发送了信息，任务就完成了。例如，告诉患者如何服药，医生的任务就完成了。但是，沟通是一个双向过程，医生需要获得患者的反馈，知道他们对有关信息如何理解，以及信息产生了怎样的影响。

此时，双向的互动过程才算完成。在听到患者传递的信息后，医生同样有必要反馈给患者自己的理解，不能主观臆断患者的意思。互动性原则不仅保证了信息传递与接收的准确性，而且可以建立共同参与、相互依赖的医患关系。

（二）确定性原则

1. 要确定沟通的目标和预期结果 沟通的有效性取决于沟通双方朝着预期的目标共同努力。沟通目标的不确定性会分散双方的注意力，影响对沟通信息的理解，在有限的沟通时间中，会导致无效的沟通。医护人员在沟通的一开始就主动给予患者一些确定性的信息，有助于提升沟通的有效性。例如，向患者做自我介绍，让患者明确医护人员的特定角色与职责；告知患者此次谈话的时长、主要目的。同时，医生也需要询问患者对谈话的期待，有时候患者心里明白问题是难以解决的，只是希望发泄不满的情绪，但是医生不清楚患者的沟通目标，误以为患者希望解决某个问题，导致双方在难以解决的问题上纠缠不清。

2. 信息的组织形式应该简洁明了，易于接受 医生尽可能地以通俗的语言与患者进行沟通，避免使用专业性太强的词汇。医生与患者沟通时应考虑到患者的文化基础及受教育水平，尽量不要让患者感到难以理解。另外，提问方式也尽可能避免模糊的问题，比如问患者："你喝酒的量大吗?"这是一个模糊问题，量的大小是一个相对的观念。对于一个酒精依赖患者，每天喝三四瓶啤酒可能会说自己喝得不多。为减少模糊性，应该确定地问："大概一天喝多少酒?"

（三）期望调节原则

沟通需要明确的目标，但是若沟通双方的期望不适合，沟通的目标首先是调节期望。因为我们所察觉到的，都是我们期望察觉到的东西，我们的心智模式会使我们强烈抗拒任何不符合我们期望的企图，出乎意料的事通常是不会被接受的。若患者的期望未调整，沟通难以发挥效果，甚至会出现医患纠纷，医生也感到无奈和委屈。在理解患者期望的同时，可以用具有震撼力的现实情况来突破患者的期望，使他们意识到自己意料之外的事已经发生，需要调整自己的期望。例如，一位重病患儿的家长要求主任医生时刻守护着他的孩子。医生没有因为他的无理要求而直接拒绝，而是理解他对患儿的担忧及患儿得到最好照顾的希望，但是同时告知患儿家长，病区里有四十多个患儿需要得到照顾。让家长认识到病房里所发生的重要情况，以事实激发他的同情心。然后，医生接着说，他的孩子确实是病情最重的一个，所以一定会放在第一重视的位置，安排了一位管床医生经常过来观察，有问题就会给主任医生打电话联系。这样将患者家属的期待从要求主任医生一直守护，调整为获得医生的优先关注。

（四）动态变化原则

沟通是一个持续、连贯的过程，要达到渗透的目的，必须对信息进行重复，在重复中不断补充新的内容。而且，每一次的沟通都可能因为沟通对象的不同、时机不同、目的不同等，需要采取不同方法实施沟通才能使传播的信息易于理解和接受。此外，沟通原则和技巧都为沟通的实践提供的一种参考，医护人员需要根据个人风格以及每一次沟通的实际情况进行灵活的应用，建立自己独特的沟通风格。

三、言语沟通的技巧

言语沟通是人们通过语言活动互相交流思想和情感的过程，涉及言语表达和言语领会两个过程。在一定的沟通背景下，言语发送者以声音或符号发送信息，也就是说话和写作两种形式表达自己想要发出的信息。言语接收者必须首先接收到言语发送者的声音或符号信息，然后根据自己已知的经验从中获得信息。在沟通过程中，言语发送者和接收者都以自己的偏好增删信息，并以自己的方式诠释信息，其沟通内容往往与最初的含义存在重大偏差，产生沟通障碍，不能达到有效沟通的目的。

（一）建立沟通氛围的言语技巧

医生与患者从陌生人开始迅速建立工作同盟关系。要想建立和谐的医患沟通氛围，一方面医生需要通过问候患者、介绍自己、说明自己的角色，主动让患者了解自己，以获得患者的信任。但这种仅需要十几秒钟的过程常常被医生忽视。患者经常抱怨医生不做自我介绍，以至于他们不确定正在给自己看病的人是谁，也不清楚该医生在诊疗团队中所担任的角色，可能对医生产生模糊不清的期待，影响医患关系。另一方面，医生需要获知患者的姓名，表现出对患者的兴趣和尊重，尤其要关注患者的身体情况。

（二）提问的技巧

提问在医患沟通过程中起着相当重要的作用，适当的提问既可避免那些喜欢倾诉的患者不能切中核心问题，也可以促使紧张、羞涩或不善言辞的患者充分表达自己的真实情况。医生在问诊过程中，应注意语气自然和蔼，让患者在没有压力、负担的情况下倾诉。先从一些容易回答、不易引起紧张的问题开始，如姓名、年龄、职业等。然后，根据结构化的问题序列提问以全面收集患者的信息，如从生物医学的角度收集疾病相关信息的提问，如发病时间、症状等，以及从患者角度询问其对疾病的看法，如疾病对生活的影响、感受、期望等。

提问技巧主要分为开放式提问和封闭式提问两种。封闭式问题采用一般疑问句式，患者仅用“是”或“不是”、“疼”或“不疼”等有限选择来回答，如“你头疼吗？”开放式提问则是指以特殊疑问词起始的问题，回答者不能简单地用“是”或“不是”来回答的问题，而必须进行详细的解释，例如，“你身体什么部位感到疼痛？”“什么时候疼痛缓解？”开放式提问可以促使患者自由表达，就有关问题给出尽量详细的信息，封闭式提问则可以控制讨论范围，减少患者的谈话，用以获取重点，澄清事实。因此，要因人而异、因情而异地进行两种提问方式的选择。通常，医患沟通开始时多使用开放式提问，促进患者表达，以封闭式提问明确谈话内容，结束某一主题的谈话，然后再以开放式提问开始下一主题的谈话。

（三）积极聆听

在所有基本沟通技巧中，良好的聆听是最为重要的方法。每个人在沟通中都渴望表达，渴望被聆听。医生的聆听不是消极被动的，而是通过积极的聆听，准确收集患者的重要信息，令患者感受到医生的关注、投入和尊重，增加对医生的信任，增加治疗的依从性。积极的聆听不是一言不发地听，而是一个积极的过程，需要听者积极地参与对话的过程，聚焦于患者相关的问题，向患者清楚表达听者的反馈，主动表明自己在跟随患者的表述。积极聆听包括以下四个方面：①用自己的话重述患者所诉说的内容，传递对其意思的理解，检查自己的理解是否正确；②为了澄清，进行开放式提问，让自己更好地理解患者所要表达的内容；③适时地以一种非批评性的方式反馈自己的想法、情绪和感受；④共情，理解患者的思想、情绪和行为。积极聆听不仅需要医生听到患者所表述的言语内容，还要注意谈话时的非言语信息，了解患者的情绪、感受和态度，听出谈话内容的"弦外之音"。

医生在医患关系中通常处于更有发言权的地位，特别需要有意识地控制急于表达自己意见的冲动，耐心聆听患者的表达。如果患者不能从医务人员那里得到理解，就很难主动配合，使医生失去大量的临床资料。

（四）总结

鼓励患者表达可以让医生获得更准确而全面的信息，同时可以促进医患关系的建立，但是可能导致患者提供大量无序的信息。为此，通过对内容的总结可以既保持开放式沟通的优势，又恰当地控制沟通的结构，提高沟通的效率。与患者沟通的过程中，医生对患者已经谈到的部分内容进行归纳回顾，可以按一定的模式将信息进行有序的整理，此时可考虑进一步谈话的方向，使患者自然而然地进入下一个话题。谈话结束的时候，简明扼要地总结整个谈话的内容，可以确保信息被正确地接收、理解和解释。

四、非言语沟通技巧

在医患交流的过程中，语音语调、面部表情、眼神、手势、身体姿势和仪容仪表等非言语沟通方式都传递着丰富的信息。与言语沟通相比，非言语沟通更生动、真实，具有更强的表现力和感染力，能发挥言语沟通不可替代的独特作用，对医患双方产生微妙的影响。有研究认为，在沟通过程中，非言语沟通传递的信息量约占所有信息的 70%，因此无论如何强调非言语沟通在整个医患关系中的重要性都是不为过的。弗洛伊德说过："没有一个人守得住秘密，即使他沉默不语，他的手指尖儿都会说话，他身体的每个毛孔都泄露他的秘密。"在医患的非言语沟通中，一方面细心的医生会利用观察的方式了解患者通过非言语方式所表达的隐藏在内心深处的内容；另一方面医生会注意自己的非言语信息对患者的影响，例如问诊时以适当的目光接触，表达对患者所讲内容的兴趣和重视。一个只顾低头写病历的医生可能被患者认为"不关心人""经验不足""能力低"等，而受到差评。临床医生一定要经过沟通培训、练习，对自己的非言语信息有清晰的觉察，以适宜的非言语沟通技巧建立良好的医患关系。

（一）言语相关的非言语表达

非言语表达是指伴随言语表达出现的语音现象，包括语调、语速、音量等。我们说话时所用的语调，所强调的词，声音的强度，说话的速度、流畅性以及抑扬顿挫等，都具有表达说话者情绪和态度的效果，所以非言语表达又称为言语表情。换句话说，说话的态度时常比说话的内容更重要。如"我给你提一点意见"这句话，如果说的声音低一些、速度缓和一些，就被人理解为亲切、恳切的帮助；如果语调很高，语速急促，则会被人理解为情绪发泄；如果加重"你"这个词，就突出对对方个人的不满意。语气、语调、语速应把握好适度原则，做到语气谦和、节奏均衡、语速中等，以示稳重、自信和可靠，切忌语言傲慢，语气生硬。

1. 语调　语调指说话声音的高低变化。一般来说，分为升调、降调、平调和曲调四种。语调的升降变化能表达不同的语气，同一语句语调不同，能反映不同的感情色彩。当遇到强烈的情感，例如喜悦、恐惧或者愤怒时，声带肌肉处于紧绷状态，语调就会上升；当感到抑郁、疲倦或者心情很平静时，声带肌肉处于放松状态，语调就会下降。在谈话过程中，语调通常在正常范围内变动，但是当情感强烈的时候，语调就会特别高亢或特别低沉。

2. 语速 说者语速较快可以传达出兴奋的情感，具有表达力和说服力，但是过快则会导致听者的紧张，让人有一种不安全感；说者语速缓慢可以给听者懒散或者冷漠的印象，但又可能让听者感到说者的真诚、稳重等。在实际应用中，较快语速用于比较紧急的场合，例如处理危重患者、进行外科手术等，医务人员应话语节奏明快，稳定有序；较慢语速则主要用于悲伤的场合，如向患者或其亲属告知不幸的消息时，以表示对患者及家属关怀，也为他们留下足够的缓和时间。

3. 音量 较大的音量通常表达了热情、自信，但也可能让听者有侵犯感，认为说者过于膨胀，或者过于夸大。通常地位较高的人会提高音量，以压过地位低者的讲话声，表示自己的主导权。在日常情境下，较低的音量通常被认为是值得信赖的、关心理解他人的，但是也可能代表说者缺乏自信、具有自卑感，或者传达的信息并不重要。有时较低的音量用于传达悲伤、恐惧或者敬畏的情绪。耳语则是低音量的极端形式，表明了谈话者之间的亲密关系，表示这只是两个人之间的谈话。

（二）身体语言

身体语言包括目光接触、面部表情、肢体动作、身体接触、身体姿势与呼吸、空间距离以及外貌服饰等。沟通中超过一半的信息源于身体语言。沟通双方即使不说话，也可以凭借对方的身体语言来探索其内心的秘密，了解对方的真实想法。身体语言可以与言语内容一致，强化言语内容，但有时候身体语言与言语内容并不一致。例如当医生询问患者是否同意手术治疗方案时，患者在言语上表示同意，身体语言与言语内容一致时，身体前倾、点头、微笑；不一致时，交叉双臂、目光朝向地面，玩弄自己的手指。这可能表达的是手术让他感到紧张、恐惧而“不愿赞同”。

人们可以在言语上说谎，但是身体就像一个诚实的“显示器”，更真实地表达着人们的情绪、感受和态度。如何解读身体语言信息，应当注意身体语言受很多因素影响，表达的信息非常复杂而且模糊，必须考虑当下情境、沟通双方关系、文化背景等因素。即使在同一文化中，也存在个体差异，要用心关注彼此表达的独特方式，以免引起误解，有助于建立良好的沟通。

1. 目光接触 目光接触是建立沟通双方关系的重要途径。它既可以表达和传递情感，例如医生用赞许的目光以示肯定、鼓励和期待，强化患者的积极行为；也可以从目光中显示个人的某些特征，例如喜好、性情，以及对对方的态度等。从某种意义上说，医患关系需要靠目光接触来建立和维持。医务人员在与患者沟通时，应与患者保持适当的目光交流，既要用目光接触表示对患者的关心与关注，也要善于通过患者的目光提取反馈的信息，从回避视线、瞬间的目光接触等来判断对方的心理状态。目光接触的时间长短和范围应视具体情况而定，而且受文化的影响。对比中国和美国文化，中国人认为适合的目光接触时间，可能在美国人看来是有所回避、不够坦诚的表现。

2. 面部表情 面部表情是情绪和情感信息表露的最重要部分。即使我们不知道对方在说什么做什么，也可以通过眼睛、眉毛、嘴巴的细微动作较为准确地辨别对方的情绪和态度。相反,如果看不到面部表情,就难以辨别对方的情绪和态度。面部表情在一定程度上可以受意识的调节控制,但是掩饰真实情感的表情通常是暂时的、有限的,也与习惯过程和表达能力有关。医务人员只要注意观察,就能"透过现象,抓住本质",了解患者当下的情绪和态度,有针对性地进行沟通。同时,医务人员要善于通过面部表情来表达情感,用善意的微笑、亲切的目光将同情和关爱、热情与真挚传递给患者,可以使患者消除紧张情绪,顺利完成诊疗过程。

3. 肢体动作 双手和双脚的动作通常无意识地表达着内在的心理状态。人们在打电话的时候,即使对方看不到,也会不自觉地使用肢体动作。在与患者交谈时,医生每一个动作、举手投足之间都会对患者产生较大的影响,切忌不耐烦或漫不经心的动作。肢体动作通常是个体自幼无意识模仿形成的。有一些肢体语言具有特殊的文化含义,如中国文化中的拱手礼、宗教中的双手合十。有一些肢体动作则有着跨文化的普遍含义,例如当感到需要自我防御或者不愿意沟通时,人们通常会将双臂交叉抱于胸前;紧张或者愤怒时,双手可能会紧握拳头;着急或厌烦时,则可能两脚交叠晃动等。巧妙地运用肢体动作,有助于弥补言语的不足,有利于患者对医务人员言语内容的理解,提高沟通效果。尤其是面对言语不通或言语沟通障碍的特殊患者时,肢体语言能起到促进信息沟通的效果。

4. 身体接触 从一出生,人就有身体接触的需要。透过适当的身体接触,个体感觉到安全、温暖和爱。人际关系中最常用的身体接触方式就是握手,这能让陌生人之间迅速建立一种合作、信任的关系。在医院环境中,医务人员主动善意的身体接触通常是患者能够接受且对治疗有益的。如握着危重患者的手,会给他们带来极大的心理安慰和支持;轻按患者的肩头表示对患者的信任和自己治疗水平的信心。有一些看似简单的动作则能充分体现医务人员对患者的人文关怀,通常要比词语表达更能使人感到亲切,使患者感到医生的善意,增强治疗信心。例如,搀扶行动不便的患者或孕妇;身体检查后为患者整理衣服;查房时为患者掖掖被角;冬季查体或听诊时预热听诊器和冰凉的双手;双手紧握出院患者的手以示祝贺。身体接触要做到自然又不失庄重,严谨又有温情,细心又不做作,特别要注意患者的家庭、社会、文化背景,考虑患者的接受程度。

5. 人际距离 在人际交往中人们利用空间进行交流,双方之间保持的空间距离,可以表明彼此之间关系的亲密程度。爱德华·霍尔(Edward Hall)1966 年提出人际距离理论,包括了亲密距离、个人距离、社会距离和公共距离四种人际距离。①亲密距离(密友、亲子、夫妻之间交往的距离):人际交往中的最小间距,即我们常说的"亲密无间"。近范围在 0.15 m 之内,彼此间可肌肤相触、耳鬓厮磨,以至相互能感受到对方的体温、气味和气息。其远范围为 0.15～0.45 m,可表现为挽臂执手、促膝谈心。②个人距离:0.45～1.2 m,伸手可以碰到对方,彼此相互熟悉,但没有特别的关系。③社会距离:1.2～3.7 m,隔着一张办公桌的距离,人们在工作场合多采用这种距离交谈。④公共距离:3.7 m 以上,适用于演讲者与听众、上下级之间。人际距离的划分与文化背景有关,通常拉丁美洲人和阿拉伯人在交谈时保持很近的距离,亚洲人和北美人在交谈时,喜欢保持较远的距离。医护人员与患者沟通时,要对人际距离保持敏感,根据双方的关系和具体情况,选择适当的距离,让彼此感到舒适。通常医生与患者的关系距离为社会距离,以 1.5 m 左右为宜。当对患者较为了解,与患者建立长期合作的医疗关系时,医生如朋友、亲人一般对患者表示安慰、关怀时,距离可以更近一些;对老人、儿童、朋友时也可适当缩短距离。重视距离对沟通所起的作用,保证沟通有效性和舒适感。

6. 外貌服饰　干净大方的容貌、端庄的姿态、整洁得体的服饰能给患者良好的第一印象。统一、整洁、合体的工作服可体现医护工作者群体的严明纪律和严谨作风，使患者产生尊敬、信任的情感，增强战胜疾病的信心。在工作岗位上应注意形象，着装整齐、举止端庄，步态稳健，选择得体文雅的坐姿和站姿，切忌前趴后仰、举止粗俗、行动怠慢等有损医务人员形象的行为举止。适当的面部修饰，淡妆上岗，不但使自己精神饱满、心情愉快，也是尊重患者的一种表现，有利于在工作中树立良好的形象，赢得患者的信任，减轻患者的心理压力，建立良好的医患关系。

（蒙衡）

复习思考题

1. 什么是医患关系？
2. 医患关系的功能体现在哪些方面？
3. 医患关系模式有哪些类型，各有什么特点？
4. 讨论医患沟通言语及非言语技巧及注意事项。

第十五章　心理护理

本章要点

(1) 心理护理的概念、特点和原则。

(2) 心理护理的程序、方法和技巧。

(3) 不同病程、年龄及疾病患者的心理护理。

德国一项对3724名癌症患者(平均年龄58岁,57%为女性)进行心理困扰评估的调查中发现,52%的患者存在高度心理困扰,疲劳感、睡眠问题和活动受限带来的心理困扰最为普遍。而且癌症患者还可能出现更严重的心理障碍,Kuhnt等发现癌症患者在患病12个月内心理疾病的患病率为39.4%,15.8%有焦虑症,12.5%有情绪障碍,1.1%有酒精依赖。

患者在得知自己患病后可能会产生负性情绪及消极心理,既干扰疾病诊疗过程与治疗效果,也影响患者的身心健康与生活质量,因此有必要通过一系列的心理干预缓解患者的抑郁、焦虑等心理状态,使其得到更为有效的治疗,达到良好的预后。医务人员应意识到自己在提升患者心理健康水平上所发挥的重要作用,积极主动地在疾病的诊疗过程中为患者提供心理干预。精神卫生服务的关键不在于扩大精神疾病和心身医学服务的规模,而在于加强临床医生和护理工作者提供心理社会性关怀的能力。

第一节　心理护理概述

心理护理(psychological nursing)是指在医疗过程中,医务人员以心理学理论为指导,以良好人际关系为基础,应用心理学的手段和方法,影响并改善患者的不良心理状态和行为,促使其身心向健康方向发展。医护人员根据心身相互联系、相互影响的机理,针对患者现存的和潜在的心理问题、心理需要及心理状态,运用心理学知识和技术,给予患者关怀、支持和帮助,以满足患者的需要;解决患者心理问题,调动患者主观能动性,使其积极主动地做好自我护理,并提高患者和家属对疾病带来变化的适应能力,从而使患者的生理、心理达到治疗和康复所需的最佳状态,以利发挥药物和手术治疗的效果,促进康复和健康。

心理护理是整体护理中不可缺少的重要组成部分,是护理的重要手段。护理学的先驱南丁格尔(F. Nightingale)在一百多年前就提出生理护理与心理护理兼顾统一的观点:护理工作的对象,不是冷冰冰的石块、木头和纸片,而是有热血和生命的人类。然而,心理护理随着人类健康观念的改变,近三十年才受到重视。近代的多数研究者认为,医疗护理工作的本质是对人类的关怀和照顾,包括对躯体、心理、社会的全方位关怀和照顾。越来越多的调查研究证明,是否获得有效的心理护理,将极大地影响着患者疾病的转归。接受心理护理的患者住院日明显短于未接受心理护理的患者，进而减少了昂贵的医疗费用。心理护理不仅有助于消除患者不良的心理刺激，调整心理状态，还有助于协调各种关系，尤其有利于良好医患关系的建立和维护，同时也使医务工作者能在良好的心理氛围中，更高效地开展工作。

一、心理护理的目标

尽管目前还没有充分的证据表明对患者的心理干预是否能够改善疾病预后，延长存活时间，然而其对提升患者生存质量有着明显作用。因而，心理护理并非以治疗疾病为目的，而是提高患者的生存质量，具体目标如下：①满足患者的心理需要，了解、分析和满足患者的不同心理需要是心理护理要达到的首要目标；②提供良好的心理环境，创造一个使患者康复的心理和物理环境是心理护理的前提；③消除不良心理反应，发现患者不良情绪和行为，及早采取干预措施是心理护理的关键；④提高患者的适应能力，促进患者心理能力的发展，这是心理护理的最终目标。通过调动患者的主观能动性，促进患者心理能力的发展，提高心理健康水平，建立和谐的人际关系等。

二、心理护理的特点

随着现代医学模式的发展，心理护理已不局限于临床，而是被广泛应用于家庭、学校等，其对象也不再局限于身体或心理不健康的人，即使健康的个体，亦可使用心理护理进行身心保健，促进身心健康。其主要特点如下所述。

（一）个体性和复杂性

心理护理首先强调个体化的护理。因为每个人的先天素质不同，后天教育和训练、个体成长的环境、生活方式、学习机会、社会实践、个人主观能动性等诸多方面都不同，所有这些都会造成他们的需要不同、动机不同、对待疾病的心理和行为反应也不同。心理护理就是在观察疾病发展特点的基础上，了解在疾病过程中患者所表现的认知、情绪、行为反应的个体特征，从而制订有针对性的医疗护理措施。南丁格尔曾指出：人是各种各样的，由于社会职业、地位、民族、信仰、生活习惯和文化程度等的不同，所得的疾病与病情也不同，要使千差万别的人都能达到治疗或康复的最佳身心状态，本身就是一项最精细的艺术。

（二）主观能动性

心理护理和一般躯体护理是截然不同的，其目标是要让患者在认知、情感、行为上发生变化，因此患者的主观能动因素是起决定性作用的，医护人员的责任是调动患者的积极性。但当患者没有愿望接受帮助或情绪不允许他理智地思考问题时，医护人员的努力可能就达不到理想的结果。此外，还有许多其他因素也能影响心理护理的效果，如医护人员与患者对同一事物存在不同认识，而且医护人员又没能站在患者的角度产生共情，这时患者或家属会误解护理措施的意义，甚至产生防御心理；或者由于沟通的不理想，患者无法理解护理措施的含义等。可见心理护理绝对不是替代过程，而是协助和提高患者主观能动性的过程。医护人员在开展心理护理工作和评估心理护理的效果时都要注意到这些影响因素。

（三）前瞻性

躯体疾病甚至住院本身都会或多或少地影响患者的心理状态，而影响的程度又与许多心理社会因素有关。在心理护理过程中，通过早期的预防性评估、收集资料、分析有关信息，便能预测患者潜在的心理行为问题。而心理护理措施开始得越早，就能越早了解患者的心理问题，干预效果则越好。医护人员的努力可预防较严重疾病引起的情绪或生理方面的并发症，因此预防性心理护理，可获得事半功倍的效果。

（四）广泛性和社会性

心理护理的范围非常广泛，医护人员与患者接触的每时每刻、每项医疗护理操作中，都包含着心理护理的内容。患者从入院到出院的每项活动，都需要心理护理的参与。心理护理不能忽视社会环境对患者造成的影响，改善环境条件，减少压力，协调人际关系，做好家属、单位领导和同事的工作，请他们多给患者关心、支持和帮助，都有助于心理护理目标的实现。

三、心理护理的原则

当今，心理护理学已逐步发展成为一门新兴学科。心理护理要求全面地认识患者，优选心理护理对策，必须遵循以下原则。

（一）人际交往的原则

心理护理是在医护人员与患者的交往中进行的。通过交往，可以交流情感，协调关系，增进理解。交往有利于医疗护理工作顺利进行，因此，医护人员应主动与患者交往。

（二）教育启迪的原则

患者通常对疾病的各方面信息缺乏了解。在心理护理工作中，医护人员应经常给患者进行健康教育。通过普及心理卫生知识，介绍一些与疾病作斗争的事例，给患者以启示和激励，从而消除其对疾病的错误认识和观念，增强治疗的信心。患者对待疾病、对待治疗的态度因此可能由消极变为积极，意志由懦弱变为坚强，情绪由焦虑不安变为稳定，以利治疗康复。

（三）个体化的原则

心理护理无统一固定的模式，它是根据每个人的健康状况、疾病的情况及其心理状态，有针对性地制订护理计划，采用相应的对策和措施。

（四）自我护理的原则

自我护理(self-nursing)是由奥瑞姆(Orem)于 1975 年提出的概念，这是一种为了自己生存、健康及舒适所进行的自我实践活动，包括四项基本功能：①维持健康；②自我诊断、自我用药、自我治疗；③预防疾病；④参加保健工作。医护人员应帮助、启发和指导患者，尽可能地进行自我护理。患者在医护人员的指导帮助下，以平等的地位参与自身的医疗活动，这将有助于恢复患者的自尊、自信，为康复创造有利条件。

（五）服务的原则

医疗工作的根本宗旨就是为患者服务，因此，提高医护人员的服务意识，改善服务态度，根据患者的心理需要为患者提供心身整体护理，做好各项服务工作，就包含着心理护理的内容。

(六) 保密的原则

在心理护理中,必须尊重和保护患者的秘密和隐私。

第二节　心理护理的程序与方法

心理护理是个复杂过程,需要对不同的患者进行针对性的服务。为了心理护理工作的有序开展,必须应用系统论、信息论的观点与方法,将心理护理融入整个护理过程中,以护理程序为框架开展系统的心理护理。

一、心理护理的程序

护理程序是指在一系列护理活动中,在评估患者的基础上采取系统的、连续的措施以实现护理目标,并使用评价和反馈来指导行为以解决患者的问题。它是以促进、保持及恢复服务对象的健康为目的的一系列科学的、系统的、动态的护理活动过程。心理护理程序流程如图 15-1 所示。

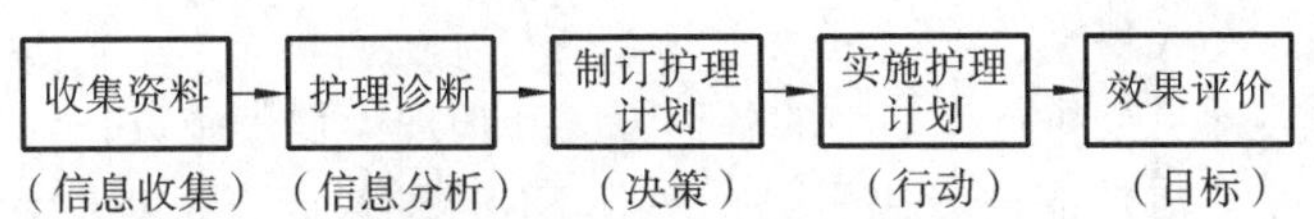

图 15-1　心理护理程序流程

(一) 收集资料

医护人员应通过访谈法、观察法、心理测验等多种途径向患者本人及其家属了解患者有关情况,内容包括:①一般社会资料,如职业、文化程度、出生地、婚姻状况和家庭居住状况等;②自主神经功能状态,如饮食、睡眠、性生活等活动变化;③患者对健康问题及医院环境的感知,如对饮食、睡眠、性生活等活动变化的感受,对医院的信任度等;④情绪状态,如抑郁、焦虑、孤独等;⑤应激水平及应对能力,如生活事件评分,及应对重大生活事件时采用的方法;⑥人格类型和自我认知,如是否是典型的 A 型性格;⑦患病后的心理社会问题,如患者对病人角色的适应状况等。

在资料收集过程中,还要特别注意了解患者的需要。充分的资料为下一步的护理诊断和护理计划的制订提供依据。

(二) 提出护理诊断

将收集到的各种资料进行综合、分类、评估、分析,找出患者需要心理护理的问题,查出可能的原因,根据患者现存的或潜在的健康问题及产生原因做出诊断。护理诊断一般基于北美洲护理诊断协会提出的护理诊断,目前有 128 项护理诊断,其中心理方面的诊断约占 38%。

心理护理诊断如下。①精力不足;②语言沟通障碍;③社交障碍;④社交孤立;⑤有孤立的危险;⑥角色紊乱;⑦父母不称职;⑧有父母不称职的危险;⑨家庭作用改变;⑩照顾者角色障碍;⑪有照顾者角色障碍的危险;⑫有家庭作用改变的危险;⑬父母角色冲突;⑭精神困扰；⑮增进精神健康：潜能性；⑯个人应对无效；⑰调节障碍；⑱防卫性应对；⑲防卫性否认；⑳家庭应对无效：失去能力；㉑家庭应对无效：妥协性；㉒家庭应对：潜能性；㉓社区应对：潜能性；㉔社区应对无效；㉕不合作（特定的）；㉖抉择冲突（特定的）；㉗睡眠型态紊乱；㉘有婴儿行为紊乱的危险；㉙有婴儿行为的改变；㉚增进婴儿行为：潜能性；㉛自我形象紊乱；㉜自尊紊乱；㉝长期自我贬低；㉞条件性自我贬低；㉟自我认同紊乱；㊱感知改变；㊲绝望；㊳无能为力；㊴知识缺乏；㊵思维过程改变；㊶记忆障碍；㊷功能障碍性悲哀；㊸预感性悲哀；㊹创伤后反应；㊺受强暴后反应：沉默反应；㊻受强暴后反应：复合性反应；㊼焦虑；㊽恐惧。

每个患者可能同时存在几种不同的心理问题或心理障碍。应按心理问题轻重缓急排序，先解决重要的，然后逐项解决其他的。

（三）制订心理护理计划

这是决策阶段，又是解决具体问题的关键性步骤。经过资料分析所获得的护理诊断往往不止一项，都应按心理问题的先后、轻重、缓急排列成序，按护理问题制订护理计划。计划中应明确心理护理的近期、中期和远期目标，规定达到各期目标的期限，设计解决各项心理问题的干预手段作为心理护理措施。心理护理措施必须具有科学性、可行性、可接受性，医护人员必须具有该护理措施的理论和实践技能等。

（四）心理护理实施

这是行动阶段，即贯彻执行计划中的各种方案和护理干预措施。在计划的执行过程中，患者应是主动者，要让他们能够发表自己的见解，不管是否恰当。对患者的反应须做好记录，以帮助评价目前心理护理计划的效果和合适性。除了正确决策外，心理护理技巧在这里起决定性作用。

（五）心理护理效果评价

心理护理效果评价，即检查估计效果和护理计划执行情况。一般来说，不管是否帮助患者达到了心理护理的目标，均应考虑评价。患者是评估的中心，对患者实施心理护理后应及时将患者心理状况与护理目标做比较，分析目标达到状况，如可将患者护理前后心理测验结果加以对比。未达到的护理目标、未解决的护理问题可先分析原因，再列入护理计划，重新采取对策。

心理护理虽然可以分解为上述五个阶段，但它是作为一个整体并动态进行的。例如，在收集资料的同时就不断做出分析，并开始酝酿决策手段；另外，在实施心理护理的同时，也常常在检验其效果，并随时修正护理计划。

二、心理护理的方法与技巧

心理护理在整体护理的新模式中与其他护理方法相互依存、相互渗透，并融会贯通。由于个体差异，患者心态千差万别，因而心理护理必须因人而异，因人施护，因病施护，有的放矢。

（一）建立良好的医患关系

良好的医患关系是做好医疗护理工作的基础，是心理护理的重要保证。在医患关系中，医护人员应起主导作用，因此，医护人员应注意：①建立良好的第一印象。初次见面时，医护人员朴实庄重的仪表、谦逊的语言而形成的良好形象，能给患者好的心理感受，会改善不良情绪，并增加对医护人员的信任。②采用和蔼、诚恳、尊重的态度，心平气和地与患者进行交谈，传递同情与关怀。③熟练运用言语和非言语技巧，主动与患者交谈，用开放式提问让患者充分叙述。为使患者能畅所欲言，在交谈中可给予鼓励，善于观察患者的非言语行为。④熟练的医疗护理技术，让患者信赖护理者的专业能力，产生安全感。⑤避免使用伤害性的言语，不能讽刺、挖苦、嘲弄患者及其家属，也要避免消极暗示给患者带来的不良影响。

（二）促进患者间良好的人际关系

对于住院患者，病友是他们留医治病中的新群体，如果病友间能友好相处，就会增加安全感，将有利于他们放心在医院治疗。因此，医护人员应设法引导患者相互关心、相互帮助。可通过建立病友之家、开展小组小讨论等形式促进交流；对于新入院的患者，介绍他与同室病友相互认识，使他尽快与大家熟悉起来；对于那些不善于与人交往、家属亲友少来探视的患者，应引导其他病友多主动与他接触，以减少他们的陌生感和孤独感。

医护人员还可指导患者与治疗效果好的病友多交流，向他们了解治疗的感受和配合治疗的方法，了解治疗中应注意的问题等。这对于患者克服因疾病或手术操作而产生的担心、恐惧情绪有相当积极的作用。同时，也要注意发现治疗中的意外情况及患者不良情绪变化，应及时采取必要的措施，防止不良情绪的蔓延。

另外，要注意轻微患者和危重患者的隔离。避免恶性刺激在患者间造成不良影响。

（三）提供有关疾病的信息

患者患病后，总是急切地想要知道自己患的是什么病、病情如何、疾病会对自己将来造成什么影响等问题。医护人员应尊重患者的知情权，尽量满足患者这一需要，从而避免他们产生不必要的忧虑、恐慌。可以利用宣传册、电视、板报等多种形式传递信息。但在告知疾病信息时，应注意患者的心理承受能力。必要时，应让其家属在一旁协助。

（四）解决患者实际问题，满足患者的需要

患者住院治疗，面对单调的病房生活，常有度日如年的感觉，很难适应。医院应保证住院患者有充足的睡眠、规律生活外，还应尽量设法为患者提供方便。医护人员应根据情况帮助和指导患者进行适当的活动和娱乐，如看电视、读书报、听收音机、下棋等。有时医护人员还可提供资料，请患者代出卫生知识宣传板报，有条件的可定时组织患者读报、做健身操或打太极拳等。这些活动既可满足患者的生理心理需要，又有利于分散患者对疾病的注意力，还能调节情绪。医护人员平时还需注意满足患者的尊重需要，从语言和行动上表现出对他们的尊重。

（五）锻炼患者的自理能力

心理护理的原则中强调自我护理，医护人员应通过心理疏导，帮助、启发和指导患者，使患者尽可能地进行自我护理及自我保健。患者在医护人员的指导和帮助下，以平等的地位参与自身的医疗活动，这将有助于提高患者的自尊、自信，并增强对自己健康维护的责任心，为康复创造有利条件。

（六）争取家庭、单位的支持

患者住院治疗常有各种后顾之忧，例如担心家人会嫌弃自己，担心住院治疗会加重家庭

经济负担，担心会影响工作等。所以，护士应争取家属亲友及单位对患者的关心支持，帮助患者妥善处理和解决好这些问题，解除他们的后顾之忧，改善其不良情绪，以利安心治疗。

(七) 创造良好的治疗环境

良好的环境能满足人的生理需要和心理需要，有利于患者的治疗和康复。医院环境应该幽雅、宁静，树木、绿草、花卉环抱，空气清新，以利于患者休养。病室内外布局陈设要合理，光线适宜，色彩柔和，保持清洁整齐。病房内的温度、湿度相对恒定，患者被褥清洁舒适，避免噪声和不良的气味的刺激。

(八) 加强健康教育

医护人员应该有计划、经常地对患者进行不同形式的健康教育，包括与疾病有关的医学知识，以及心理卫生、心理保健、心理支持、心理应对、情绪调节和自我护理等方面的知识，使患者对疾病能有科学认识，从而通过健康教育进一步调动患者的积极性，指导患者以乐观的态度对待疾病，配合治疗。

第三节　不同心理状态患者的心理护理

对于心理症状突出的患者，应有针对性地进行特殊心理护理，并恰当使用一些心理治疗的方法，如放松疗法、心理支持技术、暗示疗法、心理沟通技巧等。

一、焦虑的心理护理

焦虑是面对未来可能发生的危险所产生的消极情绪反应，是一种临床上很常见的心理反应。有些患者因为对自己的健康过分关注，对身体细微变化过于敏感，并根据自己一知半解的医学常识对症状做出灾难性的解释，以至于焦虑不安，反复求医，辗转于不同科室或医院。

(一) 焦虑的临床表现

患者常担心自己的疾病出现最坏的结局，紧张不安、烦躁、眉头紧锁、恐惧、有不祥感、注意力难以集中，常有无意小动作，如坐立不安、来回踱步，频频吸烟；通常伴有明显的自主神经系统功能亢进表现，如心跳加快、血压升高、呼吸气短、皮肤潮红、汗多、瞳孔扩大、骨骼肌紧张、难以入睡、紧张性头疼等，有时出现不自主的震颤或发抖；有的人会出现副交感神经亢进症状，如尿频、腹泻等。患者有时表现伤感，容易流泪和哭泣，但并非抑郁，而是因过分焦虑感到痛苦。

(二) 焦虑的评估

1. 观察　根据临床表现进行观察记录，如患者的情绪、动作、语速等。

2. 生理仪器观测　如心电图、呼吸、脉搏、血压等。

3. 交谈　通过与患者和家属的交谈，了解患者紧张、着急、担心、忧虑及恐惧等的内心体验和行为表现。

4. 心理测量　常使用焦虑自评量表(SAS)进行焦虑评估，如焦虑的水平超过对生活事件应激的正常焦虑反应，则应该考虑焦虑症的可能。

患者产生焦虑的原因可能主要有以下几方面：①人际关系紧张，环境陌生；②诊断不明确；③疗效不明显；④经济负担重；⑤对家人的惦念；⑥疼痛；⑦害怕失去事业、失去生活能力、失去爱情等。

（三）焦虑的护理

要帮助患者解除焦虑情绪，就必须从每个患者的具体情况出发，有针对性地做好心理疏导工作。焦虑的护理措施主要包括以下方面。①说明与疏导：针对患者焦虑的原因提供信息，多作解释和说明，多给予安慰；以同情心和足够的耐心进行有效的引导，给患者倾诉和哭泣的机会，有助于疏泄累积的紧张和焦虑情绪。②放松训练：如打太极、冥想，进行正念放松、渐进式肌肉放松训练等，自主调控机体和心理的紧张感。③压力管理教育：利用压力管理的技术，如结构式问题解决、认知重塑、情绪管理、娱乐活动等，帮助患者积极主动地面对引起焦虑反应的压力事件。④分散注意：指导和安排患者在治疗之余看电视、书报，听收音机，与人聊天、下棋等。⑤精神科会诊：适当使用抗焦虑药物。

二、抑郁的心理护理

抑郁是由丧失感所触发的消极情绪反应，如亲人亡故、失业、失恋、病痛、失去健康等。

（一）抑郁的临床表现

抑郁的表现多种多样，情绪表现为低落、悲伤、沮丧、空虚、无望、闷闷不乐，行为上表现为容易哭泣、少言寡语、神情呆滞、反应迟缓，对外界事物丧失兴趣，自暴自弃，放弃治疗；严重者则表现为无助、绝望，有自杀倾向。另外还有自主神经功能和内分泌活动的改变，如失眠、食欲不振、体重下降、闭经、性欲减退和便秘等。患者在抑郁的同时，通常还会存在依赖、自我怀疑、丧失自尊感等，表现为自卑、自责、内疚。

（二）抑郁的评估

抑郁可以根据以下项目评估。①观察，从患者的姿态、语气、表情、服饰变化、身体语言等感受到患者低落的情绪，例如双眉紧锁、愁容满面、唉声叹气。②访谈：通过与患者和家属交谈，了解患者的悲观想法、情绪感受等，应该注意的是，有时患者否认自己抑郁，不等于没有抑郁情绪。③心理测量：抑郁自评量表（SDS）、明尼苏达多相人格调查表（MMPI）的抑郁分量表，卡特尔 16 种人格因素问卷（16PF）的忧虑分量表都可用于抑郁的评估，抑郁分增高提示患者存在抑郁问题。显著而持久的抑郁则可被诊断为抑郁症，核心症状为情绪低落、思维迟钝和言语动作减少，亦称为抑郁三联征，而且抑郁症的症状通常具有晨重夜轻的特点。

（三）抑郁的护理

抑郁护理的主要措施包括以下几方面。①建立良好的医患关系，首先，耐心地倾听，不要过早给予鼓励、劝告，以免患者觉得自己不被理解，加剧患者的自卑、自责心理。其次，共情，深入患者的内心世界，理解患者产生抑郁的原因。②给予支持，以鼓励、安慰、解释、提供处理问题的方法等方式，协助患者应对危机和挫折。③针对患者提出的问题、困惑和疑虑做出充分而易于患者理解的解释，从而消除患者的各种顾虑。④消除患者的疑虑和错误观念，以充分的事实为依据，用坚定的语气表达，使患者深信不疑，看到治疗中有利的因素，获得希望，增强信心。⑤多给患者积极示范，向患者介绍康复的危重患者顽强战胜病魔的动人事例，讲解情绪与健康、疾病的关系，说明良好的情绪和坚强的意志有利于疾病向好的方面转归。⑥患者亲属多给予患者关心和鼓励，帮助解决治疗过程中的困难，使患者得到鼓舞。⑦必要时，要请精神科医生会诊，运用抗抑郁药或采用系统的心理治疗。

三、孤独的心理护理

孤独是一种心理的闭锁状态，患者有一种与世隔绝、孤单寂寞的情绪体验。

（一）孤独的临床表现

患者由于环境陌生、单调，常感不安全、不放心及没意思，有的人感到“度日如年”，很不适应。因此，事事谨慎小心，对疾病的诊断、治疗有许多问题，不敢主动问医护人员，也不敢随便与人交谈，想念亲友、思念家乡，盼望着亲友早来探视和陪伴，有的病未痊愈就想回家等。

（二）孤独的评估

孤独可根据以下项目评估。①观察：患者少言语、少交往和行为小心谨慎，闷闷不乐等，有睡眠障碍，睡不着、容易醒。②交谈：通过与患者交谈了解其入院以来的感受。③心理测验：气质测量可能为抑郁质；卡特尔 16 种人格因素问卷测查，乐群性、敢为性分低。

（三）孤独的护理

孤独护理的主要措施包括以下几方面。①帮助患者熟悉环境，向患者介绍医院的制度、医疗安排。②向患者介绍主管医师、护士长、责任护士及主治医师，告诉患者有事随时可找主管医师、值班医师和当班护士。③介绍患者认识同病室的病友，告诉患者有事也可请病友给予帮助。④医护人员值班，夜间多巡视，增加其安全感。⑤主动与患者亲属联系，请他们多抽空探视，必要时可允许亲人陪伴。⑥适当安排患者进行一些娱乐活动，如与病友下棋或打扑克等。

四、疼痛的心理护理

疼痛是一种非常复杂又极其普遍的主观体验，几乎所有人都有过这种体验。国际疼痛学会（IASP）将疼痛定义为一种令人不快的感觉和情绪上的感受，伴随着现有的或潜在的组织损伤。疼痛作为报警反应，具有重要的生物学意义，避免机体进一步受损，确保机体的健康和完整。因此，它是诊断疾病、评价治疗效果的一个重要标准。

（一）疼痛的临床表现

疼痛兼具生理和心理的特征。在生理方面，疼痛时主要表现为交感神经系统的兴奋和肾上腺系统的兴奋，可引起心率加快、血压升高、呼吸频率加快、体温升高、表情痛苦、肌肉紧张、掌心出汗、肤色改变、血氧饱和度降低等变化。但是，儿童在这几个方面的差异较大，有可能导致评估的不准确，故应与行为评估法一起进行综合、多方位的评估。

在心理方面，心理社会因素对个体的痛阈及耐痛阈有很大影响。患者体验到的疼痛多种多样，如隐痛、刺痛、烧灼痛、电击样痛、浅表性痛、内脏性痛、牵扯性痛等，且疼痛感常与冷、压、温等其他感觉复合，难以分化。患者感觉严重的疼痛时，表情痛苦、紧皱眉头、咬紧牙关，握紧拳头及发出深沉的呻吟。有些意志坚强或受过某种训练的患者，可以疼得咬破嘴唇、大汗淋漓，却不吭一声。疼痛是患者主观的感受，但让患者描述疼痛的感觉是非常困难的。医护人员要善于敏锐地观察患者的疼痛反应，耐心听取患者的诉说。

（二）疼痛的评估

测量疼痛的方法总的来说包括三种：主观评估法、生理评估法和行为评估法。自述评估仍然是临床工作中疼痛评估的首选方法。评估的目的是了解疼痛发作是首次还是持续性的，以及疼痛的性质、程度、部位等。

1. 主观评估法　患者通常从疼痛的性质、强度以及体验到的情绪三个方面来描述。一位胃溃疡患者可能描述胃部有烧灼样的剧烈疼痛，让人感到烦躁不安。为帮助患者更精确地描述疼痛的程度，可采用视觉模拟评分法（visual analogue scale，VAS）、麦-吉疼痛问卷（McGill pain questionnaire，MPQ）等进行评估。VAS的基本方法是使用一条标有10个刻度的游动标尺，“0”表示无痛，“10”代表难以忍受的最剧烈的疼痛。患者面对标尺无刻度的一面，在直尺上标出能代表自己疼痛程度的相应位置。根据患者标出的位置为其疼痛评分。临床治疗前后使用同样的方法即可较为客观地做出评分，并对疼痛治疗的效果进行较为客观的评价。MPQ为一种多因素疼痛调查评分方法，以78个用来描述各种疼痛的形容词汇帮助患者进行疼痛的描述。

2. 生理评估法　通过对患者痛阈及生理生化指标的测定对疼痛进行客观的评估。

（1）痛阈与耐痛阈测定：痛阈指刺激引起疼痛的最低强度。耐痛阈则是机体能够耐受的最高疼痛刺激强度。痛阈和耐痛阈的测量可了解患者对疼痛的敏感程度和耐受程度。一般而言，女性痛阈和耐痛阈低于男性；焦虑时比平静时的痛阈和耐痛阈低。常用热辐射、电刺激、冷或热刺激等进行痛阈与耐痛阈测量。从测试开始的刺激量逐渐增加至刚刚引起疼痛时的仪器所显示的刺激量值为强度痛阈；达到强度痛阈后继续增加刺激强度直至患者无法忍受时仪器所显示的刺激量值为耐痛阈；而在固定刺激强度不变的情况下，连续给予刺激直至刚刚引起疼痛的时间即为时间痛阈。

（2）生理生化指标测定：由于疼痛可引起全身各系统的不同程度的反应，因此常用的生理生化指标的测定均可在一定程度上作为反映疼痛的指标，包括潮气量、心率、血压、心电图、神经功能等测定。但应该注意，这些变化并不具特异性，同时并非所有指标都容易在临床实施检查，多数情况下仅适用于科研项目应用。

3. 行为评估法　行为评估通过仔细观察患者的面部表情、发声及身体活动等了解患者的疼痛情况。疼痛时的面部表情可为皱眉、咬下嘴唇或双唇、紧咬牙关、睁大眼睛或闭眼等。尖叫、呻吟、喃喃抱怨、喘息等是患者在疼痛时常发出的声音。身体姿势方面，患者会保持疼痛的部位不动，甚至整个身体不动，或者因疼痛在床上不安地翻滚、用手按摩疼痛部位。当患者不能用言语表达其疼痛时，行为评估显得尤其重要。婴幼儿通过哭、叫、呜咽等表示疼痛，而医护人员有可能误以为其只是为寻求他人注意。

（三）疼痛的护理

心理社会因素对个体的痛阈及耐痛阈有明显影响，所以良好的心理护理对减轻患者疼痛感受有重要作用。

1. 理解和接纳患者的主观疼痛感受　患者的疼痛反应是很不愉快的感觉。医护人员如果对患者的疼痛反应置之不理、缺乏同情心，甚至因为认为患者对疼痛反应缺乏克制、无病呻吟而产生反感，都会使患者痛感增加。医护人员需要理解患者的痛苦，恰当地向患者解释疼痛的机制，安慰和鼓励患者。患者在情绪稳定、心境良好、精神放松的状况下，可以增强疼痛耐受性。对于行为反应激烈的患者，首先要注意是否有严重的器质性病变，允许他们呻吟，并要进行耐心劝解。如果疼痛患者的反应影响到其他患者，应该让其处于单独的地方，以防影响其他患者。

2. 通过心理干预方法缓解患者的疼痛 减轻患者疼痛的心理干预方法有多种：①分散注意力：可以有效地减轻患者的疼痛知觉。可把注意力集中于阅读、看有趣的电视节目或与来访者谈话等活动上。②疼痛知识的教育：让患者对疼痛有更多的了解，事先做好心理准备，可以改变患者的疼痛反应。对有些可能造成痛苦的诊断和治疗手段，要主动告诉患者过程如何、目的何在、造成痛苦的性质，以及患者应如何配合等。可向患者解释疼痛不会超过他们所能忍受的程度。③催眠疗法：可以减轻疼痛，因为处于催眠状态的患者对施术者的言语暗示很敏感，所以对疼痛的感受性降低。④社会支持：争取家属配合，让患者在家人的支持下减轻不良的情绪反应，也可缓解疼痛。

五、不能解释的躯体症状的心理护理

患者反复呈现躯体症状，并一再坚决要求医学检查，但是反复检查都没有阳性病理发现。医生难以从病理的角度解释患者的躯体症状。患者的这种躯体症状体验、功能受损常与社会心理冲突有关，因而被称为不能解释的躯体症状。这一名称既强调了症状背后的心理背景，也没有完全排除器质性疾病，使得医生在做出诊疗决定时保持一定的灵活性。这样的问题常使患者治疗效果不佳，辗转临床各医院各科室就诊，浪费大量的医疗资源。

（一）不能解释的躯体症状的临床表现

不能解释的躯体症状可以涉及任何器官、系统，症状表现变化多端，而且症状体验常较为强烈。消化科症状表现为腹痛、腹胀、腹泻、便秘等，常被诊断为肠激惹综合征、非溃疡性消化不良等；心内科症状表现为胸痛、心悸、胸闷、晕厥等，常被诊断为非心源性胸痛、不典型胸痛；神经科症状表现为头痛、步态异常、抽搐发作、感觉异常等，常被诊断为非癫痫性发作、转换障碍等；风湿科症状表现为关节痛、疲劳等，常被诊断为纤维性肌痛等；五官科症状表现为头痛、耳鸣、面痛等，常被诊断为不典型面痛、颞下颌关节痛等。其他科室也存在各种不能解释的躯体症状。这些症状分布弥散，不符合解剖分布或生理模式，经由多种检查都没有发现可以解释症状强度的阳性病变，而且多方治疗都无效。患者表现出明显的沮丧、挫败感、绝望或愤怒等情绪，经常找不同科室的不同医生进行诊治。

这类患者一般都有心理、社会的压力事件、矛盾和冲突，如焦虑、抑郁或人际关系困难等，但他们倾向于不表现心理方面的痛苦，而是过度关注躯体症状，以各种各样的躯体不适为主诉，将情绪问题躯体化。患者在抑郁或焦虑状态下对躯体症状产生疑病性体验，然后出现对身体痛苦的选择性注意，对患病的担心与害怕不断强化这种注意，激发更严重的焦虑，并出现更多更强烈的躯体症状，形成一种恶性循环。躯体症状可以使患者得到更多的家人关注和社会支持，家人、学校或工作单位因为躯体症状而降低对患者的社会要求，患者从症状中有所获益，因此，家人和医生对躯体症状的关注可能使得这一恶性循环越发严重。

（二）不能解释的躯体症状的评估

首先，要对症状进行充分的检查和评估，确实发现这些症状不能由生理或病理原因进行充分解释。其次，躯体症状可能是抑郁症或焦虑症的一部分，应该评估患者的抑郁或焦虑状况，排除抑郁症、焦虑症、惊恐发作等精神问题。然后，对起病相关的社会生活事件进行评估，患者的症状通常发展在经历一段社会功能相对低下的时期，对自己所应承担而未达成的社会责任产生了严重的危机感和紧迫感。对患者症状的情感性部分进行直接询问，可以了解相关信息。

（三）不能解释的躯体症状的护理

这类患者一般都会否认躯体症状的情感成分，医生又对其躯体症状束手无策，心理护理在其诊疗当中则发挥着十分重要的作用。

1. 理解和接纳患者的症状感受　患者认为医生不理解自己的痛苦，不能找出病因，似乎想中断诊治，所以常抱怨医生，甚至投诉医生。医生要认真严肃对待患者的躯体主诉，即使确信并非器质性疾病导致的症状，也要进行必要的查体，使患者感受到医生确实重视了他的躯体症状。在仔细排除躯体疾病之后，才能与患者讨论症状可能的社会心理模式，并建议后续的心理治疗。无论患者主动讲述自己的情感性应激，还是医生推测可能存在心理社会冲突，都不要武断地将症状与心理应激进行关联。

2. 理解患者的情绪和疾病观念　医生耐心而平静地倾听患者对自己症状原因和影响的看法，了解患者的疾病观念，而且要理解患者因治疗无效而产生的无助、沮丧和不满，甚至愤怒。在明确告知没有发现明显的躯体异常的同时，也要肯定患者的主观痛苦感受，这些身体的不适感确实让患者感到痛苦。

让患者使用症状日记在日常生活中明确感知和记录自己的症状：①症状类型，以 1～10 分表示症状的强度，记录症状发生时的情境；②症状发生时的情绪，以 1～10 分表示情绪的强度，记录对症状的想法，并以 1～10 分表示想法的强度。例如：周三上午十点，在厨房做饭，呼吸困难，8 分；害怕，6 分；我得了什么病，9 分。根据患者的症状日记，医生与患者讨论如何理解其症状。

3. 进行心身联系的解释　承认症状的真实性的同时，让患者认识到紧张、焦虑、抑郁、恐惧等情绪与身体症状之间的联系。例如：当人们感到担忧或压抑时，胃肠道收缩导致胃痛或腹痛；受到惊吓或感到焦虑时，身体会分泌过多的肾上腺素，使心跳较快、血压升高、大汗淋漓等。可以引用一些成语或俗语来促进患者的理解，如“一夜愁白了头”、心如刀割、心惊胆战、怒发冲冠等。

4. 建议患者进行心理治疗　当患者了解心身联系之后，医生可以教患者一些简单实用的放松技巧，让患者学会控制躯体症状。更重要的是，医生帮助患者认识躯体化的表达是一种回避应激事件带来的焦虑而产生的保护性行为，鼓励患者积极开展力所能及的工作和恢复正常生活，并建议患者通过定期的心理疏导和治疗，解决心理社会冲突，构建可行的工作和生活模式。

（蒙　衡）

复习思考题

1. 试述心理护理的特点。
2. 心理护理的基本过程包括哪些内容？
3. 试述心理护理的技巧。
4. 为缓解患者的疼痛感受，医护人员可以采取哪些措施？

主要参考文献

[1] 姜乾金. 医学心理学[M]. 2 版. 北京：人民卫生出版社，2010.

[2] 薛京伦. 表观遗传学——原理、技术与实践[M]. 上海：上海科学技术出版社，2006.

[3] 陈金中，汪旭，薛京伦. 医学分子遗传学[M]. 4 版. 北京：科学出版社，2013.

[4] 杨艳杰. 生理心理学[M]. 3 版. 北京：人民卫生出版社，2018.

[5] 蔡厚德. 生物心理学：认知神经科学的视角[M]. 上海：上海教育出版社，2010.

[6] A Ben-Yakov，M Rubinson，Y Dudai. Shifting gears in hippocampus：temporal dissociation between familiarity and novelty signatures in a single event[J]. Journal of Neuroscience，2014，34(39)：12973-12981.

[7] 吴汉荣. 医学心理学[M]. 武汉：华中科技大学出版社，2009.

[8] 金星明，静进. 发育与行为儿科学[M]. 北京：人民卫生出版社，2014.

[9] 静进，丁辉. 妇幼心理学[M]. 2 版. 北京：人民卫生出版社，2017.

[10] 白波，杨志寅. 行为医学[M]. 2 版. 北京：高等教育出版社，2018.

[11] 黄希庭，郑涌. 心理学导论[M]. 3 版. 北京：人民教育出版社，2015.

[12] 彭聃龄. 普通心理学[M]. 4 版. 北京：北京师范大学出版社，2010.

[13] 叶奕乾. 现代人格心理学[M]. 2 版. 上海：上海教育出版社，2011.

[14] 陈少华. 人格心理学[M]. 广州：暨南大学出版社，2016.

[15] Jerry M. Burger. 人格心理学[M]. 8 版. 陈会昌，译. 北京：中国轻工业出版社，2014.

[16] 顾瑜琦，孙宏伟. 心理危机干预[M]. 北京：人民卫生出版社，2013.

[17] 李祚，张开荆. 心理危机干预[M]. 大连：大连理工出版社，2012.

[18] 马辛，赵旭东. 医学心理学[M]. 3 版. 北京：人民卫生出版社，2015.

[19] 江光荣. 心理咨询的理论与实务[M]. 2 版. 北京：高等教育出版社，2012.

[20] Linda Brannon，Jess Feist，John A Updegraff. 健康心理学[M]. 郑晓辰，张磊，蒋雯，译. 北京：中国轻工业出版社，2016.

[21] 林崇德. 发展心理学[M]. 杭州：浙江教育出版社，2002.

[22] 姚树桥，杨艳杰. 医学心理学[M]. 7 版. 北京：人民卫生出版社，2018.

[23] 劳拉·E·伯克. 伯克毕生发展心理学——从青年到老年[M]. 4 版. 陈会昌等，译. 北京：中国人民大学出版社，2014.

[24] 陈英和. 发展心理学[M]. 北京：北京师范大学出版社，2015.

[25] 江开达. 精神病学高级教程[M]. 北京：人民军医出版社，2013.

[26] 郝伟，于欣. 精神病学[M]. 北京：人民卫生出版社，2013.

[27] 马辛. 精神科[M]. 北京：中国医药科技出版社，2014.

[28] 陶芳标. 儿童少年卫生学[M]. 8 版. 北京：人民卫生出版社，2017.

[29] 姚树桥. 心理评估[M]. 2 版. 北京：人民卫生出版社，2013.

[30] 张伯华. 心理咨询与治疗基本技能训练[M]. 北京：人民卫生出版社，2011.

[31] Edward L Zuckerman. 心理咨询师临床一本通[M]. 6 版. 王晓辰，李清，译. 上海：华东师范大学出版社，2013.

[32] Jeffrey A Kottler. 治疗型心理咨询入门：来自行业的声音[M]. 5 版. 张敏，译. 北京：高等教育出版社，2010.

[33] 静进，丁辉. 妇幼心理学[M]. 2 版. 北京：人民卫生出版社，2014.

[34] 刘哲宁. 精神卫生服务[M]. 北京：人民卫生出版社，2015.

[35] 杨艳杰，曹枫林. 护理心理学[M]. 4 版. 北京：人民卫生出版社，2016.

[36] 乔纳森 · 西尔弗曼，苏珊 · 库尔茨，朱丽叶 · 德雷珀. 医患沟通技巧（原著第二版）[M]. 2 版. 杨雪松，等，译. 北京：化学工业出版社，2009.

[37] 刘晓虹，李小妹. 心理护理理论与实践[M]. 2 版. 北京：人民卫生出版社，2018.

[38] 乔安妮 · K. 艾塔诺. 肿瘤护理学核心教程[M]. 5 版. 谌永毅，刘翔宇，译. 天津：天津科技翻译出版有限公司，2018.

[39] 刘晓虹，李小妹. 心理护理理论与实践[M]. 北京：人民卫生出版社，2018.

[40] Mitchell A J. Why doesn't depression treatment improve cancer survival? [J]. The Lancet Psychiatry，2018(5)：289-291.

[41] 江光荣. 心理咨询中的价值干预[J]. 心理学动态，2001，9(3)：248-252.

[42] 费长青，苏珊 · 麦克丹尼尔，迈克尔 · 维尔盛. 心身医学：初级医疗的国际入门读物[M]. 熊娜娜，曹锦亚，译. 北京：中国协和医科大学出版社，2016.

[43] Mendoza M D，Smith S G，Eder M M，et al. The Seventh Element of Quality：The Doctor-Patient relationship[J]. Fam Med，2011，43(2)：83-89.